AF668737

भारतीय थलसेना

मिलिट्री नर्सिंग सर्विस परीक्षा

B.Sc (नर्सिंग) कोर्स 2020

(कम्प्यूटर आधारित)

लेखक
मेजर आर डी आहलुवालिया

arihant
अरिहन्त पब्लिकेशन्स (इण्डिया) लिमिटेड

arihant

अरिहन्त पब्लिकेशन्स (इण्डिया) लिमिटेड

सर्वाधिकार सुरक्षित

© प्रकाशक

इस पुस्तक के किसी भी अंश का पुनरुत्पादन या किसी प्रणाली के सहारे पुनर्प्राप्ति का प्रयास अथवा किसी भी तकनीकी तरीके—इलेक्ट्रॉनिक, मैकेनिकल, फोटोकॉपी, रिकॉर्डिंग या वेब माध्यम से प्रकाशक की अनुमति के बिना वितरण नहीं किया जा सकता है। 'अरिहन्त' ने अपने प्रयास से इस पुस्तक के तथ्यों तथा विवरणों को उचित स्रोतों से प्राप्त किया है। पुस्तक में प्रकाशित किसी भी सूचना की सत्यता के प्रति तथा इससे होने वाली किसी भी क्षति के लिए प्रकाशक, सम्पादक, लेखक अथवा मुद्रक जिम्मेदार नहीं हैं।

सभी प्रतिवाद का न्यायिक क्षेत्र 'मेरठ' होगा।

रजि. कार्यालय

'रामछाया' 4577/15, अग्रवाल रोड, दरिया गंज, नई दिल्ली- 110002

फोन: 011-47630600, 43518550

मुख्य कार्यालय

कालिन्दी, टी०पी० नगर, मेरठ (यूपी)– 250002

फोन: 0121-7156203, 7156204

शाखा कार्यालय

आगरा, अहमदाबाद, बरेली, बंगलुरु, चेन्नई, दिल्ली, गुवाहाटी, हैदराबाद, जयपुर, झाँसी, कोलकाता, लखनऊ, नागपुर तथा पुणे

ISBN 978-93-24193-85-8

PUBLISHED BY ARIHANT PUBLICATIONS (INDIA) LTD.

'अरिहन्त' की पुस्तकों के बारे में अधिक जानकारी के लिए हमारी वेबसाइट **www.arihantbooks.com** पर लॉग इन करें या **info@arihantbooks.com** पर सम्पर्क करें।

Follow us on...

विषय सूची

भारतीय थलसेना

मिलिट्री
नर्सिंग सर्विस परीक्षा
की सम्पूर्ण जानकारी...

4 वर्षीय B.Sc. नर्सिंग में प्रवेश के लिए महिला उम्मीदवारों (केवल) से आवेदन आमन्त्रित किए जाते हैं। यह कोर्स सैन्य फोर्सेज मेडिकल सर्विसेज ऑफ नर्सिंग के कॉलेजों में वर्ष 2020 से शुरू होने वाला कोर्स है।

पात्रता/योग्यता की शर्तें

(a) महिला अभ्यर्थी, जो अविवाहित/तलाकशुदा/कानूनी रूप से अलग/विधवा हैं, बिना किसी अतिक्रम के।

(b) **राष्ट्रीयता** भारत की नागरिक हो

(c) **जन्मतिथि** 01 अक्टूबर, 1995 और 30 सितम्बर 2003 के बीच जन्म (दोनों दिन सम्मिलित)

(d) शैक्षणिक योग्यता अभ्यर्थी को प्रथम प्रयास में, वरिष्ठ माध्यमिक परीक्षा (10 + 2) या समकक्ष (12 वर्ष की स्कूली शिक्षा) परीक्षा में भौतिकी, रसायन, जीव विज्ञान (वनस्पति और जन्तु विज्ञान) और अंग्रेजी कम-से-कम 50% अंकों के साथ नियमित छात्र के रूप में एक सांविधिक/मान्यता प्राप्त बोर्ड/विश्वाविद्यालय/परीक्षा निकाय में उत्तीर्ण होना चाहिए। वे उम्मीदवार, जो वर्तमान शैक्षणिक सत्र के दौरान अर्हक परीक्षा के अन्तिम वर्ष के लिए उपस्थित होंगे, वे भी आवेदन कर सकते हैं। पाठ्यक्रम के लिए चुने गए उम्मीदवारों को पाठ्यक्रम में शामिल होने से पहले आवश्यक विषय और अंकों के साथ योग्यता परीक्षा उत्तीर्ण करने का प्रमाण प्रस्तुत करना होगा।

(e) **शारीरिक मानक** समय-समय पर संशोधित अन्य सशस्त्र बलों में आयोग के लिए लागू मानकों के अनुसार चिकित्सा फिटनेस का निर्धारण किया जाएगा। चेस्ट और यूएसजी (पेट और श्रेणी) की एक्स-रे परीक्षा की जाएगी। महिला उम्मीदवार के लिए सशस्त्र बलों में प्रवेश के लिए न्यूनतम ऊँचाई 152 सेमी है। गोरखाओं और भारत के उत्तरी-पूर्वी क्षेत्र, गढ़वाल और कुमाऊँ से सम्बन्धित उम्मीदवारों को 148 सेमी की न्यूनतम ऊँचाई के साथ स्वीकार किया जाएगा। चिकित्सा मानकों का विवरण भारतीय सेना की वेबसाइटों www.joinindianarmy.nic.in / www.indianarmy.gov.in पर देखा जा सकता है।

(f) **चयन** योग्य उम्मीदवार को सामान्य अंग्रेजी, जीव-विज्ञान, भौतिकी, रसायन विज्ञान और सामान्य बुद्धि की एक 90 मिनट की अवधि की ऑब्जेक्टिव टाइप ऑनलाइन कम्प्यूटर आधारित परीक्षा के लिए अप्रैल, 2020 में बुलाया जाएगा।

ऑनलाइन कम्प्यूटर आधारित परीक्षा की मेरिट के आधार पर उम्मीदवार को मई, 2020 के दौरान साक्षात्कार के लिए बुलाया जाएगा। अन्तिम चयन ऑनलाइन कम्प्यूटर आधारित परीक्षा और साक्षात्कार की संयुक्त मेरिट तथा उम्मीदवार की मेडिकल फिटनेस के अधीन, चुने गए कॉलेज में रिक्तियों के आधार पर होगा।

(g) **साक्षात्कार और चिकित्सा परीक्षा** ऑनलाइन कम्प्यूटर आधारित परीक्षा की मेरिट सूची के आधार पर उम्मीदवार को चयनित केन्द्रों पर साक्षात्कार और चिकित्सा परीक्षा के लिए बुलाया जाएगा।

चिकित्सा परीक्षा में घोषित उम्मीदवार Fit/Unfit को उनकी चिकित्सा स्थिति के बारे में सूचित किया जाएगा; जिसमें चयन चिकित्सा बोर्ड (SMB) के अध्यक्ष द्वारा APPEAL / REVIEW चिकित्सा बोर्ड के लिए अनुरोध करने की प्रक्रिया शामिल है।

Promotion & Other Areas for Entry in Indian Army

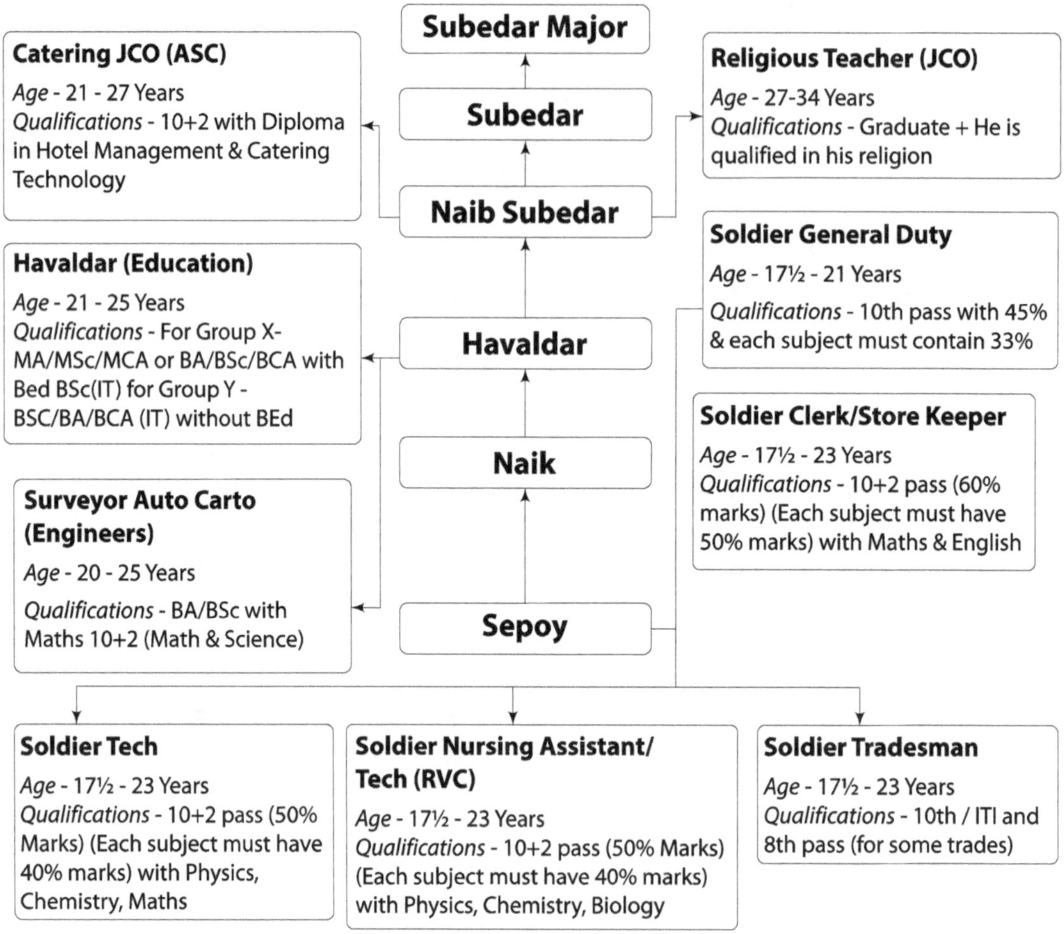

For Officer Entry

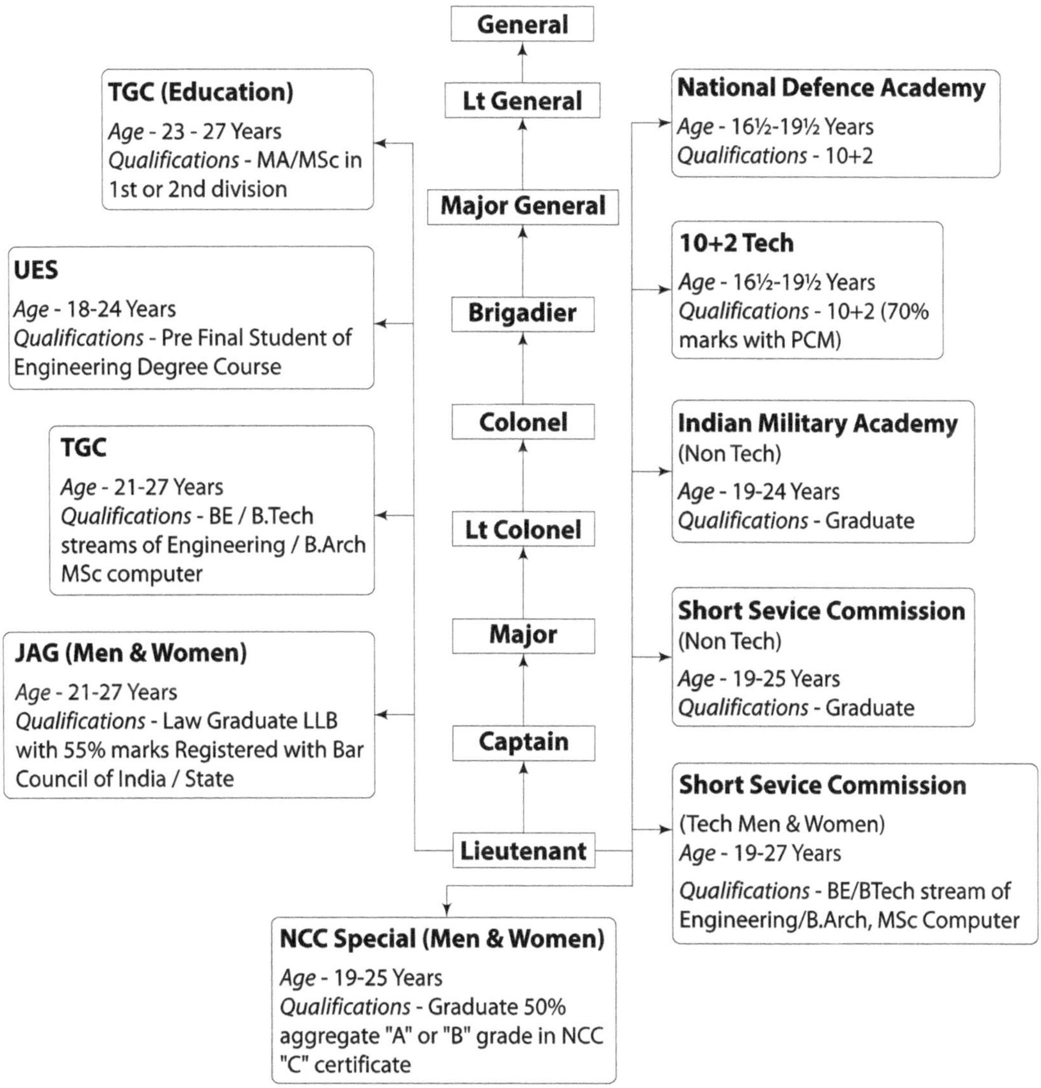

सामान्य ज्ञान

अध्याय 01

भारत का इतिहास

प्राचीन भारत

सिन्धु घाटी सभ्यता

- सिन्धु घाटी सभ्यता (2500 ई.पू.-1750 ई.पू.) भारत की प्राचीनतम सभ्यता है। इसका विस्तार भारत, पाकिस्तान तथा अफगानिस्तान तक विस्तृत था।
- यह सभ्यता मिस्र तथा मेसोपोटामिया की सभ्यता के समकालीन थी।
- सिन्धु घाटी सभ्यता का सर्वप्रथम उत्खनन वर्ष 1921 में दयाराम साहनी द्वारा हड़प्पा में किया गया, जिस कारण इसे **हड़प्पा सभ्यता** भी कहते हैं।

हड़प्पा सभ्यता के प्रमुख स्थल

प्रमुख स्थल	उत्खननकर्ता	वर्ष	नदी	स्थिति
हड़प्पा	दयाराम साहनी	1921	रावी	पाकिस्तान
मोहनजोदड़ो (मृतकों का टीला)	राखलदास बनर्जी	1922	सिन्धु	पाकिस्तान
चन्हूदड़ो	एन जी मजूमदार	1931	सिन्धु	पाकिस्तान
लोथल	रंगनाथ राव	1957-58	भोगवा	भारत (गुजरात)
बनावली	रवीन्द्र सिंह बिष्ट	1974	सरस्वती	भारत (हरियाणा)

वैदिक काल

- भारत में मध्य एशिया से आर्यों के आगमन के साथ ही वैदिक काल (1500-600 ई.पू) का विकास माना जाता है।
- यह काल दो वर्गों (ऋग्वैदिक काल तथा उत्तरवैदिक काल) में विभाजित था। आर्यों के आरम्भिक इतिहास की जानकारी का मुख्य स्रोत ऋग्वेद है।
- आर्यों का भारत में प्रारम्भिक विस्तार सप्तसैन्धव प्रदेश तक था, जिसमें भारत, पाकिस्तान व अफगानिस्तान का क्षेत्र आता था।
- वेदों की कुल संख्या चार है—ऋग्वेद, सामवेद, यजुर्वेद तथा अथर्ववेद।
- ऋग्वेद सबसे प्राचीन ग्रन्थ है और इसमें गायत्री मन्त्र का उल्लेख है। सत्यमेव जयते का उल्लेख **मुण्डकोपनिषद्** में मिलता है।

बौद्ध धर्म

- बौद्ध धर्म के संस्थापक महात्मा बुद्ध (सिद्धार्थ) थे।
- महात्मा बुद्ध ने अपना प्रथम उपदेश पालि भाषा में दिया था। इनके प्रथम गुरु **अलार कलाम** तथा प्रथम भिक्षुणी **गौतमी** थी।

गौतम बुद्ध : जीवन परिचय

जन्म	563 ई. पू. लुम्बिनी (कपिलवस्तु नेपाल)
पिता का नाम	शुद्धोधन (कपिलवस्तु के शाक्य गण के प्रधान)
माता का नाम	माया देवी अथवा महामाया (कोलिय गणराज्य की राजकुमारी)
पालन-पोषण	मौसी महाप्रजापति गौतमी द्वारा
पत्नी का नाम	यशोधरा
पुत्र का नाम	राहुल
मृत्यु	483 ई. पू. (कुशीनगर)

- बौद्ध धर्म के तीन पिटक हैं—सुत्तपिटक, विनयपिटक और अभिधम्मपिटक।
- बौद्ध धर्म में त्रिरत्न (बुद्ध, संघ व धम्म) तथा आष्टांगिक मार्ग का विशेष महत्त्व है।

जैन धर्म

जैन धर्म के पहले तीर्थंकर ऋषभदेव थे। जैन परम्परा के अनुसार महावीर जैन धर्म के 24वें तीर्थंकर व जैन धर्म के वास्तविक संस्थापक थे।

महावीर : जीवन परिचय

जन्म	540 ई. पू. कुण्डग्राम (वैशाली)
पिता	सिद्धार्थ (ज्ञातृक कुल के प्रधान)
माता	त्रिशला (लिच्छवि गणराज्य के प्रधान चेटक की बहन)
पत्नी	यशोदा
पुत्री	प्रियदर्शना (अणोज्जा)
दामाद	जमालि (प्रथम अनुयायी)
मृत्यु	468 ई. पू. (पावापुरी, नालन्दा)

- महावीर स्वामी को जाम्भिक ग्राम, ऋजुपालिका नदी के तट पर साल वृक्ष के नीचे 12 वर्ष की तपस्या के पश्चात् ज्ञान की प्राप्ति हुई। इन्होंने अपना उपदेश प्राकृत भाषा में दिया था।

महाजनपद काल

- बौद्ध ग्रन्थ 'अंगुत्तर निकाय' तथा जैन ग्रन्थ 'भगवती सूत्र' में 16 महाजनपदों का उल्लेख मिलता है।
- इन महाजनपदों में **मगध** सर्वाधिक बड़ा महाजनपद था, साथ ही **अश्मक** एकमात्र महाजनपद दक्षिण भारत में था।

मगध साम्राज्य

- मगध पर शासन करने वाला प्रथम शासकीय वंश **हर्यंक वंश** था।
- बिम्बिसार (544-492 ई. पू.) हर्यंक वंश का पहला साम्राज्यवादी शासक था। वह महात्मा बुद्ध का समकालीन था।
- बिम्बिसार के बाद उसका पुत्र अजातशत्रु (कुणिक) शासक बना।
- अजातशत्रु के बाद उसका पुत्र उदायिन शासक बना, जिसने पाटलिपुत्र को अपनी राजधानी बनाया।
- नागदशक हर्यंक वंश का अन्तिम शासक था। इसके पश्चात् शिशुनाग ने 412 ई.पू. में **शिशुनाग वंश** की स्थापना की।
- शिशुनाग के बाद कालाशोक शासक बना। इसके पश्चात् महापद्मनन्द ने **नन्द वंश** की (344-322 ई. पू.) स्थापना की।
- धनानन्द नन्द वंश का अन्तिम शासक था।

सिकन्दर का आक्रमण

- 326 ई. पूर्व में सिकन्दर और भारतीय राजा पोरस के बीच **हाइडेस्पीज** या **वितस्ता** का युद्ध हुआ। यह युद्ध झेलम नदी के किनारे हुआ।
- वह भारत को जीतने में असफल रहा और वापस यूनान जाते समय (323 ई. पू.) बेबीलोन में उसकी मृत्यु हो गई।

मौर्य साम्राज्य

- मौर्य साम्राज्य (322-185 ई. पू) की जानकारी कौटिल्य के **अर्थशास्त्र** तथा मेगस्थनीज की **इण्डिका** से प्राप्त होती है।
- **चन्द्रगुप्त मौर्य** ने चाणक्य (कौटिल्य, विष्णुगुप्त) की सहायता से धनानन्द को पराजित कर मौर्य शासन की स्थापना की। चन्द्रगुप्त को सेण्ड्रोकोट्स कहा गया और इसने सेल्यूकस निकेटर से भी युद्ध किया। मेगस्थनीज इसी के काल में सेल्यूकस निकेटर का दूत बन कर आया था। चन्द्रगुप्त मौर्य की मृत्यु श्रवणबेलगोला (कर्नाटक) में हुई।
- **बिन्दुसार** चन्द्रगुप्त मौर्य का उत्तराधिकारी, आजीवक सम्प्रदाय को संरक्षण देने वाला प्रथम शासक था। इसे अमित्रचेट्स/अमित्रघात (शत्रुविनाशक) के नाम से भी जाना जाता है।
- **अशोक** यह बिन्दुसार का उत्तराधिकारी था और इसने 14 शिलालेख स्थापित कराए, जिसमें 13वें शिलालेख में कलिंग युद्ध और हृदय परिवर्तन का उल्लेख है। अशोक, देवानांप्रिय या प्रियदस्सि के नाम से भी प्रसिद्ध था। इसके अभिलेखों को सर्वप्रथम 1837 ई. में **जेम्स प्रिंसेप** ने पढ़ा था। अशोक ने पाटलिपुत्र में तृतीय बौद्ध संगीति आयोजित कराई थी।
- **बृहद्रथ** मौर्य वंश का अन्तिम शासक था।

मौर्योत्तर काल

- **शुंग वंश** की स्थापना पुष्यमित्र शुंग ने (185 ई. पू.) में की थी। भारत में सबसे पहले हिन्द-यूनानियों ने ही सोने के सिक्के जारी किए।
- भारत में **कुषाण शासन** की स्थापना का श्रेय कुजुल कडफिसेस को जाता है। इस वंश का सबसे प्रतापी राजा कनिष्क था। इसकी राजधानी पुरुषपुर या पेशावर थी। कनिष्क ने 78 ई. में 'शक संवत्' की स्थापना की थी।
- विक्रम संवत् 58 ई. पू. में उज्जैन के शासक विक्रमादित्य द्वारा चलाया गया था।

गुप्त साम्राज्य

- गुप्त साम्राज्य को प्राचीन भारतीय इतिहास का स्वर्णकाल कहा जाता है।
- गुप्त साम्राज्य (319-540 ई.) की स्थापना श्रीगुप्त द्वारा की गई थी, किन्तु इस वंश का वास्तविक संस्थापक तथा प्रथम स्वतन्त्र शासक **चन्द्रगुप्त प्रथम** था।
- चन्द्रगुप्त प्रथम ने 319 ई. में गुप्त संवत् की स्थापना की।
- **समुद्रगुप्त** यह चन्द्रगुप्त I का उत्तराधिकारी था। इसे सिक्कों पर वीणा बजाते हुए दिखाया गया है। **विन्सेण्ट स्मिथ** ने समुद्रगुप्त को 'भारत का नेपोलियन' कहा है। समुद्रगुप्त के दरबारी कवि हरिषेण ने 'प्रयाग प्रशस्ति' की रचना की थी।
- **चन्द्रगुप्त द्वितीय** ने देवगुप्त, देवराज, देवश्री, विक्रमांक, विक्रमादित्य आदि उपाधियाँ धारण कीं थी। इसके शासनकाल में चीनी यात्री फाह्यान (399-412 ई.) भारत यात्रा पर आया था। इसके दरबार में 'नवरत्न' रहते थे।
- **कुमारगुप्त** इसने बिहार में नालन्दा विश्वविद्यालय की स्थापना की।
- **स्कन्दगुप्त** इसने सुदर्शन झील का जीर्णोद्धार कराया तथा इसके समय में हूणों का आक्रमण हुआ।

हर्षवर्धन

गुप्त साम्राज्य के बाद **हर्षवर्धन** (पुष्यभूति वंश) सर्वाधिक शक्तिशाली शासक हुआ। इसे अन्तिम हिन्दू सम्राट भी कहा जाता है। इसकी राजधानी कन्नौज थी। चीनी यात्री ह्वेनसांग इसी के शासनकाल में भारत आया था।

प्राचीन भारत के प्रमुख साहित्यकार

साहित्यकार	प्रमुख रचनाएँ
कालिदास (भारत का शेक्सपियर)	▪ ऋतुसंहार (प्रथम काव्य) ▪ मेघदूतम्, अभिज्ञानशाकुन्तलम्
आर्यभट्ट (महान् गणितज्ञ)	▪ आर्यभट्टीयम, सूर्य सिद्धान्तम्
वाराहमिहिर (महान् ज्योतिष)	▪ पंच सिद्धान्तिका, वृहत् संहिता, वृहतजातक
बाणभट्ट	▪ हर्षचरित, कादम्बरी

मध्यकालीन भारत

भारत पर मुस्लिम आक्रमण

- **मुहम्मद-बिन कासिम** भारत पर आक्रमण करने वाला पहला मुस्लिम शासक था। इसने 712 ई. में सिन्ध पर आक्रमण किया।
- **महमूद गजनवी** आक्रमण करने वाला पहला तुर्की शासक था। इसने 1001 से 1027 ई. तक भारत पर 17 बार आक्रमण किए। इसने 1025 ई. में सोमनाथ मन्दिर पर आक्रमण किया और लूटपाट की।
- **मुहम्मद गौरी** इसने 1175 ई. में मुल्तान पर आक्रमण किया। 1191 ई. के तराइन के प्रथम युद्ध में मुहम्मद गौरी, पृथ्वीराज चौहान से पराजित हुआ। 1192 ई. में तराइन के द्वितीय युद्ध में गौरी ने पृथ्वीराज चौहान को पराजित किया। मुहम्मद गौरी की मृत्यु के बाद इसके एक गुलाम कुतुबुद्दीन ऐबक ने दिल्ली सल्तनत की स्थापना की।

दिल्ली सल्तनत

गुलाम वंश (1206–90 ई.)

- **कुतुबुद्दीन ऐबक** (1206-10 ई.) गुलाम वंश का संस्थापक था। यह अपनी उदारता के कारण 'लाखबख्श' नाम से जाना जाता था। इसने अढ़ाई दिन का झोपड़ा और कुतुबमीनार का निर्माण कराया। 1210 ई. में चौगान खेलते हुए इसकी मृत्यु हो गई। इसका मकबरा लाहौर में अवस्थित है।
- **इल्तुतमिश** (1210-36 ई.) यह ऐबक का गुलाम था। इसने अपनी राजधानी लाहौर से दिल्ली स्थानान्तरित की और इक्ता व्यवस्था लागू की। इसने कुतुबमीनार का निर्माण पूरा कराया।
- **रजिया सुल्तान** (1236-40 ई.) यह इल्तुतमिश की पुत्री थी और भारत की प्रथम महिला शासिका बनी।
- **बलबन** (1266-87 ई.) इसने विरोधियों के प्रति 'लौह एवं रक्त' की नीति का पालन किया तथा इसने सिजदा व पाबोस की रीति प्रारम्भ की।
- **कैकुबाद** बलबन का उत्तराधिकारी तथा गुलाम वंश का अन्तिम शासक था।

खिलजी वंश (1290-1320 ई.)

- **जलालुद्दीन खिलजी** (1290 ई.) यह खिलजी वंश का संस्थापक था।
- **अलाउद्दीन खिलजी** (1296-1316 ई.) इसने बाजार नियन्त्रण प्रणाली को लागू किया और सैनिकों के लिए हुलिया रखने या घोड़े को दागने की प्रथा प्रारम्भ की। इसने स्थायी सेना तन्त्र का गठन किया। इसके प्रसिद्ध सेनापति मलिक काफूर ने दक्षिण भारतीय अभियान का नेतृत्व किया।

तुगलक वंश (1320-1413 ई.)

- तुगलक वंश की स्थापना **ग्यासुद्दीन तुगलक** (1320-25 ई.) ने की थी। तुगलक वंश के सुल्तानों ने सबसे अधिक समय तक शासन किया। ग्यासुद्दीन तुगलक ने दिल्ली के समीप तुगलकाबाद नगर बसाया तथा उसे अपनी राजधानी बनाया।
- **मुहम्मद बिन तुगलक** या **जौना खाँ** (1325-51 ई.) इसने अपनी राजधानी दिल्ली से दौलताबाद स्थानान्तरित की और 'दीवान-ए-कोही' (कृषि विभाग) की स्थापना व सांकेतिक मुद्रा का प्रचलन भी किया। इब्नबतूता (मोरक्को), इसी के शासनकाल में भारत आया था।
- **फिरोजशाह तुगलक** (1351-88 ई.) ने नहरों का निर्माण, 'दीवान-ए-बंदगान' व 'दीवान-ए-खैरात' की स्थापना की तथा इसने सभी हिन्दुओं पर 'जजिया' कर लगाया।
- **नासिरुद्दीन महमूद तुगलक** के शासनकाल में (1398 ई.) तैमूर लंग ने आक्रमण किया।

लोदी वंश (1451-1526 ई.)

- लोदी वंश का संस्थापक बहलोल लोदी (1451-89 ई.) था। यह दिल्ली में प्रथम अफगान शासक व वंश था।
- **सिकन्दर लोदी** (1489-1517 ई.) ने 1504 ई. में आगरा नगर बसाया और साथ ही उसे अपनी राजधानी बनाया। इसने भूमि की पैमाइश के लिए 'गज-ए-सिकन्दरी' पैमाना प्रारम्भ किया।
- कबीरदास सिकन्दर लोदी के समकालीन थे।
- सिकन्दर लोदी के बाद **इब्राहिम लोदी** शासक बना। यह लोदी वंश का अन्तिम शासक था।
- इब्राहिम लोदी और बाबर के बीच 21 अप्रैल, 1526 में **पानीपत का प्रथम युद्ध** हुआ, जिसमें बाबर की जीत हुई।

मुगल साम्राज्य

- **बाबर** (1526-30 ई.) ने भारत में 1526 ई. में मुगल साम्राज्य की स्थापना की। बाबर ने अपनी आत्मकथा 'तुजुक-ए-बाबरी' (बाबरनामा) तुर्की भाषा में लिखी। 1530 ई. में आगरा में बाबर की मृत्यु हुई, इसका मकबरा काबुल में अवस्थित है।
- **हुमायूँ** (1530-40 तथा 1555-56 ई.) बाबर का पुत्र था, इसने दिल्ली के निकट 'दीनपनाह' नगर बसाया। हुमायूँ की बहन गुलबदन बेगम ने 'हुमायूँनामा' की रचना की।
- **अकबर** (1556-1605 ई.) जलालुद्दीन मुहम्मद अकबर के नाम से दिल्ली की गद्दी पर बैठा। इसने फतेहपुर सीकरी नगर की स्थापना की तथा जजिया कर का उन्मूलन (1564), दास प्रथा का अन्त (1562), दीन-ए-इलाही धर्म की स्थापना (1582) भी की। अकबर के दरबार में नौ रत्न थे। अकबर का मकबरा आगरा के निकट सिकन्दरा में अवस्थित है। अकबर ने आगरा किला व बुलन्द दरवाजा बनवाया था।
- **जहाँगीर** (1605-27 ई.) अकबर का पुत्र था। इसने जनता के न्याय के लिए एवं न्याय के प्रतीक के रूप में सोने की जंजीर लगाई और आगरा में चित्रशाला की स्थापना की। 1627 ई. में इसकी मृत्यु हो गई तथा इसका मकबरा लाहौर में अवस्थित है।

- **शाहजहाँ** (1628-58 ई.) जहाँगीर का पुत्र था। इसने राजधानी आगरा से दिल्ली में स्थानान्तरित की तथा दिल्ली में 'लाल किला' का निर्माण करवाया। इसने अपनी पत्नी की याद में 'ताजमहल' बनवाया। यह विश्व के आश्चर्य में शामिल है।
- **औरंगजेब** (1658-1707 ई.) आलमगीर के नाम से सिंहासन पर आसीन हुआ। यह एक कुशल वीणा वादक था। यह 'जिन्दा पीर' के नाम से भी प्रसिद्ध था। इसके शासनकाल के दौरान सिखों के 9वें गुरु तेग बहादुर को फाँसी दी गई। 1707 ई. में इसकी मृत्यु हुई तथा इसका मकबरा खुलदाबाद (महाराष्ट्र) में अवस्थित है। इसने लालकिले के अन्दर मोती मस्जिद बनवाई थी।
- **बहादुरशाह** I (1707-12 ई.) को 'शाह-ए-बेखबर' और 'लम्पट मूर्ख' के नाम से भी जाना जाता है।
- **मुहम्मदशाह** (1719-48 ई.) को 'रंगीला' बादशाह कहा जाता है। ईरान (फारस) के सम्राट नादिरशाह ने 1739 ई. में मुहम्मदशाह के समय में दिल्ली पर आक्रमण किया। मुगल वंश का अन्तिम शासक **बहादुरशाह द्वितीय** (1837-57 ई.) था, जो बहादुरशाह 'जफर' के नाम से भी जाना जाता था।

मराठा

- **शिवाजी** का जन्म पूना के शिवनेर किले में शाहजी भोंसले के यहाँ 1627 ई. में हुआ। शिवाजी के पिता का नाम शाहजी भोंसले एवं माता का नाम जीजाबाई था।
- इन्होंने 1670 में मराठा राज्य की स्थापना की शिवाजी के राजनीतिक एवं आध्यात्मिक गुरु क्रमशः दादाजी कोण्डदेव और गुरु रामदास थे।
- शिवाजी के शासनकाल में प्रशासन अष्टप्रधान (8 मन्त्री) द्वारा संचालित होता था। शिवाजी ने रायगढ़ को अपनी राजधानी बनाया था। 1680 ई. में इनकी मृत्यु हो गई।
- शिवाजी के पश्चात् उनका पुत्र शम्भाजी (1680-89 ई.), राजाराम (1689-1700 ई.), ताराबाई (1700-1707 ई.) तथा साहू (1707-48 ई.) शासक रहे।

मध्यकालीन भारत के महत्त्वपूर्ण युद्ध

युद्ध/संघर्ष	विवरण
पानीपत का प्रथम युद्ध (1526 ई.)	बाबर ने इब्राहिम लोदी को पराजित किया।
खानवा का युद्ध (1527 ई.)	बाबर ने राणा सांगा को हराया।
चौसा का युद्ध (1539 ई.) व कन्नौज का युद्ध (1540 ई.)	दोनों युद्ध में शेरशाह ने हुमायूँ को पराजित किया।
पानीपत का दूसरा युद्ध (1556 ई.)	अकबर के संरक्षक बैरम खाँ ने राजा हेमू को पराजित किया।
हल्दीघाटी का युद्ध (1576 ई.)	मुगल सेना ने राणा प्रताप को पराजित किया।
धरमत का युद्ध (1658 ई.) व सामूगढ़ का युद्ध (1658 ई.)	इन दोनों युद्ध में औरंगजेब ने दारा शिकोह को पराजित किया।
पानीपत का तीसरा युद्ध (1761 ई.)	अहमदशाह अब्दाली एवं मराठों के बीच हुए इस युद्ध में मराठों की हार हुई।

सिख गुरु एवं उनसे सम्बद्ध तथ्य

गुरु	तथ्य
गुरु नानक (1469-1539)	सिख धर्म की स्थापना
गुरु अंगद (1539-1552)	गुरुमुखी लिपि के जनक
गुरु अमरदास (1552-1574)	22 गद्दियों की स्थापना
गुरु रामदास (1574-1581)	अमृतसर की स्थापना
गुरु अर्जुन देव (1581-1606)	हरमन्दिर साहब (स्वर्ण मन्दिर) का निर्माण आदिग्रन्थ का संकलन
गुरु हरगोविन्द (1606-1645)	अकालतख्त की स्थापना
गुरु हरराय (1645-1661)	दाराशिकोह की सहायता
गुरु हरकिशन (1661-1664)	अल्पव्यस्क अवस्था में ही मृत्यु
गुरु तेगबहादुर (1664-1675)	औरंगजेब ने फाँसी दिलवाई
गुरु गोविन्द सिंह (1675-1708)	खालसा पन्थ की स्थापना

आधुनिक भारत

यूरोपीय कम्पनियों का भारत आगमन

- **पुर्तगीज ईस्ट इण्डिया कम्पनी** (1498 ई.) वास्कोडिगामा, पहला यूरोपियन (पुर्तगाली) था, जो 1498 ई. में भारत (कालीकट) आया। पुर्तगालियों ने अपनी पहली फैक्ट्री कोचीन में खोली। पुर्तगालियों ने भारत में तम्बाकू की खेती तथा प्रिण्टिंग प्रेस (1656 ई.) प्रारम्भ की।
- **ब्रिटिश ईस्ट इण्डिया कम्पनी** (1600 ई.) अंग्रेजों ने 1613 ई. में सूरत में पहली फैक्ट्री खोली। व्यापार के उद्देश्य से कैप्टन हॉकिंग्स तथा सर टॉमस रो मुगल शासक जहाँगीर के दरबार में आए थे।
- **डच ईस्ट इण्डिया कम्पनी** (1602 ई.) डचों ने 1605 ई. में मसूलीपट्टम में अपनी पहली फैक्ट्री स्थापित की। बेदरा की लड़ाई (1759 ई.) के बाद डचों का भारत से नियन्त्रण समाप्त हो गया।

- **डेनिश ईस्ट इण्डिया कम्पनी** (1616 ई.) इन्होंने 1620 ई. में तमिलनाडु के ट्रांकोबार (Tranquebar) में अपनी पहली फैक्ट्री खोली।
- **फ्रेंच ईस्ट इण्डिया कम्पनी** (1664 ई.) 1668 ई. में भारत में फ्रांसीसियों ने अपनी पहली फैक्ट्री सूरत में स्थापित की। 1674 ई. में पाण्डिचेरी (पुदुचेरी) में फ्रांसीसी बस्ती की स्थापना फ्रांसिस मार्टिन ने की।

अंग्रेजी प्रभुत्व की स्थापना

- भारत में ब्रिटिश शासन की स्थापना का मार्ग 1757 ई. में क्लाइव के नेतृत्व में बंगाल के नवाब सिराजुद्दौला के साथ लड़े गए प्लासी के युद्ध में प्रशस्त हो गया था।
- इस युद्ध ने ईस्ट इण्डिया कम्पनी को बंगाल का स्वामी बना दिया और वह राजनैतिक शक्ति के रूप में स्थापित हो गई।
- 1764 ई. में बक्सर के युद्ध में कम्पनी मुगल बादशाह शाहआलम, अवध के नवाब शुजाउद्दौला व बंगाल के नवाब मीर कासिम को पराजित कर एक अखिल भारतीय शक्ति बन गई और अन्ततः अंग्रेजी प्रभुत्व की स्थापना हुई।

1857 का विद्रोह

प्रथम भारतीय स्वतन्त्रता संग्राम/विद्रोह का प्रारम्भ 10 मई, 1857 को मेरठ से हुआ। इसमें मुगल बादशाह बहादुरशाह जफर को केन्द्रीय शक्ति माना।

यह विद्रोह विभिन्न स्थानों पर भिन्न-भिन्न समय में हुआ। इस विद्रोह के पश्चात् भारत का शासन कम्पनी से ब्रिटिश साम्राज्ञी विक्टोरिया को हस्तान्तरित हो गया।

1857 के विद्रोह के महत्त्वपूर्ण केन्द्र

केन्द्र	विद्रोही नेता	विद्रोह की तिथि	उन्मूलन के सैन्य अधिकारी
दिल्ली	बहादुर शाह द्वितीय, बख्त खाँ	11 मई, 1857	निकल्सन, हड़सन
कानपुर	नाना साहब, तात्याँ टोपे	5 जून, 1857	कॉलिन कैम्पबेल
लखनऊ	बेगम हजरत महल, बिरजिस कादिर	4 जून, 1857	कॉलिन कैम्पबेल
झाँसी	रानी लक्ष्मीबाई	4 जून, 1857	जनरल ह्यूरोज
फैजाबाद	मौलवी अहमदुल्ला	जून, 1857	जनरल रेनॉर्ड
इलाहाबाद	लियाकत अली	जून, 1857	कर्नल नील
बरेली	खान बहादुर	जून, 1857	विंसेण्ट आयर

सामाजिक-आर्थिक सुधार आन्दोलन

ब्रह्म समाज (20 अगस्त, 1828)	राजा राममोहन राय	हिन्दू समाज में व्याप्त बुराइयों को समाप्त करना।
यंग बंगाल आन्दोलन (1826-31 ई.)	हेनरी डेरोजियो	सच्चाई, स्वतन्त्रता अधिकार में विश्वास तथा समाज की बुराइयों का विरोध।
वहाबी आन्दोलन (1820 ई.)	सैयद अहमद बरेलवी	दर-उल हर्ब को दर-उल इस्लाम में बदलना।
प्रार्थना सभा (1867 ई.)	आत्माराम पाण्डुरंग	जाति प्रथा, विधवा विवाह, स्त्री शिक्षा को प्रोत्साहन।
आर्य समाज (1875 ई.), बॉम्बे	दयानन्द सरस्वती	'वेदों की ओर लौटने' का आह्वान किया, सती प्रथा, पर्दा प्रथा, बाल विवाह आदि का विरोध।
थियोसोफिकल सोसायटी (1875 ई.) यूएसए	मैडम ब्लावत्स्की एवं कर्नेल अल्काट	हिन्दुत्व तथा बौद्ध और जरथुस्त्र जैसे धर्मों का प्रचार करना।
रामकृष्ण मिशन (1897 ई.), बेल्लूर	स्वामी विवेकानन्द (नरेन्द्र नाथ दत्त)	समाज में व्याप्त अन्धविश्वास, छुआछूत आदि सामाजिक बुराइयों का विरोध।

गवर्नर, गवर्नर-जनरल तथा वायसराय

ब्रिटिश आधिपत्य के बाद 1772 ई. तक कम्पनी का कार्य बंगाल के गवर्नर द्वारा होता था। इसके पश्चात् गर्वनर-जनरल, भारत का गवर्नर-जनरल तथा वायसराय का पद सृजन हुआ।

इनका काल खण्ड तथा कार्यों का उल्लेख निम्नलिखित है

बंगाल के गवर्नर-जनरल

बंगाल के गवर्नर-जनरल	महत्त्वपूर्ण कार्य
वारेन हेस्टिंग्स (1772-1785 ई.)	बंगाल में द्वैध शासन की समाप्ति, बंगाल का पहला गवर्नर-जनरल। द्वैध शासन का अन्त।
लॉर्ड कार्नवालिस (1786-1793 ई.)	सिविल सेवा एवं पुलिस सेवा का जनक, बंगाल में स्थायी बन्दोबस्त लागू।
लॉर्ड वेलेजली (1798-1805 ई.)	सहायक सन्धि की शुरुआत, कलकत्ता में फोर्ट विलियम कॉलेज की स्थापना।

भारत के गवर्नर-जनरल तथा वायसराय

लॉर्ड विलियम बैण्टिक (1828-1835 ई.)	भारत का पहला गवर्नर-जनरल, सती प्रथा व ठगी प्रथा का अन्त।
लॉर्ड डलहौजी (1848-1856 ई.)	व्यपगत सिद्धान्त (राज्य हड़प नीति), भारत में प्रथम रेलवे लाइन बिछाई गई, डाक व्यवस्था में सुधार।
लॉर्ड कैनिंग (1856-1862 ई.)	भारत का प्रथम वायसराय, 1857 का विद्रोह।
लॉर्ड लिटन (1876-1880 ई.)	दिल्ली दरबार का प्रथम आयोजन, वर्नाक्यूलर प्रेस एक्ट पारित।
लॉर्ड रिपन (1880-1884 ई.)	भारत में प्रथम जनगणना प्रारम्भ (1881), प्रथम फैक्ट्री अधिनियम, स्थानीय स्वशासन, हण्टर कमीशन।

लॉर्ड कर्जन (1899-1905 ई.)	विश्वविद्यालय आयोग का गठन, बंगाल विभाजन (1905 ई.)।
लॉर्ड मिण्टो द्वितीय (1905-1910 ई.)	मुस्लिम लीग की स्थापना (1906), मुस्लिमों के लिए पृथक् निर्वाचक क्षेत्र की घोषणा (1909 ई.)
लॉर्ड हार्डिंग द्वितीय (1910-1916 ई.)	बंगाल विभाजन रद्द होने की घोषणा भारत की राजधानी कलकत्ता से दिल्ली स्थानान्तरण
लॉर्ड इरविन (1920-1931 ई.)	साइमन कमीशन, सविनय अवज्ञा आन्दोलन की शुरुआत, गोलमेज सम्मेलन, गाँधी-इरविन समझौता।
लॉर्ड माउण्टबेटन (1947-1948 ई.)	स्वतन्त्रता के बाद भारत का प्रथम गवर्नर-जनरल (ब्रिटिश), बेटन प्लान, भारत का विभाजन।
सी राजगोपालाचारी (1948-1950 ई.)	भारत के प्रथम एवं अन्तिम भारतीय गवर्नर-जनरल।

भारतीय राष्ट्रीय आन्दोलन

भारतीय राष्ट्रीय कांग्रेस

- इसका गठन ब्रिटिश अधिकारी ए.ओ. ह्यूम द्वारा 28 दिसम्बर, 1885 ई. को किया गया।
- कांग्रेस का पहला अधिवेशन दिसम्बर, 1885 में बॉम्बे के गोकुलदास तेजपाल संस्कृत कॉलेज में सम्पन्न हुआ और पहले अधिवेशन में 72 लोग शामिल हुए। कांग्रेस के प्रथम अध्यक्ष व्योमेश चन्द्र बनर्जी बने।
- सूरत अधिवेशन (1907) में कांग्रेस का गरम दल तथा नरम दल में विभाजन हुआ।
- नरम दल का नेतृत्व गोपालकृष्ण गोखले तथा गरम दल का नेतृत्व लाला लाजपत राय द्वारा किया गया।

बंगाल विभाजन तथा स्वदेशी एवं बहिष्कार आन्दोलन

- लॉर्ड कर्जन द्वारा 20 जुलाई, 1905 को बंगाल विभाजन की घोषणा की गई तथा 16 अक्टूबर, 1905 को बंगाल विभाजन प्रभावी हुआ, जिसके विरोध में स्वदेशी एवं बहिष्कार आन्दोलन शुरू हुआ।
- वर्ष 1905 के बनारस अधिवेशन में गोपालकृष्ण गोखले की अध्यक्षता में स्वदेशी की माँग।
- लाला लाजपत राय द्वारा पंजाब में आन्दोलन प्रारम्भ, जिसमें विदेशी वस्तुओं का बहिष्कार प्रमुख था।
- रवीन्द्रनाथ टैगोर द्वारा 'आमार सोनार बांग्ला' गीत की रचना की गई।

महात्मा गाँधी का भारत आगमन

- वर्ष 1915 में महात्मा गाँधी का बम्बई में दक्षिण अफ्रीका से आगमन हुआ।
- वर्ष 1916 में महात्मा गाँधी ने साबरमती नदी के किनारे साबरमती आश्रम की स्थापना की।
- महात्मा गाँधी ने तीन महत्त्वपूर्ण आन्दोलन चलाए
  - **चम्पारण सत्याग्रह** (1917, बिहार) चम्पारण में नील की खेती करने वाले किसानों पर यूरोपीय मालिकों के अत्याचार के विरुद्ध तथा भारत में प्रथम सत्याग्रह था। यह मुख्यत: तिनकठिया प्रथा के विरुद्ध था।
  - **खेड़ा सत्याग्रह,** (1918, गुजरात) राजस्व कर वसूली में वृद्धि के खिलाफ था। अंग्रेजों ने बढ़ाई दर को समाप्त कर दिया। यह गाँधीजी का प्रथम असहयोग आन्दोलन था।
  - **अहमदाबाद मिल सत्याग्रह** (1918, गुजरात) मिल मजदूरों व मिल मालिकों के मध्य विवाद से सम्बन्धित था।
- इस आन्दोलन में गाँधीजी ने पहली बार भूख हड़ताल की थी।

होमरूल आन्दोलन

- यह आन्दोलन 28 अप्रैल, 1916 को तिलक द्वारा तथा ऐनी बेसेण्ट द्वारा सितम्बर, 1916 में प्रारम्भ।
- होमरूल का मुख्य उद्देश्य-स्वशासन था।

रॉलेट एक्ट एवं जलियाँवाला बाग हत्याकाण्ड

- रॉलेट एक्ट के अन्तर्गत अंग्रेजों को बिना किसी प्रमाण के संदिग्ध व्यक्ति के खिलाफ कार्यवाही करने की अनुमति प्रदान की गई।
- 13 अप्रैल, 1919 को पंजाब में अमृतसर के जलियाँवाला बाग में जनरल ओ डायर द्वारा निहत्थी सभा पर गोली चलाने की अनुमति दी गई, जिसमें हजारों लोग मारे गए।
- सरदार उधमसिंह ने वर्ष 1940 में जलियाँवाला बाग हत्याकाण्ड का बदला लेने के लिए लन्दन में जनरल ओ डायर की हत्या की।

असहयोग आन्दोलन

- वर्ष 1920 में लाला लाजपत राय की अध्यक्षता में कलकत्ता अधिवेशन में असहयोग का प्रस्ताव पारित हुआ तथा नागपुर अधिवेशन में पुष्टि हुई।
- 5 फरवरी, 1922 को उत्तर प्रदेश के गोरखपुर जिले के चोरी-चौरा पुलिस स्टेशन को आन्दोलनकारियों द्वारा आग लगा दी गई।
- इस घटना से क्षुब्ध होकर महात्मा गाँधी ने असहयोग आन्दोलन वापस ले लिया।

स्वराज पार्टी एवं काकोरी षड्यन्त्र

- मोतीलाल नेहरू तथा सी. आर. दास द्वारा वर्ष 1923 में स्वराज पार्टी का गठन किया गया।
- 9 अगस्त, 1925 को काकोरी स्टेशन के निकट ब्रिटिश सरकार का खजाना ले जा रही ट्रेन को लूटा गया।
- इस घटना को अंजाम देने में रोशन सिंह, राम प्रसाद बिस्मिल तथा अशफाक उल्ला खाँ शामिल थे।

साइमन कमीशन

- सरकार के काम-काज की समीक्षा हेतु 8 नवम्बर, 1927 को साइमन कमीशन का गठन किया गया।

- कमीशन में भारतीय सदस्य नहीं होने के कारण भारतीयों ने इसका विरोध किया और 'साइमन वापस जाओ' के नारे लगाए गए। साइमन कमीशन का विरोध (लाहौर में) करते हुए लाला लाजपत राय का पुलिस लाठी चार्ज में लगी चोट के कारण निधन हो गया।

दाण्डी मार्च

- 12 मार्च, 1930 को गाँधीजी ने 78 अनुयायियों के साथ साबरमती आश्रम से दाण्डी यात्रा आरम्भ की।
- 5 अप्रैल, 1930 को नमक कानून तोड़कर गाँधीजी द्वारा सविनय अवज्ञा आन्दोलन आरम्भ। यह यात्रा 'नमक सत्याग्रह' नाम से प्रसिद्ध है।

गोलमेज सम्मेलन

- **प्रथम गोलमेज सम्मेलन** 12 नवम्बर, 1930 से 13 जनवरी, 1931 के मध्य लन्दन में (भारतीय तथा ब्रिटिश सरकार के मध्य) सम्पन्न हुआ।
- **द्वितीय गोलमेज सम्मेलन** (वर्ष 1931) कांग्रेस की ओर से महात्मा गाँधी सम्मेलन में शामिल हुए। यह 7 सितम्बर से 1 दिसम्बर, 1931 तक लन्दन में सम्पन्न हुआ। इसमें डॉ. बी. आर. अम्बेडकर द्वारा दलितों के लिए पृथक् निर्वाचन क्षेत्रों की माँग की गई।
- **तृतीय गोलमेज सम्मेलन** (वर्ष 1932) इसमें भारत सरकार अधिनियम, 1935 को अन्तिम रूप प्रदान किया गया।

गाँधी-इरविन समझौता एवं पूना पैक्ट

5 मार्च, 1931 को वायसराय इरविन तथा गाँधीजी के मध्य समझौता सम्पन्न हुआ। यह 'दिल्ली समझौता' के नाम से भी प्रसिद्ध है। इसमें गाँधीजी द्वारा सविनय अवज्ञा आन्दोलन वापस लेने तथा द्वितीय गोलमेज सम्मेलन में शामिल होने पर सहमति बनी। 26 सितम्बर, 1932 को महात्मा गाँधी तथा डॉ. बी. आर अम्बेडकर के मध्य 'पूना पैक्ट' पर हस्ताक्षर हुए। पूना पैक्ट के अन्तर्गत संयुक्त निर्वाचन पद्धति पर सहमति तथा प्रान्तीय विधानसभाओं में दलितों के लिए सीटें (वृद्धि के साथ) आरक्षित हुईं।

क्रिप्स मिशन

भारत को ब्रिटेन के पक्ष में द्वितीय विश्व युद्ध में शामिल करने हेतु वर्ष 1942 में क्रिप्स मिशन भारत आया। मिशन ने युद्ध के पश्चात् भारत को डोमिनियन स्टेट्स देने की घोषणा की। महात्मा गाँधी ने क्रिप्स मिशन को उत्तरांकित तिथि चेक कहा।

भारत छोड़ो आन्दोलन

- 8 अगस्त, 1942 को भारत छोड़ो आन्दोलन प्रारम्भ हुआ। इसमें महात्मा गाँधी ने 'करो या मरो' का नारा दिया।
- महात्मा गाँधी को गिरफ्तार कर पूना की आगा खाँ जेल में रखा गया।

इण्डियन नेशनल आर्मी

- जनरल मोहन सिंह द्वारा वर्ष 1942 में इण्डियन नेशनल आर्मी का गठन किया गया।
- वर्ष 1943 में रास बिहारी बोस ने सुभाषचन्द्र बोस को इसका सर्वोच्च सेनापति बनाया।

कैबिनेट मिशन

- 24 मार्च, 1946 को कैबिनेट मिशन दिल्ली पहुँचा। इसके सदस्य क्रमश: स्टेफोर्ड क्रिप्स, पैथिक लॉरेन्स तथा ए.वी. एलेक्जेण्डर थे।
- मुस्लिम लीग द्वारा 16 अगस्त, 1946 को 'प्रत्यक्ष कार्यवाई दिवस' आयोजित किया गया।

भारतीय स्वतन्त्रता अधिनियम

4 जुलाई, 1947 को भारतीय स्वतन्त्रता विधेयक पास हुआ। इसमें देशी रियासतों से ब्रिटेन की सर्वोपरिता का अन्त कर दिया गया। 14-15 अगस्त, 1947 को भारत और पाकिस्तान दो अधिराज्य स्थापित हुए।

महत्त्वपूर्ण राजनीतिक संस्थाएँ

संगठन/संस्था	स्थान	वर्ष	संस्थापक
ब्रिटिश इण्डिया एसोसिएशन	लन्दन	1866	दादाभाई नौरोजी
बॉम्बे प्रेसीडेन्सी एसोसिएशन	बॉम्बे	1885	फिरोजशाह मेहता, बदरुद्दीन तैयब, के टी तेलंग
कम्युनिस्ट पार्टी ऑफ इण्डिया	ताशकन्द	1920	एम एन राय
राष्ट्रीय स्वयं सेवक संघ	नागपुर	1925	के बी हेडगेवार
खुदाई खिदमतगार	पेशावर	1929	खान अब्दुल गफ्फार खाँ
कांग्रेस सोशलिस्ट पार्टी	पटना	1934	आचार्य नरेन्द्र देव तथा जयप्रकाश नारायण
अखिल भारतीय किसान सभा	फैजपुर	1936	स्वामी सहजानन्द

प्रमुख पत्र/पत्रिका/पुस्तकें

पुस्तक/पत्र/पत्रिका	लेखक
गुलामगिरि	ज्योतिबा फुले
सत्यार्थ प्रकाश	स्वामी दयानन्द
आनन्दमठ	बंकिम चन्द्र चटर्जी
अनहैप्पी इण्डिया	लाला लाजपत राय
नील दर्पण	दीनबन्धु मित्र
यंग इण्डिया, हरिजन तथा इण्डियन ओपिनियन	महात्मा गाँधी
बंगाल गजट	जेम्स हिक्की

पुस्तक/पत्र/पत्रिका	लेखक
वन्दे मातरम्	अरविन्द घोष
युगान्तर	भूपेन्द्रनाथ दत्त एवं वारीन्द्र कुमार घोष
इण्डियन मिरर	देवेन्द्रनाथ टैगोर

प्रमुख नेता और उनके उपनाम

नेता	उपनाम	नेता	उपनाम
अब्दुल गफ्फार खान	सीमान्त गाँधी	वल्लभभाई पटेल	लौह पुरुष/सरदार
बाल गंगाधर तिलक	लोकमान्य	लाला लाजपत राय	पंजाब केसरी
दादाभाई नौरोजी	ग्राण्ड ओल्डमैन	भगत सिंह	शहीदे आजम
चितरंजनदास	देशबन्धु	सुभाषचन्द्र बोस	नेताजी

राष्ट्रीय स्वतन्त्रता आन्दोलन सम्बन्धी प्रमुख वचन/नारे

प्रसिद्ध वचन/नारे	सम्बद्ध व्यक्ति
"स्वराज हमारा जन्मसिद्ध अधिकार है"	बाल गंगाधर तिलक
"वन्दे मातरम्"	बंकिमचन्द्र चटर्जी
"इंकलाब जिन्दाबाद"	भगत सिंह
"जय हिन्द"	सुभाषचन्द्र बोस
"तुम मुझे खून दो, मैं तुम्हें आजादी दूँगा"	सुभाषचन्द्र बोस
"वेदों की ओर लौटो"	स्वामी दयानन्द सरस्वती
"आराम हराम है"	जवाहरलाल नेहरू
"भारत छोड़ो"	महात्मा गाँधी
"विजयी विश्व तिरंगा प्यारा"	श्यामलाल गुप्त 'पार्षद'

Exam Pattern Questions

प्राचीन भारत का इतिहास

1 सर्वप्रथम सिन्धु घाटी सभ्यता के साक्ष्य किस स्थान से प्राप्त हुए?
(a) लोथल (b) हड़प्पा (c) मोहजोदड़ो (d) चहुन्दड़ो

2 हड़प्पा की खोज का श्रेय किसे दिया जाता है?
(a) राखलदास बनर्जी (b) सर जॉन मार्शल
(c) रायबहादुर दयाराम साहनी
(d) राधाकुमुद मुखर्जी

3 निम्नलिखित में से कौन-सा हड़प्पावासी स्थल गुजरात में था?
(a) कालीबंगा (b) रोपड़ (c) बनावली (d) लोथल

4 सिन्धु घाटी सभ्यता का पत्तन नगर था
(a) हड़प्पा (b) कालीबंगा
(c) लोथल (d) मोहनजोदड़ो

5 हड़प्पा में एक उन्नत जल-प्रबन्धन प्रणाली का पता चलाता है
(a) धौलावीरा में (b) लोथल में
(c) कालीबंगा में (d) आलमगीरपुर में

6 हड़प्पा किस नदी के तट पर अवस्थित है?
(a) सरस्वती (b) सिन्धु
(c) व्यास (d) रावी

7 सिन्धु घाटी सभ्यता की लिपि कौन-सी थी?
(a) फारसी (b) द्रविड़
(c) संस्कृत (d) भावचित्रात्मक

8 प्रसिद्ध कांस्य नर्तकी किस स्थान से प्राप्त हुई है?
(a) हड़प्पा (b) मोहनजोदड़ो (c) लोथल (d) कालीबंगा

9 मोहनजोदड़ो को किस एक अन्य नाम से भी जाना जाता है?
(a) जीवितों का टीला (b) कंकालों का टीला
(c) दासों का टीला (d) मृतकों का टीला

10 'कालीबंगा' कहाँ स्थित है?
(a) हरियाणा में (b) राजस्थान में
(c) गुजरात में (d) पंजाब में

11 सैन्धव सभ्यता के महान् स्नानागार कहाँ से प्राप्त हुए हैं?
(a) मोहनजोदड़ो से (b) हड़प्पा से
(c) लोथल से (d) कालीबंगा से

12 मोहनजोदड़ो में प्राप्त सभी इमारतों में सबसे बड़ी इमारत कौन-सी है?
(a) अन्नागार (b) सभा भवन
(c) स्नानागार (d) इनमें से कोई नहीं

13 सुमेलित कीजिए

सूची I		सूची II	
A.	मोहनजोदड़ो	1.	रावी
B.	हड़प्पा	2.	सिन्धु
C.	कालीबंगा	3.	भोगवा
D.	लोथल	4.	घग्घर

कूट

	A	B	C	D		A	B	C	D
(a)	1	2	3	4	(b)	2	1	4	3
(c)	2	1	3	4	(d)	1	3	4	2

14 वैदिक काल की जानकारी का प्रमुख स्रोत कौन-सा है?
(a) पुराण (b) वेद (c) उपनिषद् (d) ये सभी

15 सबसे प्राचीन वेद कौन-सा है?
(a) ऋग्वेद (b) सामवेद (c) यजुर्वेद (d) अथर्ववेद

16 गायत्री मन्त्र का उल्लेख किस वेद में किया गया है?
(a) ऋग्वेद (b) सामवेद (c) यजुर्वेद (d) अथर्ववेद

17 ऋग्वेद में इन्द्र को किस देवता के रूप में उल्लेखित किया गया है?
(a) जल का (b) अग्नि का (c) वर्षा का (d) वायु का

18 निम्न में से किस नदी को ऋग्वेद में मातेतमा, देवीतमा एवं नदीतमा से सम्बोधित किया गया है
(a) सिन्धु (b) यमुना (c) वितस्ता (d) सरस्वती

19 कौन-सा वेद मूलतः कर्मकाण्ड प्रधान ग्रन्थ है?
(a) ऋग्वेद (b) सामवेद (c) यजुर्वेद (d) अथर्ववेद

20 जादू-टोना, ब्रह्म ज्ञान, औषधि प्रयोग का वर्णन किस वेद में किया गया है?
(a) ऋग्वेद (b) सामवेद (c) यजुर्वेद (d) अथर्ववेद

21 सबसे प्राचीन पुराण कौन-सा है?
(a) मत्स्य पुराण (b) वायु पुराण
(c) विष्णु पुराण (d) भागवत पुराण

22 बौद्ध साहित्य में किसे निगण्ठनाथ पुत्र का गया है?
(a) बुद्ध (b) महावीर (c) ऋषभदेव (d) जमालि

23 जैन धर्म की पहली संगीति किसकी अध्यक्षता में सम्पन्न हुई?
(a) महाकश्यप (b) स्थूलभद्र
(c) वसुमित्र (d) क्षमाश्रवण

24 महात्मा बुद्ध ने अपना पहला उपदेश कहाँ दिया था?
(a) गया (b) पाटलिपुत्र
(c) राजगृह (d) सारनाथ

25 बौद्ध धर्म का तीसरी बौद्ध संगीति किसके शासनकाल में आयोजित हुई थी?
(a) अजातशत्रु (b) कालाशोक
(c) अशोक (d) कनिष्क

26 हीनयान और महायान बौद्ध धर्म के किस संगीति में विभक्त हुए?
(a) प्रथम (b) द्वितीय (c) तृतीय (d) चतुर्थ

27 ह्वेनसांग का वृतान्त किस नाम से प्रसिद्ध है?
(a) सी-यू-की (b) फो-क्यो-की
(c) क्यो-सी-की (d) इनमें से कोई नही

28 ऋग्वेद में किसे पुरन्दर कहा गया है?
(a) इन्द्र (b) अग्नि
(c) वरूण (d) सोम

29 सिकन्दर ने भारत पर कब आक्रमण किया?
(a) 326 ई. पू. (b) 336 ई.
(c) 323 ई. पू (d) 333 ई.

30 निम्नलिखित में से मगध का कौन-सा राजा सिकन्दर महान् का समकालीन था?
(a) महापद्मनन्द (b) धनानन्द
(c) सुकल्प (d) चन्द्रगुप्त मौर्य

31 निम्न में से कौन सिकन्दर का समकालीन था?
(a) अजातशत्रु (b) महापद्मनन्द
(c) धनानन्द (d) उदयिन

32 चन्द्रगुप्त मौर्य ने सेल्युकस को कब पराजित किया?
(a) 352 ई. पू. में (b) 305 ई. पू. में
(c) 173 ई. पू. में (d) 261 ई. पू. में

33 मौर्य साम्राज्य का संस्थापक कौन था?
(a) बिन्दुसार (b) अशोक
(c) बिम्बिसार (d) चन्द्रगुप्त मौर्य

34 पाटलिपुत्र में स्थित चन्द्रगुप्त का महल मुख्यतः बना था
(a) ईंटों का (b) पत्थर का
(c) लकड़ी का (d) मिट्टी का

35 कौटिल्य (चाणक्य, विष्णुगुप्त) ने किसकी सहायता से भारत में मौर्य वंश की नींव डाली?
(a) अशोक (b) चन्द्रगुप्त मौर्य
(c) समुद्रगुप्त (d) बिन्दुसार

36 कौटिल्य/चाणक्य किसका प्रधानमन्त्री था?
(a) चन्द्रगुप्त II (b) चन्द्रगुप्त मौर्य
(c) अशोक (d) अजातशत्रु

37 वह मौर्य राजा जो 'अमित्रघात' नाम से जाना जाता था
(a) बिन्दुसार (b) बृहद्रथ
(c) अजातशत्रु (d) इनमें से कोई नहीं

38 बराबर (गया जिला) की गुफाओं का उपयोग किसने आश्रयगृह के रूप में किया?
(a) आजीवकों ने (b) थारुओं ने
(c) जैनों ने (d) तन्त्रिकों ने

39 अशोक के कौन-से शिलालेख-धर्मादेश में कलिंग युद्ध की वीभत्सता व्यक्त की गई?
(a) 13वाँ शिलालेख-धर्मादेश
(b) धौली का कलिंग-धर्मादेश
(c) जौगड़ का धर्मादेश
(d) 10वाँ शिलालेख-धर्मादेश

40 गुप्त वंश का संस्थापक कौन था?
(a) घटोत्कचगुप्त (b) चन्द्रगुप्त I
(c) श्रीगुप्त (d) इनमें से कोई नहीं

41 इतिहासकार स्मिथ ने समुद्रगुप्त की विजयों से प्रभावित होकर उसे क्या कहकर पुकारा है?
(a) महान् विजेता (b) भारत का नेपोलियन
(c) सम्राट (d) महाराजाधिराज

42 महरौली (दिल्ली) स्थित लौह स्तम्भ का निर्माण निम्न में से किस शताब्दी में हुआ?
(a) चतुर्थ शताब्दी ई. (b) सप्तम् शताब्दी ई.
(c) तृतीय शताब्दी ई. (d) द्वितीय शताब्दी ई.

43 फाह्यान किसके शासनकाल में भारत आया था?
(a) चन्द्रगुप्त मौर्य (b) अशोक
(c) हर्षवर्द्धन (d) चन्द्रगुप्त II

44 'कुमारसम्भव' महाकाव्य किस कवि ने लिखा?
(a) बाणभट्ट (b) चन्दबरदाई
(c) हरिषेण (d) कालिदास

45 नालन्दा विश्वविद्यालय की स्थापना किस वंश के शासकों ने की थी?
(a) मौर्य (b) कुषाण (c) गुप्त (d) पाल

46 'दशावतार' मन्दिर का सम्बन्ध किस काल से है?
(a) मौर्य काल (b) शुंग काल
(c) कण्व काल (d) गुप्त काल

47 गुप्त शासन के दौरान निम्नलिखित में ऐसा व्यक्ति कौन-सा था, जो एक महान् खगोलविज्ञानी और गणितज्ञ था?
(a) भानुगुप्त (b) बाणभट्ट (c) आर्यभट्ट (d) वराहमिहिर

48 गुप्तकालीन बौद्ध शिक्षा का महान केन्द्र कौन-सा था?
(a) अयोध्या (b) नासिक (c) नालन्दा (d) उज्जैन

49 निम्न में से कौन-सा सुमेलित नहीं है?
(a) मौर्य वंश – चन्द्रगुप्त मौर्य
(b) शुंग वंश – देवभूति शुंग
(c) कुषाण वंश – कुजुल कडफिसस
(d) पाल वंश – गोपाल

मध्यकालीन भारत का इतिहास

50 अरबों ने भारत पर आक्रमण कब किया था?
(a) 712 ई. में (b) 825 ई. में
(c) 1025 ई. में (d) 1027 ई. में

51 निम्नलिखित में से कौन महमूद गजनवी के दरबार में रहता था?
(a) अलबरूनी (b) फिरदौसी
(c) उत्बी फारूखी (d) ये सभी

52 तराइन का प्रथम युद्ध किस-किस के बीच हुआ था?
(a) मोहम्मद गोरी और पृथ्वीराज चौहान
(b) मोहम्मद गोरी और राणा सांगा
(c) मोहम्मद गोरी और राणा कुम्भा
(d) मोहम्मद गोरी और राणा रतन सिंह

53 भारत में तुर्क साम्राज्य राज्य का संस्थापक कौन था?
(a) फिरदौसी (b) महमूद गजनवी
(c) मोहम्मद गोरी (d) बख्तियार काकी

54 लाखबख्श की उपाधि किसे दी गई थी?
(a) मोहम्मद गोरी (b) कुतुबुद्दीन ऐबक
(c) इल्तुतमिश (d) ग्यासुद्दीन बलबन

55 अढ़ाई दिन का झोपड़ा का निर्माण करवाया
(a) इल्तुतमिश (b) रजिया सुल्तान
(c) बलबन (d) कुतुबुद्दीन ऐबक

56 इल्तुतमिश द्वारा गठित तुर्कान-ए-चिहलगानी था
(a) घुड़साल के संगठित सवार
(b) चालीस सरदारों का दल
(c) शासन के मुख्य उत्तराधिकारी
(d) व्यापारिक संगठन

57 इक्ता प्रणाली पहली बार लागू की गई थी
(a) इल्तुतमिश द्वारा (b) ऐबक द्वारा
(c) बलबन (d) अकबर द्वारा

58 भारत पर अरबों का प्रथम आक्रमण किसके नेतृत्व में हुआ?
(a) मुहम्मद बिन कासिम (b) महमूद गजनवी
(c) मुहम्मद गोरी (d) कुतुबुद्दीन ऐबक

59 जीतल तथा टंका नामक सिक्के किसने चलवाए?
(a) इल्तुतमिश (b) बलबन
(c) ऐबक (d) अकबर

60 सुल्तान को 'नियामत-ए-खुदाई' किसने कहा?
(a) इल्तुतमिश (b) कुतुबुद्दीन ऐबक
(c) ग्यासुद्दीन बलबन (d) अलाउद्दीन खिलजी

61 अपने विरोधियों के प्रति कठोर लौह एवं रक्त की नीति का पालन किया?
(a) अलाउद्दीन खिलजी (b) ग्यासुद्दीन बलबन
(c) कैकुबाद (d) इल्तुतमिश

62 प्रसिद्ध फारसी पर्व 'नौरोज' किसने प्रारम्भ किया था?
(a) अलाउद्दीन खिलजी (b) बलबन
(c) मोहम्मद तुगलक (d) फिरोज तुगलक

63 1266 ई. में नासिरुद्दीन महमूद की मृत्यु के बाद कौन शासक बना?
(a) रुकनुद्दीन (b) मोहम्मद मंसूर
(c) बहाउद्दीन (d) कैखुसरव

64 सिकन्दर-ए-सानी की उपाधि धारण करने वाला शासक था
(a) जलालुद्दीन खिलजी (b) अलाउद्दीन खिलजी
(c) फिरोज तुगलक (d) शेरशाह सूरी

65 अलाउद्दीन खिलजी ने खम्स में सुल्तान का हिस्सा 1/4 भाग के स्थान पर बढ़ाकर कितना किया?
(a) 2/3 (b) 3/4
(c) 1/3 (d) 3/2

66 अलाउद्दीन खिलजी ने दीवान-ए-मुस्तखराज की स्थापना की, यह सम्बन्धित था
(a) राजस्व विभाग से (b) खम्स के निर्धारण से
(c) बाजार नियन्त्रण से (d) इनमें से कोई नहीं

67 सितार और तबले के आविष्कार का श्रेय दिया जाता है
(a) अमीर खुसरो (b) मलिक काफूर
(c) बैजू बावरा (d) तानसेन

68 खिलजी वंश की स्थापना किसने की थी?
(a) मलिक काफूर (b) जलालुद्दीन खिलजी
(c) अलाउद्दीन खिलजी (d) इनमें से कोई नहीं

69 तुगलक वंश का संस्थापक था
(a) जौना खाँ (b) फिरोजशाह तुगलक
(c) मोहम्मद तुगलक (d) ग्यासुद्दीन तुगलक

70 मुहम्मद-बिन-तुगलक द्वारा उठाए गए कदम, जो असफल रहे
(a) राजधानी परिवर्तन (b) सांकेतिक मुद्रा
(c) खुरासान अभियान (d) ये सभी

71 दीवान-ए-कोही किस विभाग का दूसरा नाम था?
(a) राजस्व विभाग (b) कृषि विभाग
(c) विदेश विभाग (d) गुप्तचर विभाग

72 इब्नबतूता को किसने चीन के दरबार में राजदूत बनाकर भेजा?
(a) मोहम्मद-बिन-तुगलक (b) फिरोजशाह तुगलक
(c) अलाउद्दीन खिलजी (d) इनमें से कोई नहीं

73 'रेहला' नामक पुस्तक किसने लिखी?
(a) इब्नबतूता (b) अमीर खुसरो
(c) हसन निजामी (d) मिनहाज

74 फिरोजाबाद की स्थापना किसने की थी?
(a) मोहम्मद तुगलक (b) फिरोज तुगलक
(c) अलाउद्दीन खिलजी (d) इनमें से कोई नहीं

75 जजिया कर पहली बार ब्राह्मणों पर किसने लगाया था?
(a) मोहम्मद-बिन-तुगलक (b) फिरोजशाह तुगलक
(c) औरंगजेब (d) बलबन

76 फिरोजशाह तुगलक द्वारा स्थापित 'दीवाने खैरात' किससे सम्बन्धित था?
(a) गरीबों की सहायता से (b) रोजगार से
(c) दवाखानों से (d) इनमें से कोई नहीं

77 खिज्र खाँ के पश्चात् सैयद वंश शासक कौन बना?
(a) मुबारकशाह (b) आलामशाह
(c) फिरोजशाह (d) इनमें से कोई नहीं

78 निम्न में से कौन सैयद वंश के शासक थे?
(a) ख़िज खाँ (b) मुबारकशाह
(c) मोहम्मद शाह (d) ये सभी

79 लोदी वंश का संस्थापक कौन था?
(a) बहलोल लोदी (b) सिकन्दर लोदी
(c) इब्राहिम लोदी (d) इनमें से कोई नहीं

80 21 अप्रैल, 1526 में पानीपत के प्रथम युद्ध में बाबर का युद्ध किससे हुआ?
(a) इब्राहिम लोदी (b) सिकन्दर लोदी
(c) सिकन्दर सूर (d) फिरोजशाह तुगलक

81 आगरा शहर की स्थापना की गई
(a) बहलोल लोदी द्वारा
(b) फिरोजशाह तुगलक द्वारा
(c) सिकन्दर लोदी द्वारा
(d) इब्राहिम लोदी द्वारा

82 सर्वप्रथम तोप तथा बन्दूक का प्रयोग करने वाला शासक था
(a) फिरोजशाह तुगलक (b) इब्राहिम लोदी
(c) हुमायूँ (d) बाबर

83 खानवा का युद्ध (1527 ई) में बाबर ने किसके साथ लड़ा था?
(a) मेदिनीराय (b) महमूद लोदी
(c) इब्राहिम लोदी (d) राणा सांगा

84 'हुमायूँनामा' की रचना किसने की थी?
(a) रोशनआरा (b) नूरजहाँ
(c) जहाँआरा (d) गुलबदन बेगम

85 अकबर का दरबारी इतिहासकार था
(a) फैजी (b) अबुल फजल
(c) बदायूँनी (d) बीरबल

86 राजा मानसिंह किस राज्य से सम्बन्ध रखते थे?
(a) आम्बेर/आमेर (b) कोटा (c) मारवाड़ (d) मेवाड़

87 मराठा प्रशासन में 'पागा' क्या था?
(a) स्वतन्त्र सैनिक (b) राज्य आश्रित सैनिक
(c) पेशेवर सैनिक (d) दूसरे देश के सैनिक

88 सिख धर्म में कुल कितने गुरु हुए?
(a) आठ (b) दस (c) सात (d) ग्यारह

89 औरंगजेब ने जजिया कर कब लागू किया था?
(a) 1668 ई. में (b) 1678 ई. में
(c) 1670 ई. में (d) 1679 ई. में

90 किस मुगल शासक को जिन्दा पीर कहा जाता है?
(a) अकबर (b) जहाँगीर (c) शाहजहाँ (d) औरंगजेब

91 निम्न में से कौन-सा एक युग्म सुमेलित नहीं है?
(a) हुमायूँनामा – हुमायूँ
(b) तुजुक-ए-बाबरी – बाबर
(c) तुजुक-ए-जहाँगीरी – जहाँगीर
(d) शाहजहाँनामा – मुहम्मद सालेह

92 निम्न में से कौन-सा एक युग्म सही सुमेलित नहीं है?
(a) शाहजहाँ की मृत्यु – 1666 ई.
(b) जहाँगीर की मृत्यु – 1627 ई.
(c) हुमायूँ की मृत्यु – 1655 ई.
(d) औरंगजेब की मृत्यु – 1707 ई.

93 निम्न में से सही जोड़ी है

	शासक		**राजधानी**
(a)	अकबर	–	आगरा
(b)	शाहजहाँ	–	लखनऊ
(c)	जहाँगीर	–	लाहौर
(d)	शाहजहाँ	–	काबुल

94 शिवाजी का राज्याभिषेक कहाँ हुआ था?
(a) रायगढ़ (b) कलानौर (c) रायचूर (d) आगरा

95 शिवाजी के राजनीतिक गुरु एवं संरक्षक कौन थे?
(a) समर्थ रामदास (b) दादाजी कोण्डदेव
(c) शाहजी भोंसले (d) इनमें से कोई नहीं

96 शिवाजी सबसे अधिक किससे प्रभावित थे?
(a) मीराबाई से (b) चाँदबीबी से
(c) जीजाबाई से (d) हजरत महल से

97 शिवाजी का अन्तिम सैन्य अभियान था
(a) कर्नाटक अभियान
(b) सलेहर का अभियान
(c) जंजीरा के सिद्दियों के विरुद्ध अभियान
(d) कोण्डाना का अभियान

98 शिवाजी मुगलों की कैद से भागने के समय कौन-से नगर में कैद थे?
(a) ग्वालियर (b) आगरा (c) दिल्ली (d) कानपुर

99 नाना साहेब के नाम से कौन पेशवा प्रसिद्ध रहा?
(a) बालाजी बाजीराव (b) बाजीराव प्रथम
(c) बालाजी विश्वनाथ (d) माधवराय प्रथम

100 धरमत व सामूगढ़ का युद्ध किनके मध्य हुआ था?
(a) औरंगजेब और शाहजहाँ
(b) औरंगजेब और दारा शिकोह
(c) शाहजहाँ और कामरान
(d) इनमें से कोई नहीं

101 पानीपत का तीसरा युद्ध कब हुआ था?
(a) 1526 ई. (b) 1556 ई. (c) 1761 ई. (d) 1764 ई.

आधुनिक काल का इतिहास

102 भारत तक समुद्री मार्ग की खोज किसके द्वारा की गई थी?
(a) डचों द्वारा (b) अंग्रेजों द्वारा
(c) पुर्तगालियों द्वारा (d) फ्रांसीसी द्वारा

103 पुर्तगाली उपनिवेश का प्रथम वायसराय भारत में कौन हुआ?
(a) डायज (b) वास्को-डि-गामा
(c) अल्मीडा (d) अल्बुकर्क

104 ब्रिटिश ईस्ट इण्डिया कम्पनी की स्थापना कब हुई थी?
(a) 1715 ई. (b) 1702 ई. (c) 1665 ई. (d) 1600 ई.

105 किस मुगल सम्राट के काल में इंग्लिश ईस्ट इण्डिया कम्पनी ने भारत में सर्वप्रथम कारखाना स्थापित किया?
(a) अकबर (b) जहाँगीर
(c) शाहजहाँ (d) औरंगजेब

106 भारत में ईस्ट इण्डिया कम्पनी का पहला गवर्नर-जनरल कौन था?
(a) रॉबर्ट क्लाइव (b) सर जॉन शोर
(c) वारेन हेस्टिंग्स (d) लॉर्ड कार्नवालिस

107 फ्रांसीसियों का प्राचीनतम कारखाना कहाँ स्थापित हुआ था?
(a) बम्बई (b) पाण्डिचेरी (c) मद्रास (d) हुगली

108 भारत में पहली मुद्रण मशीन की स्थापना किसने की थी?
(a) पुर्तगालियों ने (b) अंग्रेजों ने
(c) फ्रांसीसियों ने (d) डचों ने

109 एक्स-ला-शैपेल सन्धि निम्न किस युग्म से सम्बन्धित है?
(a) आँग्ल मराठा (b) आंग्ल सिख
(c) आँग्ल फ्रांसीसी (d) ये सभी

110 कर्नाटक के दूसरे युद्ध में किसकी हार हुई?
(a) डूप्ले की (b) ह्यूरोज
(c) कर्नल नील (d) कैम्पबेल

111 किस युद्ध में अंग्रेजी सेना को आयरकूट ने तथा फ्रांसीसी सेना को लाली ने नेतृत्व प्रदान किया?
(a) वाण्डिवाश युद्ध (b) प्रथम कर्नाटक युद्ध
(c) प्रथम मैसूर युद्ध (d) प्लासी का युद्ध

112 "गीता रहस्य" नामक प्रसिद्ध पुस्तक की रचना किसने की है?
(a) लाला लाजपत राय
(b) बाल गंगाधर तिलक
(c) पं. जवाहरलाल नेहरू
(d) पं. मदन मोहन मालवीय

113 हैदरअली कहाँ का एक कुशल शासक था?
(a) बंगाल (b) अहमदनगर
(c) मैसूर (d) बीजापुर

114 हैदरअली की मृत्यु निम्न में से किस युद्ध में हुई थी?
(a) प्रथम आंग्ल-मैसूर युद्ध
(b) द्वितीय आंग्ल-मैसूर युद्ध
(c) तृतीय आंग्ल-मैसूर युद्ध
(d) चतुर्थ आंग्ल-मैसूर युद्ध

115 तृतीय आंग्ल-मैसूर युद्ध के समय ब्रिटिश गवर्नर-जनरल कौन था?
(a) वारेन हेस्टिंग्स (b) लॉर्ड कार्नवालिस
(c) लॉर्ड वेलेजली (d) लॉर्ड डलहौजी

116 निम्नलिखित में से किसने 1857 ई. में अंग्रेजों से संघर्ष किया?
(a) चन्द्रशेखर आजाद (b) रामप्रसाद बिस्मिल
(c) सआदत खान (d) माखनलाल चतुर्वेदी

117 1857 ई. के स्वतन्त्रता संग्राम में किस राजवंश ने अंग्रेजों की सर्वाधिक सहायता की?
(a) ग्वालियर के सिन्धिया (b) इन्दौर के होल्कर
(c) नागपुर के भोंसले (d) रामगढ़ के लोधी

118 1857 ई. के विद्रोह में कानपुर में सैनिकों का नेतृत्व किसने किया था?
(a) कुँवर सिंह (b) तात्याँ टोपे
(c) नाना साहेब (d) लक्ष्मीबाई

119 1857 के विद्रोह के बाद मुगल बादशाह बहादुरशाह II को किस स्थान पर निर्वासित जीवन व्यतीत करना पड़ा?
(a) पोर्ट ब्लेयर (b) रंगून
(c) तिब्बत (d) मालदीव

120 1857 ई. के विद्रोह का बिहार में 15 जुलाई, 1857 से 20 जनवरी, 1858 तक केन्द्र था
(a) रामपुर (b) हमीरपुर
(c) धीरपुर (d) जगदीशपुर

121 1857 की क्रान्ति के निम्नलिखित नेताओं में से किसका वास्तविक नाम रामचन्द्र पाण्डुरंग था?
(a) कुँवर सिंह का (b) नाना साहेब का
(c) तात्याँ टोपे का (d) मंगल पाण्डेय का

122 1857 के विद्रोह से निम्नांकित में कौन सम्बद्ध नहीं था?
(a) बेगम हजरत महल (b) कुँवर सिंह
(c) उधमसिंह (d) मौलवी अहमदुल्ला

123 राजा राममोहन राय को 'राजा' की उपाधि किसने दी थी?
(a) लॉर्ड विलियम बैण्टिक ने (b) अकबर द्वितीय ने
(c) ब्रह्म समाज के अनुयायियों ने
(d) सती प्रथा का विरोध करने वाले बुद्धिजीवियों ने

124 राजा राममोहन राय द्वारा स्थापित प्रथम संस्था थी
(a) ब्रह्म समाज (b) आत्मीय सभा
(c) ब्रह्म सभा (d) तत्त्वबोधिनीय सभा

125 वहाबी आन्दोलन का मुख्य केन्द्र था
(a) पटना (b) लखनऊ
(c) मुम्बई (d) दिल्ली

126 निम्नलिखित में से किसने हिन्दू विधवा पुनर्विवाह अधिनियम का प्रारूप तैयार किया था?
(a) लॉर्ड कैनिंग (b) लॉर्ड डलहौजी
(c) लॉर्ड हॉर्डिंग (d) इनमें से कोई नहीं

127 कन्याकुमारी का रॉक मैमोरियल किसे समर्पित है?
(a) राजा राममोहन राय (b) रामकृष्ण परमहंस
(c) स्वामी विवेकानन्द (d) दयानन्द सरस्वती

128 भारत का मार्टिन लूथर किसे कहा गया है?
(a) राजा राममोहन राय (b) दयानन्द सरस्वती
(c) स्वामी विवेकानन्द (d) स्वामी श्रद्धानन्द

129 सत्यार्थ प्रकाश ग्रन्थ के लेखक कौन थे?
(a) स्वामी दयानन्द सरस्वती (b) राजा राममोहन राय
(c) अरविन्द घोष (d) स्वामी विवेकानन्द

130 वर्ष 1873 में सत्यशोधक समाज की स्थापना किसने की थी?
(a) राजा राममोहन राय (b) राधाकान्त देव
(c) ज्योतिबा फुले (d) ईश्वरचन्द्र विद्यासागर

131 निम्नलिखित में से किसे 'बंगाल का शेर' कहा जाता है?
(a) लॉर्ड वेलेजली (b) सर जॉन शोर
(c) लॉर्ड हेस्टिंग्स (d) रॉबर्ट क्लाइव

132 भारत में जनगणना की शुरुआत किसके शासनकाल में प्रारम्भ हुई?
(a) लॉर्ड रिपन (b) लॉर्ड लिटन
(c) लॉर्ड डफरिन (d) लॉर्ड मेयो

133 निम्नलिखित में से किस पर ब्रिटिश संसद द्वारा महाभियोग चलाया गया था?
(a) चार्ल्स क्लाइव (b) वारेन हेस्टिंग्स
(c) मैकॉले (d) कार्नवालिस

134 किस वायसराय की हत्या अण्डमान-निकोबार द्वीप-समूह में (जब वे भ्रमण पर थे) एक दण्डित अपराधी द्वारा की गई थी?
(a) लॉर्ड कर्जन (b) लॉर्ड रिपन
(c) लॉर्ड मेयो (d) लॉर्ड मिण्टो

135 वर्नाक्यूलर प्रेस एक्ट, 1878 लाने के लिए कौन उत्तरदायी था?
(a) लॉर्ड मेयो (b) लॉर्ड लिटन
(c) लॉर्ड रिपन (d) लॉर्ड कर्जन

136 सिविल सेवा का जनक किसे कहा जाता है?
(a) लॉर्ड कर्जन (b) लॉर्ड कार्नवालिस
(c) लॉर्ड हेस्टिंग्स (d) इनमें से कोई नहीं

137 बंगाल का विभाजन किस वर्ष हुआ था?
(a) वर्ष 1905 (b) वर्ष 1907 (c) वर्ष 1911 (d) वर्ष 1913

138 ईस्ट इण्डिया कम्पनी का अन्तिम गवर्नर-जनरल और क्राउन के अधीन पहला वायसराय था
(a) लॉर्ड एल्गिन (b) लॉर्ड कैनिंग
(c) लॉर्ड वारेन हेस्टिंग्स (d) लॉर्ड डलहौजी

139 भारतीय राष्ट्रीय कांग्रेस की पहली बैठक कहाँ हुई थी?
(a) कलकत्ता (b) बम्बई
(c) अहमदाबाद (d) बेलगाँव

140 सन्थाल विद्रोह से सम्बन्धित प्रमुख नेता है
(a) सेवा राम (b) बुद्धु भगत
(c) सिद्धू-कान्हू (d) केना सरकार

141 भारतीय राष्ट्रीय कांग्रेस के प्रथम अध्यक्ष कौन थे?
(a) दादा भाई नौरोजी (b) व्योमेश चन्द्र बनर्जी
(c) सुरेन्द्र नाथ बनर्जी (d) एम. जी. रानाडे

142 निम्नलिखित में गरमपन्थी नेता थे
(a) गोपालकृष्ण गोखले (b) फिरोजशाह मेहता
(c) महादेव गोविन्द रानाडे (d) बाल गंगाधर तिलक

143 बंगाल विभाजन के समय भारत के गवर्नर जनरल कौन थे?
(a) लॉर्ड डफरिन (b) लॉर्ड कर्जन
(c) लॉर्ड हॉर्डिंग (d) लॉर्ड चेम्सफोर्ड

144 सर्वप्रथम किसने स्वराज शब्द का प्रयोग किया था?
(a) राजा राममोहन राय (b) बाल गंगाधर तिलक
(c) महात्मा गाँधी (d) स्वामी विवेकानन्द

145 जेल में भूख हड़ताल के कारण जिस स्वतन्त्रता संग्राम सेनानी की मृत्यु हुई, वह था
(a) भगत सिंह (b) विपिन चन्द्र पाल
(c) जतिन दास (d) एस. सी. बोस

146 महात्मा गाँधी द्वारा संचालित पहला किसान आन्दोलन कौन-सा था?
(a) खेड़ा आन्दोलन (b) चम्पारण आन्दोलन
(c) असहयोग आन्दोलन
(d) सविनय अवज्ञा आन्दोलन

147 खेड़ा सत्याग्रह का नेतृत्व किसने किया था?
(a) वल्लभभाई पटेल (b) महात्मा गाँधी
(c) भवन सिंह (d) स्वामी सहजानन्द

148 अखिल भारतीय किसान सभा का गठन कब हुआ था?
(a) वर्ष 1925 में (b) वर्ष 1930 में
(c) वर्ष 1936 में (d) वर्ष 1940 में

149 इण्डिया विन्स फ्रीडम पत्र के सम्पादक थे
(a) लाला लाजपत राय (b) सुरेन्द्रनाथ बनर्जी
(c) मौलाना आजाद (d) देवेन्द्रनाथ टैगोर

150 "स्वराज हमारा जन्म सिद्ध अधिकार है" किसके द्वारा कहा गया?
(a) गोपालकृष्ण गोखले (b) बाल गंगाधर तिलक
(c) लाला लाजपत राय (d) विपिन चन्द्र पाल

उत्तरमाला

1 (b)	2 (c)	3 (d)	4 (c)	5 (a)	6 (d)	7 (d)	8 (b)	9 (d)	10 (b)
11 (a)	12 (a)	13 (b)	14 (b)	15 (a)	16 (a)	17 (c)	18 (d)	19 (c)	20 (d)
21 (a)	22 (b)	23 (b)	24 (d)	25 (c)	26 (d)	27 (a)	28 (a)	29 (a)	30 (b)
31 (c)	32 (b)	33 (d)	34 (c)	35 (b)	36 (b)	37 (a)	38 (a)	39 (a)	40 (c)
41 (b)	42 (a)	43 (a)	44 (d)	45 (c)	46 (d)	47 (c)	48 (c)	49 (b)	50 (a)
51 (d)	52 (a)	53 (c)	54 (b)	55 (d)	56 (b)	57 (a)	58 (a)	59 (a)	60 (c)
61 (b)	62 (b)	63 (c)	64 (b)	65 (b)	66 (a)	67 (a)	68 (c)	69 (d)	70 (d)
71 (b)	72 (a)	73 (a)	74 (b)	75 (b)	76 (a)	77 (a)	78 (d)	79 (a)	80 (a)
81 (c)	82 (d)	83 (d)	84 (d)	85 (d)	86 (a)	87 (b)	88 (b)	89 (d)	90 (d)
91 (a)	92 (c)	93 (a)	94 (a)	95 (b)	96 (c)	97 (a)	98 (b)	99 (a)	100 (b)
101 (c)	102 (c)	103 (c)	104 (d)	105 (b)	106 (c)	107 (b)	108 (b)	109 (c)	110 (a)
111 (a)	112 (b)	113 (c)	114 (b)	115 (b)	116 (c)	117 (a)	118 (c)	119 (b)	120 (d)
121 (c)	122 (c)	123 (b)	124 (b)	125 (a)	126 (b)	127 (c)	128 (b)	129 (a)	130 (c)
131 (a)	132 (d)	133 (b)	134 (c)	135 (b)	136 (b)	137 (a)	138 (b)	139 (b)	140 (c)
141 (b)	142 (d)	143 (b)	144 (b)	145 (c)	146 (b)	147 (b)	148 (c)	149 (c)	150 (b)

अध्याय 02 भारतीय कला एवं संस्कृति

भारतीय संस्कृति आरम्भ से ही एक आध्यात्मिक, धार्मिक एवं दार्शनिक संस्कृति रही है। वस्तुत: भारतीय संस्कृति में धार्मिकता व दार्शनिकता का प्राधान्य रहा है। यही कारण है, कि भारतीय सभ्यता का नेतृत्व विभिन्न धर्मों एवं उनसे सम्बद्ध दर्शनों के माध्यम से हुआ है, जिनका स्पष्ट प्रभाव सम्पूर्ण सांस्कृतिक जीवन एवं कलाओं पर दृष्टिगोचर होता है।

भारत के प्रमुख शास्त्रीय नृत्य

शास्त्रीय नृत्य	सम्बन्धित राज्य
भरतनाट्यम	तमिलनाडु
कथकली	केरल
मोहिनीअट्टम	केरल
कुचिपुड़ी	आन्ध्र प्रदेश
कथक	उत्तर प्रदेश
ओडिसी	ओडिशा
मणिपुरी	मणिपुर
सत्रिया	असोम

भारत के प्रमुख लोकनृत्य

राज्य	प्रमुख लोकनृत्य
असोम	बिहू, खेलगोपाल, कलिगोपाल, बोई साजू, नटपूजा मीट्टू
पंजाब	कीकली, भाँगड़ा, गिद्दा
हरियाणा	धमाल, खोरिया, फाग, डाहीकल
जम्मू-कश्मीर	दमाली, हिकात, दण्डी नाच, राऊ, लडाखी
राजस्थान	गणगौर, झूमर, घूमर, झूलन लीला
गुजरात	गरबा, डाण्डिया रास, पणिहारी, रासलीला
बिहार	जट-जाटिन, घुमकड़िया, सोहराई, सामा, चकेवा
उत्तर प्रदेश	छाऊ, लुझरी, कजरी, नौटंकी, थाली, जट्टा
केरल	भद्रकली, पायदानी, कुड़ीअट्टम, कालीअट्टम
झारखण्ड	सुआ, पंथी, राउत, कर्मा, सरहुल, पाइका, नटुआ, छऊ
ओडिशा	डंडानट, पैका, जदूर, मुदारी, आया, सवारी, छाऊ
उत्तराखण्ड	चांचरी/झोड़ा, छपेली, छोलिया, झुमैलो, कुमायूँ नृत्य
कर्नाटक	यक्षगान, भूतकोला, वीरगास्से, कोडावा
छत्तीसगढ़	सुआ, करमा, रहस, राउत, सरहुल, नाचा, घसिया
तमिलनाडु	कोलट्टम, कुम्मी कारागम
उत्तराखण्ड	जागर, चौफला, छपेली, छोलिया

प्रसिद्ध वाद्य यन्त्र एवं वादक

वाद्य	प्रमुख वादक
बाँसुरी	हरिप्रसाद चौरसिया, रघुनाथ सेठ, पन्नालाल घोष
वायलिन	बालमुरली कृष्णन, गोविन्दस्वामी पिल्लई, टी.एन. कृष्णन
सरोद	अली अकबर खाँ, अलाउद्दीन खाँ, अमजद अली खाँ
सितार	पं. रविशंकर, उस्ताद विलायत खाँ
शहनाई	बिस्मिल्ला खाँ, भोलानाथ तमन्ना, हरि सिंह
तबला	अल्लारक्खा, जाकिर हुसैन, लतीफ खाँ, गुदई महाराज
हारमोनियम	रवीन्द्र तलोगांवकर, अप्पा जुलगांवकर, महमूद
वीणा	ब्रह्मस्वरूप सिंह, एस. बालचन्द्रन, असद अली
गिटार	विश्वमोहन भट्ट, ब्रजभूषण काबरा, केशव तलोगांवकर

भारत की प्रमुख वास्तुकला शैलियाँ

शैली	प्रमुख स्थापत्य
नागर शैली	सूर्य मन्दिर (कोणार्क), जगन्नाथ मन्दिर (पुरी), कन्दरिया महादेव मन्दिर (खजुराहो), दिलवाड़ा जैन मन्दिर (माउण्ट आबू)।
द्रविड़ शैली	कैलाश मन्दिर (काँची), रथ मन्दिर (मामल्लपुरम), वृहदेश्वर मन्दिर (तंजौर)।
बेसर शैली	कैलाश मन्दिर (एलोरा), दशावतार मन्दिर (देवगढ़, झाँसी)

भारत के प्रमुख मेले

मेला	स्थान
कुम्भ मेला	हरिद्वार, नासिक, उज्जैन, प्रयागराज
पुष्कर मेला	राजस्थान (अजमेर)
सूरजकुण्ड मेला	फरीदाबाद (हरियाणा)
गंगा सागर मेला	पश्चिम बंगाल
सोनपुर पशु मेला	सोनपुर (बिहार)
नागौर पशु मेला	नागौर (राजस्थान)

प्रमुख पर्व/त्योहार

पर्व/त्योहार	विशेष तथ्य
मकर संक्रान्ति	14 जनवरी को मनाया जाता है।
महाशिवरात्रि	फाल्गुन मास में मनाया
होली	हिन्दू धर्म का प्रमुख त्योहार फाल्गुन पूर्णिमा को मनाया जाता है।
रक्षाबन्धन	श्रावण मास की पूर्णिमा को मनाया जाता है।
विजयदशमी	दशहरा के अन्तिम दिन मनाया जाता है।
छठ पूजा	सूर्य पूजा से सम्बन्धित है। बिहार का प्रमुख त्योहार।
बुद्ध पूर्णिमा	यह बुद्ध के जन्म, ज्ञान तथा निर्वाण से सम्बन्धित है।
महावीर जयंती	चैत्र महीने में मनाया जाता है।
गुरु-पर्व	गुरु नानक के जन्म दिवस के रूप में मनाया जाता है।
ईद-उल-जूहा	इस्लाम धर्म से सम्बन्धित त्योहार।
ईद-उल-फितर	रमजान महीने के अन्तिम दिन में मनाया जाता है।
क्रिसमस	25 दिसम्बर को ईसा मसीह के जन्मदिन के उपलक्ष्य में मनाया जाता है।
ईस्टर	ईसा मसीह का पुनर्जन्म होने के उपलक्ष्य में मनाया जाता है।

Exam Pattern Questions

1 भारत में शास्त्रीय नृत्यों को मान्यता प्रदान करने वाली संस्था हैं?
(a) संगीत नाटक अकादमी (b) शास्त्रीय नृत्य संस्थान
(c) शास्त्रीय नृत्य कला केन्द्र (d) नृत्य कला केन्द्र

2 कथकली नृत्य सम्बन्धित हैं?
(a) केरल (b) मध्य प्रदेश
(c) आन्ध्र प्रदेश (d) मणिपुर

3 किस नृत्य को लास्य एवं ताण्डव का मिश्रण कहा जाता हैं?
(a) कत्थक (b) कुचिपुड़ी
(c) मणिपुरी (d) मोहिनीअट्टनम

4 निम्नलिखित में से नृत्य का 'शास्त्रीय' रूप कौन-सा है?
(a) मणिपुरी (b) मयूरभंज का छउ
(c) भाँगड़ा (d) चाँग

5 ठुमरी गायिका गिरिजा देवी सम्बन्धित हैं
(a) बनारस घराने से (b) आगरा घराने से
(c) किराना घराने से (d) लखनऊ घराने से

6 यामिनी कृष्णमूर्ति किस शास्त्रीय नृत्य से सम्बन्धित कलाकार हैं?
(a) कथकली (b) मोहिनीअट्टनम
(c) कत्थक (d) भरतनाट्यम

7 लच्छू तथा बिरजू महाराज का सम्बन्ध किस नृत्य शैली से हैं?
(a) भरतनाट्यम (b) कत्थक (c) सत्रिया (d) ओडिशी

8 यक्षगान किस राज्य की प्रमुख नृत्य कला है?
(a) जम्मू-कश्मीर (b) कर्नाटक (c) ओडिशा (d) असोम

9 निम्नलिखित में से किस एक राज्य में छाऊ नृत्य प्रचलित नहीं है?
(a) बंगाल (b) ओडिशा (c) झारखण्ड (d) छत्तीसगढ़

10 'छपेली' लोकनृत्य किस राज्य से सम्बन्धित है?
(a) उत्तराखण्ड (b) नागालैण्ड
(c) ओडिशा (d) छत्तीसगढ़

11 निम्न में से कौन-सा वाद्ययन्त्र बिना तार का है?
(a) गिटार (b) सितार (c) ट्रम्पेट (d) वायलिन

12 बेसर शैली के मन्दिर का उदाहरण है
(a) कैलाश मन्दिर (b) कन्दरिया महादेव मन्दिर
(c) रथ मन्दिर (d) वृहदेश्वर मन्दिर

13 कन्दारिया महादेव मन्दिर भारत के किस राज्य में अवस्थित है?
(a) महाराष्ट्र (b) मध्य प्रदेश
(c) तमिलनाडु (d) आन्ध्र प्रदेश

14 ओणम किस राज्य में मनाया जाता है?
(a) कर्नाटक (b) केरल
(c) पंजाब (d) अरुणाचल प्रदेश

15 प्रसिद्ध पशु मेला 'पुष्कर मेला' किस राज्य में लगता हैं?
(a) राजस्थान (b) बिहार
(c) हरियाणा (d) पंजाब

उत्तरमाला

1 *(a)*	2 *(a)*	3 *(b)*	4 *(a)*	5 *(a)*	6 *(d)*	7 *(b)*	8 *(b)*	9 *(b)*	10 *(a)*
11 *(c)*	12 *(c)*	13 *(b)*	14 *(b)*	15 *(a)*					

अध्याय 03

भूगोल

विश्व का भूगोल

ब्रह्माण्ड

- ब्रह्माण्ड के अध्ययन को 'कॉस्मोलॉजी' कहा जाता है।
- सामान्य रूप से ग्रहों, उपग्रहों, सौरमण्डल, तारों एवं आकाशगंगाओं के सम्मिलित पुंज को ब्रह्माण्ड कहा जाता है। ब्रह्माण्ड वस्तुत: सूक्ष्मतम अणुओं से लेकर महाकाय आकाशगंगाओं का सम्मिलित रूप होता है।
- महाविस्फोट सिद्धान्त, जिसे 'बिग बैंग थ्योरी' भी कहा जाता है, का प्रतिपादन एन. जॉर्ज लैमेन्टेयर ने किया था। इस सिद्धान्त के अनुसार, ब्रह्माण्ड की उत्पत्ति एक बड़े विस्फोट से हुई है, जो 15 अरब वर्ष पहले घटित हुआ था।
- ब्रह्माण्ड के रहस्यों को जानने के लिए वर्ष 2010 में यूरोपियन ऑर्गेनाइजेशन फॉर न्यूक्लियर रिसर्च 'CERN' ने जेनेवा (स्विट्जरलैण्ड) में लार्ज हैड्रॉन कोलाइडर (Large Hadron Collider) में परीक्षण आरम्भ किया।
- तारों का ऐसा समूह, जो धुँधला दिखाई पड़ता है तथा जो तारों की निर्माण प्रक्रिया की शुरुआत का गैसपुंज है, **मन्दाकिनी** (गैलेक्सी) कहलाता है। पृथ्वी की मन्दाकिनी को 'मिल्की वे' भी कहते हैं। इसका आकार सर्पिलाकार है।
- **क्षुद्रग्रह** मंगल एवं बृहस्पति ग्रह के मध्य पाए जाने वाले छोटे आकाशीय पिण्ड जो सूर्य की परिक्रमा करते हैं, क्षुद्रग्रह कहलाते हैं। 'फोर वेस्टा', एकमात्र क्षुद्रग्रह है, जिसे नंगी आँखों से देखा जा सकता है।
- **धूमकेतु** सौरमण्डल में विद्यमान गैस एवं धूम का संग्रह युक्त छोटे-छोटे अरबों पिण्ड होते हैं, जो चमकदार होते हैं तथा यह तभी दिखाई दते हैं, जब वह सूर्य की ओर अग्रसर होते हैं। 'धूमकेतु' की पूँछ सदैव सूर्य के विपरीत दिशा में होती है।
- **'हैली'** नामक धूमकेतु या पुच्छलतारा का परिक्रमण काल 76 वर्ष का है तथा वह अन्तिम बार वर्ष 1986 में दिखाई दिया था।

सौरमण्डल

- सूर्य सौरमण्डल का सबसे प्रमुख सदस्य है, जिसकी आयु लगभग 46,000 मिलियन वर्ष है, जो हाइड्रोजन से हीलियम बनने की प्रक्रिया में ऊर्जा का उत्सर्जन करता है।
- सूर्य में ऊर्जा की उत्पत्ति नाभिकीय संलयन के द्वारा होती है।
- सौरमण्डल के केन्द्र में सूर्य है तथा अन्य आकाशीय पिण्ड सूर्य के चारों और परिक्रमा करते रहते हैं।
- सूर्य से दूरी के अनुसार ग्रहों का क्रम-बुध, शुक्र, पृथ्वी, मंगल, बृहस्पति, शनि, अरुण (यूरेनस) व वरुण (नेप्च्यून) है।

ग्रह एवं उनकी प्रमुख विशेषताएँ

ग्रह	प्रमुख विशेषताएँ
बुध (Mercury)	सूर्य के सबसे निकट एवं सौरमण्डल का सबसे छोटा ग्रह है।
शुक्र (Venus)	सबसे अधिक गर्म ग्रह है। इसे पृथ्वी की बहन एवं भौर का तारा भी कहा जाता है।
पृथ्वी (Earth)	जल की उपस्थिति के कारण इसे नीला ग्रह भी कहा जाता है।
मंगल (Mars)	इसे लाल ग्रह भी कहा जाता है।
बृहस्पति (Jupiter)	यह सौरमण्डल का सबसे बड़ा ग्रह है। यह अपनी धुरी पर सिर्फ 9.8 घण्टों में घूम जाता है।
शनि (Saturn)	आकार की दृष्टि से यह दूसरा बड़ा ग्रह है। शनि का सबसे बड़ा उपग्रह टाइटन है।
अरुण (Uranus)	इसकी खोज विलियम हर्शेल ने की थी। इसे **लेटा हुआ ग्रह** भी कहा जाता है।
वरुण (Neptune)	यह सबसे ठण्डा ग्रह है। मीथेन गैस की अधिकता के कारण यह ग्रह धुँधले हरे रंग का दिखाई देता है।

पृथ्वी

- पृथ्वी की आकृति गोलाभ (Geoid) है। यह अपने अक्ष पर घूर्णन करती है, जिससे दिन और रात होते हैं।
- सूर्य के चारों ओर परिक्रमा करते हुए पृथ्वी का अक्ष दीर्घवृत्त के तल से 66.5° झुका होता है और पृथ्वी इस तल पर लम्बवत् रेखा से 23.5° झुकी होती है।
- इस झुकाव के कारण ही सूर्य की किरणें पृथ्वी पर वर्षभर समान रूप से नहीं पड़तीं और मौसम परिवर्तित होता रहता है।

- पृथ्वी सूर्य की परिक्रमा अपने अक्ष पर घूमते हुए करती है, जिससे ऋतु परिवर्तन होता है। पृथ्वी का यह मार्ग दीर्घवृत्तीय होता है।
- 21 मार्च और 23 सितम्बर को सम्पूर्ण पृथ्वी पर दिन और रात बराबर होते हैं।
- 21 जून को उत्तरी गोलार्द्ध सबसे बड़ा दिन (ग्रीष्म उत्तरायण तथा 22 दिसम्बर को दक्षिणी गोलार्द्ध में सबसे बड़ी रात (शीत उत्तरायण) होती है।

पृथ्वी की आन्तरिक संरचना

पृथ्वी की आन्तरिक संरचना में क्रस्ट, मैंटल तथा क्रोड शामिल होते हैं।

- **क्रस्ट** को 'सियाल' भी कहा जाता है। इसमें सिलिकॉन तथा एल्युमीनियम तत्त्वों की अधिकता पाई जाती है।
- **मेण्टल** को 'सीमा' भी कहा जाता है, जिसमें सिलिकॉन तथा मैग्नीशियम की अधिकता होती है।
- **क्रोड** को 'निफे' भी कहा जाता है। इसमें आयरन और निकिल की अधिकता होती है।

चट्टान

- पृथ्वी की सतह के कठोर भाग को चट्टान कहते हैं, जो पृथ्वी की बाहरी परत की संरचना की मूलभूत इकाई है।
- चट्टान के अध्ययन के विज्ञान को पेट्रोलॉजी कहते हैं।
- *बनावट/उत्पति के आधार पर चट्टानों को तीन भागों में विभाजित किया जाता है—*
  (i) आग्नेय चट्टान (ग्रेनाइट, बेसाल्ट, ग्रेबो)
  (ii) अवसादी चट्टान (बालू पत्थर, चूना पत्थर, डोलोमाइट, शैल, कोयला)
  (iii) रूपान्तरित या कायान्तरित चट्टान (स्लेट, शिस्ट)

ज्वालामुखी

ज्वालामुखी भू-पटल पर घटने वाली वह प्राकृतिक घटना है, जिसमें प्राकृतिक छिद्र या दरार से होकर पृथ्वी के अन्दर का पिघला लावा, राख, भाप तथा अन्य गैसें बाहर आती हैं। इसमें सर्वाधिक मात्रा में निकलने वाली गैसों में वाष्प का प्रतिशत सर्वाधिक होता है।

ज्वालामुखी के प्रकार एवं उदाहरण

ज्वालामुखी के प्रकार	परिभाषा	उदाहरण
सक्रिय ज्वालामुखी	वैसे ज्वालामुखी जिनमें अकसर उद्गार होता रहता है।	एटना (इटली) स्ट्राम्बोली (लेपारी द्वीप), कोटोपैक्सी (इक्वेडोर), बैरन द्वीप (अण्डमान), किलायू (अमेरिका)
प्रसुप्त ज्वालामुखी	ऐसे ज्वालामुखी जिसमें निकट अतीत में उद्गार नहीं हुआ है।	विसूवियस (इटली), फ्यूजीयामा (जापान), क्राकाटोआ (इण्डोनेशिया), नारकोण्डम (अण्डमान निकोबार)
शान्त ज्वालामुखी	जिस ज्वालामुखी में ऐतिहासिक काल से कोई उद्गार नहीं हुआ है।	कोह सुल्तान एवं देवबन्द (ईरान), पोपा (म्यांमार), किलीमंजारो (अफ्रीका), एकांकागुआ (एण्डीज)

प्रमुख पर्वत श्रेणियाँ

पर्वत श्रेणी	अवस्थिति	सर्वोच्च चोटी
एण्डीज	दक्षिणी अमेरिका	माउण्ट एकांकागुआ (अर्जेन्टिना, 3962 मी)
हिमालय	एशिया	माउण्ट एवरेस्ट (नेपाल, 8848 मी)
राकीज़	उत्तरी अमेरिका	माउण्ट एल्बर्ट (कनाडा, 4401 मी)
एटलस	उत्तर-पश्चिमी अफ्रीका	माउण्ट तोउबकल (मोरक्को, 4167 मी)
अलास्का	यूएसए	माउण्ट डेनिएल (यूएसए, 6190 मी)
आल्पस	यूरोप	माउण्ट ब्लैंक (फ्रांस, 4804 मी)
पश्चिमी घाट	भारत	अनाईमुडी (केरल, 2695 मी)

प्रमुख मरुस्थल एवं उनकी स्थिति

नाम	अवस्थिति
सहारा	उत्तरी अफ्रीका
कालाहारी	बोत्सवाना
तकलामाकन	चीन
गिब्सन, विक्टोरिया, ग्रेट सैण्डी	ऑस्ट्रेलिया
गोबी	मंगोलिया व चीन
नामिब	नामीबिया
थार रेगिस्तान	भारत व पाकिस्तान
अटाकामा	चिली
पेण्टोगोनिया	अर्जेण्टीना
सियरा नेवादा	यूएसए

वायुमण्डल की संरचना

मण्डल	ऊँचाई (किमी)	विशेष तथ्य
क्षोभमण्डल	0-18	इसमें मौसमी घटनाएँ होती हैं। यहाँ 75% वायुमण्डलीय गैस उपस्थित होती है।
समतापमण्डल	18-50	इसमें ओजोन परत पाई जाती है। इसका निचला हिस्सा वायु यातायात के अनुकूल होता है।
मध्यमण्डल	50-80	इसमें ऊँचाई के साथ तापमान में गिरावट होती है।
आयनमण्डल	80-640	विद्युत आवेशित कण पाए जाते हैं। रेडियो तरंगें इसी मण्डल से वापस पृथ्वी पर लौटती हैं।
बाह्यमण्डल	640 से ऊपर	यहाँ तापमान 5000°C होता है। यहाँ हाइड्रोजन तथा हीलियम गैसों की प्रधानता होती है।

चक्रवात

- चक्रवात निम्न वायुदाब के केन्द्र होते हैं, जिसमें हवाएँ उच्चदाब के क्षेत्र से निम्नदाब की ओर तेजी से चलती हैं, जिसमें वायु की दिशा उत्तरी गोलार्द्ध में दायीं ओर (clock wise) तथा दक्षिणी गोलार्द्ध में बायीं ओर (Anti clock wise) होती हैं। यह उष्णकटिबन्धीय तथा शीतोष्ण कटिबन्धीय प्रकार के होते हैं।
- प्रमुख उष्ण कटिबन्धीय चक्रवातों में प्रमुख हैं टायफून (दक्षिणी चीन सागर), चक्रवात (हिन्द महासागर), विली-विली (ऑस्ट्रेलिया), टोरनेडो (यूएसए), हरिकेन (कैरेबियन द्वीप समूह)।

स्थानीय पवनें

- **गर्म स्थानीय पवन** चिनुक (यूएसए), फॉन (आल्पस पर्वत स्विट्जरलैण्ड), हरमट्टन (सहारा रेगिस्तान), सिरॉको, खमसिन (मिस्र), गिबली (लीबिया), सिरॉको (इटली), सिमूम (अरब रेगिस्तान), बिक्र फिल्डर (ऑस्ट्रेलिया), साण्टा आना (कैलिफोर्निया), लू (उत्तरी भारत)।
- **ठण्डी स्थानीय पवन** मिस्ट्रल (स्पेन फ्रांस), बोरा (एड्रियाटिक क्षेत्र), पूर्गा (टुण्ड्रा प्रदेश), पोनेण्टी (द. अफ्रीका), वाइज (दक्षिण फ्रांस), बुरान (रूस)।

विश्व की प्रमुख नदियाँ

नदी	उद्गम स्थल	गिरने का स्थान	लम्बाई (किमी)
नील	विक्टोरिया झील	भूमध्य सागर	6,690
अमेजन	एण्डीज पर्वत (पेरू)	अटलाण्टिक महासागर	6,296
यांग्टिसीक्यांग	तिब्बत का पठार	चीन सागर	6,300
मिसीसिपी-मिसौरी	इतास्का झील (यूएसए)	मैक्सिको की खाड़ी	6,275
ह्वांगहो	कुर्नूल पर्वत	पोहाई की खाड़ी	5,464
मीकांग	तिब्बत का पठार	दक्षिण चीन सागर	4,350

विश्व के प्रमुख जलप्रपात

जलप्रपात	ऊँचाई (मी में)	अवस्थिति
एंजेल	979	वेनेजुएला
टुगेला	948	दक्षिण अफ्रीका
ट्रेस हरमानस	914	पेरू
युमविला	896	पेरू
ब्राउने	836	न्यूजीलैण्ड
वायहाइलाऊ	792	यूएसए

विश्व की प्रमुख झीलें

झील	स्थिति/देश
केस्पियन सागर	रूस, कजाकिस्तान तथा ईरान
सुपीरियर झील	कनाडा तथा अमेरिका
विक्टोरिया	युगाण्डा, तंजानिया तथा केन्या
मिशिगन झील	यूएसए
टंगानिका झील	कांगो, तंजानिया, जाम्बिया तथा जायरे
बैकाल झील	रूस

विश्व के प्रमुख उपमहाद्वीप

महाद्वीप	उपमहाद्वीप
एशिया	मध्य एशिया, पूर्वी एशिया, उत्तरी एशिया, दक्षिणी एशिया, दक्षिणी-पूर्वी एशिया व दक्षिणी पश्चिमी एशिया।
अफ्रीका	मध्य अफ्रीका, पूर्वी अफ्रीका, उत्तरी व दक्षिणी अफ्रीका, पश्चिमी अफ्रीका
उत्तरी व दक्षिणी अमेरिका	मध्य अमेरिका, वेस्टइन्डीज
यूरोप	मध्य यूरोप, पूर्वी यूरोप, उत्तरी व दक्षिणी यूरोप, दक्षिणी-पूर्वी यूरोप, दक्षिणी-पश्चिमी यूरोप, पश्चिमी यूरोप

प्रमुख महाद्वीपों का संक्षिप्त विवरण

	एशिया	अफ्रीका	उत्तरी अमेरिका	दक्षिणी अमेरिका	यूरोप	ऑस्ट्रेलिया	अण्टार्कटिका
क्षेत्रफल	29.5%	20.2%	16.5%	11.8%	6.5%	5.3%	9.6%
सबसे बड़ा देश	चीन	अल्जीरिया	कनाडा	ब्राजील	रूस	ऑस्ट्रेलिया	–
सबसे छोटा देश	मालदीव	मेओटी	सेण्टर पीरे	फॉकलैण्ड द्वीप	वेटिकन सिटी	नौरू	–
सबसे लम्बी नदी	यांगटिसीक्यांग	नील	मिसीसिपी मिसौरी	अमेजन	वोल्गा	मर्रे-डार्लिंग	–
सबसे ऊँचा पर्वत शिखर	माउण्ट एवरेस्ट (8848 मी)	माउण्ट किलीमंजारो (5895 मी)	माउण्ट मैकिन्ले (6194 मी)	एकांकागुआ (6960 मी)	माउण्ट एल्ब्रूस	माउण्ट कोस्यूस्को	विंसन मैसिफ

कृषि

कृषि एक प्राथमिक क्रिया है, जिसमें फसलों, फलों एवं सब्जियों को उगाना शामिल होता है।

प्रमुख कृषि फसलें और प्रमुख उत्पादक देश

- **चावल** चीन, भारत, इण्डोनेशिया, बांग्लादेश।
- **गेहूँ** चीन, भारत, यूएसए, रूस, फ्रांस, कनाडा।
- **तम्बाकू** चीन, ब्राजील, भारत, यूएसए।
- **सोयाबीन** यूएसए, ब्राजील, अर्जेण्टीना, चीन, भारत।
- **कॉफी** ब्राजील, वियतनाम, इण्डोनेशिया, कोलम्बिया।
- **रबर** थाइलैण्ड, इण्डोनेशिया, वियतनाम, भारत।
- **मक्का** यूएसए, चीन, ब्राजील, अर्जेण्टीना।
- **कपास** चीन, यूएसए, भारत, पाकिस्तान।
- **गन्ना** ब्राजील, भारत, चीन, थाइलैण्ड, पाकिस्तान।
- **चाय** चीन, भारत, केन्या, श्रीलंका, वियतनाम।

विश्व की प्रमुख जनजातियाँ

माओरी	न्यूजीलैण्ड के वासी
पिग्मी	कांगो बेसिन (अफ्रीका) के वासी
गाउचो	अर्जेण्टीना के पम्पास क्षेत्रों में रहने वाले
याकूत	रूस के टुण्ड्रा प्रदेश के वासी
रेड इण्डियन	उत्तरी अमेरिका के तटीय क्षेत्रवासी
एस्किमो	कनाडा के टुण्ड्रा प्रदेश के रहने वाले लोग
खिरगीज	एशिया के स्टेपीज देश के वासी
बुशमैन	कालाहारी मरुस्थल (बोत्सवाना)

भारत का भूगोल

- भारत एशिया महाद्वीप का एक प्रमुख देश है, जो एशिया के दक्षिणी भाग में हिन्द महासागर के शीर्ष पर तीनों ओर से समुद्र से घिरा हुआ है। पूरा भारत उत्तरी गोलार्द्ध में स्थित है।
- भारत का **अक्षांशीय विस्तार** 8°4 **से 37°6 उत्तरी** अक्षांश तक है।
- भारत का **देशान्तर** विस्तार **68°7′ से 97°25′** पूर्वी देशान्तर तक है।
- भारत का **क्षेत्रफल 32,87,263 वर्ग** किमी है। भारत की लम्बाई उत्तर से दक्षिण तक 3,214 किमी तथा पूरब से पश्चिम तक 2,933 किमी है।
- भारत की समुद्री सीमा 7,516 किमी लम्बी है, जबकि स्थलीय सीमा की लम्बाई 15,200 किमी है।
- भारत के दो द्वीप समूह अण्डमान एवं निकोबार (बंगाल की खाड़ी) तथा लक्षद्वीप (अरब सागर) हैं।
- क्षेत्रफल की दृष्टि से विश्व में भारत का सातवाँ स्थान है तथा जनसंख्या की दृष्टि से विश्व में भारत का दूसरा स्थान है।
- भारत का क्षेत्रफल विश्व के क्षेत्रफल का 2.4% है, जबकि विश्व की 17.5% जनसंख्या भारत में रहती है।
- भारत की सर्वोच्च पर्वत चोटी गॉडविन ऑस्टिन (K-2) है, जो पाक अधिकृत कश्मीर (PoK) में हैं।
- राजस्थान भारत का सबसे बड़ा मरुस्थलीय राज्य है, जिसमें थार रेगिस्तान है।
- कर्क रेखा भारत के मध्य से होकर गुजरती है। भारत के आठ राज्यों से यह रेखा गुजरती है।
- भारत का मानक समय $82\frac{1°}{2}$ पूर्वी देशान्तर है, जो ग्रीनविच रेखा से 5:30 घण्टा आगे है। भारत की मानक देशान्तर रेखा इलाहाबाद के मिर्जापुर से होकर गुजरती है।

- भारत व पाकिस्तान और भारत व बांग्लादेश की सीमा को रेडक्लिफ लाइन कहते हैं, जबकि भारत व चीन के मध्य सीमा को मैकमोहन रेखा कहते हैं।

अन्तर्राष्ट्रीय स्थलीय सीमाओं पर स्थित भारतीय राज्य

देश (संलग्न सीमा लम्बाई)	सीमा पर स्थित भारतीय राज्य
पाकिस्तान (3,310 किमी)	गुजरात, पंजाब, जम्मू-कश्मीर, राजस्थान
चीन (3,917 किमी)	जम्मू-कश्मीर, उत्तराखण्ड, सिक्किम, अरुणाचल प्रदेश, हिमाचल प्रदेश
नेपाल (1,752 किमी)	उत्तर प्रदेश, बिहार, पश्चिम बंगाल, सिक्किम, उत्तराखण्ड
बांग्लादेश (4,096 किमी)	पश्चिम बंगाल, असोम, मेघालय, त्रिपुरा, मिजोरम
म्यांमार (1,458 किमी)	अरुणाचल प्रदेश, नागालैण्ड, मणिपुर, मिजोरम
अफगानिस्तान (80 किमी)	जम्मू-कश्मीर (पाक अधिकृत)
भूटान (587 किमी)	सिक्किम, पश्चिम बंगाल, असोम, अरुणाचल प्रदेश

भारत में प्रमुख शिखर (चोटी)

चोटी	अवस्थिति	ऊँचाई (मी)
धौलागिरि	नेपाल	8,172
नंगा पर्वत	भारत	8,126
अन्नपूर्णा	नेपाल	8,078
नन्दा देवी	भारत	7,817
माउण्ट कामेट	भारत	7,756

भारत के प्रमुख दर्रे

दर्रे	अवस्थिति	जुड़ाव
काराकोरम	जम्मू और कश्मीर	भारत-चीन
जोजिला	जम्मू और कश्मीर	श्रीनगर-लेह
बनिहाल	जम्मू और कश्मीर	जम्मू - श्रीनगर
पीरपंजाल	जम्मू और कश्मीर	जम्मू-श्रीनगर
शिपकिला	हिमाचल प्रदेश	शिमला-गारटांक (तिब्बत)
रोहतांग	हिमाचल प्रदेश	कुल्लू-लाहौल स्पीति
नाथूला	सिक्किम	भारत-चीन

भारत की प्रमुख नदियाँ

नाम	उद्गम स्थल	संगम/मुहाना
सतलज	मानसरोवर झील के समीप स्थित राकसताल	चिनाब नदी
सिन्धु	तिब्बत में मानसरोवर झील के पास	अरब सागर
रावी	कांगड़ा जिले में रोहतांग दर्रे के समीप	चिनाब नदी
व्यास	रोहतांग दर्रे के समीप	सतलज नदी
झेलम	कश्मीर में शेषनाग झील	चिनाब नदी
गंगा	गंगोत्री के पास गोमुख हिमानी	बंगाल की खाड़ी
कावेरी	कर्नाटक के कुर्ग जिले में स्थित ब्रह्मगिरि पहाड़ी	बंगाल की खाड़ी
यमुना	बन्दरपूँछ के पश्चिमी ढाल पर स्थित यमुनोत्री हिमानी	प्रयाग (इलाहाबाद) में गंगा नदी
चम्बल	जानापाव पहाड़ी (मऊ)	इटावा के निकट यमुना से
घाघरा	मापचाचुगों हिमानी (नेपाल)	छपरा के निकट गंगा से मिलती है।
गण्डक	वृहत् हिमालय (नेपाल)	पटना के समीप सोनपुर में गंगा से
कोसी	गोसाईंधाम शिखर नेपाल	गंगा नदी
बेतवा	विंध्यन पर्वत (रायसेन, मध्यप्रदेश)	हमीरपुर में यमुना से
सोन	अमरकण्टक की पहाड़ियाँ (मैकाले पर्वत)	पटना के समीप गंगा से
दामोदर	टोरी (छोटानागपुर)	हुगली में
ब्रह्मपुत्र (तिब्बत में सांग्पो)	चोमायुंगडुंग हिमानी (मानसरोवर के निकट)	पद्मा में (गंगा)

नदियों के किनारे बसे भारत के प्रमुख नगर

शहर	नदी	शहर	नदी
हैदराबाद	मूसी	जबलपुर	नर्मदा
आगरा	यमुना	जमशेदपुर	स्वर्णरेखा
अहमदाबाद	साबरमती	कानपुर	गंगा
बद्रीनाथ	अलकनन्दा	कोलकाता	हुगली
कटक	महानदी	लखनऊ	गोमती
दिल्ली	यमुना	लुधियाना	सतलुज
डिब्रूगढ़	ब्रह्मपुत्र	नासिक	गोदावरी
गुवाहाटी	ब्रह्मपुत्र	सूरत	तापी
श्रीनगर	झेलम	जौनपुर	गोमती

प्रमुख झीलें

झील	राज्य	सम्बन्धित तथ्य
चिल्का झील	ओडिशा	लैगून तथा खारे पानी की झील
साम्भर झील	राजस्थान	खारे पानी की सबसे बड़ी झील
डल झील	जम्मू-कश्मीर	प्रसिद्ध पर्यटन स्थल
वुलर झील	जम्मू-कश्मीर	मीठे पानी की सबसे बड़ी झील
कोल्लेरू झील	आन्ध्र प्रदेश	ताजे पानी की झील
लोकटक झील	मणिपुर	ताजे पानी की झील
लोनार झील	महाराष्ट्र	क्रेटर झील
पुलिकट झील	तमिलनाडु-आन्ध्र प्रदेश	खारे पानी की तथा लैगून झील
वेम्बनाद झील	केरल	लैगून झील
चोलामू	सिक्किम	भारत में सबसे अधिक ऊँचाई पर स्थित झील

भारत के प्रमुख जलप्रपात

जलप्रपात	नदी	राज्य
कुंचीकल	वाराही	कर्नाटक
गरसोप्पा या जोग	शरावती	कर्नाटक
बारहपानी	बुद्धबलंग	ओडिशा
दूधसागर	माण्डवी	गोवा
चचई	बिहड़	मध्य प्रदेश
केवटी	महाना	मध्य प्रदेश
शिवसमुद्रम	कावेरी	कर्नाटक
गोकक	घाटप्रभा	कर्नाटक
हुण्डरु	स्वर्णरिखा	झारखण्ड

प्रमुख बहुउद्देशीय परियोजनाएँ

परियोजना	नदी	सम्बन्धित राज्य
फरक्का	गंगा नदी	पश्चिम बंगाल
श्रीसेलम	कृष्णा	आन्ध्र प्रदेश
भाखड़ा-नांगल	सतलज	हिमाचल प्रदेश, पंजाब
नाथपा-झाकड़ी	सतलज	पंजाब, हिमाचल प्रदेश, हरियाणा
इन्दिरा गाँधी	सतलज, व्यास	हरियाणा, राजस्थान
पोंग बाँध	व्यास	पंजाब, हरियाणा, राजस्थान, हिमाचल प्रदेश
सलाल	चिनाब	जम्मू-कश्मीर
दुलहस्ती	चिनाब	जम्मू-कश्मीर
थीन बाँध	रावी	पंजाब
तुलबुल	झेलम	जम्मू-कश्मीर
हीराकुड	महानदी	ओडिशा
चम्बल	चम्बल	राजस्थान एवं मध्य प्रदेश
टिहरी बाँध	भिलंगना एवं भागीरथी	उत्तराखण्ड एवं उत्तर प्रदेश
राजघाट	बेतवा	मध्य प्रदेश, उत्तर प्रदेश
सरदार सरोवर	नर्मदा	मध्य प्रदेश, महाराष्ट्र, गुजरात, राजस्थान
शिवसमुद्रम	कावेरी	कर्नाटक
मेट्टूर	कावेरी	तमिलनाडु
उकाई	ताप्ती	गुजरात

भारत में मृदा

पैतृक शैलें, जलवायु, वनस्पति, सूक्ष्म जीव आदि मिट्टी की प्रकृति को निर्धारित करते हैं। भारत में पाई जाने वाली मृदा तथा उनका विवरण निम्न प्रकार है

मृदा	प्रदेश
जलोढ़ मृदा	गंगा का मैदान, असम घाटी, गुजरात, पश्चिम तटीय मैदान
काली (रेगुर) मृदा	विदर्भ (महाराष्ट्र), पश्चिमी मध्य प्रदेश, उत्तरी कर्नाटक, तमिलनाडु, बुन्देलखण्ड (उत्तर प्रदेश व मध्य प्रदेश)
लाल-पीली मृदा	मध्य प्रदेश, दक्षिणी उत्तर प्रदेश, नागपुर पठार, मेघालय पठार
लैटेराइट मृदा	तमिलनाडु, केरल, कर्नाटक, ओडिशा, असोम के पहाड़ी क्षेत्र
लवणीय मृदा	पंजाब एवं हरियाणा के अत्यधिक सिंचाई वाले क्षेत्र
पीट मृदा	उत्तरी बिहार, ओडिशा, तमिलनाडु
मरुस्थलीय मृदा	पश्चिमी राजस्थान, उत्तरी गुजरात, दक्षिणी हरियाणा

कृषि

भारत एक कृषि प्रधान देश है, जहाँ खरीफ, रबी तथा नगदी फसलों का उत्पादन होता है। भारत के प्रमुख फसल तथा उत्पादक राज्यों का विवरण इस प्रकार है

मुख्य कृषि फसलें एवं उत्पादक राज्य

कृषि फसल	उत्पादक राज्य
चावल	पश्चिम बंगाल, बिहार, मध्य प्रदेश
गेहूँ	उत्तर प्रदेश, पंजाब, मध्य प्रदेश
मक्का	आन्ध्र प्रदेश, कर्नाटक, महाराष्ट्र
गन्ना	उत्तर प्रदेश, महाराष्ट्र, कर्नाटक
कपास	गुजरात, महाराष्ट्र, आन्ध्र प्रदेश

कृषि फसल	उत्पादक राज्य
जूट	पश्चिम बंगाल, बिहार, असोम
कॉफी	कर्नाटक, केरल, तमिलनाडु
रबर	केरल, तमिलनाडु, कर्नाटक
रेशम	कर्नाटक, झारखण्ड, असोम
तम्बाकू	आन्ध्र प्रदेश, गुजरात, कर्नाटक
आलू	उत्तर प्रदेश, पश्चिम बंगाल, बिहार
चाय	असोम, पश्चिम बंगाल, हिमाचल प्रदेश

प्रमुख कृषि क्रान्तियाँ

क्रान्ति	सम्बन्धित क्षेत्र/उत्पाद
हरित क्रान्ति	खाद्यान्न
श्वेत क्रान्ति	दूध
पीली क्रान्ति	तिलहन
गोल क्रान्ति	आलू
लाल क्रान्ति	मांस
गुलाबी क्रान्ति	झींगा मछली
कृष्णा/काली क्रान्ति	पेट्रोलियम
ग्रे/धूसर क्रान्ति	उर्वरक
रजत क्रान्ति	अण्डा
सुनहरी क्रान्ति	बागवानी/टमाटर

प्रमुख राष्ट्रीय उद्यान

राष्ट्रीय उद्यान	स्थान	प्रमुख वन्यजीव
काजीरंगा राष्ट्रीय उद्यान	जोरहाट (असोम)	एक सींग वाले गैंडे, लंगूर
मानस राष्ट्रीय उद्यान	बारपेटा (असोम)	हाथी, गैंडा, बाघ, गोल्डन लंगूर
हजारीबाग राष्ट्रीय उद्यान	हजारीबाग (झारखण्ड)	साम्भर, नीलगाय, चीतल
बेतला राष्ट्रीय उद्यान	पलामू (झारखण्ड)	हाथी, तेन्दुआ, गौर, चीतल, लंगूर
बान्दीपुर राष्ट्रीय उद्यान	बान्दीपुर (कर्नाटक)	बाघ, हाथी, मृग, भालू, गौर
गिर राष्ट्रीय उद्यान	जूनागढ़ (गुजरात)	एशियाई शेर
रणथम्भौर राष्ट्रीय उद्यान	सवाई माधोपुर (राजस्थान)	चित्तीदार हिरण, साम्भर, बाघ
सरिस्का राष्ट्रीय उद्यान	अलवर (राजस्थान)	बाघ, तेन्दुआ, जंगली बिल्ली
दचिग्राम राष्ट्रीय उद्यान	श्रीनगर (जम्मू-कश्मीर)	तेन्दुआ, कस्तूरीमृग, हंगुल
बान्धवगढ़ राष्ट्रीय उद्यान	बान्धवगढ़ (मध्य प्रदेश)	नीलगाय, चिंकारा बाघ
कान्हा राष्ट्रीय उद्यान	बालाघाट (मध्य प्रदेश)	बारहसिंगा, बाघ, सारस
सिमलीपाल राष्ट्रीय उद्यान	मयूरभंज (ओडिशा)	उडने वाली गिलहरी, मगरमच्छ, तेन्दुआ
दुधवा राष्ट्रीय उद्यान	लखीमपुर खीरी (उत्तर प्रदेश)	बाघ, तेन्दुआ, हिरण, तीतर
कॉर्बेट राष्ट्रीय उद्यान	नैनीताल (उत्तराखण्ड)	पाण्डा, बाघ, हाथी

भारत में परिवहन

सड़क परिवहन

- भारत की सड़क प्रणाली विश्व की दूसरी बड़ी सड़क प्रणाली है।
- भारत में सड़क परिवहन को राष्ट्रीय राजमार्ग के राज्यों के राज्यमार्ग तथा अन्य सड़कों में विभाजित किया जाता है।
- भारत का सबसे लम्बा राष्ट्रीय राजमार्ग (NH)-44 है, जो श्रीनगर से तमिलनाडु के कन्याकुमारी तक जाता है। यह 3,745 किमी लम्बा है।
- भारत का सबसे छोटा राष्ट्रीय राजमार्ग 47A है, जो केरल के बेम्बनाद झील में स्थित वेलिंगटन द्वीप में है।
- स्वर्णिम चतुर्भुज योजना 5,846 किमी लम्बा है, जो चार महानगरों दिल्ली, मुम्बई, चेन्नई तथा कोलकाता को जोड़ता है।
- भारत में सड़कों का सर्वाधिक घनत्व केरल में तथा सबसे कम जम्मू-कश्मीर में है। भारत में सड़कों की कुल लम्बाई की दृष्टि से महाराष्ट्र प्रथम स्थान पर है।

रेल परिवहन

- भारतीय रेल परिवहन विश्व की दूसरी तथा एशिया की सबसे बड़ी रेल व्यवस्था है, जिसकी शुरुआत 1853 ई. में लॉर्ड डलहौजी के काल में मुम्बई से थाणे के बीच हुई थी।
- भारतीय रेलवे बोर्ड की स्थापना मार्च, 1905 में की गई थी एवं भारतीय रेल का राष्ट्रीयकरण वर्ष 1950 में हुआ था।
- भारत में पहली मेट्रो रेल सेवा कलकत्ता (कोलकाता) में दमदम से टॉलीगंज के बीच कुल 16.45 किमी तक चली थी।
- भारत में सर्वाधिक तेज गति से चलने वाली रेलगाड़ी वन्देभारत एक्सप्रेस (160 किमी/घण्टा) है। यह नई दिल्ली से वाराणसी तक चलती है।
- सर्वाधिक दूरी तय करने वाली रेलगाड़ी विवेक एक्सप्रेस (4,286 किमी) है, जो डिब्रूगढ़ से कन्याकुमारी तक चलती है।

रेलमण्डल एवं उनके मुख्यालय

रेलमण्डल	मुख्यालय
उत्तर रेलवे	नई दिल्ली
पश्चिम रेलवे	मुम्बई (चर्च गेट)
दक्षिण रेलवे	चेन्नई
पूर्व रेलवे	कोलकाता
मध्य रेलवे	मुम्बई (छत्रपति शिवाजी टर्मिनस)
दक्षिण-मध्य रेलवे	सिकन्दराबाद
दक्षिण-पूर्व रेलवे	कोलकाता
उत्तर-पूर्व रेलवे	गोरखपुर
उत्तर-पूर्व सीमान्त रेलवे	मालेगाँव (गुवाहाटी)
पूर्व-मध्य रेलवे	हाजीपुर
उत्तर-मध्य रेलवे	प्रयागराज
पश्चिम-मध्य रेलवे	जबलपुर
दक्षिण-पश्चिम रेलवे	हुबली
उत्तर-पश्चिम रेलवे	जयपुर
पूर्वी तटीय रेलवे	भुवनेश्वर
दक्षिण-पूर्व-मध्य रेलवे	बिलासपुर
कोलकाता मैट्रो रेलवे	कोलकाता

नोट *भारत का 18वाँ रेलमण्डल दक्षिण तटीय रेलवे विशाखापत्तनम (आन्ध्र प्रदेश) में प्रस्तावित है।*

वायु परिवहन

- भारत में वायु परिवहन की शुरुआत वर्ष 1911 में इलाहाबाद से नैनी के बीच डाक सेवा के रूप में की गई।
- वर्ष 1953 में भारतीय विमान निगम तथा एयर इण्डिया की स्थापना हुई।
- वर्ष 1981 में देश में घरेलू उड़ान के लिए 'मेघदूत' नामक निगम की स्थापना की गई थी।
- वर्ष 1983 में इण्डियन नेशनल एयरवेज कम्पनी की स्थापना हुई।
- भारतीय विमानपत्तनम प्राधिकरण का गठन 1 अप्रैल, 1995 को किया गया था।
- 31 मार्च, 2007 को इण्डियन एयरलाइन्स व एयर इण्डिया का आपस में विलय कर दिया गया तथा इसका मुख्यालय मुम्बई में स्थापित किया गया।

प्रमुख अन्तर्राष्ट्रीय हवाई अड्डे

नाम	स्थान
छत्रपति शिवाजी अन्तर्राष्ट्रीय हवाई अड्डा (सान्ताक्रूज)	मुम्बई
सुभाषचन्द्र बोस हवाई अड्डा (दमदम)	कोलकाता
इन्दिरा गाँधी अन्तर्राष्ट्रीय हवाई अड्डा	दिल्ली
गुरु रामदास अन्तर्राष्ट्रीय हवाई अड्डा	अमृतसर
लोकप्रिय गोपीनाथ बारदोलई अन्तर्राष्ट्रीय हवाई अड्डा	गुवाहाटी
सरदार वल्लभभाई पटेल अन्तर्राष्ट्रीय हवाई अड्डा	अहमदाबाद
चौधरी चरण सिंह अन्तर्राष्ट्रीय हवाई अड्डा	लखनऊ
डॉ. बाबासाहेब अम्बेडकर अन्तर्राष्ट्रीय हवाई अड्डा	नागपुर
लाल बहादुर शास्त्री अन्तर्राष्ट्रीय हवाई अड्डा	वाराणसी
वीर सावरकर अन्तर्राष्ट्रीय हवाई अड्डा	पोर्ट ब्लेयर

नोट *केरल देश का ऐसा पहला राज्य है, जहाँ चार अन्तर्राष्ट्रीय एयरपोर्ट हैं।*

आन्तरिक या अन्तर्देशीय जलमार्ग

- भारत में अन्तर्देशीय जलमार्ग (Inland waterways) के लिए 14,500 किमी जलमार्ग है, जिसमें नदियाँ, नहरें, अप्रवाहित जल आदि शामिल हैं।

प्रमुख राष्ट्रीय जलमार्ग

जलमार्ग	लम्बाई (किमी)	विस्तार	नदी
NW-1	1620	इलाहाबाद से हल्दिया	गंगा
NW-2	891	सादिया से धुबरी पट्टी	ब्रह्मपुत्र
NW-3	205	कोल्लम से कोट्टापुरम	चम्पाकारा नहर
NW-4	1095	काकीनाडा से पुदुचेरी	कृष्णा-गोदावरी
NW-5	623	तलचर से धमरा	ब्रह्माणी
NW-6	121	लखीपुरा से भंगा	बराक

बन्दरगाह

- भारत में 13 बड़े तथा 185 छोटे एवं मंझोले बन्दरगाह हैं।
- भारत में प्रमुख बन्दरगाहों में कोच्चि (केरल), विशाखापत्तनम (आन्ध्र प्रदेश), पारादीप (ओडिशा), तूतीकोरीन (तमिलनाडु), मार्मागोवा (गोवा), काण्डला (गुजरात), न्यू मंगलुरु (कर्नाटक), न्हावाशेवा (महाराष्ट्र), एन्नौर (तमिलनाडु), पोर्ट ब्लेयर (अण्डमान-निकोबार द्वीप समूह) हैं।

Exam Pattern Questions

विश्व का भूगोल

1 आकाशगंगा को किस रूप में वर्गीकृत किया गया है?
(a) अनियमित (b) अण्डाकार
(c) सर्पिलाकार (d) इनमें से कोई नहीं

2 पृथ्वी का सबसे निकटतम तारा कौन-सा है?
(a) सूर्य (b) सेण्टॉरस (c) शनि (d) मंगल

3 आकार के अनुसार सौरमण्डल का सबसे छोटा ग्रह कौन-सा है?
(a) बुध (b) मंगल (c) पृथ्वी (d) यूरेनस

4 पृथ्वी को सूर्य की एक परिक्रमा पूरी करने में कितना समय लगता है?
(a) 362 दिन (b) 365 दिन (c) 366 दिन (d) 355 दिन

5 उल्का (Meteor) है
(a) तीव्र गति से चलता तारा
(b) बाह्य अन्तरिक्ष से पृथ्वी के वायुमण्डल में प्रविष्ट द्रव्य का अंश
(c) तारामण्डल का भाग
(d) पुच्छहीन धूमकेतु

6 निम्न में से कौन-सा खगोलीय पिण्ड सौरमण्डल में शामिल होता है?
(a) सूर्य (b) उल्का पिण्ड (c) क्षुद्रग्रह (d) ये सभी

7 सुमेलित कीजिए

	सूची I (विशेष लक्षण)		सूची II (ग्रह का नाम)
A.	सौरमण्डल का सबसे ठण्डा ग्रह	1.	बुध
B.	सौरमण्डल का सबसे बड़ा ग्रह	2.	शुक्र
C.	सौरमण्डल में सूर्य से दूसरे स्थान पर ग्रह	3.	बृहस्पति
D.	सूर्य से निकटतम ग्रह	4.	नेपच्यून

कूट

	A	B	C	D		A	B	C	D
(a)	2	3	4	1	(b)	3	4	1	2
(c)	4	1	2	3	(d)	4	3	2	1

8 निम्नलिखित में से कौन-सा एक दिए गए ग्रहों का, उनके आमाप (व्यास) के बढ़ते हुए क्रम में सही अनुक्रम है?
(a) मंगल-शुक्र-पृथ्वी-बुध-यूरेनस
(b) बुध-मंगल-शुक्र-पृथ्वी-यूरेनस
(c) बुध-मंगल-शुक्र-यूरेनस-पृथ्वी
(d) शुक्र-बुध-मंगल-पृथ्वी-यूरेनस

9 निम्नलिखित में से कौन-सा एक सौर परिवार का सबसे बड़ा उपग्रह है?
(a) टाइटन (b) गेनिमीड (c) यूरोपा (d) ट्रिटॉन

10 शनि गृह सूर्य की परिक्रमा कितने वर्षों में पूरी करता है?
(a) 686 दिन (b) 29.5 वर्ष (c) 84 वर्ष (d) 164.8 वर्ष

11 पृथ्वी का उसके काल्पनिक अक्ष पर घूमना क्या कहलाता है?
(a) परिभ्रमण (b) कक्षा
(c) घूर्णन (d) इनमें से कोई नहीं

12 वसन्त विषुव की स्थिति कब होती है?
(a) 21 मार्च (b) 22 मई
(c) 23 सितम्बर (d) 23 दिसम्बर

13 इक्विनॉक्स (Equinox), वर्ष के दो दिन जब दिन और रात बराबर होते हैं/ होता है
(a) 21 मार्च और 23 सितम्बर को
(b) 22 फरवरी और 23 अगस्त को
(c) 15 अक्टूबर और 23 दिसम्बर को
(d) 22 जुलाई और 22 दिसम्बर को

14 मकर संक्रान्ति (Winter Solstice) को सूर्य की किरणें लम्बवत् पड़ती हैं
(a) कर्क रेखा पर (b) मकर रेखा पर
(c) भूमध्य रेखा पर (d) उत्तरी ध्रुव वृत्त पर

15 निम्न में से किस दिन पृथ्वी पर दिन-रात बराबर होते हैं?
(a) 21 मार्च (b) 21 सितम्बर
(c) 21 दिसम्बर (d) 21 जून

16 पृथ्वी की रचना में किस तत्त्व की बहुलता है?
(a) सिलिकॉन (b) ऑक्सीजन (c) एल्युमीनियम (d) लोहा

17 चन्द्रग्रहण किस तिथि को लगता है?
(a) अमावस्या को (b) पूर्णिमा को
(c) पंचमी को (d) अष्टमी को

18 पृथ्वी की आन्तरिक संरचना की भू-पर्पटी में कौन-सा तत्त्व पाया जाता है?
(a) सिलिका (b) मैग्नीशियम (c) निकिल (d) लोहा

19 पृथ्वी के केन्द्र में कौन-सा पदार्थ पाया जाता है?
(a) निकिल (b) ग्रेनाइट (c) बेसाल्ट (d) चूना-पत्थर

20 निम्न में से कौन-सा पृथ्वी की आन्तरिक संरचना का भाग है?
(a) भू-पर्पटी (b) मेण्टल (c) क्रोड (d) ये सभी

21 एण्डीज पर्वतमाला कहाँ अवस्थित है?
(a) दक्षिण अफ्रीका (b) उत्तरी अमेरिका
(c) दक्षिणी अमेरिका (d) कनाडा

22 'माउण्ट इल्बर्ट' किस पर्वत शृंखला की सबसे ऊँची चोटी है?
(a) रॉकी (b) आल्पस (c) एण्डीज (d) काकेशस

23 पिरनीज पर्वत निम्नलिखित में से किन देशों के बीच स्थित है?
(a) फ्रांस और स्पेन (b) इंग्लैण्ड और आयरलैण्ड
(c) इटली और फ्रांस (d) बुल्गारिया और यूनान

24 सुमेलित कीजिए

	सूची I		सूची II
A.	अवशिष्ट पर्वत	1.	मोनालोआ
B.	ज्वालामुखी पर्वत	2.	नीलगिरि
C.	खण्ड पर्वत	3.	ब्लैक फॉरेस्ट
D.	वलित पर्वत	4.	हिमालय

कूट

	A	B	C	D		A	B	C	D
(a)	4	3	2	1	(b)	1	2	4	3
(c)	1	2	3	4	(d)	2	1	3	4

25 अफ्रीका की सबसे ऊँची चोटी का क्या नाम है?
(a) एटलस (b) काकेशस
(c) मेटरहॉर्न (d) किलिमंजारो

26 विश्व की दूसरी सबसे ऊँची चोटी कौन-सी है?
(a) एवरेस्ट (b) K-2
(c) कैलाश (d) माउण्ट मैंकिले

27 'माउण्ट मैंकिले' कहाँ अवस्थित है?
(a) उत्तरी अमेरिका (b) दक्षिणी अमेरिका
(c) यूरोप (d) ऑस्ट्रेलिया

28 'आल्पस' पर्वत की सर्वोच्च चोटी कौन-सी है?
(a) माउण्ट एलब्रुस (b) कोस्किशुओ
(c) माउण्ट ब्लैंक (d) माउण्ट इल्बर्ट

29 निम्न में से कौन-सी चोटी ज्वालामुखीय अभिक्रिया के लिए विख्यात है?
(a) काकेशस (b) फ्यूजीयामा (c) किलिमंजारो (d) K-2

30 'एकांकागुआ' की चोटी किस पर्वत श्रृंखला में स्थित है?
(a) एण्डीज (b) आल्पस (c) फ्यूजीयामा (d) काकेशस

31 विश्व का सबसे ऊँचा पर्वत शिखर कहाँ स्थित है?
(a) भारत (b) तिब्बत (c) नेपाल (d) भूटान

32 किलिमंजारो पर्वत चोटी कहाँ अवस्थित है?
(a) केन्या (b) जिम्बाब्वे (c) तंजानिया (d) सोमालिया

33 'अनातोलिया का पठार' कहाँ अवस्थित है?
(a) तुर्की (b) अमेरिका (c) मैक्सिको (d) ईरान

34 निम्न में से कौन-सी जनजाति अर्जेण्टीना के पम्पास क्षेत्रों में पाई जाती है?
(a) एस्किमो (b) मसाई (c) गाउचो (d) बांतू

35 निम्नलिखित में से कौन-सी एक उत्कृष्ट गैस वायुमण्डल में नहीं पाई जाती?
(a) ऑर्गन (b) क्रिप्टॉन (c) रेडॉन (d) जेनॉन

36 वायुमण्डल में सबसे अधिक किस गैस का प्रतिशत है?
(a) कार्बन (b) नाइट्रोजन (c) ऑक्सीजन (d) हाइड्रोजन

37 निम्नलिखित में से कौन-सा एक वायुमण्डलीय जोन ओजोन गैस से सम्बद्ध है?
(a) मध्यमण्डल (b) क्षोभमण्डल
(c) समतापमण्डल (d) आयनमण्डल

38 दीर्घ रेडियो तरंगें पृथ्वी की किस सतह से परावर्तित होती हैं?
(a) क्षोभमण्डल (b) आयनमण्डल
(c) क्षोभसीमा (d) समतापमण्डल

39 संचार उपग्रह किस वायुमण्डलीय स्तर में स्थित होते हैं?
(a) समतापमण्डल (b) आयनमण्डल
(c) क्षोभमण्डल (d) बहिर्मण्डल

40 कर्क और मकर रेखा के क्षेत्र को कहते हैं
(a) शीतोष्ण कटिबन्ध (b) शीत कटिबन्ध
(c) उष्ण कटिबन्ध (d) इनमें से कोई नहीं

41 वायुमण्डल में कार्बन डाइ-ऑक्साइड की कितनी मात्रा पाई जाती है?
(a) 0.03% (b) 0.05% (c) 0.08% (d) 0.5%

42 उपोष्ण उच्च दाब कटिबन्धों से भूमध्य रेखा की ओर बहने वाली भूमण्डलीय पवनों को क्या कहते हैं?
(a) पश्चिमी पवन (b) डोलड्रम
(c) ध्रुवीय पवन (d) व्यापारिक पवन

43 हॉर्स अक्षांश किसके वायुमण्डलीय दाब कटिबन्धों में होते हैं?
(a) ध्रुवीय उच्च दाब (b) विषुवतीय निम्न दाब
(c) उपोष्ण उच्च दाब (d) अधो ध्रुवीय निम्न दाब

44 हॉर्स अक्षांश से विषुवत् प्रदेश की ओर प्रवाहित स्थायी हवा को क्या कहते हैं?
(a) पछुआ हवा (b) व्यापारिक हवा
(c) डोलड्रम (d) पुरवा हवा

45 मौसम सम्बन्धी सभी घटनाएँ, वायुमण्डल के किस मण्डल में घटित होती हैं?
(a) समतापमण्डल (b) क्षोभमण्डल
(c) मध्यमण्डल (d) आयनमण्डल

46 'बद्दू' जनजाति विश्व के किस देश में पाई जाती है?
(a) स्पेन (b) अरब (c) दक्षिण अफ्रीका (d) कनाडा

47 निम्नलिखित यूरोपीय देशों में से किस एक की सीमा अटलाण्टिक महासागर से लगी हुई है?
(a) पुर्तगाल (b) ऑस्ट्रिया
(c) फिनलैण्ड (d) रोमानिया

48 निम्न में से कौन-सा गर्त प्रशान्त महासागर में नहीं है?
(a) अल्यूशियन गर्त (b) टोंगा गर्त
(c) मेरियाना गर्त (d) सुण्डा गर्त

49 निम्न में से किसका सुमेल नहीं है?
(a) ब्राजील धारा – दक्षिण अटलाण्टिक महासागर
(b) हम्बोल्ट धारा – उत्तरी प्रशान्त महासागर
(c) गल्फस्ट्रीम – उत्तरी अटलाण्टिक महासागर
(d) अंगुलहास धारा – हिन्द महासागर

50 निम्नलिखित धाराओं में से कौन-सी एक गल्फस्ट्रीम में अभिसरण करती है?
(a) बैंगुला धारा (b) दक्षिण अटलाण्टिक धारा
(c) क्यूरोशिओ धारा (d) लैब्राडोर धारा

51 'लन्दन' किस नदी के किनारे अवस्थित है?
(a) टेम्स (b) टाइबर (c) पोटोमेक (d) इरावदी

52 निम्नलिखित में से कौन-सी सबसे बड़ी नदी है?
(a) अमेजन (b) आमूर (c) कांगो (d) लीना

53 अफ्रीका की कौन-सी नदी मकर रेखा को दो बार काटती है?
(a) जैम्बेजी (b) लिम्पोपो (c) कांगो (d) नाइजर

54 पाक जल सन्धि किन दो देशों को जोड़ती है?
(a) भारत-चीन (b) भारत-श्रीलंका
(c) भारत-मालदीव (d) भारत-बांग्लादेश

55 ग्रेट-साल्ट झील कहाँ स्थित है?
(a) ईरान (b) संयुक्त राज्य अमेरिका
(c) तुर्की (d) भारत

56 विश्व की सबसे गहरी झील कौन-सी है?
(a) बैकाल (b) कैस्पियन सागर
(c) अमेजन (d) कांगो

57 निम्नलिखित में से कौन विश्व की सबसे बड़ी पोतवाहक नहर है?
(a) कील नहर (b) पनामा नहर (c) सू नहर (d) स्वेज नहर

58 'कील नहर' विश्व के किस देश में अवस्थित है?
(a) संयुक्त राज्य अमेरिका (b) जर्मनी
(c) रूस (d) चीन

59 निम्नलिखित में से कौन-सा बन्दरगाह स्वेज नहर के उत्तरी प्रवेश द्वार पर स्थित है?
(a) स्वेज बन्दरगाह (b) पोर्ट सईद
(c) पोर्ट अलेक्जेण्ड्रिया (d) कैरो

60 मेडागास्कर तथा अफ्रीकी मुख्य भूमि के बीच स्थित है
(a) गिनी की खाड़ी (b) जिब्राल्टर सन्धि
(c) मोजाम्बिक चैनल (d) बेरिंग सागर

61 उच्चतम लवणता पाई जाती है
(a) मृत सागर में (b) लाल सागर में
(c) वॉन झील में (d) साल्ट झील में

62 हवाई द्वीप समूह किस महासागर में है?
(a) हिन्द महासागर
(b) उत्तरी प्रशान्त महासागर
(c) उत्तरी अटलाण्टिक महासागर
(d) दक्षिणी अटलाण्टिक महासागर

63 विश्व की सबसे बड़ी प्रवाल भित्ति (रीफ) निम्नलिखित देशों में से किस एक के तट के निकट पाई जाती है?
(a) ऑस्ट्रेलिया (b) घाना
(c) क्यूबा (d) इनमें से कोई नहीं

64 एंजिल जलप्रपात कहाँ अवस्थित है?
(a) नॉर्वे (b) वेनेजुएला (c) भारत (d) कनाडा

65 कौन-सा देश तम्बाकू उत्पादन में विश्व में प्रथम है?
(a) चीन (b) भारत (c) पाकिस्तान (d) बांग्लादेश

66 निम्न में सबसे अधिक कपास का उत्पादन कहाँ होता है?
(a) भारत (b) मिस्र (c) अमेरिका (d) रूस

67 कॉफी का सर्वाधिक उत्पादन किस देश में होता है?
(a) चीन (b) भारत (c) ब्राजील (d) श्रीलंका

68 निम्न में से कौन-सा देश मक्का का सर्वाधिक उत्पादन करता है?
(a) अमेरिका (b) ब्राजील (c) अर्जेण्टीना (d) वियतनाम

69 विश्व में लौह-अयस्क के तीन अग्रणी उत्पादक देश हैं
(a) ऑस्ट्रेलिया, चीन, संयुक्त राज्य अमेरिका
(b) चीन, ऑस्ट्रेलिया, ब्राजील
(c) रूस, संयुक्त राज्य अमेरिका, चीन
(d) संयुक्त राज्य अमेरिका, रूस, यूनाइटेड किंगडम

70 निम्न में से कौन-सा 'टिन' का सर्वाधिक उत्पादक देश है?
(a) चीन (b) इण्डोनेशिया (c) पेरू (d) ये सभी

71 विश्व में खनिज तेल का सबसे बड़ा उत्पादक राष्ट्र कौन-सा है?
(a) सऊदी अरब (b) रूस
(c) अमेरिका (d) इनमें से कोई नहीं

72 निम्नलिखित देशों में से कौन-सा एक यूरेनियम का मुख्य उत्पादक है?
(a) रूस (b) फ्रांस
(c) कनाडा (d) ऑस्ट्रेलिया

73 फ्रांस की राजधानी पेरिस किस नदी के किनारे अवस्थित है?
(a) टेम्स (b) सीन (c) टाइबर (d) डेन्यूब

74 ऑस्ट्रेलिया में पाए जाने वाले शीतोष्ण कटिबन्धीय घास के मैदान को क्या कहा जाता है?
(a) सवाना (b) पम्पास (c) कैण्टरबरी (d) डाउन्स

75 अर्जेण्टीना में पाए जाने वाले शीतोष्ण कटिबन्धीय घास के मैदान को क्या कहा जाता है?
(a) वेल्ड (b) डाउन्स (c) पम्पास (d) कैण्टरबरी

76 दक्षिण अफ्रीका में पाई जाने वाली शीतोष्ण कटिबन्धीय घासभूमियों को क्या कहा जाता है?
(a) वेल्ड (b) कैण्टरबरी (c) डाउन्स (d) पम्पास

77 'माओरी' जनजाति का निवास स्थल कहाँ है?
(a) न्यूजीलैण्ड (b) रूस
(c) कांगो बेसिन (d) कनाडा

78 कालाहारी मरुस्थल (बोत्सवाना) में कौन-सी जनजाति पाई जाती है?
(a) खिरगीज (b) जुलू (c) बुशमैन (d) बद्दू

भारत का भूगोल

79 भारत अवस्थित है
(a) अक्षांश 8°4' दक्षिण से 37°6' उत्तर तथा देशान्तर 68°7' पश्चिम से 97°25' पूर्व के मध्य
(b) अक्षांश 8°4' उत्तर से 37°6' उत्तर तथा देशान्तर 68°7' पूर्व से 97°25' पश्चिम के मध्य
(c) अक्षांश 8°4' उत्तर से 37°6' उत्तर तथा देशान्तर 68°7' पूर्व से 97°25' पूर्व के मध्य
(d) अक्षांश 8°4' दक्षिण से 37°6' दक्षिण तथा देशान्तर 68°7' पश्चिम से 97°25' पश्चिम के मध्य

80 भारत का पश्चिमोत्तर बिन्दु कौन-सा है?
(a) इण्डिया प्वॉइण्ट (b) इन्दिरा कॉल
(c) गौरमाता (d) कबुथु

81 'हैदराबाद' किस नदी के किनारे अवस्थित है?
(a) मूसी (b) नर्मदा (c) महानदी (d) गोमती

82 कोलकाता किस नदी के किनारे अवस्थित है?
(a) गोमती (b) दामोदर (c) गंगा (d) हुगली

83 भारत का सर्वाधिक तटरेखा वाला राज्य कौन-सा है?
(a) गुजरात (b) आन्ध्र प्रदेश (c) महाराष्ट्र (d) तमिलनाडु

84 निम्न में से किस देश के साथ भारत की सबसे लम्बी सीमा रेखा लगती है?
(a) चीन (b) पाकिस्तान (c) बांग्लादेश (d) नेपाल

85 नंगा पर्वत चोटी किस श्रेणी में स्थित है?
(a) जास्कर श्रेणी (b) लद्दाख श्रेणी
(c) काराकोरम श्रेणी (d) हिमालय

86 'नन्दा देवी पर्वत' चोटी भारत के किस राज्य में अवस्थित है?
(a) सिक्किम (b) जम्मू व कश्मीर
(c) उत्तराखण्ड (d) अरुणाचल प्रदेश

87 पूर्वोत्तर भारत में मीठे पानी की सबसे बड़ी झील कौन-सी है?
(a) लोकटक (b) पुलीकट (c) वेम्बनाद (d) साम्भर

88 'सतपुड़ा राष्ट्रीय उद्यान' अवस्थित है
(a) उत्तर प्रदेश में (b) जम्मू-कश्मीर में
(c) मध्य प्रदेश में (d) छत्तीसगढ़ में

89 नर्मदा नदी का उद्गम कहाँ स्थित है?
(a) सतपुड़ा (b) अमरकण्टक
(c) ब्रह्मगिरि (d) बन्दरपूँछ

90 निम्नलिखित में कौन-सी एक नदी अरब सागर में मिलती है?
(a) इन्द्रावती (b) गोदावरी (c) कावेरी (d) नर्मदा

91 भारत की किस नदी को वृद्ध गंगा कहा जाता है?
(a) कृष्णा (b) गोदावरी (c) कावेरी (d) नर्मदा

92 भारतीय मरुस्थल की एक महत्त्वपूर्ण नदी है
(a) लूनी (b) नर्मदा (c) कृष्णा (d) व्यास

93 चम्बल नदी का उद्गम स्थल कहाँ है?
(a) जानापाव पहाड़ी (b) विंध्य पर्वत
(c) यमुनोत्री (d) अमरकण्टक

94 गंगा नदी तन्त्र की निम्नलिखित में से कौन-सी सहायक नदी उत्तर की ओर बहती है?
(a) कोसी (b) घाघरा (c) गण्डक (d) सोन

95 निम्नलिखित में से किस एक नदी का उद्गम भारतीय राज्य क्षेत्र से बाहर है?
(a) झेलम (b) व्यास (c) चेनाब (d) सतलुज

96 लूनी नदी किसमें गिरती है?
(a) गंगा मुहाना (b) केरल का समुद्री तट
(c) कच्छ का रन (d) गोदवरी का मुहाना

97 'चिल्का झील' भारत के किस राज्य में अवस्थित है?
(a) जम्मू-कश्मीर (b) ओडिशा
(c) आन्ध्र प्रदेश (d) महाराष्ट्र

98 'जोग जलप्रपात' किस नदी पर अवस्थित है?
(a) कावेरी (b) शरावती (c) चम्बल (d) गोकक

99 'शिवसमुद्रम जलप्रपात' भारत के किस राज्य में है?
(a) ओडिशा (b) कर्नाटक (c) मध्य प्रदेश (d) झारखण्ड

100 कोलेरू झील किस राज्य में स्थित है?
(a) केरल (b) आन्ध्र प्रदेश
(c) तमिलनाडु (d) ओडिशा

101 जवाहर सागर, राणा प्रताप सागर तथा गाँधी सागर जलाशय किस नदी पर निर्मित हैं?
(a) नर्मदा (b) चम्बल (c) कोसी (d) घाघरा

102 एशिया का सबसे बड़ा जलप्रपात 'हुण्डरू' किस जगह के पास है?
(a) राँची (b) हजारीबाग
(c) जमशेदपुर (d) बोधगया

103 'कानपुर' किस नदी के किनारे अवस्थित है?
(a) गोमती (b) गंगा (c) कर्मनाशा (d) हिण्डन

104 'श्रीनगर' किस नदी के किनारे है?
(a) रावी (b) चेनाब (c) झेलम (d) सतलुज

105 नवीन जलोढ़ मृदा को किस अन्य नाम से जाना जाता है?
(a) खादर (b) बाँगर
(c) कल्लर (d) रेगुर

106 लैटेराइट मिट्टी मिलती है
(a) उत्तर प्रदेश में (b) हिमाचल प्रदेश में
(c) पंजाब में (d) महाराष्ट्र में

107 काली मृदा किस फसल की खेती हेतु उपयुक्त होती है?
(a) कपास (b) चाय (c) धान (d) मक्का

108 किस राज्य में गन्ने का उत्पादन सर्वाधिक किया जाता है?
(a) उत्तर प्रदेश (b) महाराष्ट्र
(c) आन्ध्र प्रदेश (d) तमिलनाडु

109 भारत का कौन-सा राज्य जूट व पटसन की उपज के लिए प्रसिद्ध है?
(a) पश्चिम बंगाल (b) कर्नाटक
(c) तमिलनाडु (d) उत्तर प्रदेश

110 भारत में केसर की सबसे अधिक मात्रा कहाँ उत्पादित होती है?
(a) जम्मू-कश्मीर में (b) पूर्वोत्तर पहाड़ियों में
(c) केरल में (d) गोवा में

111 'गुलाबी क्रान्ति' किससे सम्बन्धित है?
(a) टमाटर उत्पादन (b) झींगा उत्पादन
(c) मांस उत्पादन (d) खाद्यान्न उत्पादन

112 'रजत क्रान्ति' का सम्बन्ध किससे है?
(a) मत्स्य उत्पादन से (b) अण्डा उत्पादन से
(c) टमाटर उत्पादन से (d) फल उत्पादन से

113 भारत में 'काकरापार सिंचाई परियोजना' किस राज्य में स्थित है?
(a) मध्य प्रदेश में (b) महाराष्ट्र में
(c) कर्नाटक में (d) गुजरात में

114 'नागार्जुन सागर बहुउद्देशीय परियोजना' कौन-सी नदी पर स्थित है?
(a) ताप्ती (b) कोसी
(c) कृष्णा (d) गोदावरी

115 निम्न में से 'काजीरंगा राष्ट्रीय' उद्यान किस राज्य में अवस्थित है?
(a) तमिलनाडु (b) मणिपुर
(c) असम (d) आन्ध्र प्रदेश

116 भारत का प्रथम राष्ट्रीय उद्यान है
(a) काजीरंगा (b) जिम कार्बेट
(c) सिम्लीपाल (d) सतपुड़ा

117 निम्न में से कौन-सा राजमार्ग श्रीनगर से कन्याकुमारी तक जाता है?
(a) NH-44 (b) NH-8
(c) NH-45 (d) NH-9

118 'राष्ट्रीय जलमार्ग-2' का विस्तार कहाँ-से-कहाँ तक है?
(a) सादिया से धुबरी (b) तलचर से धमरा
(c) इलाहाबाद से हल्दिया (d) कोल्लम से कोट्टापुरम

119 'पूर्व-मध्य रेलवे' का मुख्यालय कहाँ है?
(a) कोलकाता (b) हाजीपुर
(c) जबलपुर (d) बिलासपुर

120 'लाल बहादुर शास्त्री हवाई अड्डा' भारत के किस राज्य में अवस्थित है?
(a) उत्तर प्रदेश (b) आन्ध्र प्रदेश
(c) महाराष्ट्र (d) बिहार

121 राष्ट्रीय जलमार्ग संख्या-1 कहाँ-से-कहाँ तक विस्तृत है?
(a) सादिया से धुबरी
(b) कोल्लम से कोट्टापुरम्
(c) इलाहाबाद से हल्दिया
(d) लखीपुर से भंगा

122 पारादीप बन्दरगाह किस राज्य में स्थित है?
(a) ओडिशा (b) पश्चिम बंगाल
(c) गोवा (d) आन्ध्र प्रदेश

उत्तरमाला

1 (c)	2 (a)	3 (a)	4 (b)	5 (b)	6 (d)	7 (d)	8 (b)	9 (b)	10 (b)
11 (c)	12 (a)	13 (a)	14 (b)	15 (a)	16 (b)	17 (b)	18 (a)	19 (a)	20 (d)
21 (c)	22 (d)	23 (a)	24 (d)	25 (d)	26 (b)	27 (a)	28 (c)	29 (b)	30 (a)
31 (c)	32 (c)	33 (a)	34 (c)	35 (c)	36 (b)	37 (c)	38 (b)	39 (b)	40 (c)
41 (a)	42 (d)	43 (c)	44 (b)	45 (b)	46 (b)	47 (a)	48 (d)	49 (c)	50 (d)
51 (a)	52 (a)	53 (c)	54 (b)	55 (b)	56 (a)	57 (d)	58 (b)	59 (b)	60 (c)
61 (c)	62 (b)	63 (a)	64 (b)	65 (a)	66 (c)	67 (c)	68 (a)	69 (b)	70 (d)
71 (c)	72 (c)	73 (b)	74 (d)	75 (c)	76 (a)	77 (a)	78 (c)	79 (c)	80 (c)
81 (a)	82 (d)	83 (a)	84 (c)	85 (d)	86 (c)	87 (a)	88 (c)	89 (b)	90 (d)
91 (b)	92 (a)	93 (a)	94 (d)	95 (d)	96 (c)	97 (b)	98 (b)	99 (b)	100 (b)
101 (b)	102 (a)	103 (b)	104 (c)	105 (a)	106 (d)	107 (a)	108 (a)	109 (a)	110 (a)
111 (b)	112 (b)	113 (d)	114 (c)	115 (c)	116 (b)	117 (a)	118 (a)	119 (b)	120 (a)
121 (c)	122 (a)								

अध्याय 04

भारत का संविधान

संविधान निर्माण

- भारतीय संविधान का निर्माण करने वाली **संविधान सभा** का गठन जुलाई, 1946 में (कैबिनेट मिशन की संस्तुतियों पर) किया गया।
- संविधान सभा की पहली बैठक 9 दिसम्बर, 1946 को सम्पन्न हुई और इसमें **डॉ. सच्चिदानन्द सिन्हा** को सर्वसम्मति से संविधान सभा का अस्थायी अध्यक्ष चुना गया। 11 दिसम्बर, 1946 की बैठक में **डॉ. राजेन्द्र प्रसाद** को सभा का स्थायी अध्यक्ष चुना गया।
- 13 दिसम्बर, 1946 को जवाहरलाल नेहरू ने **उद्देश्य प्रस्ताव** प्रस्तुत किया, जिसे 22 जनवरी, 1947 को संविधान सभा ने अपनी स्वीकृति प्रदान की।
- डॉ. बी आर अम्बेडकर की अध्यक्षता में संविधान सभा की प्रारूप समिति की स्थापना 29 अगस्त, 1947 को की गई। अध्यक्ष सहित इसके सदस्यों की कुल संख्या सात थी।
- डॉ. भीमराव अम्बेडकर को **भारतीय संविधान का जनक** भी कहा जाता है।
- संविधान निर्माण की प्रक्रिया में कुल **2 वर्ष, 11 महीने** और 18 **दिन** लगे।
- भारतीय संविधान में मूल रूप से 22 भाग, 8 अनुसूचियाँ (वर्तमान में 12) तथा 395 अनुच्छेद थे।
- भारत का संविधान 26 नवम्बर, 1949 को अंगीकृत किया गया तथा 26 जनवरी, 1950 (प्रथम गणतंत्र दिवस) को पूर्ण रूप से लागू हो गया।

संविधान सभा की प्रमुख समितियाँ

समितियाँ	अध्यक्ष
संचालन समिति	डॉ. राजेन्द्र प्रसाद
संघीय संविधान समिति	जवाहरलाल नेहरू
प्रान्तीय संविधान समिति	सरदार वल्लभभाई पटेल
प्रारूप समिति	डॉ. भीमराव अम्बेडकर
झण्डा समिति	डॉ. राजेन्द्र प्रसाद
अल्पसंख्यक उपसमिति	एच सी मुखर्जी

भारतीय संविधान के स्रोत

देश	संविधान के स्रोत
ब्रिटेन	संसदीय शासन प्रणाली, कानून निर्माण प्रक्रिया, एकल नागरिकता, संसदीय विशेषाधिकार, मन्त्रिपरिषद् का लोकसभा के प्रति सामूहिक उत्तरदायित्व, राष्ट्रपति का संवैधानिक प्रमुख के रूप में अस्तित्व, अखिल भारतीय सेवा प्रणाली, द्विसदनीय व्यवस्था।
संयुक्त राज्य अमेरिका	प्रस्तावना का विचार, स्वतन्त्र एवं निष्पक्ष न्यायिक व्यवस्था, मौलिक अधिकार, न्यायिक पुनर्विलोकन, सर्वोच्च न्यायालय का गठन एवं अधिकार, उप-राष्ट्रपति का पद।
कनाडा	शक्तियों का विभाजन, संघात्मक शासन व्यवस्था एवं अवशिष्ट शक्तियों का केन्द्रीकरण, केन्द्र द्वारा राज्यपाल की नियुक्ति।
ऑस्ट्रेलिया	समवर्ती सूची, दोनों सदनों की संयुक्त बैठक, प्रस्तावना की भाषा।
जापान	विधि द्वारा स्थापित प्रक्रिया।
सोवियत संघ (रूस)	मौलिक कर्त्तव्य।
दक्षिण अफ्रीका	संविधान संशोधन प्रणाली राज्यसभा के सदस्यों का निर्वाचन।
आयरलैण्ड	राज्य के नीति-निदेशक तत्त्व, राष्ट्रपति की निर्वाचन पद्धति, राज्यसभा के सदस्यों का निर्वाचन।
जर्मनी	आपातकालीन उपबन्ध।
फ्रांस	गणतन्त्र प्रणाली, प्रस्तावना में स्वतन्त्रता, समता, बन्धुता के आदर्श।

भारतीय संविधान की अनुसूची व विषय

अनुसूची	विषय
प्रथम अनुसूची	भारतीय संघ के घटक राज्यों एवं संघ शासित प्रदेश
द्वितीय अनुसूची	राष्ट्रपति, राज्यपाल, लोकसभा के अध्यक्ष इत्यादि के वेतन-भत्तों का उल्लेख

अनुसूची	विषय
तृतीय अनुसूची	राष्ट्रपति, उपराष्ट्रपति मन्त्री इत्यादि की शपथ
चौथी अनुसूची	विभिन्न राज्यों तथा संघीय क्षेत्रों की राज्यसभा में प्रतिनिधित्व का विवरण
पाँचवीं अनुसूची	अनुसूचित क्षेत्रों और अनुसूचित जनजाति के प्रशासन और नियन्त्रण का विवरण
छठी अनुसूची	असम, मेघालय, त्रिपुरा, मिजोरम आदि राज्यों के जनजाति क्षेत्रों के प्रशासन सम्बन्धी प्रावधान
सातवीं अनुसूची	केन्द्र राज्य के मध्य शक्ति विभाजन हेतु संघ, राज्य व समवर्ती सूची का प्रावधान
आठवीं अनुसूची	22 भाषाओं का उल्लेख
नौवीं अनुसूची	राज्य द्वारा सम्पत्ति के अधिग्रहण (भूमि सुधार) की विधियों का उल्लेख।
दसवीं अनुसची	दल-बदल सम्बन्धी प्रावधान
ग्यारहवीं अनुसूची	पंचायती राज व्यवस्था का प्रावधान
बारहवीं अनुसूची	नगरपालिका सम्बन्धी प्रावधान

मौलिक अधिकार

- भारतीय संविधान के भाग-III में अनुच्छेद 12-35 में मौलिक अधिकारों का वर्णन है।
- मूल संविधान में 7 मौलिक अधिकार थे, किन्तु 44वें संविधान संशोधन (1978) द्वारा 'सम्पत्ति के अधिकार' को विधिक अधिकार बना दिए जाने के बाद वर्तमान में 6 मूल अधिकार हैं।

मौलिक अधिकार

मौलिक अधिकार	सम्बन्धित अनुच्छेद
समता का अधिकार	अनुच्छेद (14-18)
स्वतन्त्रता का अधिकार	अनुच्छेद (19-22)
शोषण के विरुद्ध अधिकार	अनुच्छेद (23-24)
धार्मिक स्वतन्त्रता का अधिकार	अनुच्छेद (25-28)
संस्कृति एवं शिक्षा सम्बन्धी अधिकार	अनुच्छेद (29-30)
संवैधानिक उपचारों का अधिकार	अनुच्छेद (32)

मूल कर्त्तव्य

- भारतीय संविधान के भाग-IV (क) के अनुच्छेद 51 (क) में 11 मूल कर्त्तव्यों का उल्लेख है।
- वर्ष 1976 में 'सरदार स्वर्ण सिंह समिति' की संस्तुति के आधार पर 42वें संविधान संशोधन (1976) द्वारा मौलिक कर्त्तव्यों को संविधान में जोड़ा गया।
- 11वाँ मूल कर्त्तव्य, 86वें संविधान संशोधन, 2002 द्वारा जोड़ा गया।

केन्द्रीय एवं कार्यपालिका विधायिका राष्ट्रपति

- भारत सरकार की समस्त कार्यपालिका शक्तियाँ राष्ट्रपति में निहित होती हैं।
- राष्ट्रपति भारत का प्रथम नागरिक होता है। वह राष्ट्र का अध्यक्ष होता है। केन्द्र सरकार की समस्त कार्यपालिका सम्बन्धी कार्य राष्ट्रपति के नाम से सम्पन्न होते हैं।

राष्ट्रपति सम्बन्धी तथ्य

निर्वाचन	▪ भारत के राष्ट्रपति का चुनाव एक निर्वाचक मण्डल द्वारा होता है। ▪ इसमें राज्य विधानसभा, लोकसभा तथा राज्यसभा के केवल निर्वाचित सदस्य भाग लेते हैं।
योग्यता	▪ भारत का नागरिक होना चाहिए, आयु 35 वर्ष होनी चाहिए तथा लोकसभा का सदस्य निर्वाचित होने की योग्यता होनी चाहिए।
शपथ व कार्यकाल	▪ राष्ट्रपति को उनके पद, गोपनीयता, संविधान तथा विधि के परिरक्षण, संरक्षण और प्रतिरक्षण की शपथ भारत के मुख्य न्यायाधीश द्वारा दिलाई जाती है। राष्ट्रपति का कार्यकाल 5 वर्ष का होता है।
त्याग-पत्र	▪ राष्ट्रपति, उप-राष्ट्रपति को सम्बोधित कर अपना त्याग पत्र देता है। राष्ट्रपति को महाभियोग प्रक्रिया (अनुच्छेद 61) द्वारा भी पद से हटाया जा सकता है।

राष्ट्रपति के कार्य एवं शक्तियाँ

- राष्ट्रपति भारत के सैन्य बलों का सर्वोच्च सेनापति होता है अर्थात् वह सभी सेनाओं का प्रमुख होता है।
- राष्ट्रपति को संसद सत्र को आहूत करने, सत्रावसान करने तथा लोकसभा को भंग करने की शक्ति प्राप्त है।
- जब संसद सत्र न चल रहा हो, तब विशेष परिस्थितियों में वह अध्यादेश (अनुच्छेद 123) जारी कर सकता है।
- अनुच्छेद 72 के अन्तर्गत राष्ट्रपति को किसी अपराधी की सजा को माफ करने, प्रबिलम्बन करने, परिहार तथा कम करने के साथ मृत्युदण्ड को भी माफ करने की शक्ति प्राप्त है।

राष्ट्रपति की आपातकालीन शक्तियाँ

राष्ट्रपति तीन प्रकार के आपात की उद्घोषणा कर सकता है

1. **राष्ट्रीय आपात** (अनुच्छेद 352) राष्ट्रपति इसकी उद्घोषणा युद्ध, बाह्य आक्रमण या सशस्त्र विद्रोह की स्थिति में करता है। भारत में अब तक तीन बार आपातकाल लागू हो चुका है।
2. **राष्ट्रपति शासन** (अनुच्छेद 356) जब राज्य का शासन संवैधानिक उपबन्धों के अनुरूप नहीं चलाया जा रहा हो, तब राज्यपाल की सिफारिश पर राष्ट्रपति, राष्ट्रपति शासन की उद्घोषणा करता है।

3. **वित्तीय आपात** (अनुच्छेद 360) भारत या इसके किसी भाग में वित्तीय संकट की स्थिति उत्पन्न होने पर राष्ट्रपति इसकी उद्घोषणा कर सकता है। अभी तक भारत में इसकी घोषणा नहीं हुई है।

भारत के राष्ट्रपति

नाम	कार्यकाल
डॉ. राजेन्द्र प्रसाद	1950-1962
डॉ. राधाकृष्णन्	1962-1967
डॉ. जाकिर हुसैन	1967-1969
वी वी गिरि (कार्यवाहक)	1969
एम हिदायतुल्ला	1969
वी वी गिरि	1969-1974
फखरूद्दीन अली अहमद	1974-1977
बी डी जत्ती (कार्यवाहक)	1977
नीलम संजीव रेड्डी	1977-1982
ज्ञानी जैलसिंह	1982-1987
आर वेंकट रमन	1987-1992
डॉ. शंकर दयाल शर्मा	1992-1997
के आर नारायणन	1997-2002
डॉ. ए पी जे अब्दुल कलाम	2002-2007
प्रतिभा देवीसिंह पाटिल	2007-2012
प्रणब मुखर्जी	2012-2017
रामनाथ कोविन्द	जुलाई, 2017 से वर्तमान तक

भारत के उप-राष्ट्रपति

- भारतीय संविधान के अनुच्छेद 63 में उप-राष्ट्रपति पद का प्रावधान है।
- उप-राष्ट्रपति राज्यसभा का पदेन सभापति होता है।
- उप-राष्ट्रपति, राष्ट्रपति की मृत्यु या विशेष परिस्थितियों में राष्ट्रपति के रूप में कार्य करता है।
- भारत के प्रथम उप-राष्ट्रपति डॉ. श्री राधाकृष्णन् थे, जिनका कार्यकाल सबसे लम्बा (वर्ष 1952-1962) था।

प्रधानमन्त्री

- संविधान के अनुच्छेद 74 में मन्त्रिपरिषद् के प्रधान के रूप में प्रधानमन्त्री का उल्लेख है।
- केन्द्र सरकार की वास्तविक कार्यपालिका शक्ति प्रधानमन्त्री में निहित होती है।

प्रधानमन्त्री सम्बन्धी महत्त्वपूर्ण तथ्य

नियुक्ति	संविधान के अनुच्छेद 75 के अन्तर्गत प्रधानमन्त्री की नियुक्ति राष्ट्रपति द्वारा की जाती है।
पदावधि	प्रधानमन्त्री के कार्यकाल का स्पष्ट उल्लेख नहीं है, वह लोकसभा में विश्वास मत प्राप्ति की स्थिति तक अपने पद पर बना रहता है।
शपथ	प्रधानमन्त्री को उसके पद की गोपनीयता की शपथ राष्ट्रपति दिलाता है।
कार्य एवं शक्तियाँ	• प्रधानमन्त्री मन्त्रिपरिषद् का प्रधान तथा भारतीय शासन प्रणाली का सर्वोच्च कार्यकारी अधिकारी होता है।

प्रधानमन्त्री एवं उनका कार्यकाल

नाम	कार्यकाल
जवाहरलाल नेहरू	15 अगस्त, 1947-27 मई, 1964
गुलजारी लाल नन्दा *(कार्यवाहक)*	27 मई, 1964-9 जून, 1964
लाल बहादुर शास्त्री	9 जून, 1964-11 जनवरी, 1966
गुलजारी लाल नन्दा *(कार्यवाहक)*	11 जनवरी, 1966-24 जनवरी, 1966
इन्दिरा गाँधी	24 जनवरी, 1966-24 मार्च, 1977
मोरारजी देसाई	24, मार्च, 1977-28 जुलाई, 1979
चौधरी चरण सिंह	28 जुलाई, 1979-14 जनवरी, 1980
इन्दिरा गाँधी	14 जनवरी, 1980-31 अक्टूबर, 1984
राजीव गाँधी	31 अक्टूबर, 1984-1 दिसम्बर, 1989
वी पी सिंह	2 दिसम्बर, 1989-10 नवम्बर, 1990
चन्द्रशेखर	10 नवम्बर, 1990-21 जून, 1991
पी वी नरसिम्हा राव	21 जून, 1991-16 मई, 1996
अटल बिहारी वाजपेयी	16 मई, 1996-1 जून, 1996
एच डी देवगौड़ा	1 जून, 1996-21 अप्रैल, 1997
इन्द्र कुमार गुजराल	21 अप्रैल, 1997-18, मार्च, 1998
अटल बिहारी वाजपेयी	19 मार्च, 1998-22 मई, 2004
डॉ. मनमोहन सिंह	22 मई, 2004 से 26 मई, 2014
नरेन्द्र मोदी	26 मई, 2014 से अब तक

संसद

- भारतीय संसद का गठन राष्ट्रपति, राज्यसभा एवं लोकसभा से मिलकर होता है।
- भारतीय संविधान के तहत भारत में संसदीय शासन प्रणाली को अपनाया गया है।

राज्यसभा

- राज्यसभा भारतीय संसद का उच्च सदन है। यह स्थायी सदन है, जिसे कभी भंग नहीं किया जा सकता है।
- राज्यसभा में सदस्यों की अधिकतम संख्या 250 हो सकती है। इसमें 12 सदस्यों का मनोनयन राष्ट्रपति द्वारा किया जाता है। जो साहित्य, विज्ञान या समाज सेवा में विशिष्ट स्थान रखते हैं।
- वर्तमान समय में राज्यसभा सदस्यों की संख्या 245 है।

- राज्यसभा के सदस्यों का चुनाव राज्य की विधानसभा के सदस्यों द्वारा अप्रत्यक्ष रूप से होता है।
- राज्यसभा सदस्यों का निर्वाचन 6 वर्षों के लिए होता है। इसके 1/3 सदस्य प्रत्येक 2 वर्ष पश्चात् अवकाश ग्रहण करते हैं।
- राज्यसभा के निर्वाचन हेतु उम्मीदवार की आयु 30 वर्ष होनी अनिवार्य होती है।

लोकसभा

- लोकसभा भारतीय संसद का निम्न सदन है। संविधान के अनुच्छेद 81 में लोकसभा का उल्लेख है।
- लोकसभा में सदस्यों की अधिकतम संख्या 552 निर्धारित है। इसमें 530 सदस्यों का चुनाव प्रत्यक्ष रूप से राज्य के निर्वाचन क्षेत्रों से होता है तथा 20 सदस्यों का चुनाव केन्द्रशासित प्रदेशों से होता है तथा 2 सदस्य (आंग्ल-भारतीय) को भारत का राष्ट्रपति मनोनीत करता है।
- वर्तमान में लोकसभा की सदस्य संख्या 545 है।
- लोकसभा के सदस्यों के निर्वाचन हेतु आयु 25 वर्ष निर्धारित है। इन सदस्यों का कार्यकाल 5 वर्ष होता है।
- लोकसभा अध्यक्ष (स्पीकर) लोकसभा का पीठासीन अधिकारी होता है।

राज्य कार्यपालिका एवं विधायिका

राज्यपाल

- अनुच्छेद 154 के तहत राज्य की समस्त कार्यपालिका शक्ति राज्यपाल में निहित होती है।
- अनुच्छेद 155 के अनुसार राज्यपाल की नियुक्ति राष्ट्रपति द्वारा की जाती है।
- राज्यपाल राष्ट्रपति के प्रसादपर्यन्त पद धारण करता है। सामान्यत: यह पाँच वर्षों के लिए निर्वाचित होता है।
- राज्यपाल नियुक्त होने के लिए न्यूनतम 35 वर्ष आयु निर्धारित होनी आवश्यक होती है।
- राज्यपाल पद ग्रहण करने से पूर्व उच्च न्यायालय के मुख्य न्यायाधीश अथवा वरिष्ठतम न्यायाधीश के सम्मुख अपने पद की शपथ लेता।

मुख्यमन्त्री/मन्त्रिपरिषद्

- राज्य सरकार की वास्तविक कार्यपालिका शक्ति मुख्यमन्त्री में निहित होती है। मुख्यमन्त्री को उसके पद व गोपनीयता की शपथ राज्यपाल द्वारा दिलाई जाती है।
- मुख्यमन्त्री अपना त्यागपत्र राज्यपाल को कभी भी दे सकता है।
- मुख्यमन्त्री सहित पूरी मन्त्रिपरिषद् सामूहिक रूप से विधानसभा के प्रति उत्तरदायी होती है।

विधानसभा

- प्रत्येक राज्य की विधानसभा में न्यूनतम 60 और अधिकतम 500 सदस्य हो सकते हैं।
- विधानसभा का कार्यकाल 5 वर्ष का होता है, यद्यपि राज्यपाल इसे मुख्यमन्त्री की सलाह पर इससे पूर्व भी विघटित कर सकता है।
- विधानसभा में निर्वाचित होने के लिए न्यूनतम आयु सीमा 25 वर्ष निर्धारित है।

विधानपरिषद्

- विधानपरिषद् राज्य का उच्च सदन होता है। विधानपरिषद् में निर्वाचित होने के लिए न्यूनतम आयु सीमा 30 वर्ष निर्धारित है। इसका कार्यकाल 6 वर्ष का होता है, किन्तु प्रत्येक दूसरे वर्ष एक-तिहाई सदस्य अवकाश ग्रहण करते हैं।

न्यायपालिका

उच्चतम न्यायालय

- भारत का उच्चतम न्यायालय शीर्ष न्यायालय है, जो दिल्ली में स्थित है। सर्वोच्च न्यायालय मौलिक अधिकारों का संरक्षक होता है।
- वर्तमान में भारत के उच्चतम न्यायालय में मुख्य न्यायाधीश सहित कुल 31 न्यायाधीश हैं।
- मुख्य न्यायाधीश तथा अन्य न्यायाधीशों की नियुक्ति राष्ट्रपति करता है।

सर्वोच्च न्यायालय के न्यायाधीश नियुक्त होने की योग्यताएँ हैं—

- वह भारत का नागरिक होना चाहिए। कम-से-कम किसी उच्च न्यायालय में न्यायाधीश के रूप में 5 वर्ष का अनुभव होना चाहिए अथवा किसी उच्च न्यायालय में 10 वर्ष तक अधिवक्ता के कार्य का अनुभव होना चाहिए।
- उच्चतम न्यायालयों के न्यायाधीशों को भारत का राष्ट्रपति संविधान के प्रति निष्ठा तथा एकता और अखण्डता बनाए रखने की शपथ दिलाता है।
- उच्चतम न्यायालय के सभी न्यायाधीश 65 वर्ष की आयु तक अपने पद को धारण करते हैं।
- संसद के प्रत्येक सदन द्वारा तथा विशेष प्रक्रिया द्वारा पारित महाभियोग प्रस्ताव के माध्यम से न्यायाधीशों को हटाया जा सकता है।

उच्च न्यायालय

- वर्तमान में भारत में 25 उच्च न्यायालय हैं, जो 28 राज्यों तथा 9 संघ शासित प्रदेशों तक विस्तृत हैं।
- उच्च न्यायालय के मुख्य न्यायाधीश की नियुक्ति भारत का राष्ट्रपति, भारत के मुख्य न्यायाधीश तथा राज्यों के राज्यपाल के परामर्श से करता है।
- उच्च न्यायालय के अन्य न्यायाधीशों की नियुक्ति राष्ट्रपति राज्य के मुख्य न्यायाधीश की सलाह से करता है।

- **योग्यता** वह भारत का नागरिक होना चाहिए। भारत के राज्य क्षेत्र में कम-से-कम 10 वर्ष के न्यायिक पद के कार्य का अनुभव होना चाहिए। एक या अधिक राज्यों के उच्च न्यायालयों में लगातार कम-से-कम 10 वर्ष के अधिवक्ता का अनुभव होना चाहिए।
- **कार्यकाल** उच्च न्यायालय के न्यायाधीशों के अवकाश ग्रहण करने की अधिकतम उम्र सीमा 62 वर्ष निर्धारित है।

स्थानीय स्वशासन

पंचायती राज

- पंचायती राज्य में स्थानीय स्वशासन की छोटी इकाई ग्राम पंचायत होती है। 73वाँ संविधान संशोधन पंचायती राज से सम्बन्धित है।
- भारतीय संविधान के भाग-IX एवं अनुच्छेद 243 से 243 (ण) में पंचायती राज के सम्बन्ध में उपबन्ध हैं।
- भारत में अपनाई गई पंचायती राज व्यवस्था की संरचना त्रिस्तरीय है, जिसमें जिला परिषद् शीर्ष संस्था (जिला स्तर पर) है, मध्य स्तर पर पंचायत समिति है तथा निम्न स्तर पर ग्राम पंचायत है।
- राजस्थान (नागौर) भारत का पहला राज्य है, जहाँ पहली बार पंचायती राज व्यवस्था (1959) लागू हुई।
- पंचायतों में 1/3 सदस्यों की सीटें अनुसूचित/जाति/जनजाति तथा महिलाओं के लिए आरक्षित हैं।
- राज्य निर्वाचन आयोग, पंचायती राज के चुनाव कराता है।

नगरपालिकाएँ (74वाँ संविधान संशोधन)

भारतीय संविधान के भाग IX (क) में एवं अनुच्छेद 243 (त) से 243 (य, छ) में नगरीय स्वशासन का प्रावधान है।

नगरीय स्वशासन में तीन प्रकार की सरंचना विद्यमान है, जिसमें

(i) नगर पंचायत (ग्रामीण व शहरी क्षेत्रों का संक्रमणशील क्षेत्र शामिल)।

(ii) नगरपालिका परिषद् (छोटे नगरों के लिए)।

(iii) नगर निगम (वृहद् नगरों के लिए)।

भारत के राष्ट्रीय प्रतीक

राष्ट्रीय चिन्ह	उत्तर प्रदेश के सारनाथ में स्थित अशोक स्तम्भ भारत सरकार द्वारा 26 जनवरी, 1950 को राष्ट्रीय चिन्ह के रूप में अपनाया गया।
राष्ट्रीय ध्वज	तिरंगा भारत का राष्ट्रीय ध्वज है। भारत की संविधान सभा ने इसे 22 जुलाई, 1947 को अपनाया।
राष्ट्रगान	जन-गण-मन भारत का राष्ट्रगान है। रवीन्द्रनाथ टैगोर ने की थी। 24 जनवरी, 1950 को संविधान सभा द्वारा इसे अपनाया गया।
राष्ट्रगीत	बंकिम चन्द्र चटर्जी ने संस्कृत में **वन्देमातरम्** गीत की रचना अपने उपन्यास 'आनंदमठ' में की। इसे राष्ट्रगीत के रूप में 26 जनवरी, 1950 को अपनाया गया।
राष्ट्रीय वाक्य	भारत का राष्ट्रीय वाक्य **सत्यमेव जयते** है। यह 'मुण्डकोपनिषद्' से लिया गया है।

Exam Pattern Questions

1 संविधान सभा की प्रथम बैठक कब हुई?
(a) 9 दिसम्बर, 1946 (b) 9 सितम्बर, 1946
(c) 1 अगस्त, 1946 (d) 9 जुलाई, 1946

2 संविधान निर्माण की प्रक्रिया कितनी अवधि में सम्पन्न हुई?
(a) 2 वर्ष 11 माह 18 दिन (b) 2.5 वर्ष
(c) 3 वर्ष 8 माह (d) इनमें से कोई नहीं

3 निम्न में से किन्हें संविधान सभा का स्थायी अध्यक्ष चुना गया?
(a) डॉ. सच्चिदानन्द सिन्हा (b) एच.सी मुखर्जी
(c) जवाहरलाल नेहरू (d) डॉ. राजेन्द्र प्रसाद

4 निम्नलिखित में से कौन संविधान सभा के अस्थायी अध्यक्ष थे?
(a) डॉ. राजेन्द्र प्रसाद
(b) डॉ. सच्चिदानन्द सिन्हा
(c) पण्डित जवाहरलाल नेहरू
(d) सरदार वल्लभभाई पटेल

5 भारतीय संविधान का जनक किसे कहा जाता है?
(a) डॉ. राजेन्द्र प्रसाद (b) महात्मा गाँधी
(c) जवाहरलाल नेहरू (d) डॉ. भीमराव अम्बेडकर

6 जवाहरलाल नेहरू ने उद्देश्य प्रस्ताव कब प्रस्तुत किया?
(a) 13 दिसम्बर, 1946 (b) 11 दिसम्बर, 1946
(c) 15 दिसम्बर, 1946 (d) 16 दिसम्बर, 1946

7 भारतीय संविधान को संविधान सभा द्वारा कब अंगीकृत किया गया?
(a) 26 नवम्बर, 1949 (b) 26 जनवरी, 1950
(c) 26 नवम्बर, 1948 (d) 26 दिसम्बर, 1949

8 भारतीय संविधान पूर्ण रूप से कब लागू हुआ?
(a) 26 जनवरी, 1949
(b) 26 जनवरी, 1950
(c) 26 नवम्बर, 1949
(d) 26 दिसम्बर, 1950

9 निम्न में कौन प्रान्तीय संविधान सभा के अध्यक्ष थे?
(a) सरदार वल्लभभाई पटेल (b) पण्डित जवाहरलाल नेहरू
(c) एच सी मुखर्जी (d) जे बी कृपलानी

10 निम्न में कौन संविधान सभा के प्रारूप समिति के अध्यक्ष थे?
(a) डॉ. बी आर अम्बेडकर (b) डॉ. राजेन्द्र प्रसाद
(c) वल्लभभाई पटेल (d) एच सी मुखर्जी

11 वर्तमान में भारतीय संविधान में कितनी अनुसूचियाँ हैं?
(a) 6 (b) 8 (c) 10 (d) 12

12 संविधान की किस अनुसूची में 22 भाषाओं का उल्लेख किया गया है?
(a) सातवीं अनुसूची (b) आठवीं अनुसूची
(c) नौवीं अनुसूची (d) दसवीं अनुसूची

13 संविधान की ग्यारहवीं अनुसूची निम्न में किससे सम्बन्धित है?
(a) नगरपालिका (b) पंचायती राज
(c) मान्यता प्राप्त भाषाएँ (d) शपथ

14 दल-बदल सम्बन्धी प्रावधान संविधान की किस अनुसूची में वर्णित हैं?
(a) दसवीं अनुसूची (b) आठवीं अनुसूची
(c) ग्यारहवीं अनुसूची (d) बारहवीं अनुसूची

15 शासन की संसदीय प्रणाली किस देश से ली गई है?
(a) यूएसए से (b) कनाडा से (c) रूस से (d) ब्रिटेन से

16 भारतीय संविधान में समवर्ती सूची की प्रेरणा कहाँ से ली गई है?
(a) अमेरिका (b) स्विट्जरलैण्ड
(c) ऑस्ट्रेलिया (d) पूर्व सोवियत संघ

17 भारतीय संविधान में आपात उपबन्ध का प्रावधान किस देश के संविधान से लिया गया है?
(a) जर्मनी (b) ऑस्ट्रेलिया
(c) दक्षिण अफ्रीका (d) अमेरिका

18 मौलिक अधिकार का सिद्धान्त कहाँ से प्रेरित है?
(a) कनाडा (b) ब्रिटेन (c) फ्रांस (d) अमेरिका

19 राज्य के नीति निदेशक तत्त्व किस देश के संविधान से लिए गए हैं?
(a) जर्मनी (b) आयरलैण्ड
(c) कनाडा (d) दक्षिण अफ्रीका

20 मौलिक कर्त्तव्यों को किस देश से ग्रहण किया गया है?
(a) अमेरिका (b) सोवियत संघ (रूस)
(c) जापान (d) फ्रांस

21 संविधान संशोधन की प्रणाली किस देश से प्रेरित है?
(a) जर्मनी (b) अमेरिका
(c) दक्षिण अफ्रीका (d) ऑस्ट्रेलिया

22 भारतीय संविधान में एकल नागरिकता का प्रावधान किस देश से लिया गया है?
(a) कनाडा (b) ऑस्ट्रेलिया (c) जापान (d) ब्रिटेन

23 संविधान की कुंजी किसे कहा जाता है?
(a) प्रस्तावना को (b) संवैधानिक उपचारों को
(c) मौलिक अधिकारों को (d) इनमें से कोई नहीं

24 42वें संविधान संशोधन 1976 द्वारा प्रस्तावना में किस शब्द को जोड़ा गया?
(a) समाजवादी (b) पन्थनिरपेक्ष
(c) अखण्डता (d) ये सभी

25 भारतीय संविधान के किस भाग में नागरिकता का उल्लेख है?
(a) भाग-I (b) भाग-II
(c) भाग-III (d) भाग-IV

26 भारतीय संविधान में नागरिकता से सम्बन्धित अनुच्छेद है?
(a) अनुच्छेद (1-4) (b) अनुच्छेद (5-11)
(c) अनुच्छेद (12-35) (d) अनुच्छेद (36-51)

27 भारतीय संविधान में किस प्रकार की नागरिकता का प्रावधान है?
(a) एकल (b) दोहरी
(c) 'a' और 'b' दोनों (d) इनमें से कोई नहीं

28 भारतीय संविधान में किस भाग में मौलिक अधिकारों का वर्णन है?
(a) भाग-I (b) भाग-III (c) भाग-IV (d) भाग-V

29 किन अनुच्छेदों में मौलिक अधिकारों का वर्णन है?
(a) अनुच्छेद (5-11) (b) अनुच्छेद (12-35)
(c) अनुच्छेद (36-51) (d) अनुच्छेद (1-4)

30 अनुच्छेद-14 से अनुच्छेद-18 किस मौलिक अधिकार से सम्बन्धित है?
(a) समता का अधिकार
(b) स्वतन्त्रता का अधिकार
(c) धार्मिक स्वतन्त्रता का अधिकार
(d) शोषण के विरुद्ध अधिकार

31 निम्नलिखित में से किसे 'भारतीय संविधान का मैग्नाकार्टा' कहा जाता है?
(a) मौलिक कर्त्तव्य (b) मौलिक अधिकार
(c) नीति निदेशक तत्त्व (d) प्रस्तावना

32 वर्तमान में मौलिक अधिकारों की संख्या कितनी है?
(a) 7 (b) 6
(c) 10 (d) 11

33 स्वतन्त्रता के अधिकार का संविधान के किस अनुच्छेद में उल्लेख है?
(a) अनुच्छेद 14-18 (b) अनुच्छेद 19-22
(c) अनुच्छेद 23-24 (d) अनुच्छेद 25-28

34 सर्वोच्च न्यायालय को किस अनुच्छेद के तहत रिट जारी करने का अधिकार प्राप्त है?
(a) अनुच्छेद 226 (b) अनुच्छेद 32
(c) अनुच्छेद 35 (d) अनुच्छेद 31

35 निम्न में से किस संविधान संशोधन द्वारा सम्पत्ति के अधिकार को मौलिक अधिकारों के श्रेणी से हटा दिया गया?
(a) 42वें (b) 44वें (c) 61वें (d) 89वें

36 निम्न में में किस अनुच्छेद को संवैधानिक उपचारों का अधिकार कहा जाता है?
(a) अनुच्छेद 30 (b) अनुच्छेद 17
(c) अनुच्छेद 32 (d) अनुच्छेद 18

37 भारतीय संविधान के किन अनुच्छेदों में शोषण के विरुद्ध अधिकारों का वर्णन है?
(a) अनुच्छेद (23-24) (b) अनुच्छेद (29-30)
(c) अनुच्छेद (25-28) (d) अनुच्छेद (19-22)

38 राज्य के नीति-निदेशक तत्त्वों का वर्णन संविधान के किस भाग गया है?
(a) भाग-II (b) भाग-III (c) भाग-IV (d) भाग-V

39 निम्न में से कौन-सा अनुच्छेद राज्य के नीति-निदेशक तत्त्व से सम्बन्धित है?
(a) अनुच्छेद 36-51 (b) अनुच्छेद 12-35
(c) अनुच्छेद 1-4 (d) अनुच्छेद 5-11

40 मौलिक कर्त्तव्यों को किस समिति की सिफारिश पर संविधान में समाहित किया गया था?
(a) स्वर्ण सिंह समिति (b) सरकारिया आयोग
(c) दिनेश गोस्वामी समिति (d) इनमें से कोई नहीं

41 मौलिक कर्त्तव्यों का उल्लेख किस अनुच्छेद में है?
(a) अनुच्छेद 52 (b) अनुच्छेद 51 A
(c) अनुच्छेद 50 (d) अनुच्छेद 45

42 भारतीय संविधान में किस संशोधन द्वारा मूल कर्त्तव्यों को जोड़ा गया?
(a) 42वें (b) 44वें (c) 22वें (d) 24वें

43 भारतीय संविधान के अनुसार समस्त कार्यपालिका की शक्ति किसमें निहित है?
(a) प्रधानमन्त्री (b) राष्ट्रपति
(c) उप-राष्ट्रपति (d) केन्द्रीय मन्त्रिमण्डल

44 राष्ट्रपति का निर्वाचन कितनी समयावधि के लिए होता है?
(a) 5 वर्ष (b) 6 वर्ष (c) 7 वर्ष (d) इनमें से कोई नहीं

45 राष्ट्रपति पद के निर्वाचन हेतु न्यूनतम आयु सीमा निर्धारित है
(a) 35 वर्ष (b) 30 वर्ष (c) 25 वर्ष (d) 40 वर्ष

46 भारत के महान्यायवादी की नियुक्ति कौन करता है?
(a) प्रधानमन्त्री (b) राष्ट्रपति
(c) उप-राष्ट्रपति (d) लोकसभा अध्यक्ष

47 राष्ट्रपति संविधान के किस अनुच्छेद के तहत अध्यादेश जारी कर सकता है?
(a) अनुच्छेद 213 (b) अनुच्छेद 123
(c) अनुच्छेद 330 (d) अनुच्छेद 331

48 निम्न में से किसकी नियुक्ति राष्ट्रपति के द्वारा की जाती है?
(a) लोकसभा अध्यक्ष (b) राज्यपाल
(c) निर्वाचन आयोग (d) ये सभी

49 अनुच्छेद 352 में किस आपात उपबन्ध का उल्लेख है?
(a) राष्ट्रीय आपात (b) वित्तीय आपात
(c) राष्ट्रपति शासन (d) ये सभी

50 राष्ट्रीय आपात की उद्घोषणा का आधार क्या है?
(a) युद्ध (b) बाह्य आक्रमण
(c) सशस्त्र विद्रोह (d) ये सभी

51 'वित्तीय आपात' का उल्लेख किस अनुच्छेद में किया गया है?
(a) अनुच्छेद 352 (b) अनुच्छेद 360
(c) अनुच्छेद 356 (d) अनुच्छेद 355

52 भारत में अब तक कितनी बार आपातकाल लागू किया गया है?
(a) एक बार (b) दो बार (c) तीन बार (d) चार बार

53 निम्न में से कौन एक एकमात्र निर्विरोध निर्वाचित होने वाले राष्ट्रपति हैं?
(a) ज्ञानी जैलसिंह (b) नीलम संजीव रेड्डी
(c) बी डी जत्ती (d) फखरूद्दीन अली अहमद

54 भारतीय संविधान के किस अनुच्छेद में उपराष्ट्रपति का प्रावधान किया गया है?
(a) अनुच्छेद 62 (b) अनुच्छेद 63
(c) अनुच्छेद 65 (d) अनुच्छेद 66

55 भारत में सर्वाधिक समय तक रहने वाले प्रधानमन्त्री हैं
(a) जवाहरलाल नेहरू (b) मनमोहन सिंह
(c) इन्दिरा गाँधी (d) अटल बिहारी वाजपेयी

56 निम्न में से कौन-से एक प्रथम गैर-कांग्रेसी प्रधानमन्त्री हैं?
(a) पी वी नरसिम्हा राव (b) मोरारजी देसाई
(c) राजीव गाँधी (d) चौधरी चरण सिंह

57 निम्नलिखित में कौन-सा भारतीय संसद का अंग है?
(a) राज्यसभा (b) लोकसभा (c) राष्ट्रपति (d) ये सभी

58 राज्यसभा के सदस्यों का निर्वाचन कितने समय के लिए होता है?
(a) 4 वर्ष (b) 5 वर्ष (c) 6 वर्ष (d) आजीवन

59 राज्यसभा के कितने सदस्य प्रत्येक दो वर्षों पर अवकाश ग्रहण करते हैं?
(a) $\frac{1}{4}$ सदस्य (b) $\frac{1}{5}$ सदस्य (c) $\frac{1}{6}$ सदस्य (d) $\frac{1}{3}$ सदस्य

60 राज्यसभा में सदस्यों की अधिकतम संख्या कितनी हो सकती है?
(a) 245 (b) 243 (c) 250 (d) 252

61 राष्ट्रपति राज्यसभा में कितने सदस्यों को नियुक्त कर सकता है?
(a) 6 सदस्य (b) 8 सदस्य (c) 10 सदस्य (d) 12 सदस्य

62 किस सभा का अध्यक्ष उस सदन का सदस्य नहीं होता है?
(a) राज्यसभा (b) लोकसभा
(c) विधानसभा (d) विधानपरिषद्

63 लोकसभा के सदस्यों के निर्वाचित होने के लिए न्यूनतम आयु सीमा निर्धारित है
(a) 25 वर्ष (b) 30 वर्ष (c) 35 वर्ष (d) 21 वर्ष

64 राष्ट्रपति आंग्ल-भारतीय समुदाय के कितने सदस्यों को मनोनीत कर सकता है?
(a) 4 (b) 2 (c) 3 (d) 12

65 संसद के दो सत्रों के बीच अधिकतम कितने समय का अन्तराल हो सकता है?
(a) 6 सप्ताह (b) 6 माह
(c) 7 सप्ताह (d) 7 माह

66 राज्यसभा के सदस्य के रूप में निर्वाचित होने के लिए न्यूनतम आयु का होना
(a) 25 वर्ष (b) 30 वर्ष (c) 35 वर्ष (d) 40 वर्ष

67 लोकसभा में सदस्यों की अधिकतम संख्या कितनी निर्धारित है?
(a) 245 (b) 550 (c) 552 (d) 556

68 राज्यपाल का कार्यकाल कितने समय तक होता है?
(a) 5 वर्ष
(b) 6 वर्ष
(c) राष्ट्रपति के प्रसादपर्यन्त
(d) जब तक प्रधानमन्त्री चाहे

69 निम्न में से किसकी नियुक्ति राज्यपाल द्वारा की जाती है?
(a) राज्य का महाधिवक्ता
(b) राज्य लोकसेवा आयोग का आयुक्त
(c) राज्य वित आयोग
(d) उपरोक्त सभी

70 विधानसभा के सदस्य बनने के लिए न्यूनतम आयु सीमा निर्धारित है?
(a) 21 वर्ष (b) 25 वर्ष
(c) 30 वर्ष (d) 35 वर्ष

71 राज्यों में किसी विधानसभा में सदस्यों की अधिकतम संख्या कितनी हो सकती है?
(a) 450 (b) 500 (c) 550 (d) 600

72 निम्न में से किस राज्य में विधानपरिषद् अस्तित्व में है?
(a) महाराष्ट्र (b) गुजरात
(c) मध्य प्रदेश (d) राजस्थान

73 निम्न में से किसे मौलिक अधिकारों का संरक्षक कहा जाता है?
(a) राष्ट्रपति को (b) सर्वोच्च न्यायालय को
(c) उप-राष्ट्रपति को (d) प्रधानमन्त्री को

74 भारत के मुख्य न्यायाधीश की नियुक्ति किसके द्वारा की जाती है?
(a) राष्ट्रपति (b) प्रधानमन्त्री
(c) उप-राष्ट्रपति (d) संसद

75 वर्तमान में भारत में कितने उच्च न्यायालय हैं?५
(a) 21 (b) 22 (c) 24 (d) 25

76 उच्च न्यायालय में न्यायाधीशों की नियुक्ति कौन करता है?
(a) राष्ट्रपति (b) राज्यपाल
(c) मुख्यमन्त्री (d) प्रधानमन्त्री

77 उच्च न्यायालय के न्यायाधीश किस आयु में अवकाश ग्रहण करते हैं?
(a) 60 वर्ष (b) 62 वर्ष
(c) 65 वर्ष (d) 61 वर्ष

78 न्यायिक पुनर्विलोकन का अधिकार किसे प्राप्त है?
(a) सर्वोच्च न्यायालय (b) उच्च न्यायालय
(c) 'a' एवं 'b' दोनों (d) इनमें से कोई नहीं

79 भारत की संविधान सभा में राष्ट्रीय ध्वज को कब अपनाया गया।
(a) 24 जनवरी, 1950 (b) 26 जनवरी, 1950
(c) 26 जनवरी, 1949 (d) 24 जनवरी, 1949

80 वन्देमातरम् गीत की रचना किसने की।
(a) बंकिम चन्द्र चटर्जी (b) रवीन्द्रनाथ टैगोर
(c) सुभाष चन्द्र बोस (d) डॉ. राजेन्द्र प्रसाद

उत्तरमाला

1 (a)	2 (a)	3 (d)	4 (b)	5 (d)	6 (a)	7 (a)	8 (b)	9 (a)	10 (a)
11 (d)	12 (b)	13 (b)	14 (a)	15 (d)	16 (c)	17 (a)	18 (d)	19 (b)	20 (b)
21 (c)	22 (d)	23 (a)	24 (d)	25 (b)	26 (b)	27 (a)	28 (b)	29 (b)	30 (a)
31 (b)	32 (b)	33 (b)	34 (b)	35 (b)	36 (c)	37 (a)	38 (d)	39 (a)	40 (a)
41 (b)	42 (a)	43 (b)	44 (a)	45 (a)	46 (b)	47 (b)	48 (d)	49 (a)	50 (d)
51 (b)	52 (c)	53 (b)	54 (b)	55 (a)	56 (b)	57 (d)	58 (c)	59 (d)	60 (c)
61 (d)	62 (a)	63 (a)	64 (b)	65 (b)	66 (b)	67 (c)	68 (c)	69 (d)	70 (b)
71 (b)	72 (a)	73 (b)	74 (a)	75 (d)	76 (a)	77 (b)	78 (c)	79 (a)	80 (a)

अध्याय 05

खेलकूद

ओलम्पिक खेल

- आधुनिक ओलम्पिक खेलों का आयोजन एवं नियन्त्रण **अन्तर्राष्ट्रीय ओलम्पिक समिति** करती है।
- ओलम्पिक ध्वज में प्रतीक के रूप में **पाँच चक्र** एक-दूसरे से मिले हुए दर्शाए गए हैं, जो विश्व के **पाँच महाद्वीपों** का प्रतिनिधित्व करने के साथ ही विश्वव्यापी खेल भावना के भी सूचक हैं।
- ओलम्पिक ध्वज पहली बार वर्ष 1920 के एण्टवर्प ओलम्पिक खेलों के दौरान फहराया गया।
- ओलम्पिक खेलों का आयोजन प्रत्येक चार वर्ष के अन्तराल पर ग्रीष्मकालीन व शीतकालीन ओलम्पिक (दो वर्षों के अन्तराल पर) किया जाता है।

प्राचीन ओलम्पिक खेलों का आरम्भ	776 ई. पू.
आधुनिक ओलम्पिक खेलों का आरम्भ	1896 ई. एथेन्स (यूनान)
आदर्शवाक्य (motto)	सिटियस, अल्टियस, फोर्टियस (Citius, Altius, Fortius)
2016 में ओलम्पिक खेलों का आयोजन	रियो डि जेनेरियो (ब्राजील)
2020 में ओलम्पिक खेलों का आयोजन	टोक्यो (जापान)(प्रस्तावित)

ओलम्पिक खेलों में भारत

- भारत द्वारा सर्वप्रथम वर्ष 1920 के एण्टवर्प ओलम्पिक खेलों में एक टीम भेजी गई।
- वर्ष 1928-1956 के बीच भारत की पुरुष हॉकी टीम ने 8 स्वर्ण पदक प्राप्त किए।
- वर्ष 1956 में केडी जाधव ने कुश्ती में भारत के लिए पहला व्यक्तिगत पदक (कांस्य) जीता।
- कर्णम मल्लेश्वरी, भारत के लिए ओलम्पिक मेडल जीतने वाली पहली महिला थी। उन्होंने भारोत्तोलन स्पर्द्धा में सिडनी ओलम्पिक 2000 में कांस्य पदक प्राप्त किया।
- वर्ष 2008 बीजिंग ओलम्पिक खेलों में अभिनव बिन्द्रा ने भारत के लिए पहला स्वर्ण पदक जीता।
- साइना नेहवाल ने वर्ष 2012 लन्दन ओलम्पिक में कांस्य पदक जीता।
- रियो ओलम्पिक 2016 में पी वी सिन्धु (बैडमिण्टन) ने रजत पदक तथा साक्षी मलिक (कुश्ती) ने कांस्य पदक जीता।

राष्ट्रमण्डल खेल

- इन खेलों की शुरुआत वर्ष 1930 में **हैमिल्टन** (कनाडा) में हुई थी।
- इन खेलों का आयोजन प्रत्येक चार वर्ष बाद होता है। इसमें केवल राष्ट्रमण्डल सदस्य देश ही भाग लेते हैं।
- पहली बार वर्ष 1934 में भारत ने इस खेल में भाग लिया था।
- राष्ट्रमण्डल खेलों में पदक जीतने वाले प्रथम भारतीय **राशिद अनवर** (कुश्ती, कांस्य) थे।
- 19वें राष्ट्रमण्डल खेलों का आयोजन वर्ष 2010 में नई दिल्ली (भारत) में किया गया था।
- 21वें राष्ट्रमण्डल खेलों का आयोजन वर्ष 2018 में गोल्ड कोस्ट (ऑस्ट्रेलिया) में किया गया। इसमें प्रथम व द्वितीय स्थान क्रमशः ऑस्ट्रेलिया और इंग्लैण्ड ने प्राप्त किया और भारत ने कुल 66 पदकों के साथ तीसरा स्थान प्राप्त किया।
- 22वें राष्ट्रमण्डल खेलों का आयोजन वर्ष 2022 में बर्मिंघम (इंग्लैण्ड) में होना प्रस्तावित है।

एशियाई खेल

- एशियाई खेलों का शुभारम्भ 4 मार्च, 1951 को नई दिल्ली में हुआ था। इसका उद्घाटन डॉ. राजेन्द्र प्रसाद ने किया। इसमें कुल 11 देशों के 489 खिलाड़ियों ने भाग लिया।
- इन खेलों का प्रतीक 'छल्ले के साथ उभरता हुआ सूरज' है।
- 2018 में 18वें एशियाई खेलों का आयोजन जकार्ता-पालेमबॉग (इण्डोनेशिया) में हुआ। इसमें भारत ने 15 स्वर्ण पदक सहित कुल 69 पदक हासिल कर 8वाँ स्थान प्राप्त किया।
- 2022 एशियाई खेलों का आयोजन हवांग्झु (चीन) में प्रस्तावित है।

क्रिकेट विश्वकप

- प्रथम क्रिकेट विश्वकप का आयोजन वर्ष 1975 में लॉर्ड्स (इंग्लैण्ड) में हुआ था। यह प्रत्येक 4 वर्ष के बाद आयोजित किया जाता है।
- वर्ष 2019 का विश्वकप इंग्लैण्ड में आयोजित किया गया तथा वर्ष 2023 का क्रिकेट विश्वकप भारत में होना प्रस्तावित है।

खेल एवं प्रमुख अन्तर्राष्ट्रीय खिलाड़ी

खेल	प्रसिद्ध खिलाड़ी
बैडमिण्टन	लिन डेन (चीन), तौफिक हिदायत (इण्डोनेशिया), ली चोंग वी (मलेशिया)
फुटबॉल	पेले (ब्राजील), लियोनेल मेंसी (अर्जेण्टीना), डेविड बेखम (ब्रिटेन), डिएगो मेरेडोना (अर्जेण्टीना)
हॉकी	मैथ्यू फिलिप्स (ब्रिटेन), रेहान बट्ट (पाकिस्तान)
क्रिकेट	रिकी पोण्टिंग (ऑस्ट्रेलिया), ए.बी. डिविलियर्स (दक्षिण अफ्रीका), डॉन ब्रेडमैन (ऑस्ट्रेलिया)
टेनिस	रोजर फेडरर (स्विट्जरलैण्ड), सेरेना विलियम्स (अमेरिका), स्टेफी ग्राफ (जर्मनी)
शतरंज	मैग्नस कार्लसन (नॉर्वे), बॉबी फिशर (अमेरिका)
एथलेटिक्स	उसैन बोल्ट (जमैका), माइकल-जॉनसन (अमेरिका), रॉबर्ट हॉर्टिंग (जर्मनी)
मुक्केबाजी	मुहम्मद अली (अमेरिका), माइक टायसन (अमेरिका), मैनी पक्याओ (फिलीपींस)
निशानेबाजी	आद्रिया आर्सोविच (सर्बिया), सर्गेई कामेन्स्की (रूस), निकोलो कैम्प्रियानी (इटली)
तीरन्दाजी	वान चान कू (दक्षिण कोरिया), ब्रेडी एलिसन (अमेरिका), ज्या चार्ल्स वलाडोंट (फ्रांस)
तैराकी	माइकल फेल्प्स (अमेरिका), लिली किंग (अमेरिका), यूलिया एफिमो (रूस)

खेल एवं प्रमुख राष्ट्रीय खिलाड़ी

खेल	प्रसिद्ध खिलाड़ी
बैडमिण्टन	सैयद मोदी, पीवी सिन्धु साइना नेहवाल, पुलेला गोपीचन्द, ज्वाला गुट्टा
फुटबॉल	बाईचुंग भूटिया, सुनील छेत्री
हॉकी	ध्यानचन्द सिंह, धनराज पिल्लै, जयपाल सिंह
क्रिकेट	सुनील गावस्कर, कपिल देव, सचिन तेन्दुलकर, मेहन्द्र सिंह धोनी, विराट कोहली
टेनिस	लिएण्डर पेस, आनन्द अमृतराज, महेश भूपति, सानिया मिर्जा, सोमदेव बर्मन
शतरंज	विश्वनाथन आनन्द, अनीश गिरि, पेण्डयाला हरिकृष्ण, कृष्णा शशिकिरण
एथलेटिक्स	दीपा कर्माकर, इन्द्रजीत सिंह, हिमा दास, सीमा पूनिया, विकास गौड़ा
मुक्केबाजी	शिव थापा, मैरीकॉम, विजेन्द्र सिंह, मनोज कुमार
कुश्ती	सुशील कुमार, योगेश्वर दत्त, नरसिंह यादव, विनेश फोगाट, साक्षी मलिक, बबीता कुमारी
निशानेबाजी	अभिनव बिन्द्रा, गगन नारंग, जीतू राय, अपूर्वी चण्डेला, अयोनिका पॉल, हिना सिद्धू, मनुभाकर, सौरभ चौधरी
तीरन्दाजी	अतानु दास, बोम्बायला देवी, दीपिका कुमारी

खेलों से सम्बन्धित महत्त्वपूर्ण शब्दावली

क्रिकेट	एल बी डब्ल्यू, नो बॉल, हैट्रिक, रन आउट, स्ट्रोक, स्विंग, हिट विकेट, थ्रो आदि।
शतरंज	चेकमेट, बिशप, गैम्बिट, स्टेलमेट, चेक, पीसेज, रैक आदि।
हॉकी	ड्रिबल, स्टिक, बुली, हैट्रिक, शॉर्ट कॉर्नर, पेनाल्टी, कॉर्नर, ट्राई ब्रेकर आदि।
गोल्फ	पुट, टी, स्टाइमी, बैफी, कैडी, पुटिंग, बंकर आदि।
पोलो	बण्डर, चकर, मैलेट, हुक, गेलोपिंग, एंगलशॉट, आदि।
टेनिस	स्मैश, बैक हैण्ड, फाल्ट, ड्यूस, चाप, सर्विस आदि।
वॉलीबॉल	डिगपास, ओवर लैपिंग, बूस्टर, फ्लोटर, रोटेशन आदि।
कुश्ती	हाफ नेल्सन, स्टिकलर्स, हीव, काशन, क्रैडल, डागफल, अटैक आदि।
बास्केटबॉल	ब्लॉकिंग, ड्रिवलिंग, मल्टीपल थ्रो, पिवट होल्डिंग आदि।
बैडमिण्टन	स्मैश, ड्राप, नेट, डबल फाल्ट, डाइव, लेट, ड्यूस सर्विस ब्रेक, क्रासशॉट आदि।
बिलियर्ड्स	क्यू, जिगर, स्क्रूबेक, स्पॉट स्ट्रोक, हैजर्ड, बोल्टिंग आदि।
बॉक्सिंग	हिटिंग बिलो द बेल्ट, पंच, नाक आउट, अपर कट आदि।
फुटबॉल	डायरेक्ट किक, ऑफ साइड, ड्रिबल, पेनाल्टी किक, हैट्रिक, फ्री किक, कॉर्नर किक आदि।

महत्त्वपूर्ण खेल एवं कप/ट्रॉफियाँ

खेल	कप/ट्रॉफियाँ
हॉकी	बेटन कप, रंगास्वामी कप, आगा खाँ कप, महाराजा रणजीत सिंह गोल्ड कप, रतन टाटा ट्रॉफी (महिला), ध्यानचन्द ट्रॉफी, नेहरू ट्रॉफी आदि।
फुटबॉल	डी.सी.एम. ट्रॉफी, डूरण्ड कप, रोवर्स कप, सन्तोष ट्रॉफी सुब्रतो मुखर्जी कप, आदि।
क्रिकेट	रणजी ट्रॉफी (राष्ट्रीय चैम्पियनशिप), ईरानी ट्रॉफी, दिलीप ट्रॉफी, सी.के. नायडू ट्रॉफी, देवधर ट्रॉफी, विजय हजारे ट्रॉफी, ICC वर्ल्ड कप आदि।
टेबल टेनिस	जय लक्ष्मी कप (महिला), बर्नाबेलेम कप (पुरुष) त्रावनकोर कप (महिला) आदि।

खेल	कप/ट्रॉफियाँ
बैडमिण्टन	अमृत दीवान कप, नारंग कप, चड्ढा कप, थॉमस कप आदि।
बास्केटबॉल	नेहरू कप, फेडरेशन कप आदि।
गोल्फ	वाकर कप, राइडर कप, प्रिन्स ऑफ वेल्स कप आदि।
लॉन टेनिस	डेविस कप, ऑस्ट्रेलियन ओपन, फ्रेन्च ओपन, यू. एस. ओपन कप, विम्बलडन कप आदि।

प्रमुख खेल-मैदान तथा सम्बन्धित खेल

खेल-मैदान	खेल	स्थान
जे एल नेहरू स्टेडियम	एथलेटिक्स	दिल्ली
शिवाजी स्टेडियम	हॉकी	दिल्ली
अम्बेडकर स्टेडियम	फुटबॉल	दिल्ली
नेशनल स्टेडियम	हॉकी	दिल्ली
इन्दिरा गाँधी स्टेडियम	इण्डोर गेम	दिल्ली
फिरोजशाह कोटला स्टेडियम	क्रिकेट	दिल्ली
वानखेडे स्टेडियम	क्रिकेट	मुम्बई
ईडन गार्डन	क्रिकेट	कोलकाता
लॉर्ड्स, ओवल, लीड्स	क्रिकेट	ब्रिटेन
पर्थ, ब्रिस्बेन, मेलबर्न	क्रिकेट	ऑस्ट्रेलिया
नेताजी स्टेडियम	फुटबॉल	कोलकाता
ग्रीन पार्क	क्रिकेट	कानपुर
सवाई मानसिंह स्टेडियम	हॉकी	जयपुर
ध्यानचन्द स्टेडियम	हॉकी	लखनऊ
लाल बहादुर शास्त्री स्टेडियम	हॉकी	हैदराबाद

Exam Pattern Questions

1 प्रथम ओलम्पिक का उद्घाटन समारोह किस स्टेडियम में आयोजित हुआ?
(a) जवाहरलाल नेहरू स्टेडियम
(b) पैनाथेनिक स्टेडियम
(c) पी के एम स्टेडियम
(d) सैफ स्टेडियम

2 प्रथम आधुनिककालीन ओलम्पिक का आयोजन कहाँ हुआ था?
(a) जापान में (b) रूस में
(c) यूनान में (d) अमेरिका में

3 आधुनिक ओलम्पिक खेलों का आरम्भ कब हुआ?
(a) 1895 ई. (b) 1898 ई.
(c) 1896 ई. (d) 1892 ई.

4 ओलम्पिक के मोटो के तीनों शब्दों का अर्थ क्या है?
(a) Citius–सबसे तेज, Altius–सबसे ऊँचा, Fortius–सबसे बलशाली
(b) Citius–सबसे बलशाली, Altius–सबसे ऊँचा, Fortius–सबसे तेज
(c) Citius–दौड़ो, Antius–उठाओ
(d) Citius–जाओ, Antius–खेला

5 भारतीय महिलाओं ने किस ओलम्पिक में पहली बार भाग लिया था?
(a) 1978, मैड्रिड (b) 1980, मॉस्को
(c) 1976, बर्लिन (d) इनमें से कोई नहीं

6 अन्तर्राष्ट्रीय ओलम्पिक संघ का मुख्यालय कहाँ है?
(a) पेरिस (फ्रांस)
(b) टोकियो (जापान)
(c) ल्यूसाने (स्विट्जरलैण्ड)
(d) मॉस्को (रूस)

7 IOC की फुल फॉर्म क्या है?
(a) इण्डियन ओलम्पिक कमेटी
(b) इण्टरनेशनल ओलम्पिक कॉम्टीशन
(c) इण्टरनेशनल ओलम्पिक कमेटी
(d) उपरोक्त में से कोई नहीं

8 प्रथम राष्ट्रमण्डल खेल कब और कहाँ आयोजित किए गए थे?
(a) 1930, हैमिल्टन (b) 1964, पेरिस
(c) 1935, टोकियो (d) इनमें से कोई नहीं

9 राष्ट्रमण्डल खेल कितने वर्षों के अन्तराल पर आयोजित किए जाते हैं?
(a) 6 वर्ष (b) 4 वर्ष (c) 3 वर्ष (d) 2 वर्ष

10 राष्ट्रमण्डल खेल वर्ष 2018 में कहाँ पर आयोजित हुए थे?
(a) गोल्ड कोस्ट (b) मेलबर्न
(c) टोक्यो (d) ग्लासगो

11 प्रथम एशियाई खेल वर्ष ……… में नई दिल्ली (भारत) में आयोजित किए गए, जिसमें भारत को …… स्थान प्राप्त हुआ।
(a) 1950, तीसरा (b) 1951, प्रथम
(c) 1951, दूसरा (d) 1952, आठवाँ

12 हॉकी को कब एशियाई खेलों में शामिल किया गया?
(a) वर्ष 1958 (b) वर्ष 1959
(c) वर्ष 1955 (d) वर्ष 1960

13 फुटबॉल को एशियाई खेलों में कब शामिल किया गया?
(a) वर्ष 1951, नई दिल्ली (b) वर्ष 1954, मनीला
(c) वर्ष 1982, नई दिल्ली (d) वर्ष 1990, बीजिंग

14 वर्ष 2018 के एशियाई खेलों का आयोजन कहाँ हुआ था?
(a) दिल्ली (भारत) (b) इस्लामाबाद (पाकिस्तान)
(c) जकार्ता (इण्डोनेशिया) (d) इंचियोन (द. कोरिया)

15 बेसबॉल के खेल परिसर को कहा जाता है
(a) फील्ड (b) डायमण्ड
(c) कोर्ट (d) रिंग

16 जूडो-कराटे, ताइक्वाण्डो के खेल, जिस परिसर में होते हैं, उसे खेल परिसर कहा जाता है
(a) कोर्स (b) कोर्ट (c) मैट (d) रिंग

17 मुक्केबाजी खेल के खेल परिसर को किस नाम से जाना जाता है?
(a) रिंग (b) पूल (c) ऐलि (d) कोर्स

18 वाटरपोलो खेल में एक पक्ष में खिलाड़ियों की संख्या कितनी होती है?
(a) 5 (b) 6 (c) 7 (d) 9

19 बास्केटबॉल के खेल में एक पक्ष में खिलाड़ियों की संख्या कितनी होती है?
(a) 5 (b) 9 (c) 4 (d) 11

20 शब्द 'गैम्बिट' किस खेल से सम्बन्धित है?
(a) क्रिकेट (b) हॉकी (c) शतरंज (d) वॉलीबॉल

21 निम्न में से कौन-सा शब्द बिलियर्ड्स खेल से सम्बन्धित है?
(a) क्यू (b) इन ऑफ
(c) बोल्टिंग (d) ये सभी

22 'कॉर्नर किक' शब्द का सम्बन्ध किस खेल से है?
(a) हॉकी (b) फुटबॉल
(c) बेसबॉल (d) बैडमिण्टन

23 'विजय हजारे' ट्रॉफी किस खेल से सम्बन्धित है?
(a) बेसबॉल (b) हॉकी
(c) क्रिकेट (d) पोलो

24 'डूरण्ड कप और रोवर्स कप' का सम्बन्ध किस खेल से है?
(a) हॉकी (b) क्रिकेट
(c) फुटबॉल (d) बैडमिण्टन

25 'फेडरेशन कप' का सम्बन्ध किस खेल से है?
(a) क्रिकेट (b) गोल्फ (c) ब्रिज (d) बास्केटबॉल

26 निम्न में से किस कप या ट्रॉफी का सम्बन्ध हॉकी खेल से नहीं है?
(a) बेटन कप (b) आगा खाँ कप
(c) नारंग कप (d) रंगास्वामी कप

27 निम्न में से कौन-सी ट्रॉफी बैडमिण्टन से सम्बन्धित नहीं है?
(a) इन्दिरा कप (b) अमृत दीवान कप
(c) चड्ढा कप (d) उबेर कप

28 शिवाजी स्टेडियम, जो दिल्ली में अवस्थित है, किस खेल से सम्बन्धित है?
(a) क्रिकेट (b) हॉकी (c) फुटबॉल (d) टेनिस

29 सवाई मानसिंह स्टेडियम, जो राजस्थान के जयपुर में अवस्थित है, किस खेल से सम्बन्धित है?
(a) हॉकी (b) क्रिकेट (c) फुटबॉल (d) बैडमिण्टन

30 लॉर्ड्स, ओवल और लीड्स स्टेडियम किस देश में स्थित हैं?
(a) यूनाइटेड किंगडम (b) भारत
(c) यू एस ए (d) न्यूजीलैण्ड

उत्तरमाला

1 (b)	2 (c)	3 (c)	4 (a)	5 (b)	6 (a)	7 (c)	8 (a)	9 (b)	10 (a)
11 (c)	12 (a)	13 (a)	14 (c)	15 (a)	16 (c)	17 (a)	18 (c)	19 (a)	20 (c)
21 (d)	22 (b)	23 (c)	24 (c)	25 (d)	26 (c)	27 (a)	28 (b)	29 (a)	30 (a)

अध्याय 06

पुरस्कार

अन्तर्राष्ट्रीय पुरस्कार

नोबेल पुरस्कार

- नोबेल पुरस्कार का प्रारम्भ वर्ष 1901 में डाइनामाइट के आविष्कारक तथा प्रमुख उद्योगपति अल्फ्रेड नोबेल की वसीयत के अनुरूप किया गया।
- यह पुरस्कार शान्ति, साहित्य, चिकित्सा, भौतिक विज्ञान, रसायन विज्ञान और अर्थशास्त्र के क्षेत्र में उत्कृष्ट योगदान के लिए दिया जाता है।
- भौतिक शास्त्र एवं रसायन शास्त्र के लिए नोबेल पुरस्कार स्वीडिश अकादमी ऑफ साइंस द्वारा तथा चिकित्सा के लिए यह पुरस्कार 'स्टाकहोम फैकल्टी ऑफ मेडिसिन' द्वारा दिया जाता है।
- साहित्य के लिए नोबेल पुरस्कार 'स्वीडिश अकादमी ऑफ लिटरेचर' द्वारा दिया जाता है।

भारत के नोबेल पुरस्कार प्राप्तकर्ता

विजेता	क्षेत्र	वर्ष
कैलाश सत्यार्थी	शान्ति	2014
वी. रामाकृष्णन	रसायन	2009
वी. एस नॉयपाल	साहित्य	2001
अमर्त्य सेन	अर्थशास्त्र	1998
एस. चन्द्रशेखर	भौतिकी	1983
मदर टेरेसा	शान्ति	1979
हरगोविन्द खुराना	चिकित्सा	1968
सी. वी. रमन	भौतिकी	1930
रवीन्द्रनाथ टैगोर	साहित्य	1913

पुलित्जर पुरस्कार

- इस पुरस्कार को पत्रकारिता के क्षेत्र में विश्व का सबसे प्रतिष्ठित पुरस्कार माना जाता है।
- वर्ष 1917 में प्रारम्भ इस पुरस्कार को अमेरिकी प्रकाशक जोसेफ पुलित्जर के नाम पर पत्रकारिता के क्षेत्र में असाधारण योगदान के लिया दिया जाता है।

मैन बुकर पुरस्कार

- वर्ष 1969 से प्रारम्भ इस पुरस्कार को साहित्य के क्षेत्र में नोबेल पुरस्कारों के बाद सबसे बड़ा पुरस्कार माना जाता है।
- यह पुरस्कार बुकर कम्पनी एवं ब्रिटिश प्रशासक संघ द्वारा संयुक्त रूप से प्रदान किया जाता है।

रेमन मैग्सेसे पुरस्कार

- यह पुरस्कार वर्ष 1958 में फिलीपीन्स सरकार के द्वारा वहाँ के राष्ट्रपति रेमन मैग्सेसे की स्मृति में प्रदान किया जाता है।
- 'एशिया का नोबेल' कहे जाने वाले इस पुरस्कार को पाँच क्षेत्रों यथा शासकीय सेवा, समुदाय नेतृत्व, जनसेवा, पत्रकारिता साहित्य और रचनात्मक संचार कला तथा अन्तर्राष्ट्रीय समय के क्षेत्र में उल्लेखनीय योगदान के लिए प्रदान किया जाता है।

गाँधी शान्ति अन्तर्राष्ट्रीय पुरस्कार

यह पुरस्कार भारत सरकार द्वारा वर्ष 1995 से विश्व शान्ति में उल्लेखनीय भूमिका निभाने वाले व्यक्ति को प्रदान किया जाता है।

कलिंग पुरस्कार

वर्ष 1952 में प्रारम्भ यह पुरस्कार यूनेस्को द्वारा विज्ञान को लोकप्रिय बनाने के लिए किए गए असाधारण प्रयास के लिए दिया जाता है।

जवाहरलाल नेहरू पुरस्कार

विश्व शान्ति और अन्तर्राष्ट्रीय सद्भाव को बढ़ावा देने में योगदान करने वाले व्यक्ति को दिया जाता है। यह वर्ष 1965 में भारतीय विदेश मन्त्रालय द्वारा प्रारम्भ किया गया था।

ऑस्कर पुरस्कार

- यह पुरस्कार विश्व फिल्म (सिनेमा) जगत का सबसे प्रतिष्ठित पुरस्कार है। इसकी शुरुआत वर्ष 1929 में हुई थी।
- इस पुरस्कार को 'नेशनल अकादमी ऑफ मोशन पिक्चर आर्ट्स एण्ड साइंसेज, संयुक्त राज्य अमेरिका' द्वारा दिया जाता है।

ग्रेमी पुरस्कार

- यह पुरस्कार संगीत के क्षेत्र में अभूतपूर्व उपलब्धियों के लिए प्रदान किया जाता है।
- इस पुरस्कार को प्रतिवर्ष 'नेशनल एकेडमी ऑफ रिकॉर्डिंग आर्ट्स एण्ड साइंसेज (अमेरिका)' द्वारा प्रदान किया जाता है।

राष्ट्रीय पुरस्कार

भारत रत्न

- कला, साहित्य, विज्ञान, खेल तथा विविध क्षेत्रों में उत्कृष्ट योगदान के साथ जनसेवा के लिए 'भारत रत्न' देश का सर्वोच्च सम्मान है। इसकी स्थापना वर्ष 1954 में की गई थी।

- इसके पिछले भाग पर 'राष्ट्रीय चिह्न' और इसके नीचे 'सत्यमेव जयते' लिखा होता है।
- वर्ष 2019 में भूपेन हजारिका, प्रणब मुखर्जी और नानजी देशमुख को भारत रत्न से सम्मानित किया गया। अब भारत रत्न से सम्मानित कुल व्यक्तियों की संख्या 48 हो गई है।

पद्म पुरस्कार

- **पद्म विभूषण** ये पुरस्कार सरकारी कर्मचारियों द्वारा की गई सेवा सहित किसी भी क्षेत्र में की गई उच्चकोटि की विशिष्ट सेवा के लिए वर्ष 1954 से प्रदान किए जाते हैं। भारत रत्न के बाद पद्म विभूषण देश का दूसरा सबसे बड़ा सम्मान है।
- **पद्म भूषण** किसी भी क्षेत्र में विशिष्ट कार्य करने के लिए दिए जाने वाला तीसरा सबसे बड़ा राष्ट्रीय पुरस्कार है।
- **पद्मश्री** किसी भी क्षेत्र में विशिष्ट कार्य करने के लिए दिए जाने वाला चौथा सबसे बड़ा राष्ट्रीय पुरस्कार है।

वीरता पुरस्कार

- **परमवीर चक्र** वीरता के लिए दिया जाने वाला सर्वोच्च पुरस्कार है, जो थल सेना, वायु सेना, जल सेना में दुश्मन के सामने बहादुरी के सर्वोत्कृष्ट प्रदर्शन या आत्मबलिदान के लिए दिया जाता है।
- **महावीर चक्र** देश का यह द्वितीय सर्वोच्च शौर्य पुरस्कार उस बहादुर सैनिक को प्रदान किया जाता है, जिसने शत्रु के दमन में अद्वितीय पराक्रम प्रदर्शित किया हो।
- **वीर चक्र** शौर्य एवं वीरता का तीसरा सर्वोच्च पुरस्कार उसे प्रदान किया जाता है, जिसने शत्रुओं का सामना अदम्य साहस के साथ किया हो।
- **अशोक चक्र** यह पुरस्कार देश का सर्वोच्च शान्तिकालीन शौर्य पुरस्कार है। यह पुरस्कार भी शौर्य प्रदर्शन में उल्लेखनीय भूमिका निभाने वाले बहादुरकर्मी को प्रदान किया जाता है।
- **कीर्ति चक्र** शौर्य का यह पुरस्कार उस वीर को प्रदान किया जाता है, जिसने शत्रु के मुकाबले में अभूतपूर्व साहस का प्रदर्शन किया हो।
- **शौर्य चक्र** युद्ध की परिस्थितियों में अद्भुत शौर्य प्रदर्शित करने वाले शूरवीरों को यह पुरस्कार प्रदान किया जाता है।

साहित्य पुरस्कार

साहित्य अकादमी पुरस्कार

- वार्षिक स्तर पर 'साहित्य अकादमी' द्वारा साहित्य अकादमी पुरस्कार प्रदान किया जाता है। पहली बार यह पुरस्कार वर्ष 1954 में दिया गया था।
- यह पुरस्कार भारतीय संविधान की आठवीं अनुसूची में शामिल 22 भाषाओं के अतिरिक्त अंग्रेजी तथा राजस्थानी भाषाओं (कुल 24 भाषाएँ) की साहित्यिक उपलब्धियों के लिए दिया जाता है।

ज्ञानपीठ पुरस्कार

- वर्ष 1961 में ज्ञानपीठ पुरस्कार स्थापित किया गया। इस पुरस्कार के तहत ₹ 11 लाख की राशि दी जाती है।
- भारतीय संविधान की आठवीं अनुसूची में शामिल भाषाओं तथा अंग्रेजी में लिखी गई रचनाओं के लिए यह पुरस्कार दिया जाता है।

फिल्म एवं कला-संगीत पुरस्कार

- **दादासाहेब फाल्के पुरस्कार** सूचना एवं प्रसारण मन्त्रालय द्वारा दिया जाता है। यह पुरस्कार भारतीय सिनेमा के विकास में उल्लेखनीय योगदान के लिए वर्ष 1969 से दिया जा रहा है। प्रथम दादा साहेब फाल्के पुरस्कार वर्ष 1969 में देविका रानी को दिया गया।
- **राष्ट्रीय फिल्म पुरस्कार** यह पुरस्कार भारत सरकार के सूचना तथा प्रसारण मन्त्रालय द्वारा उत्कृष्ट फिल्मों तथा उनसे सम्बद्ध कलाकारों को प्रदान किया जाता है।

खेलों से सम्बन्धित पुरस्कार

अर्जुन पुरस्कार (1961)	किसी खिलाड़ी को अन्तर्राष्ट्रीय स्तर पर उसके पिछले तीन वर्ष की उपलब्धि पर यह पुरस्कार दिया जाता है।
द्रोणाचार्य पुरस्कार (1985)	इस पुरस्कार द्वारा विख्यात खेल प्रशिक्षकों को सम्मानित किया जाता है।
राजीव गाँधी खेल रत्न पुरस्कार (1991-92)	उत्कृष्ट खिलाड़ी को खेलों में उसकी उपलब्धि हेतु प्रदान किया जाता है।
ध्यानचन्द पुरस्कार (2002)	खेलों में जीवनभर की उपलब्धि के लिए यह पुरस्कार दिया जाता है।

Exam Pattern Questions

1 नोबेल पुरस्कार का प्रारम्भ किस वर्ष हुआ?
(a) वर्ष 1900 (b) वर्ष 1901
(c) वर्ष 1904 (d) वर्ष 1906

2 नोबेल पुरस्कार किस क्षेत्र में दिया जाता है?
(a) शान्ति (b) साहित्य
(c) भौतिक विज्ञान (d) ये सभी

3 भारत तथा एशिया का प्रथम नोबेल पुरस्कार किसे दिया गया
(a) रवीन्द्रनाथ टैगोर (b) सी. वी. रमन
(c) अमर्त्य सेन (d) मदर टेरेसा

4 पुलित्जर पुरस्कार किस क्षेत्र में उत्कृष्ट कार्य के लिए प्रदान किया जाता है?
(a) विज्ञान और प्रौद्योगिकी (b) साहित्य और पत्रकारिता
(c) अन्तर्राष्ट्रीय सूझ-बूझ (d) पर्यावरण अध्ययन

5 मैन बुकर पुरस्कार सम्बन्धित है
(a) साहित्य (b) खेल (c) प्रशिक्षण (d) ये सभी

6 एशिया महाद्वीप का सबसे बड़ा पुरस्कार है
(a) ग्रेमी पुरस्कार (b) रेमन मैग्सेसे पुरस्कार
(c) पुलित्जर पुरस्कार (d) इनमें से कोई नहीं

7 मैग्सेसे पुरस्कार विजेता पहले भारतीय कौन थे?
(a) इन्दिरा गाँधी (b) टी. एन. शेषन
(c) किरन बेदी (d) विनोबा भावे

8 गाँधी शान्ति अन्तर्राष्ट्रीय पुरस्कार की शुरुआत कब हुई?
(a) वर्ष 1995 (b) वर्ष 1966
(c) वर्ष 1987 (d) वर्ष 1990

9 'कलिंग पुरस्कार' का सम्बन्ध किस क्षेत्र से है?
(a) फिल्म से (b) पत्रकारिता से
(c) विज्ञान से (d) साहित्य से

10 ऑस्कर अवार्ड्स का सम्बन्ध किस क्षेत्र से है?
(a) विज्ञान (b) संगीत
(c) फिल्म (d) पत्रकारिता

11 ऑस्कर पुरस्कार की शुरुआत कब हुई?
(a) वर्ष 1929 (b) वर्ष 1939
(c) वर्ष 1949 (d) वर्ष 1911

12 सिनेमा जगत में विश्व का प्रसिद्ध ऑस्कर पुरस्कार कौन-से देश में दिया जाता है?
(a) अमेरिका (b) फ्रांस
(c) कनाडा (d) इंग्लैण्ड

13 ग्रेमी पुरस्कार किस क्षेत्र से सम्बन्धित है?
(a) संगीत (b) साहित्य
(c) पत्रकारिता (d) सामाजिकता

14 भारत रत्न किस क्षेत्र में उत्कृष्ट योगदान हेतु प्रदान किया जाता है?
(a) कला एवं साहित्य (b) विज्ञान
(c) जनसेवा (d) ये सभी

15 भारत रत्न के अलंकरण में कौन-सी आकृति निर्मित होती है?
(a) चन्द्रमा की आकृति (b) सूर्य की आकृति
(c) पृथ्वी की आकृति (d) इनमें से कोई नहीं

16 निम्नलिखित में से दूसरा उच्च भारतीय नागरिक सम्मान कौन-सा है?
(a) पद्मश्री (b) भारत रत्न
(c) पद्म भूषण (d) पद्म विभूषण

17 पद्मश्री पुरस्कार पाने वाली पहली भारतीय अभिनेत्री कौन थी?
(a) स्मिता पाटिल (b) नरगिस दत्त
(c) मीना कुमारी (d) मधुबाला

18 परमवीर चक्र का गठन किस वर्ष किया गया?
(a) वर्ष 1949 (b) वर्ष 1950 (c) वर्ष 1952 (d) वर्ष 1954

19 शान्ति के समय सर्वोच्च सैन्य पुरस्कार है
(a) अशोक चक्र (b) कीर्ति चक्र
(c) शौर्य चक्र (d) इनमें से कोई नहीं

20 भारत में साहित्य के क्षेत्र में श्रेष्ठ प्रदर्शन के लिए निम्नलिखित में से कौन-सा पुरस्कार प्रदान किया जाता है?
(a) अर्जुन पुरस्कार (b) ज्ञानपीठ पुरस्कार
(c) कलिंग पुरस्कार (d) द्रोणाचार्य पुरस्कार

21 भारत की मान्यता प्राप्त किसी भी भाषा में उत्कृष्ट योगदान हेतु दिया जाने वाला पुरस्कार है
(a) ज्ञानपीठ पुरस्कार (b) वाचस्पति पुरस्कार
(c) अशोक चक्र (d) विशिष्ट सेवा मेडल

22 साहित्य के क्षेत्र में ज्ञानपीठ पुरस्कार पाने वाली प्रथम महिला है
(a) आशापूर्णा देवी (b) सुभद्रा कुमारी चौहान
(c) अमृता प्रीतम (d) महादेवी वर्मा

23 हिन्दी भाषा में प्रथम साहित्य अकादमी पुरस्कार किसे प्रदान किया गया था?
(a) माखनलाल चतुर्वेदी (b) राहुल सांकृत्यायन
(c) नरेन्द्र देव (d) शिवपूजन सहाय

24 'सरस्वती सम्मान' का सम्बन्ध किस क्षेत्र से है?
(a) खेल (b) फिल्म (c) चिकित्सा (d) साहित्य

25 प्रथम 'दादा साहेब फाल्के' पुरस्कार किसे प्रदान किया गया?
(a) अशोक कुमार (b) देविका रानी
(c) निरुपमा राय (d) गुरुदत्त

26 'फिल्म जगत' में उल्लेखनीय योगदान हेतु कौन-सा पुरस्कार दिया जाता है?
(a) वाचस्पति पुरस्कार
(b) दादा साहेब फाल्के पुरस्कार
(c) धनवन्तरि पुरस्कार
(d) शंकर पुरस्कार

उत्तरमाला

1 (b)	2 (d)	3 (a)	4 (b)	5 (a)	6 (b)	7 (d)	8 (a)	9 (c)	10 (c)
11 (a)	12 (a)	13 (a)	14 (d)	15 (b)	16 (d)	17 (b)	18 (b)	19 (a)	20 (b)
21 (a)	22 (a)	23 (a)	24 (d)	25 (b)	26 (b)				

अध्याय 07 भारतीय रक्षा प्रणाली

भारतीय सशस्त्र बल

भारत की रक्षा के लिए सशस्त्र सैन्य बलों का गठन किया गया है, जिसका सर्वोच्च सेनापति राष्ट्रपति होता है।

भारतीय सशस्त्र सेनाओं को निम्नलिखित तीन भागों में बाँटा गया है

I. थल सेना

इसका प्रधान 'चीफ ऑफ दि आर्मी स्टाफ' होता है। इसका मुख्यालय दिल्ली में है। *इसे निम्नलिखित सात कमान में बाँटा गया है*

क्र. सं.	कमान	मुख्यालय	क्र. सं.	कमान	मुख्यालय
1.	पश्चिम	चण्डीगढ़	5.	पूर्वी	कोलकाता
2.	उत्तरी	उधमपुर	6.	दक्षिणी	पुणे
3.	मध्य	लखनऊ	7.	प्रशिक्षण	शिमला
4.	दक्षिण-पश्चिमी	जयपुर			

थल सेना के प्रमुख सैन्य संस्थान निम्न हैं

- नेशनल डिफेन्स एकेडमी (NDA), खड़गवासला (पुणे के निकट)
- नेशनल डिफेन्स कॉलेज, नई दिल्ली
- इण्डियन मिलिट्री एकेडमी (IMA), देहरादून
- इण्डियन सर्विस स्टाफ कॉलेज, वेलिंग्टन (तमिलनाडु)
- इन्फेण्ट्री स्कूल, मऊ (उत्तर प्रदेश)
- आर्म्ड सेण्टर, अहमदनगर (महाराष्ट्र)
- आर्टीलरी स्कूल, देवलाली (महाराष्ट्र)

II. नौसेना

इसका प्रधान एडमिरल रैंक का 'चीफ ऑफ दि नेवल स्टाफ' होता है। इसका मुख्यालय दिल्ली में है। इसका अधिकारी एक वाइस एडमिरल होता है। *जल सेना को तीन कमान में बाँटा गया है।*

क्र. सं.	कमान	मुख्यालय	क्र. सं.	कमान	मुख्यालय
1.	पूर्वी	विशाखापत्तनम	3.	दक्षिणी	कोच्चि
2.	पश्चिम	मुम्बई			

नौसेना के प्रमुख सैन्य संस्थान निम्न हैं

- आई.एस.एस. 'चिल्का', भुवनेश्वर (ओडिशा)
- आई.एन.एस. 'तिसरकार्स', विशाखापत्तनम
- आई.एन.एस. 'गरुड़', कोच्चि (केरल)
- आई.एन.एस. 'शिवाजी', लोनावला (महाराष्ट्र)
- जल सेना अकादमी, गोवा

III. वायु सेना

इसका प्रधान एयर चीफ मार्शल रैंक का अधिकारी होता है, जिसे 'चीफ ऑफ दि एयर स्टाफ' कहा जाता है। इसका मुख्यालय दिल्ली में है। *वायु सेना को निम्नलिखित सात कमान में बाँटा गया है*

क्र.सं.	कमान	मुख्यालय	क्र.सं.	कमान	मुख्यालय
1.	पूर्वी	शिलाँग	5.	पश्चिमी	नई दिल्ली
2.	केन्द्रीय	प्रयागराज	6.	दक्षिणी	तिरुअनन्तपुरम
3.	दक्षिण-पश्चिमी	गाँधीनगर	7.	प्रशिक्षण	बंगलुरु
4.	मेण्टेनेन्स (रखरखाव)	नागपुर			

वायु सेना के प्रमुख सैन्य संस्थान निम्न हैं

- एयर फोर्स एडमिनिस्ट्रेटिव कॉलेज, कोयम्बटूर
- एयर फोर्स एकेडमी, हैदराबाद
- एयर फोर्स टेक्निकल कॉलेज, जलाहाली (बंगलुरु)
- पैराट्रूपर ट्रेनिंग स्कूल, आगरा

भारत की आन्तरिक सुरक्षा व्यवस्था

संगठन का नाम	स्थापना वर्ष
असम रायफल्स	1835
इण्टेलिजेंस ब्यूरो (IB)	1920
केन्द्रीय रिज़र्व पुलिस बल (CRPF)	1939
राष्ट्रीय कैडेट कोर (NCC)	1948
इण्डो-तिब्बत सीमा पुलिस (ITBP)	1962
होम गार्ड्स	1962
केन्द्रीय जाँच ब्यूरो (CBI)	1963
सीमा सुरक्षा बल (BSF)	1965
केन्द्रीय औद्योगिक सुरक्षा बल (CISF)	1969
भारतीय तटरक्षक (ICG)	1978
राष्ट्रीय सुरक्षा गार्ड (NSG)	1984
रैपिड एक्शन फोर्स (RAF)	1992

भारत के विविध प्रक्षेपास्त्र

प्रक्षेपास्त्र	किस्म	मारक क्षमता
पृथ्वी	सतह-से-सतह, कम दूरी का बैलिस्टिक प्रक्षेपास्त्र	पृथ्वी I-150 किमी (*थल सेना में शामिल*), पृथ्वी II-250 किमी (*वायु सेना के लिए*), पृथ्वी III-350 किमी (नौ सेना के लिए)
त्रिशूल	सतह-से-हवा	500 मी से 9 किमी
आकाश	सतह-से-हवा बहुक्षेपीय प्रक्षेपास्त्र	25-30 किमी (भारतीय वायुसेना व थल सेना में शामिल)
नाग	टैंकरोधी निर्देशित प्रक्षेपास्त्र	4-9 किमी
अग्नि	सतह-से-सतह, मध्यम दूरी का बैलिस्टिक प्रक्षेपास्त्र	अग्नि-I (700-1250 किमी), अग्नि-II (2000-3000 किमी) अग्नि-III (3000 किमी से अधिक), अग्नि-IV (3000-4000 किमी), अग्नि-V (5000 किमी से अधिक), अग्नि-VI (8000-12000 किमी तक)
धनुष	जमीन-से-जमीन पर मार करने वाला	500 किग्रा आयुध के साथ 350 किमी
अस्त्र	हवा-से-हवा में मार करने वाला मध्यम दूरी का प्रक्षेपास्त्र	80 किमी तक
ब्रह्मोस	जमीन-से-जमीन पर मार करने वाला ध्वनि से तेज सुपरसोनिक क्रूज प्रक्षेपास्त्र	300 किग्रा आयुध के साथ 290 किमी
सागरिका	सागर की गहराइयों में भी उपयोग किया जा सकता है	700 किमी
शौर्य	सतह-से-सतह पर मार करने वाला मध्यम दूरी का हाइपरसोनिक बैलिस्टिक प्रक्षेपास्त्र	1000 किग्रा आयुध के साथ 700 किमी एवं 180 किग्रा आयुध के साथ 1900 किमी
प्रहार	सतह-से-सतह पर मार करने वाला कम दूरी का बैलिस्टिक प्रक्षेपास्त्र	150 किमी
निर्भया	सतह-से-सतह पर मार करने वाली मिसाइल	600 किमी
बराक-8	सतह से हवा में मारक क्षमता वाली मिसाइल	70 से 90 किमी

प्रमुख पनडुब्बियाँ विमानवाहक एवं युद्धपोत

INS विराट	इसे मई, 1987 में भारतीय नौसेना में शामिल किया गया। यह हवा-से-हवा में मार करने वाली और समुद्र में छुपी पनडुब्बियों से बचाव की तकनीकी आदि से लैस है।
INS विभूति	पहली स्वदेशी निर्मित मिसाइल नाव, जिसे वर्ष 1991 में मझगाँव बन्दरगाह, मुम्बई में उतारा गया।
INS शाल्की	पहली स्वदेश निर्मित पनडुब्बी जिसे वर्ष 1994 में अधिकार में लिया गया था।
INS सतपुड़ा	यह दूसरा स्वदेश निर्मित गुप्त युद्धपोत है। जून, 2004 में इसका जलावतरण मझगाँव बन्दरगाह (मुम्बई) में किया गया। इसमें थल-से-थल और थल से हवा तक के मिसाइल और उच्च तकनीक वाला राडार और संचार सामग्रियाँ शामिल हैं।
INS अरिहन्त	देश में निर्मित पहली परमाणु पनडुब्बी।
INS वैभव	यह 90 मी वर्ग में समुद्र निगरानी जहाज (ओ पी वी) श्रृंखला का तीसरा संस्करण है। मई, 2013 को तूतीकोरिन में जलावतरण किया गया।
INS त्रिकन्द	रूस निर्मित तलवार श्रेणी का युद्धपोत है। ब्रह्मोस मिसाइल सिस्टम से लैस है।
INS विक्रान्त	जलावतरण अगस्त, 2013 को कोच्चि में किया गया। इसका नामकरण देश के प्रथम विमानवाहक पोत विक्रान्त के नाम पर किया गया। इसकी लम्बाई 260 मी और चौड़ाई 60 मी है।
INS विक्रमादित्य	यह संवर्द्धित कीव-श्रेणी का विमानवाहक पोत है, जिसकी वहन क्षमता 45400 टन एवं गति 32 नॉट (59 किमी/घण्टा) है। इसे 14 जून, 2014 को भारत के प्रधानमन्त्री ने औपचारिक रूप से भारतीय नौसेना में शामिल किया।
INS अस्त्रधारिणी	भारतीय नौसेना ने पहले स्वदेशी निर्मित और डिजाइन किए गए टारपीडो लॉन्च एवं रिकवरी पोत का 6 अक्टूबर, 2015 को विशाखापत्तनम (आन्ध्र प्रदेश) में जलावतरण किया।

INS कोच्चि	30 सितम्बर, 2015 को इस स्वदेश निर्मित सर्वाधिक बड़े युद्धपोत का जलावतरण मुम्बई में किया गया।
INS कलवारी'	यह स्वदेशी तकनीक से निर्मित भारत की स्कॉर्पिन श्रेणी की पहली स्टेल्थ पनडुब्बी है। इस श्रेणी की पनडुब्बियों का विकास 'प्रोजेक्ट 75' के अन्तर्गत किया जा रहा है।
INS-कदमत्त'	स्वदेशी तकनीक से निर्मित युद्धपोत का जलावतरण 7 जनवरी, 2016 को हुआ। यह पोत प्रोजेक्ट-28 (पी-28) के अन्तर्गत दूसरा पनडुब्बीरोधी युद्धपोत है। इसे परमाणु, जैविक और रासायनिक युद्ध के हालात से निपटने योग्य बनाया गया।
INS खान्देरी	यह समुद्र की सतह एवं पानी के भीतर से वार करने वाली स्कॉर्पिन श्रेणी की दूसरी पनडुब्बी है। इसे 12 जनवरी, 2017 को समुद्र में उतारा गया।
INS इम्फाल	अप्रैल, 2019 में यह गाइडेड मिसाइलों को ध्वस्त करने वाला युद्धपोत पानी में उतरा। साथ-ही-साथ यह मल्टीपर्पज हैलिकॉप्टर ले जाने व उनके संचालन में सक्षम है।

Exam Pattern Questions

1 भारत की रक्षा का सर्वोच्च सेनापति कौन होता है?
(a) राष्ट्रपति (b) प्रधानमन्त्री
(c) रक्षामन्त्री (d) कमाण्डर

2 थल सेना को कितने कमाण्ड मे बाँटा गया है?
(a) 5 (b) 7
(c) 9 (d) 11

3 थल सेना का मुख्यालय कहाँ स्थित है?
(a) पुणे (b) कोलकाता
(c) नई दिल्ली (d) लखनऊ

4 भारतीय थल सेना के उत्तरी कमान का मुख्यालय कहाँ है?
(a) उधमपुर (b) कोलकाता
(c) शिमला (d) लखनऊ

5 भारतीय सेना की तीनों शाखाओं का मुख्यालय कहाँ अवस्थित है?
(a) दिल्ली (b) मुम्बई (c) कोलकाता (d) चेन्नई

6 'आर्मी स्कूल ऑफ फिजिकल ट्रेनिंग संस्थान' कहाँ अवस्थित है?
(a) देहरादून (b) आगरा
(c) पुणे (d) नई दिल्ली

7 'नेशनल डिफेंस कॉलेज' कहाँ अवस्थित है?
(a) खड़गवासला (b) नई दिल्ली
(c) देहरादून (d) सिकन्दराबाद

8 निम्न में से गलत युग्म को छाँटिए
(a) थल सेना-7 कमान (b) वायुसेना-7 कमान
(c) नौसेना-3 कमान (d) थल सेना-4 कमान

9 भारतीय वायुसेना का गठन कब किया गया था?
(a) 26 जनवरी, 1950 (b) 8 अक्टूबर, 1932
(c) 8 अक्टूबर, 1935 (d) 15 अगस्त, 1947

10 वायुसेना की मध्य कमान कहाँ स्थित है?
(a) प्रयागराज (b) शिलांग
(c) शिमला (d) पटना

11 वायु सेना के शीर्ष पदाधिकारी को क्या कहते हैं?
(a) जनरल (b) एडमिरल
(c) एयर कॉमोडोर (d) एयर चीफ मार्शल

12 भारतीय नौसेना की कितनी कमान है?
(a) दो (b) तीन (c) चार (d) पाँच

13 'नेशनल कैडेट कोर' की स्थापना कब हुई थी?
(a) वर्ष 1935 (b) वर्ष 1948
(c) वर्ष 1963 (d) वर्ष 1973

14 भारत तिब्बत सीमा पुलिस बल का गठन कब हुआ?
(a) वर्ष 1939 में (b) वर्ष 1962 में
(c) वर्ष 1965 में (d) वर्ष 1972 में

15 केन्द्रीय औद्योगिक सुरक्षा बल (सीआईएसएफ) का गठन कब हुआ था?
(a) वर्ष 1965 में
(b) वर्ष 1963 में
(c) वर्ष 1969 में
(d) वर्ष 1978 में

16 निम्न में से कौन टैंकरोधी निर्देशित प्रक्षेपास्त्र है?
(a) पृथ्वी (b) नाग
(c) त्रिशूल (d) आकाश

17 अग्नि-V मिसाइल की मारक क्षमता कितने किमी है?
(a) 3000 किमी से कम
(b) 4000 किमी से कम
(c) 5000 किमी से अधिक
(d) 6000 किमी से कम

18 आईएनएस विराट पनडुब्बी को हर्मिज के रूप में किस वर्ष भारतीय नौसेना में शामिल किया गया?
(a) मई, 1987 (b) जून, 1990
(c) अगस्त, 1992 (d) सितम्बर, 1995

19 निम्न में से देश में निर्मित पहली परमाणु पनडुब्बी कौन-सी है?
(a) आईएनएस विराट (b) आईएनएस विभूति
(c) आईएनएस अरिहन्त (d) आईएनएस प्रबल

20 समुद्रशक्ति द्विपक्षीय सैन्य अभ्यास किन देशों की सेनाओं के मध्य आयोजित किया जाता है
(a) चीन और फ्रांस
(b) भारत और इण्डोनेशिया
(c) रूस और जापान
(d) दक्षिण कोरिया और भारत

21 SIMBEX किन देशों के मध्य किया जाने वाला नौसेना अभ्यास है?
(a) भारत और श्रीलंका (b) भारत और फ्रांस
(c) भारत और यूएसए (d) भारत और सिंगापुर

22 वायुसेना की प्रथम भारतीय महिला एयर मार्शल कौन है?
(a) पुनीता अरोड़ा
(b) हरिता कौर देओल
(c) कंचन चौधरी
(d) पद्मावती बन्धोपाध्याय

23 भारत की प्रथम महिला, जिन्होंने पूर्ण कालिक रक्षामन्त्री पद को सुशोभित किया है, कौन है?
(a) इन्दिरा गाँधी
(b) सुषमा स्वराज
(c) निर्मला सीतारमण
(d) प्रतिभा पाटिल

उत्तरमाला

1	(a)	2	(b)	3	(c)	4	(a)	5	(a)	6	(c)	7	(b)	8	(d)	9	(b)	10	(a)
11	(d)	12	(b)	13	(b)	14	(b)	15	(c)	16	(b)	17	(c)	18	(a)	19	(c)	20	(b)
21	(d)	22	(d)	23	(c)														

अध्याय 08

सामान्य ज्ञान

विश्व में प्रथम

विश्व में बनने वाली प्रथम महिला प्रधानमन्त्री	सिरिमावो भण्डारनायके
विश्व की प्रथम महिला राष्ट्रपति	इसाबेल पैरो (अर्जेण्टीना)
अन्तरिक्ष में प्रक्षेपित प्रथम कृत्रिम उपग्रह	स्पूतनिक-I
चन्द्रमा पर उतरने वाला प्रथम व्यक्ति	नील आर्मस्ट्रांग
अन्तरिक्ष में पहुँचने वाला प्रथम व्यक्ति	यूरी गागरिन
अन्तरिक्ष में पहुँचने वाली प्रथम महिला	वेलेनतीना तेरेशकोवा
मंगल ग्रह पर उतरने वाला प्रथम अन्तरिक्ष यान	वाइकिंग-I
उत्तरी ध्रुव पर पहुँचने वाला प्रथम व्यक्ति	रॉबर्ट पियरी
दक्षिणी ध्रुव पर पहुँचने वाला प्रथम व्यक्ति	एमण्डसन
एवरेस्ट शिखर पर चढ़ने वाला प्रथम व्यक्ति	शेरपा तेनजिंग नोर्के तथा सर एडमण्ड हिलेरी
एवरेस्ट शिखर पर चढ़ने वाली प्रथम महिला	श्रीमती जुन्को ताबेई (जापान)
समस्त चैनल, स्ट्रेट आदि को पार करने वाला	मिहिर सेन
बैंक नोट जारी करने वाला पहला देश	स्वीडन
विश्व का प्रथम देश जहाँ व्यक्ति को ऐच्छिक मृत्यु का अधिकार प्रदान किया गया	नीदरलैण्ड (हॉलैण्ड)
अन्तर्राष्ट्रीय क्रिकेट में सौ शतक लगाने वाला प्रथम व्यक्ति	सचिन तेन्दुलकर

भारत में प्रथम

भारत का प्रथम ब्रिटिश गवर्नर जनरल	लॉर्ड विलियम बैण्टिक
भारत के अन्तिम ब्रिटिश गवर्नर जनरल तथा प्रथम वायसराय	लॉर्ड कैनिंग
प्रथम एवं अन्तिम भारतीय गवर्नर जनरल	सी. राजगोपालाचारी
आई.सी.एस. में सफल होने वाला प्रथम भारतीय	सत्येन्द्रनाथ टैगोर
स्वतन्त्र भारत का प्रथम गवर्नर जनरल	लॉर्ड माउण्टबेटन
भारतीय गणराज्य के प्रथम राष्ट्रपति	डॉ. राजेन्द्र प्रसाद
स्वतन्त्र भारत के प्रथम प्रधानमन्त्री	जवाहरलाल नेहरू
प्रथम महिला प्रधानमन्त्री	श्रीमती इन्दिरा गाँधी
प्रथम महिला राष्ट्रपति	श्रीमती प्रतिभा पाटिल
प्रथम लोकसभा अध्यक्ष	जी वी मावलंकर
प्रथम नोबेल पुरस्कार प्राप्तकर्ता भारतीय	रवीन्द्रनाथ टैगोर
सं.रा.सं. महासभा की प्रथम महिला सभापति	विजयालक्ष्मी पण्डित
भारतीय राज्य की प्रथम महिला मुख्यमन्त्री	सुचेता कृपलानी (उ.प्र.)
भारतीय राज्य की प्रथम महिला राज्यपाल	श्रीमती सरोजिनी नायडू
सर्वोच्च न्यायालय में प्रथम महिला न्यायाधीश	मीर फातिमा बीबी
उच्च न्यायालय में प्रथम महिला मुख्य न्यायाधीश	लीला सेठ (हिमाचल उच्च न्यायालय)
अन्तर्राष्ट्रीय न्यायालय में न्यायाधीश एवं उसका अध्यक्ष बनने वाला प्रथम भारतीय	डॉ. नगेन्द्र सिंह
प्रथम भारतीय नौसेनाध्यक्ष	वाइस एडमिरल आर.डी. कटारी
अन्तरिक्ष में जाने वाला प्रथम भारतीय	राकेश शर्मा
भारतीय मूल की पहली महिला अन्तरिक्ष यात्री	कल्पना चावला
अन्तरिक्ष में सर्वाधिक समय तक रहने वाली भारतीय मूल की महिला	सुनीता विलियम्स
एवरेस्ट की चोटी पर पहुँचने वाली प्रथम भारतीय महिला	बछेन्द्री पाल
एवरेस्ट की चोटी पर दो बार पहुँचने वाली प्रथम भारतीय महिला	सन्तोष यादव
मिस वर्ल्ड बनने वाली प्रथम भारतीय महिला	रीता फारिया
मिस यूनिवर्स बनने वाली प्रथम भारतीय महिला	सुष्मिता सेन
टेस्ट क्रिकेट में 10,000 रन बनाने वाला पहला खिलाड़ी	सुनील गावस्कर
एकदिवसीय क्रिकेट में 10,000 से अधिक रन बनाने वाला प्रथम भारतीय क्रिकेट खिलाड़ी	सचिन तेन्दुलकर
टेस्ट क्रिकेट में पहला तिहरा शतक लगाने वाला भारतीय	वीरेन्द्र सहवाग
शतरंज में प्रथम भारतीय विश्व चैम्पियन	विश्वनाथन आनन्द
टेस्ट क्रिकेट में पचास शतक लगाने वाला	सचिन तेन्दुलकर
प्रथम भारतीय महिला क्रिकेटर जिसने दोहरा शतक बनाया	मितालीराज

विश्व में सर्वाधिक बड़ा, लम्बा, ऊँचा, छोटा

सबसे बड़ा महाद्वीप	एशिया
सबसे छोटा महाद्वीप	ऑस्ट्रेलिया
सबसे बड़ा देश	रूस (क्षेत्रफल की दृष्टि से)
सबसे विशाल मन्दिर	अंकोरवाट का मन्दिर (कम्बोडिया)
सर्वाधिक लम्बी पर्वत श्रृंखला	एण्डीज (दक्षिणी अमेरिका)
सबसे बड़ा एवं गहरा महासागर	प्रशान्त महासागर
सर्वाधिक लम्बी सीमा वाला देश	कनाडा
सबसे छोटी सीमा वाला देश	जिब्राल्टर
सबसे लम्बी नदी	नील नदी (मिस्र)
सबसे बड़ी झील	कैस्पियन सागर (रूस)
सबसे बड़ा नदी द्वीप	माजुली (ब्रह्मपुत्र नदी, असम)
सबसे बड़ी नहर	स्वेज नहर
सबसे बड़ा द्वीप-समूह	इण्डोनेशिया
सबसे बड़ा मरुस्थल	सहारा मरुभूमि (अफ्रीका)
सर्वाधिक जनसंख्या वाला नगर	टोक्यो (जापान)
सबसे बड़ी खाड़ी	मैक्सिको की खाड़ी
सबसे ऊँचा पठार	पामीर (तिब्बत) का पठार
सबसे लम्बा रेलवे प्लेटफॉर्म	गोरखपुर (भारत)
सबसे बड़ा रेलवे स्टेशन	ग्रैण्ड सेण्ट्रल टर्मिनल (न्यूयॉर्क 3)
सबसे बड़ा डेल्टा	सुन्दरवन (भारत)
सर्वाधिक ऊँचाई पर स्थित झील	ओजस डेल सालडो पूल (6,400 मी)
सबसे ऊँचा जलप्रपात	साल्टो एंजेल्स फॉल (वेनेजुएला)
सबसे बड़ा पार्क	येलोस्टोन पार्क (यूएसए)
सबसे छोटी नदी	डी नदी (संयुक्त राज्य अमेरिका)
सबसे छोटा देश	वेटिकन सिटी
सबसे ऊँची राजधानी	लापाज (बोलिविया)
सबसे ठण्डा प्रदेश	बर्खोयांस्क (साइबेरिया)
सबसे ऊँची मीनार	कुतुबमीनार (भारत)
सबसे लम्बी दीवार	चीन की दीवार
सर्वाधिक वर्षा का स्थान	मासिनराम (मेघालय, भारत)
सबसे बड़ा बन्दरगाह	न्यूयॉर्क (संयुक्त राज्य अमेरिका)
सबसे बड़ा हवाई अड्डा	खालिद हवाई अड्डा, रियाद (सऊदी अरब)
सबसे बड़ी मूर्ति	स्टैच्यू ऑफ यूनिटी गुजरात (भारत)
सबसे बड़ा संग्रहालय	ब्रिटिश संग्रहालय (लन्दन)
सबसे बड़ा पुस्तकालय	कांग्रेस पुस्तकालय (लन्दन)
सबसे बड़ा महाकाव्य	महाभारत
सबसे बड़ा पार्क	नॉर्थ-ईस्ट ग्रीनलैण्ड नेशनल पार्क

भारत में सर्वाधिक बड़ा, लम्बा, ऊँचा, छोटा

सबसे लम्बा सड़क पुल	भूपेन हजारिका सेतु (असम)
सबसे बड़ा पशुओं का मेला	सोनपुर (बिहार)
सबसे ऊँची चोटी	गॉडविन ऑस्टिन (K-2)
सबसे बड़ा रेगिस्तान	थार (राजस्थान)
सबसे बड़ा चिड़ियाघर	जूलोजिकल गार्डन (कोलकाता)
सबसे बड़ी मस्जिद	जामा मस्जिद (दिल्ली)
सबसे लम्बी रेल सुरंग	पीरपंजाल सुरंग (जम्मू एवं कश्मीर)
सबसे बड़ा डेल्टा	सुन्दरवन डेल्टा (पश्चिम बंगाल)
सर्वाधिक वनाच्छादित राज्य	मध्य प्रदेश
सबसे बड़ा कॉरिडोर	रामेश्वर मन्दिर (तमिलनाडु)
सबसे ऊँचा जलप्रपात	कुंचिकल (कर्नाटक)
सबसे लम्बी सड़क	ग्राण्ड ट्रंक रोड
सबसे ऊँचा दरवाजा	बुलन्द दरवाजा
सबसे लम्बी नदी	गंगा नदी
सबसे लम्बा समुद्री पुल	बान्द्रा वर्ली सी लिंक (महाराष्ट्र)
सबसे बड़ा गुम्बद	गोल गुम्बद (बीजापुर)
सर्वाधिक वर्षा का स्थान	मासिनराम (मेघालय)
सर्वाधिक बड़ा लीवर पुल	हावड़ा ब्रिज (कोलकाता)
सबसे लम्बी नहर	इन्दिरा गाँधी नहर (राजस्थान)
सबसे लम्बा रेलवे प्लेटफॉर्म	गोरखपुर (उ.प्र.)
सबसे बड़ा प्राकृतिक बन्दरगाह	मुम्बई (महाराष्ट्र)
सबसे ऊँचा हवाई पत्तन	लेह (लद्दाख)
सर्वाधिक दूरी तय करने वाली रेलगाड़ी	विवेक एक्सप्रेस (डिब्रूगढ़ से कन्याकुमारी, 4,286 किमी)
सबसे लम्बा राष्ट्रीय राजमार्ग	राष्ट्रीय राजमार्ग न. संख्या-44 (श्रीनगर से कन्याकुमारी तक)
सबसे लम्बी तटरेखा वाला राज्य	गुजरात (1,600 किमी)
सबसे ऊँची झील	सो ल्हामू झील (सिक्किम)
दक्षिण भारत की सबसे लम्बी नदी	गोदावरी (दक्षिण की गंगा)
सबसे अधिक मार्ग बदलने वाली नदी	कोसी नदी
सबसे बड़ी कृत्रिम झील	गोविन्द सागर
सबसे बड़ा नदी द्वीप	माजुली (ब्रह्मपुत्र नदी, असम)

प्रमुख देश, राजधानी, मुद्रा एवं भाषाएँ

देश	राजधानी	मुद्रा	भाषाएँ
यूएसए	वाशिंगटन डीसी	डॉलर	अंग्रेजी
रूस	मॉस्को	रूबल	रूसी

देश	राजधानी	मुद्रा	भाषाएँ
चीन	बीजिंग	युआन	मण्डारिन
जापान	टोक्यो	येन	जैपनीज
जर्मनी	बर्लिन	यूरो	जर्मन
फ्रांस	पेरिस	यूरो	फ्रेंच
यूके	लन्दन	पौण्ड	अंग्रेजी
भारत	नई दिल्ली	रुपया	हिन्दी
इटली	रोम	यूरो	इटैलियन
कनाडा	ओटावा	डॉलर	अंग्रेजी, फ्रांसीसी
ऑस्ट्रेलिया	केनबरा	ऑस्ट्रेलिया डॉलर	अंग्रेजी
न्यूजीलैण्ड	वेलिंग्टन	न्यूजीलैण्ड डॉलर	मओरी, अंग्रेजी
नीदरलैण्ड	एम्सटर्डम	यूरो	डच
नॉर्वे	ओस्लो	क्रोन	नॉर्वेजियन
ब्राजील	ब्राजीलिया	ब्राजिलियन रियाल	पुर्तगाली, अंग्रेजी
अर्जेण्टीना	ब्यूनस आयर्स	पेसो	स्पेनिश
कोलम्बिया	बोगोटा	पेसो	स्पेनिश
ईरान	तेहरान	ब्राजिलियन रियाल	फारसी
इराक	बगदाद	इराकी दिनार	अरबी
सऊदी अरब	रियाद	सऊदी रियाल	अरबी
दक्षिणी सूडान	जुबा	पौण्ड	अरबी
मलेशिया	कुआलालम्पुर	रिंगिट	चीनी, मलय
इण्डोनेशिया	जकार्ता	रुपिया	इण्डोनेशिया, बहासा
फिलीपीन्स	मनीला	पेसो	फिलीपिनो, अंग्रेजी
पाकिस्तान	इस्लामाबाद	रुपया	उर्दू, सिन्धी, पंजाबी
अफगानिस्तान	काबुल	अफगानी	पस्तो, पर्सियन
बांग्लादेश	ढाका	टका	बंगाली, चकमामघ
भूटान	थिम्पू	गुलट्रम	डोंगरवा, नेपाली
नेपाल	काठमाण्डू	नेपाली रुपया	नेपाली
मालदीव	माले	रुपिया	दिवची
श्रीलंका	कोलम्बो/श्री जयवृद्धनेपुरे कोटे	रुपिया	सिंहल, तमिल

विश्व के सात आश्चर्य : नवीनतम सूची

आश्चर्य	स्थान
ताजमहल (मकबरा)	आगरा (उत्तर प्रदेश)
पेट्रा (ऐतिहासिक शहर)	जॉर्डन
रोमन कोलोसियम (एलिप्टिकल एंफीथियेटर)	रोम (इटली)
चिचेन ईत्जा	यूकैटन (मैक्सिको)
माचु पिच्चु (ऐतिहासिक स्थल)	पेरू
चीन की महान दीवार	चीन
क्राइस्ट दी रीडिमर (ईसा मसीह प्रतिमा)	ब्राजील

प्रमुख व्यक्तियों के समाधि स्थल

समाधि स्थल	व्यक्ति
राजघाट	महात्मा गाँधी
शान्ति वन	जवाहरलाल नेहरू
विजय घाट	लाल बहादुर शास्त्री
शक्ति स्थल	इन्दिरा गाँधी
किसान घाट	चौधरी चरण सिंह
अभय घाट	मोरारजी देसाई
वीर भूमि	राजीव गाँधी
समता स्थल	जगजीवन राम
महाप्रयाण घाट	डॉ. राजेन्द्र प्रसाद
चैत्य भूमि	बी आर अम्बेडकर
सदैव अटल	अटल बिहारी वाजपेयी

पुस्तक एवं लेखक

लेखक	पुस्तक
भारतेन्दु हरिश्चन्द्र	सत्य हरिश्चन्द्र, भारत दुर्दशा, अन्धेर नगरी
सुमित्रानन्दन पन्त	युगवाणी, ग्राम्या, युगान्त, तारापथ, चिदम्बरा
महादेवी वर्मा	यामा, नीरजा, सांध्यगीत
सूर्यकान्त त्रिपाठी निराला	परिमल, जूही की कली, कुकुरमुत्ता
हरिवंशराय बच्चन	मधुशाला
फणीश्वरनाथ रेणु	मैला आँचल
जयशंकर प्रसाद	कामायनी, आँसू, चन्द्रगुप्त, कंकाल, तितली, प्रेम पथिक
मुंशी प्रेमचन्द	गोदान, गबन, रंगभूमि, सेवासदन,
विष्णु शर्मा	पंचतन्त्र
मौलाना अबुल कलाम आजाद	इण्डिया विन्स फ्रीडम
राजेन्द्र प्रसाद	इण्डिया डिवाइडेड
इन्दिरा गाँधी	इण्टरनल इण्डिया माई ट्रुथ, पीपुल्स एण्ड प्रॉब्लम्स
जवाहरलाल नेहरू	डिस्कवरी ऑफ इण्डिया, ग्लिम्पसेज ऑफ वर्ल्ड हिस्ट्री, ऑटोबायोग्राफी इण्डिया एण्ड द वर्ल्ड

लेखक	पुस्तक
रवीन्द्रनाथ टैगोर	गीतांजलि, गार्डनर, पोस्ट ऑफिस, चित्रा, क्रीसेंट मून, द रेक, द किंग ऑफ डार्क चैम्बर, हंग्री स्टोन, द कोर्ट डान्सर
अरविन्द घोष	लाइफ डिवाइन, एसेज ऑन गीता, वन्दे मातरम्
विक्रम सेठ	एन इक्वल म्यूजिक, ए सूटेबल बॉय, टू लाइव्ज
नरेन्द्र मोदी	एक्जाम वॉरियर
मनमोहन सिंह	चेजिंग इण्डिया
संजय बारू	एक्सीडेन्टीयल प्राइमिनिस्टर
बिन्देश्वर पाठक	रोड टू फ्रीडम
किरण बेदी	फ्रीडम बिहाइन्ड बार्स, व्हाट वेंट रांग
खुशवन्त सिंह	गॉड मैन, गुड पीपुल्स, इन्दिरा गाँधी रिटर्न्स
अरुन्धति राय	द गॉड ऑफ स्मॉल थिंग्स
डॉ. ए. पी. जे अब्दुल कलाम	विंग्स ऑफ फायर, इण्डिया 2020
अटल बिहारी वाजपेयी	मेरी इक्यावन कविताएँ
मेघनाद देसाई	रीडिस्कवरी ऑफ इण्डिया
विलियम शेक्सपीयर	औथेलो, हेमलेट, किंग लीयर, मैकबैथ, ट्वेल्थ नाइट, रोमियो एण्ड जूलियट
अरस्तू	पॉलिटिक्स
रूसो	द सोशल कॉण्ट्रेक्ट
विंस्टन चर्चिल	गैदरिंग स्टॉर्म्स, हिस्ट्री ऑफ सेकण्ड वर्ल्ड वार
हिलेरी क्लिण्टन	ऐन इनविटेशन टू द व्हाइट हाउस, लिविंग हिस्ट्री
एडॉल्फ हिटलर	मीन कैम्फ

प्रमुख संगठन एवं संस्थाएँ

संयुक्त राष्ट्र संघ

- संयुक्त राष्ट्र संघ की स्थापना 24 अक्टूबर, 1945 को हुई थी। संयुक्त राष्ट्र संघ के संस्थापक सदस्य देशों की संख्या 51 थी
- संयुक्त राष्ट्र अथवा यूनाइटेड नेशन का नाम अमेरिका के तत्कालीन राष्ट्रपति फ्रैंकलिन डी रूजवेल्ट द्वारा दिया गया।
- इसका प्रधान कार्यालय न्यूयॉर्क में है। इसके सदस्यों की वर्तमान संख्या 193 है। वर्ष 2011 में दक्षिण सूडान (193 वाँ) इसका नवीनतम सदस्य (राष्ट्र) बना।
- संयुक्त राष्ट्र की छ: आधिकारिक भाषाएँ हैं— अंग्रेजी, फ्रेंच, चीनी, रूसी, अरबी और स्पेनिश। प्रारम्भ में इसकी कार्यकारी भाषाएँ अंग्रेजी और फ्रेंच थीं, बाद में अरबी, चीनी, रूसी और स्पेनिश को भी इसमें जोड़ दिया गया।
- अमेरिका, ब्रिटेन, चीन, फ्रांस तथा रूस, संयुक्त राष्ट्र संघ की सुरक्षा परिषद् के पाँच स्थायी सदस्य देश हैं।

संयुक्त राष्ट्र संघ के प्रमुख अंग तथा उनके मुख्यालय

(i) महासभा — न्यूयॉर्क (यूएसए)
(ii) सुरक्षा परिषद् — न्यूयॉर्क (यूएसए)
(iii) आर्थिक एवं सामाजिक परिषद् — न्यूयॉर्क (यूएसए)
(iv) अन्तर्राष्ट्रीय न्यायालय — द हेग (नीदरलैण्ड)
(v) न्यास परिषद् — न्यूयॉर्क (यूएसए)
(vi) सचिवालय — न्यूयॉर्क (यूएसए)

संयुक्त राष्ट्र के विशिष्ट अभिकरण एवं सम्बन्धित संगठन

नाम	मुख्यालय	स्थापना वर्ष
अन्तर्राष्ट्रीय दूरसंचार संघ (International Telecommunication Union, ITU)	जेनेवा	1865
वैश्विक डाक संघ (Universal Postal Union, UPU)	बर्न	1874
अन्तर्राष्ट्रीय श्रम संगठन (International Labour Organisation, ILO)	जेनेवा	1919
अन्तर्राष्ट्रीय मुद्रा कोष (International Monetory Fund, IMF)	वाशिंगटन	1945
संयुक्त राष्ट्र शैक्षिक, वैज्ञानिक एवं सांस्कृतिक संगठन (The United Nations Educational Scientific and Cultural Organisation, UNESCO)	पेरिस	1945
विश्व बैंक (World Bank) या पुनर्निर्माण व विकास के लिए अन्तर्राष्ट्रीय बैंक	वाशिंगटन	1945
खाद्य एवं कृषि संगठन (Food and Agriculture Organisation, FAO)	रोम	1945
अन्तर्राष्ट्रीय नागरिक उड्डयन संगठन (International Civil Aviation Organisation, ICAO)	मॉण्ट्रियल	1944
विश्व स्वास्थ्य संगठन (World Health Organisation, WHO)	जेनेवा	1948
अन्तर्राष्ट्रीय वित्त निगम (International Finance Corporation, IFC)	वाशिंगटन	1956

अन्य प्रमुख अन्तर्राष्ट्रीय संगठन

संगठन	स्थापना वर्ष	मुख्यालय
राष्ट्रमण्डल (Commonwealth)	1931	लन्दन (ब्रिटेन)
ओपेक (OPEC)	1960	वियना (ऑस्ट्रिया)
गुट निरपेक्ष आन्दोलन (NAM)	1961	बेलग्रेड
एशियाई विकास बैंक (ADB)	1966	मनीला (फिलिपीन्स)
दक्षिण-पूर्वी एशियाई राष्ट्रों का सहयोग संगठन (ASEAN)	1967	जकार्ता (इण्डोनेशिया)
दक्षिण एशियाई क्षेत्रीय सहयोग संगठन (SAARC)	1985	काठमाण्डू (नेपाल)

संगठन	स्थापना वर्ष	मुख्यालय
यूरोपियन यूनियन (EU)	1991	ब्रुसेल्स (बेल्जियम)
बिम्सटेक (BIMSTEC)	2014	ढाका (बांग्लादेश)

प्रमुख भौगोलिक खोजें

देश/खोज	खोजकर्ता	वर्ष
अमेरिका	कोलम्बस (इटली)	1492
वेस्टइण्डीज	कोलम्बस (इटली)	1492
भारत	वास्कोडिगामा	1498
जापान	सेण्ट फ्रांसिस जेनियर (स्पेन)	1549
न्यूजीलैण्ड	तस्मान (डच)	1642
ग्रीनलैण्ड	रॉबर्ट पियरी (अमेरिका)	1892
उत्तरी ध्रुव	रॉबर्ट पियरी (अमेरिका)	1909
दक्षिणी ध्रुव	एमण्डसन (नॉर्वे)	1911

प्रमुख आविष्कार एवं आविष्कारक

आविष्कार/उपकरण	आविष्कारक
यान्त्रिक घड़ी	आई सिंग व लियांग सैन
प्रिंटिंग प्रेस (मात्रात्मक व घुमावदार)	जॉन गुटेनबर्ग
यान्त्रिक कैलकुलेटर, बॉल बियरिंग	लियोनार्डो द विंची
माइक्रोस्कोप	जेड जॉनसेन
टेलिस्कोप	गैलीलियो
बैरोमीटर	टोरीसेली
प्रेशर कुकर	डेनिस पैपिन
भाप इंजन	जेम्स वाट
विद्युत मोटर	माइकल फैराडे
यान्त्रिक कम्प्यूटर	चार्ल्स बेबेज
रेफ्रिजरेटर	जैकब परकीन्स
रिवॉल्वर	सैमुअल कोल्ट
टाइपराइटर	चार्ल्स टार्बर
फोनोग्राफ	अल्वा एडीसन
विद्युत बल्ब	अल्वा एडीसन
टेलीफोन	ग्राहम बेल
रेडियो सिग्नल ट्रांसमिशन	मारकोनी
हवाईजहाज	राइट बन्धु
विद्युत यान्त्रिक टेलीविजन	जे एल बेयर्ड
माइक्रोवेव ओवन	पर्सी स्पेन्सर
सिलिकॉन इण्टीग्रेटेड चिप	जैक किल्बी और रॉबर्ट नॉअसी
एटीएम	जॉन रोकर्ड वैरन

महत्त्वपूर्ण राष्ट्रीय एवं अन्तर्राष्ट्रीय दिवस

दिनांक	दिवस
9 जनवरी	प्रवासी दिवस
12 जनवरी	राष्ट्रीय युवा दिवस
15 जनवरी	थलसेना दिवस
23 जनवरी	सुभाषचन्द्र बोस जयन्ती
25 जनवरी	मतदाता दिवस
26 जनवरी	गणतन्त्र दिवस
1 फरवरी	तट रक्षक दिवस, कल्पना स्मृति दिवस
28 फरवरी	राष्ट्रीय विज्ञान दिवस (रमन प्रभाव खोज की स्मृति में)
21 मार्च	अन्तर्राष्ट्रीय महिला दिवस
15 मार्च	विश्व उपभोक्ता संरक्षण दिवस
21 मार्च	विश्व वानिकी दिवस
23 मार्च	विश्व मौसम विज्ञान दिवस
7 अप्रैल	विश्व स्वास्थ्य दिवस
22 अप्रैल	विश्व पृथ्वी दिवस
1 मई	मई दिवस (मजदूर दिवस)
3 मई	अन्तर्राष्ट्रीय ऊर्जा दिवस
17 मई	विश्व दूरसंचार दिवस
21 मई	आतंकवाद विरोध दिवस
31 मई	विश्व धूम्रपान एवं तम्बाकू निषेध दिवस
5 जून	विश्व पर्यावरण दिवस
21 जून	विश्व योग दिवस
11 जुलाई	विश्व जनसंख्या दिवस
26 जुलाई	कारगिल स्मृति दिवस
15 अगस्त	स्वतन्त्रता दिवस
20 अगस्त	सद्भावना दिवस (राजीव गाँधी की जयन्ती)
29 अगस्त	राष्ट्रीय खेल दिवस (मेजर ध्यानचन्द की जयन्ती)
5 सितम्बर	शिक्षक दिवस (डॉ. सर्वपल्ली राधाकृष्णन जयन्ती)
8 सितम्बर	विश्व साक्षरता दिवस
14 सितम्बर	हिन्दी दिवस
27 सितम्बर	विश्व पर्यटन दिवस
2 अक्टूबर	विश्व अहिंसा दिवस (गाँधी जयन्ती), लाल बहादुर शास्त्री की जयन्ती।
8 अक्टूबर	वायुसेना दिवस
16 अक्टूबर	विश्व खाद्य दिवस
24 अक्टूबर	संयुक्त राष्ट्र दिवस
14 नवम्बर	बाल दिवस जवाहरलाल नेहरू जयन्ती

दिनांक	दिवस
1 दिसम्बर	विश्व एड्स दिवस
4 दिसम्बर	नौसेना दिवस
7 दिसम्बर	झण्डा दिवस
10 दिसम्बर	मानव अधिकार दिवस
23 दिसम्बर	किसान दिवस
25 दिसम्बर	सुशासन दिवस (अटल बिहारी जयन्ती)

शब्द संक्षेप

ABM	एण्टी बैलेस्टिक मिसाइल
AIDS	एक्वायर्ड इम्यूनो डिफीसियन्सी सिण्ड्रोम
AMRUT	अटल मिशन फॉर रिजुवेनेसन एण्ड अर्बन ट्रांसफॉर्मेशन
ATM	ऑटोमेटेड टेलर मशीन
BARC	भामा एटामिक रिसर्च सेण्टर
BHIM	भारत इण्टरफेस फॉर मनी
CAG	क्म्पट्रोलर एण्ड ऑडिटर जनरल
CNG	कम्प्रेस्ड नेचुरल गैस
CTBT	कॉम्प्रिहेनसिव टैस्ट बैन ट्रीटी
CVC	सेण्ट्रल विजिलेन्स कमीशन
DBT	डाइरेक्ट बेनीफिट ट्रांसफर
DNA	डाइ-ऑक्सीराइबोज न्यूक्लिक एसिड
DTH	डाइरेक्ट टू होम
ECG	इलेक्ट्रोकार्डियोग्राफी
FDI	फॉरेन डायरेक्ट इन्वेस्टमेण्ट
FIR	फर्स्ट इन्फोर्मेशन रिपोर्ट
FTZ	फ्री ट्रेड जोन
GDP	ग्रॉस डोमेस्टिक प्रोडक्ट
GATT	जनरल एग्रीमेण्ट ऑन टैरिफ एण्ड ट्रेड
GPS	ग्लोबल पोजिशनिंग सिस्टम
GST	गुड्स एण्ड सर्विस टैक्स
HAL	हिन्दुस्तान एयरोनॉटिक्स लिमिटेड
HRIDAY	हेरीटेज सिटी डेवलपमेण्ट एवं ऑगमेनटेसन योजना
IAEA	इण्टरनेशनल एटॉमिक एनर्जी एजेन्सी
IDBI	इण्डस्ट्रियल डेवलपमेण्ट बैंक ऑफ इण्डिया
IRNSS	इण्डिन रीजनल नेविगेशनल सैटेलाइट सिस्टम
IUCN	इण्टरनेशनल यूनियन फॉर कन्जर्वेशन ऑफ नेचर
LASER	लाइट एम्प्लीफिकेशन बाइ स्टीम्युलेटेड एमीशन ऑफ रेडिएशन
LCA	लाइट कॉम्बेट एयरक्राफ्ट
LPG	लिक्वीफाइड पैट्रोलियम गैस
MLC	मेम्बर ऑफ लेजिस्लेटिव काउन्सिल
MNREGA	महात्मा गाँधी नेशनल रूरल एम्प्लायमेण्ट गारण्टी स्कीम
MUDRA	माइक्रो यूनिट डेवलपमेण्टस एण्ड रिफाइनेन्स एजेन्सी लिमिटेड
NABARD	नेशनल बैंक फॉर एग्रीकल्चर एण्ड रूल डेवलपमेण्ट
NITI	नेशनल इन्स्टीट्यूशन फॉर ट्रांसफॉर्मिग इण्डिया
OMR	ऑप्टिकल मार्क रीडर
PAN	परमानेण्ट एकाउण्ट नम्बर
PMKVY	प्रधानमन्त्री कौशल विकास योजना
PSLV	पोलर सेटेलाइट लांच व्हेकिल
RADAR	रेडियो डिटेक्टिंग एण्ड रेंजिंग
RDX	रिसर्च एण्ड डेवलपमेण्ट एक्सप्लेसिव
RTI	राइट टू इन्फोर्मेशन
RTE	राइट टू एजुकेशन
SAARC	साउथ एशियन एसोसिएशन फॉर रीजनल कोऑपरेशन
SEBI	सिक्योरिटिज एक्सचेंज बोर्ड ऑफ इण्डिया
TRAI	टेलीकॉम रेग्यूलेटरी अथॉरिटी ऑफ इण्डिया
TRIPS	ट्रेड रिलेटेड इंटीलेक्चुल प्रॉपर्टी राइट्स
UIDAI	यूनिक आइडेण्टिफिकेशन अथॉरिटी ऑफ इण्डिया
UNDP	यूनाइटेड नेशन्स डेवलपमेण्ट प्रोग्राम
UPI	यूनिफाइड पेमेण्ट इन्टरफेस
VAT	वैल्यू एडेड टैक्स
WEF	वर्ल्ड इकोनॉमिक फोरम
WWF	वर्ल्ड वाइल्ड फण्ड
WWW	वर्ल्ड वाइड वेब

शब्दावलियाँ

भौगोलिक शब्दावलियाँ

डेटम रेखा	समुद्रतल की क्षैतिज रेखा, जिससे ऊँचाई तथा गहराई की माप होती है।
भ्रंशन	तनावमूलक बल के प्रभाव से भूतल का धँसना।
मैग्मा	धरातल के नीचे व्याप्त गर्म, तरल पदार्थ लावा जब पृथ्वी से बाहर आता है, तो उसे मैग्मा कहा जाता है।
महासागरीय गर्त	महासागरीय तली का सबसे अधिकतम गहरा भाग
ज्वार-भाटा	सूर्य तथा चन्द्रमा की आकर्षण शक्ति के कारण सागरीय जल का ऊपर उठना तथा गिरना।
जलवायु	दीर्घकालिक मौसमों की स्थिति का औसत।
प्रवालभित्ति	प्रवालों या मूँगों से निर्मित चट्टान।
भूकम्प-केन्द्र	वह केन्द्र जहाँ भूकम्प का सबसे पहले अनुभव होता है।
गॉर्ज	संकीर्ण नदी घाटी क्षेत्र
समुद्री धारा	समुद्री सतह पर प्रवाहित होने वाली जल धारा।
उपग्रह	ग्रह की परिक्रमा करने वाले आकाशीय पिण्ड।
आर्द्रता	वायुमण्डल में उपस्थित जलवाष्प की मात्रा।
ओसांक	जिस तापमान पर जल अपनी गैसीय अवस्था से तरल अवस्था में परिवर्तित होती है।
सुनामी	भूकम्प की तीव्रता से प्रभावित होकर उत्पन्न होने वाली समुद्री तरंग।

एश्चुअरी	किसी नदी का ज्वारीय मुहाना।
गिरिपद मैदान	वह मैदान जो पहाड़ों के पद में निर्मित है या स्थित है।
ह्यूमस	मृत व अपघटित जैविक पदार्थ जो मिट्टी की ऊपरी परत की उर्वरकता बढ़ाते हैं।
गॉड पार्टिकल	ब्रह्माण्ड निर्माण का मूल कण
नक्षत्र मण्डल	रात्रि में असमान तारों के समूह द्वारा निर्मित विभिन्न आकृतियाँ
सौर कलंक	सूर्य के ऊपर दिखने वाला काला धब्बा
ओरोरा बोरियालिस	ध्रुवों पर रोशनी की बरसात जैसा दिखाई पड़ना
प्रकाश वर्ष	खगोलीय दूरी का मात्रक
ब्लैक हॉल	वह क्षेत्र जहाँ से प्रकाश गमन करता है। यहाँ गुरुत्वाकर्षण बल अधिक होता है।

आर्थिक शब्दावली

आर्थिक वृद्धि	देश की अर्थव्यवस्था में मात्रात्मक वृद्धि
आर्थिक विकास	देश की अर्थव्यवस्था में मात्रात्मक एवं गुणात्मक दोनों में वृद्धि
विकसित देश	वह देश जहाँ आर्थिक संवृद्धि एवं आर्थिक विकास सन्तोषप्रद तथा रोजगार का स्तर व रहन-सहन उच्च होता है।
सकल घरेलू उत्पाद (जीडीपी)	यह एक समय विशेष पर अर्थव्यवस्था में उत्पादित वस्तुओं और सेवाओं के मूल्य की माप होता है।
विकासशील देश	वह देश जहाँ विकास की दर, रोजगार का स्तर, लोगों का रहन-सहन, जीवन-प्रत्याशा, शिक्षा इत्यादि विकसित देशों की अपेक्षा निम्न होती है।
हॉट मनी	जिस विदेशी मुद्रा में शीघ्र पलायन कर जाने की प्रवृत्ति होती है तथा जिस स्थान पर अधिक लाभ मिलने की सम्भावना होती है।
सस्ती मुद्रा	वह मुद्रा जिसे कम ब्याज दर पर प्राप्त किया जा सकता है।
हार्ड करेन्सी	जिस मुद्रा की तुलना में माँग लगातार अधिक होती है। प्राय: विकसित देशों की मुद्रा हार्ड करेन्सी कहलाती है।
मुद्रास्फीति	मुद्रा का मूल्य बढ़ जाना तथा वस्तुओं का महँगा होना।

प्रमुख कानूनी शब्दावलियाँ

अधिवक्ता	कानून का जानकार व्यक्ति
प्रतिवादी	किसी व्यक्ति या कम्पनी को कानूनी प्रक्रिया से बचाने वाला।
अभियोग	कानून तोड़ने के कारण कानूनी कारवाई होना या करना।
अन्यत्र होना	अभियुक्त का कहना कि वह घटना के समय मौजूद नहीं था।
निर्णय	न्यायालय में जजों का निर्णय

Exam Pattern Questions

1 कार्बन टैक्स लगाने वाला प्रथम देश है
(a) न्यूजीलैण्ड (b) स्वीडन (c) अमेरिका (d) रूस

2 निम्न में से कौन-सा अन्तरिक्ष में जाने वाला विश्व का प्रथम व्यक्ति है?
(a) राकेश शर्मा (b) अलेक्सी लियोनोव
(c) यूरी गागरिन (d) नील आर्मस्ट्रॉन्ग

3 कागज का आविष्कार करने वाला विश्व का प्रथम देश कौन-सा है?
(a) जर्मनी (b) फ्रांस (c) चीन (d) अमेरिका

4 उत्तरी ध्रुव पर पहुँचने वाले प्रथम व्यक्ति थे
(a) रॉबर्ट पियरी (b) चार्ल्स सिमोन्यी
(c) यूरी गागरिन (d) आर्थर ऐश

5 महिलाओं को मताधिकार देने वाला विश्व का प्रथम देश कौन-सा है?
(a) भारत (b) न्यूजीलैण्ड
(c) चीन (d) अमेरिका

6 माउण्ट एवरेस्ट पर चढ़ने वाली प्रथम महिला जुन्को ताबेई किस देश की हैं?
(a) चीन (b) थाइलैण्ड
(c) मलेशिया (d) जापान

7 संयुक्त राष्ट्र महासभा की प्रथम महिला सभापति कौन बनी थी?
(a) कैरोलिन मिकल्सन (b) जेन
(c) विजयालक्ष्मी पण्डित (d) जुन्को ताबेई

8 गुटनिरपेक्ष आन्दोलन का प्रथम सम्मेलन किस स्थान पर आयोजित हुआ?
(a) कजाकिस्तान (b) बेलग्रेड
(c) दिल्ली (d) डरबन

9 अन्तर्राष्ट्रीय न्यायालय के मुख्य न्यायाधीश बनने वाले प्रथम भारतीय कौन हैं?
(a) विजयलक्ष्मी पण्डित (b) डॉ. नागेन्द्र सिंह
(c) दलवीर भण्डारी
(d) निरूपमा राव

10 भारत का प्रथम लोकसभा अध्यक्ष कौन था?
(a) जी. वी. मावलंकर (b) बी. आर. अम्बेडकर
(c) जे. बी. कृपलानी (d) श्यामा प्रसाद मुखर्जी

11 निम्नलिखित में से कौन भारत के प्रथम उपराष्ट्रपति थे?
(a) डॉ. सर्वपल्ली राधाकृष्णन
(b) जाकिर हुसैन
(c) गोपालस्वरूप पाठक
(d) वेंकट गिरि

12 भारत का प्रथम मुख्य चुनाव आयुक्त कौन था?
(a) के सी नियोगी (b) सुकुमार सेन
(c) के वी के सुन्दरम (d) टी स्वामीनाथन

13 स्वतन्त्र भारत के प्रथम गवर्नर जनरल कौन थे?
(a) लॉर्ड विलियम बैण्टिंक (b) लॉर्ड कैनिंग
(c) लॉर्ड माउण्टबेटन (d) सी राजगोपालाचारी

14 मैग्सेसे अवार्ड पाने वाला प्रथम भारतीय कौन थे?
(a) रवीन्द्रनाथ टैगोर (b) आचार्य विनोबा भावे
(c) डॉ. हरगोविन्द खुराना (d) इनमें से कोई नहीं

15 भारत की प्रथम महिला न्यायाधीश कौन थी?
(a) फातिमा बीबी (b) अन्ना चण्डी
(c) जयन्ती पटनायक (d) आरती साहा

16 भारत की प्रथम महिला आई. ए. एस. अधिकारी कौन थी?
(a) किरण बेदी (b) लीला सेठ
(c) अन्ना जॉर्ज (d) विजयालक्ष्मी पण्डित

17 भारत का प्रथम बायोस्फीयर रिज़र्व कौन-सा है?
(a) नीलगिरी (b) जिम कॉर्बेट
(c) चिल्का (d) बुलर

18 सबसे बड़ा द्वीप है
(a) ग्रीनलैण्ड (b) लक्षद्वीप (c) मालदीव (d) अण्डमान

19 क्षेत्रफल की दृष्टि से सबसे बड़ा देश कौन-सा है?
(a) अमेरिका (b) रूस
(c) भारत (d) ब्राजील

20 सबसे छोटी नदी है
(a) सी नदी (b) हवांगहो
(c) डी नदी (d) इनमें से कोई नहीं

21 सबसे बड़ा महाद्वीप है
(a) यूरोप (b) अफ्रीका
(c) उत्तरी अमेरिका (d) एशिया

22 सबसे बड़ा महासागर है
(a) अटलाण्टिक (b) हिन्द महासागर
(c) अरब सागर (d) प्रशान्त महासागर

23 भारत में खारे पानी की सबसे बड़ी झील कौन-सी है?
(a) वूलर झील (b) डल झील
(c) साम्भर झील (d) चिल्का झील

24 'भूपेन हजारिका' भारत का सबसे लम्बा नदी पुल है। यह किस नदी पर बना है?
(a) गंगा (b) गोदावरी (c) कावेरी (d) लोहित

25 भारत का सबसे बड़ा गुम्बद गोल गुम्बद कहाँ अवस्थित है?
(a) बीजापुर (b) पुणे
(c) अहमदाबाद (d) हैदराबाद

26 भारत का सबसे ऊँचाई पर बना बाँध कौन-सा है?
(a) हीराकुण्ड बाँध (b) टिहरी बाँध
(c) फरक्का बाँध (d) गंगा सागर बाँध

27 अर्जेन्टीना की राष्ट्रीय भाषा क्या है?
(a) अंग्रेजी (b) स्पेनिश (c) जर्मन (d) फ्रेंच

28 सउदी अरब की राष्ट्रीय भाषा क्या है?
(a) चीनी (b) मलय (c) अरबी (d) पसिर्यन

29 'जकार्ता' किस देश की राजधानी है?
(a) मलेशिया (b) बांग्लादेश (c) इण्डोनेशिया (d) भूटान

30 इटली की राजधानी कहाँ है?
(a) पेरिस (b) रोम (c) एम्सर्टम (d) ब्राजीलिया

31 रिंगिट किस देश की मुद्रा है?
(a) मलेशिया (b) इण्डोनेशिया
(c) पाकिस्तान (d) फिलीपीन्स

32 फ्रांस की मुद्रा का नाम क्या है?
(a) यूरो (b) पाउण्ड (c) रुपया (d) येन

33 कनाडा की राजधानी कहाँ है?
(a) ओटावा (b) कैनबरा (c) वेलिंग्टन (d) बोगोटा

34 डेनमार्क की राजधानी कहाँ अवस्थित है?
(a) क्रसेल्स (b) ब्यूनस आयर्स
(c) कोपेनहेगन (d) एम्सटर्डम

35 इराक की मुद्रा क्या है?
(a) रियाल (b) इराकी दिनार (c) रूबल (d) क्रोन

36 जापान की मुद्रा का क्या नाम है?
(a) डॉलर (b) रूबल (c) येन (d) युआन

37 न्यूजीलैण्ड का राष्ट्रीय पशु क्या है?
(a) स्कून डॉग (b) किवी (c) बाघ (d) कंगारु

38 स्पेन का राष्ट्रीय प्रतीक क्या है?
(a) पीलर्स ऑफ हरक्यूलिस (b) शेर
(c) हाथी (d) हॉक

39 तुर्की का राष्ट्रीय प्रतीक क्या है?
(a) ईगल (b) चाँद-तारा
(c) स्टार एण्ड क्रीसेंट (d) हाथी

40 'रोमन कोलेसियम' कहाँ अवस्थित है?
(a) इटली (b) भारत (c) पेरु (d) ब्राजील

41 'क्राइस्ट दी रीडिमर' प्रसिद्ध आश्चर्य कहाँ अवस्थित है?
(a) जार्डन (b) पेरु (c) ब्राजील (d) चीन

42 'पेट्रा' निम्न में से किस देश में अवस्थित है?
(a) भारत (b) जॉर्डन (c) मैक्सिको (d) चीन

43 'चीचेन इत्जा' दुनिया का एक अजूबा किस देश में स्थित है?
(a) इटली (b) मैक्सिको (c) ब्राजील (d) पेरू

44 शक्ति स्थल का सम्बन्ध किससे है?
(a) लाल बहादुर शास्त्री (b) जवाहरलाल नेहरू
(c) इन्दिरा गाँधी (d) डॉ. राजेन्द्र प्रसाद

45 जगजीवन राम की समाधि निम्न में से कौन है?
(a) समता स्थल (b) अभय घाट
(c) वीर भूमि (d) महाप्रयाण घाट

46 चैत्य भूमि का सम्बन्ध किससे है?
(a) बी. आर. अम्बेडकर (b) इन्दिरा गाँधी
(c) चौधरी चरण सिंह (d) जगजीवन राम

47 राजीव गाँधी की समाधि स्थल किस नाम से जानी जाती है?
(a) राजघाट (b) वीर भूमि
(c) महाप्रयाण घाट (d) अभय घाट

48 निम्न में से किस पुस्तक की रचना महादेवी वर्मा द्वारा की गई है?
(a) यामा (b) सांध्यगीत
(c) नीरजा (d) ये सभी

49 निम्न में से कौन-सी पुस्तक/पुस्तकें सुमित्रानन्दन पन्त द्वारा लिखी गई है/हैं?
(a) युगावाणी (b) चिदम्बरा
(c) तारापथ (d) ये सभी

50 'भारत दुर्दशा' नामक प्रसिद्ध कृति किस विद्वान् की रचना है?
(a) सुमित्रानन्दन पन्त (b) भारतेन्दु हरिश्चन्द्र
(c) महादेवी वर्मा (d) स्वामी दयानन्द सरस्वती

51 'इण्डिया डिवाइडेड' नामक पुस्तक के लेखक कौन हैं?
(a) डॉ. राजेन्द्र प्रसाद (b) मोरारजी देसाई
(c) विक्रम सेठ (d) इन्दिरा गाँधी

52 'द गॉड ऑफ स्मॉल थिंग्स' किसकी रचना है?
(a) अरविन्द घोष (b) विनोबा भावे
(c) अरुन्धति राय (d) इन्दिरा गाँधी

53 'आनन्दमठ' नामक पुस्तक की रचना किसने की है?
(a) रवीन्द्रनाथ टैगोर (b) बंकिम चन्द्र चटर्जी
(c) विनोबा भावे (d) जवाहरलाल नेहरू

54 'इण्डिया—2020' किसकी रचना है?
(a) डॉ. ए पी जे अब्दुल कलाम
(b) लाल कृष्ण आडवाणी
(c) अटल बिहारी वाजपेयी
(d) विष्णु देसाई

55 निम्न में से कौन-सी पुस्तक मुंशी प्रेमचन्द द्वारा लिखी गई है?
(a) गोदान (b) गबन (c) रंगभूमि (d) ये सभी

56 'संसद के तीन दशक' नामक पुस्तक भारत के किस पूर्व प्रधानमन्त्री की रचना है?
(a) इन्दिरा गाँधी (b) राजीव गाँधी
(c) डॉ. मनमोहन सिंह (d) अटल बिहारी वाजपेयी

57 निम्न में से कौन-सी कृति/कृतियाँ रवीन्द्रनाथ द्वारा रचित है/हैं?
(a) गीतांजलि (b) पोस्ट ऑफिस
(c) चित्रा (d) ये सभी

58 'ऑरिजिन ऑफ स्पीशीज' नामक पुस्तक के लेखक कौन हैं?
(a) अरविन्द घोष (b) चार्ल्स डार्विन
(c) रूसो (d) अरस्तू

59 'द सोशल कॉन्ट्रेक्ट' पुस्तक के लेखक कौन हैं?
(a) रूसो (b) बंकिम चन्द्र चटर्जी
(c) अरस्तू (d) अरुन्धति राय

60 'भाभा एटॉमिक रिसर्च सेण्टर' कहाँ अवस्थित है?
(a) मुम्बई (b) हैदराबाद
(c) बेंगलुरु (d) कटक

61 विक्रम साराभाई अन्तरिक्ष अनुसन्धान केन्द्र कहाँ अवस्थित है?
(a) ट्राम्बे (b) तिरुवनन्तपुरम
(c) हरिकोटा (d) चाँदीपुर

62 संयुक्त राष्ट्र संघ की स्थापना कब हुई थी?
(a) 24, अक्टूबर, 1945 (b) 24 अक्टूबर, 1950
(c) 20, अक्टूबर, 1940 (d) 30, अक्टूबर, 1950

63 अन्तर्राष्ट्रीय श्रम संगठन का मुख्यालय कहाँ है?
(a) रोम (b) जेनेवा (c) न्यूयार्क (d) वियना

64 विश्व मौसम विभाग संगठन का मुख्यालय कहाँ स्थित है?
(a) जेनेवा (b) रोम
(c) हेग (d) माण्ट्रियल

65 पेट्रोलियम निर्यातक देशों का संगठन (ओपेक) की स्थापना कब हुई थी?
(a) वर्ष 1949 में (b) वर्ष 1960 में
(c) वर्ष 1967 में (d) वर्ष 1991 में

66 'एशियाई विकास बैंक' का मुख्यालय कहाँ है?
(a) मनीला (फिलीपीन्स) (b) ब्रुसेल्स (बेल्जियम)
(c) ढाका (बांग्लादेश) (d) वियना (आस्ट्रिया)

67 'दूरबीन' का आविष्कार किसने किया था?
(a) जी. मारकोनी (b) गैलीलियो
(c) हेनरी फोर्ड (d) जेम्स वाट

68 'टेलीफोन' का आविष्कार किसने किया?
(a) हम्फ्री डेवी (b) ग्राह्म बेल
(c) जे एल बेयर्ड (d) हेनरी फोर्ड

69 निम्नलिखित में से किसका जन्मदिवस 'शिक्षक दिवस' के रूप में मनाया जाता है?
(a) डॉ. बी. आर. अम्बेडकर (b) डॉ. विधानचन्द राय
(c) डॉ. एस. राधाकृष्णन (d) डॉ. जाकिर हुसैन

70 'राष्ट्रीय मतदाता' दिवस मनाया जाता है
(a) 15 जनवरी को (b) 25 जनवरी को
(c) 15 फरवरी को (d) 25 फरवरी को

71 प्रवासी भारतीय दिवस किस तिथि को बनाया जाता है?
(a) 9 फरवरी (b) 9 जनवरी (c) 4 फरवरी (d) 8 मार्च

72 अन्तर्राष्ट्रीय 'योग दिवस' कब मनाया जाता है?
(a) 21 मई (b) 21 जून
(c) 25 अप्रैल (d) 21 जुलाई

73 PAN का पूरा रूप है
(a) परमानेण्ट एसेस नम्बर
(b) परमानेण्ट एकांउट नेम
(c) परमानेण्ट एकांउट नम्बर
(d) इनमें से कोई नहीं

74 शब्द संक्षेप में UNDP का पूरा नाम है
(a) यूनियन ऑफ नॉर्थ डेवलपिंग प्रोविन्स
(b) यूनाइटेड नेशन्स डेवलपमेण्ट प्रोग्राम
(c) अरब नेशन डिलिंग पेट्रोलियम
(d) यूनाइटेड नेशनल डेमोक्रेटिक प्रेस

75 BARC क्या है?
(a) भाभा एटॉमिक रिसर्च कॉउन्सिल
(b) भाभा एयरोनॉटिक्स रिसर्च सेण्टर
(c) भाभा एटॉमिक रिसर्च सेण्टर
(d) भाभा एटॉमिक रेग्युलेटिंग सेण्टर

76 शब्द संक्षेप STD से तात्पर्य है
(a) स्टेट टेलीफोन डायलिंग
(b) स्टैण्डर्ड टेलीफोन डायलिंग
(c) सबस्क्राइबर टेलीफोन डायलिंग
(d) सबस्क्राइबर ट्रंक डायलिंग

77 सूर्य के ऊपर दिखाई देने वाला काला धब्बा क्या कहलाता है?
(a) नक्षत्र मण्डल (b) सौर कलंक
(c) ओरोरा वोरियालिस (d) ब्लैक हॉल

78 खगोलीय दूरी का मात्रक है
(a) प्रकाश वर्ष (b) सौर कलंक
(c) नक्षत्र मण्डल (d) ब्लैक हॉल

79 वह मुद्रा जिसे कम ब्याज दर पर प्राप्त किया जा सकता है, कहलाती है
(a) हॉट मनी (b) हार्ड मनी
(c) सस्ती मुद्रा (d) कॉल मनी

80 किसी व्यक्ति या कम्पनी को कानूनी प्रक्रिया से बचाने वाला कहलाता है
(a) अधिवक्ता (b) अभियोग
(c) प्रतिवादी (d) इनमें से कोई नहीं

उत्तरमाला

1 (b)	2 (c)	3 (c)	4 (a)	5 (b)	6 (d)	7 (c)	8 (b)	9 (b)	10 (a)
11 (a)	12 (b)	13 (c)	14 (b)	15 (a)	16 (c)	17 (a)	18 (a)	19 (b)	20 (c)
21 (d)	22 (d)	23 (c)	24 (d)	25 (a)	26 (b)	27 (b)	28 (c)	29 (c)	30 (b)
31 (a)	32 (a)	33 (a)	34 (c)	35 (b)	36 (c)	37 (b)	38 (a)	39 (b)	40 (a)
41 (c)	42 (b)	43 (b)	44 (c)	45 (a)	46 (a)	47 (b)	48 (d)	49 (d)	50 (b)
51 (a)	52 (c)	53 (b)	54 (a)	55 (d)	56 (d)	57 (d)	58 (b)	59 (a)	60 (a)
61 (b)	62 (a)	63 (b)	64 (a)	65 (b)	66 (a)	67 (b)	68 (b)	69 (c)	70 (b)
71 (b)	72 (b)	73 (c)	74 (c)	75 (c)	76 (d)	77 (b)	78 (a)	79 (c)	80 (c)

तार्किक योग्यता

तार्किक योग्यता

शृंखला परीक्षण

किसी विशेष समूह में स्थित संख्या या अक्षर के सुव्यवस्थित क्रम को शृंखला कहते हैं।

शृंखला परीक्षण में कुछ संख्या या अक्षर अथवा संख्या एवं अक्षर एक विशेष क्रम में दिए होते हैं। दिए गए क्रम में किसी विशेष स्थान को खाली छोड़ दिया जाता है या किसी विशेष स्थान पर आने वाली संख्या के स्थान पर कोई गलत संख्या संयोजित कर दी जाती है। आपको दी गई शृंखला के खाली स्थान को दिए गए विकल्पों में से उपयुक्त संख्या या अक्षर या संख्या एवं अक्षर का चुनाव करके भरना होता है या शृंखला में प्रयुक्त गलत संख्या को ज्ञात करना होता है।

उदाहरण 1. निम्नलिखित शृंखला में प्रश्नवाचक चिह्न (?) के स्थान पर नीचे दिए गए चार विकल्पों में से कौन-सा आएगा?

1, 2, 4, 7, 11, 16, ?

(a) 20 (b) 22 (c) 24 (d) 26

हल *(b)*

1 → 2 → 4 → 7 → 11 → 16 → [22]

+1, +2, +3, +4, +5, +6

अतः प्रश्नचिह्न (?) के स्थान पर 22 आएगा।

उदाहरण 2. निम्नलिखित शृंखला में गलत संख्या ज्ञात कीजिए।

2, 4, 8, 16, 48, 64, 128, 256

(a) 4 (b) 8 (c) 16 (d) 48

हल *(d)*

2 → 4 → 8 → 16 → 48 [32] → 64 → 128 → 256

×2, ×2, ×2, ×2, ×2, ×2, ×2

अतः संख्या 48 गलत है उसके स्थान पर 32 आएगा।

उदाहरण 3. निम्नलिखित अक्षरों की शृंखला में प्रश्नवाचक चिह्न (?) के स्थान पर नीचे दिए गए विकल्पों में से कौन-सा अक्षर समूह आएगा?

AN, BO, CP, DQ, ?

(a) BQ (b) AD (c) ER (d) RE

हल *(c)* AN → BO → CP → DQ → [ER]

(+1, +1) (+1, +1) (+1, +1) (+1, +1)

अतः प्रश्नचिह्न (?) के स्थान पर ER आएगा।

उदाहरण 4. निम्नलिखित अक्षर शृंखला के नीचे दिए गए विकल्पों में से शृंखला के लुप्त अक्षरों के सही अक्षर क्रम को ज्ञात कीजिए।

a_ab_bc_cd_d

(a) aaaa (b) bbbb

(c) cccc (d) abcd

हल *(d)* aaa/bbb/ccc/ddd

अतः शृंखला में abcd लिखा जाएगा।

वस्तुनिष्ठ प्रश्न

निर्देश (प्र. सं. 1-7) *निम्नलिखित दिए गए प्रत्येक प्रश्न में संख्या शृंखला में प्रश्नवाचक चिह्न (?) के स्थान पर कौन-सी संख्या आएगी?*

1. 11, 13, 17, 25, 41, ?
(a) 61 (b) 57 (c) 73 (d) 66

2. 21, 22, 26, 35, ?, 76
(a) 49 (b) 50 (c) 51 (d) 53

3. 2, 6, 12, 20, 30, 42, ?
(a) 50 (b) 52 (c) 54 (d) 56

4. 3, 1, 4, 2, 5, 4, 6, ?
(a) 7 (b) 4 (c) 5 (d) 10

5. 5, 10, 17, ?, 37, 50
(a) 25 (b) 26
(c) 27 (d) 24

6. 8, 16, 28, 44 ?
(a) 62 (b) 64 (c) 66 (d) 60

7. 8, 3, 11, 14, 25, ?
(a) 50 (b) 39 (c) 29 (d) 11

निर्देश (प्र.सं. 8-10) *निम्नलिखित दिए गए प्रत्येक प्रश्न में संख्याओं की एक श्रृंखला दी गई है, जिसमें एक पद गलत है जिसे श्रृंखला के नीचे दिए गए चार विकल्पों में से एक के रूप में दर्शाया गया है। प्रत्येक श्रृंखला में स्थित उस पद को ज्ञात कीजिए।*

8. 52, 25, 36, 63, 74, 47, 56, 85
(a) 74 (b) 47 (c) 56 (d) 85

9. 6, 26, 8, 37, 10, 48, 13, 59
(a) 13 (b) 10 (c) 8 (d) 6

10. 4, 5, 10, 8, 12, 25, 16, 26, 52, 32
(a) 40 (b) 32
(c) 25 (d) 30

निर्देश (प्र.सं. 11-17) *निम्नलिखित दिए गए प्रत्येक प्रश्न में अक्षर/अक्षरों एवं अंकों की एक संयुक्त श्रृंखला दी गई है। इस श्रृंखला में कुछ अक्षर/अंकों एवं अक्षरों को लुप्त कर दिया गया है तथा उनके स्थान पर प्रश्नवाचक चिह्न (?) को दर्शाया गया है। दी गई श्रृंखला को ध्यानपूर्वक अध्ययन करके श्रृंखला के नीचे दिए गए चार विकल्पों में से उस एक विकल्प को ज्ञात कीजिए, जो कि श्रृंखला में प्रश्नवाचक चिह्न (?) के स्थान पर उपयुक्त बैठता हो।*

11. A, B, D, G, K, ?
(a) N (b) O
(c) Q (d) P

12. AC, BD, CE, DF, EG, ?
(a) FH (b) FI (c) GH (d) JK

13. ABE, BCF, CDG, ?, EFI
(a) CDH (b) EFH (c) DEG (d) DEH

14. K5M, I8P, G11S, E14V, ?
(a) B 17 Y (b) C 17 Y
(c) B 17 X (d) C 18 Y

15. 3F, 6G, 11I, 18L, ?
(a) 27P (b) 25N
(c) 27Q (d) 21O

16. 2AZ, 4BY, 6CX, 8DW ?
(a) 10VE (b) 12FV
(c) 10EV (d) 12FU

17. 1S2, 2U4, 3W8, 4Y16, ?
(a) 6A32 (b) 5A24
(c) 5B20 (d) 5A32

निर्देश (प्र.सं. 18-22) *निम्नलिखित दिए गए प्रत्येक प्रश्न में अक्षरों का कौन-सा समूह दी गई श्रृंखला में रिक्त स्थानों पर क्रमवार रखने पर श्रृंखला को पूरा करेगा?*

18. a_acaba_a_acaba_
(a) bcbc (b) abac (c) babc (d) cbcb

19. baab_c_bcddc_dc_dded
(a) abcd (b) bcde (c) acbe (d) abce

20. mln_nml_l_mm_lnn
(a) nnll (b) nlnm (c) mnln (d) lnml

उत्तरमाला

1 (c)	2 (c)	3 (d)	4 (a)	5 (b)	6 (b)	7 (b)	8 (d)	9 (a)	10 (c)
11 (d)	12 (a)	13 (d)	14 (b)	15 (a)	16 (c)	17 (d)	18 (a)	19 (b)	20 (b)

संकेत एवं हल

1. (c) 11, 13, 17, 25, 41, [73]
+2, +4, +8, +16, +32

अतः प्रश्नचिह्न (?) के स्थान पर 73 होगा।

2. (c) 21, 22, 26, 35, [51], 76
$+(1)^2$, $+(2)^2$, $+(3)^2$, $+(4)^2$, $+(5)^2$

अतः प्रश्नचिह्न (?) के स्थान पर 51 होगा।

3. (d) 2, 6, 12, 20, 30, 42, [56]
+4, +6, +8, +10, +12, +14

अतः प्रश्नचिह्न (?) के स्थान पर 56 होगा।

4. (a) 3, 1, 4, 2, 5, 4, 6, [7]
+1, +1, +1
+1, +2, +3

अतः प्रश्नचिह्न (?) के स्थान पर 7 होगा।

5. (b) 5 10 17 [26] 37 50

$(2)^2+1$ $(3)^2+1$ $(4)^2+1$ $(5)^2+1$ $(6)^2+1$ $(7)^2+1$

अतः प्रश्नचिह्न (?) के स्थान पर 26 होगा।

6. (b) 8 16 28 44 [64]

+8 +12 +16 +20

+4 +4 +4

अतः प्रश्नचिह्न (?) के स्थान पर 64 होगा।

7. (b) दी गई श्रेणी का क्रम निम्न है

$8+3=11$

$3+11=14$

$11+14=25$

$14+25=$ [39]

अतः शृंखला में प्रश्नचिह्न (?) के स्थान पर 39 आएगा।

8. (d) $52 \Rightarrow 25 \Rightarrow 36 \Rightarrow 63$

$74 \Rightarrow 47$

तथा $56 \Rightarrow 65$ [85]

अतः 85 के स्थान पर 65 होगा।

9. (a) 6 26 8 37 10 48 [13] 59 (12)

+2 +2 +2

+11 +11 +11

अतः 13 के स्थान पर 12 होगा।

10. (c) 4 5 10 8 12 [25] 16 26 52 32 (24)

+2 +2

×2 ×2 ×2

×2 ×2 ×2

अतः 25 के स्थान पर 24 होगा।

11. (d) A B D G K [P]

+1 +2 +3 +4 +5

अतः प्रश्नचिह्न (?) के स्थान पर P होगा।

12. (a)

A C B D C E D F E G [F H]

+1 +1 +1 +1 +1

+1 +1 +1 +1 +1

अतः प्रश्नचिह्न (?) के स्थान पर FH होगा।

13. (d) ABE BCF CDG [DEH] EFI

+1 +1 +1 +1

+1 +1 +1 +1

+1 +1 +1 +1

अतः प्रश्नचिह्न (?) के स्थान पर DEH होगा।

14. (b) K 5 M I 8 P G 11 S E 14 V [C 17 Y]

−2 −2 −2 −2

+3 +3 +3 +3

+3 +3 +3 +3

अतः प्रश्नचिह्न (?) के स्थान पर C 17 Y होगा।

15. (a) 3 F 6 G 11 I 18 L [27 P]

+3 +5 +7 +9

+1 +2 +3 +4

अतः प्रश्नचिह्न (?) के स्थान पर 27 P होगा।

16. (c) 2 AZ 4 BY 6 CX 8 DW [10 EV]

+2 +2 +2 +2

+1 +1 +1 +1

−1 −1 −1 −1

अतः प्रश्नचिह्न (?) के स्थान पर 10 EV होगा।

17. (d) 1 S 2 2 U 4 3 W 8 4 Y 16 [5 A 32]

+1 +1 +1 +1

+2 +2 +2 +2

×2 ×2 ×2 ×2

अतः प्रश्नचिह्न (?) के स्थान पर 5A32 होगा।

18. (a) abac/abac / abac / abac

अतः रिक्त स्थानों पर क्रमशः bcbc होगा।

19. (d) baaba / cbbcd / dccdc /edded

अतः रिक्त स्थानों पर क्रमशः abce होगा।

20. (b) mlnn/ nmll/ lnmm / mlnn

अतः रिक्त स्थानों पर क्रमशः nlnm होगा।

सादृश्यता परीक्षण

सादृश्य का अर्थ है—'समानता' या 'सह-सम्बन्ध' या 'समता-मूलक'। सादृश्यता परीक्षण में दो वस्तुओं या शब्दों या अंकों या अक्षर समूहों के सम्बन्धों पर विचार करते हुए दिए गए विकल्पों में से ठीक एक ऐसी वस्तु, शब्द, अंक या अक्षर समूह को ज्ञात करना होता है, जिसका सम्बन्ध दी गई तीसरी वस्तु, शब्द, अंकों या अक्षर समूह के साथ स्थापित हो।

उदाहरण 1 निम्नलिखित विकल्पों में से सम्बन्धित शब्द चुनिए।

बर्फ : पानी : : ठोस : ?

(a) द्रव (b) तत्व

(c) पदार्थ (d) यौगिक

हल *(a)* जिस प्रकार 'बर्फ' पिघलने पर 'पानी' में परिवर्तित हो जाता है, उसी प्रकार 'ठोस' पिघलने पर 'द्रव' में परिवर्तित हो जाता है।

उदाहरण 2 निम्न विकल्पों में से सम्बन्धित विकल्प चुनिए।

ABCD : DCBA : : PQRS : ?

(a) RSPQ (b) SRPQ
(c) QPRS (d) SRQP

हल *(d)* जिस प्रकार,

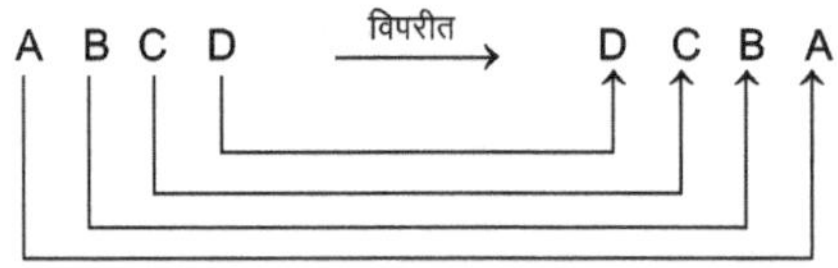

उसी प्रकार,

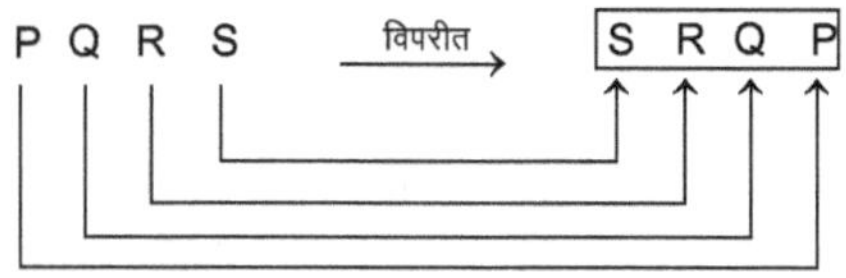

उदाहरण 3 निम्न विकल्पों में से सम्बधित विकल्प चुनिए।

12 : 30 : 18 : ?

(a) 36 (b) 42
(c) 44 (d) 45

हल *(b)* जिस प्रकार,

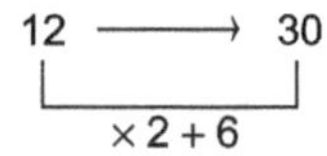

उसी प्रकार

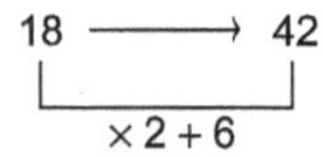

वस्तुनिष्ठ प्रश्न

निर्देश (प्र.सं. 1-6) *निम्न प्रश्नों में दिए गए विकल्पों में से सम्बन्धित शब्द को चुनिए।*

1. वृत्त : चाप :: वर्ग : ?
(a) रेखा (b) त्रिभुज (c) गोला (d) आयत

2. संयत : तीव्र :: नाममात्र : ?
(a) स्मारक (b) बहुमूल्य
(c) दूरी (d) अव्यवस्था

3. हांगकांग : चीन :: वेटिकन : ?
(b) फ्रांस (b) मेक्सिको
(c) कनाडा (d) रोम

4. गाय : बछड़ा :: शेरनी : ?
(a) शेर (b) शेरू
(c) पिल्ला (d) शावक

5. बिल्ली : म्याँऊ :: घोड़ा : ?
(a) रेंकना (b) हिनहिनाना
(c) दौड़ना (d) दहाड़ना

6. अज्ञान : शिक्षा :: रोग : ?
(a) अस्पताल (b) परिचारिका
(c) चिकित्सक (d) औषधि

7. 'राजा' का जो सम्बन्ध 'रानी' से है, 'घोड़े' का वही सम्बन्ध किससे है?
(a) गाय (b) घोड़ी
(c) जानवर (d) गधा

8. 'विचार' का जो सम्बन्ध 'मस्तिष्क' से है, 'बादल' का वही सम्बन्ध किससे है?
(a) साहित्य (b) कविता
(c) पानी (d) आसमान

निर्देश (प्र.सं. 9 और 10) *नीचे दिए गए प्रत्येक प्रश्न में शब्दों का एक जोड़ा दिया गया है तथा इसके साथ उत्तर विकल्पों के रूप में शब्दों के चार जोड़े दिए गए हैं। उत्तर विकल्पों में से आप शब्दों के उस जोड़े को चुनिए, जिनके बीच का सम्बन्ध दिए गए जोड़ के शब्दों के बीच के सम्बन्ध जैसा हो।*

9. न्यायालय : न्याय
(a) महाविद्यालय : पढ़ाई (b) अस्पताल : उपचार
(c) संकेत : यातायात (d) जेल : कैदी

10. फूल : माला
(a) छाता : वर्षा (b) सेकण्ड : मिनट
(c) फूल : वृक्ष (d) ईंट : घर

निर्देश (प्र.सं. 11-16) *नीचे दिए गए प्रत्येक प्रश्न में प्रश्न चिह्न (?) सम्बन्धित विकल्प का चयन कीजिए।*

11. ABCD : JKLM : : JKLM : ?
(a) STUV (b) RTUV (c) QRST (d) PQRS

12. MNOP : NMPO : : PQRS : ?
(a) QPRS (b) QPSR (c) PQSR (d) SPQR

13. ACEG : BDFH : : JLNP : ?
(a) KOMQ (b) IKOM
(c) KMOQ (d) IKMO

14. 3 : 27 : : 6 : ?
(a) 45 (b) 108 (c) 36 (d) 216

15. 5 : 30 : : 10 : ?
(a) 100 (b) 90 (c) 110 (d) 100

16. PST : 55 : : NPR : ?
(a) 48 (b) 50 (c) 45 (d) 52

उत्तरमाला

1 *(a)*	2 *(b)*	3 *(d)*	4 *(d)*	5 *(b)*	6 *(d)*	7 *(b)*	8 *(d)*	9 *(b)*	10 *(d)*
11 *(a)*	12 *(b)*	13 *(c)*	14 *(d)*	15 *(c)*	16 *(a)*				

संकेत एवं हल

1. (a) जिस प्रकार, 'चाप' की सहायता से 'वृत्त' का निर्माण किया जाता है, उसी प्रकार, 'रेखा' की सहायता से 'वर्ग' का निर्माण किया जाता है।

2. (b) जिस प्रकार, 'संयत' तथा 'तीव्र' आपस में विलोम शब्द हैं, उसी प्रकार 'नाममात्र' तथा 'बहुमूल्य' आपस में विलोम शब्द हैं।

3. (d) जिस प्रकार, 'हांगकांग', 'चीन' का एक शहर है, उसी प्रकार 'वेटिकन', 'रोम' का एक शहर है।

4. (d) जिस प्रकार, 'गाय' के बच्चे को 'बछड़ा' कहा जाता है, उसी प्रकार 'शेरनी' के बच्चे को 'शावक' कहा जाता है।

5. (b) जिस प्रकार, 'बिल्ली' की बोली को 'म्याँऊ' कहा जाता है, उसी प्रकार घोड़ा की बोली को 'हिनहिनाना' कहा जाता है।

6. (d) जिस प्रकार, 'शिक्षा' से 'अज्ञानता' दूर होती है, उसी प्रकार 'औषधि' से 'रोग' दूर होता है।

7. (b) जिस प्रकार, 'राजा' शब्द का स्त्रीलिंग 'रानी' होता हैं, उसी प्रकार 'घोड़ा' शब्द का स्त्रीलिंग 'घोड़ी' होता है।

8. (d) जिस प्रकार, 'विचार' मस्तिष्क में पैदा होते हैं, उसी प्रकार 'बादल' आसमान में बनते हैं।

9. (b) जिस प्रकार, 'न्यायालय' में 'न्याय' होता है, उसी प्रकार 'अस्पताल' में 'उपचार' होता है।

10. (d) जिस प्रकार, 'फूल' से 'माला' बनती है, उसी प्रकार 'ईंट' से 'घर' बनता है।

11. (a) जिस प्रकार,

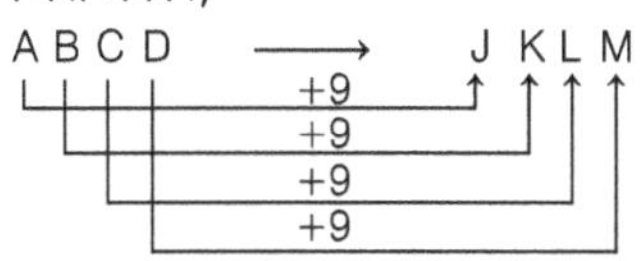

उसी प्रकार,

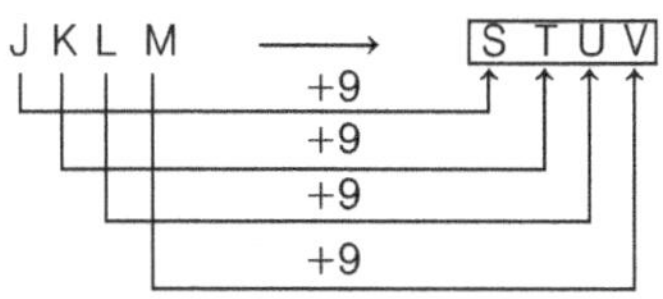

अतः प्रश्न चिह्न (?) के स्थान पर STUV होगा।

12. (b) जिस प्रकार,

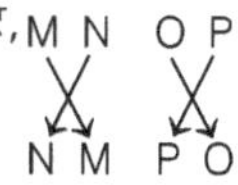

उसी प्रकार,

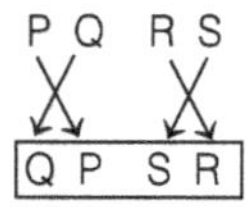

अतः प्रश्न चिह्न (?) के स्थान पर QPSR होगा।

13. (c) जिस प्रकार,

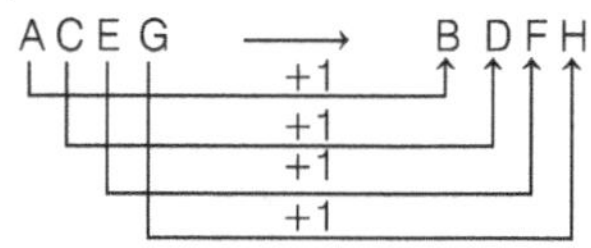

उसी प्रकार,

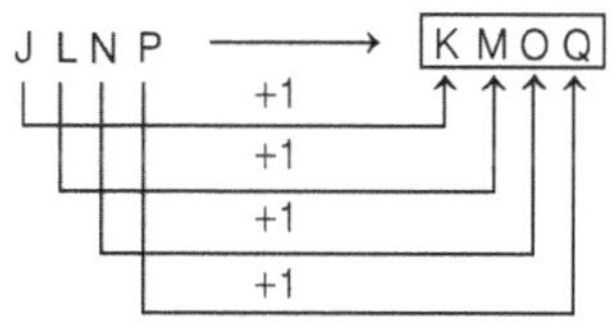

अतः प्रश्न चिह्न (?) के स्थान पर KMOQ होगा।

14. (d) जिस प्रकार, $(3)^3 = 3 \times 3 \times 3 = 27$

उसी प्रकार, $(6)^3 = 6 \times 6 \times 6 = 216$

अतः प्रश्नवाचक चिह्न (?) के स्थान पर 216 होगा।

15. (c) जिस प्रकार, $(5)^2 + 5 = 25 + 5 = 30$

उसी प्रकार, $10^2 + 10 = 100 + 10 = 110$

अतः प्रश्न चिह्न (?) के स्थान पर 110 होगा।

16. (a) जिस प्रकार,

16 19 20
P S T $\Rightarrow 16 + 19 + 20 = 55$

उसी प्रकार,

14 16 18
N P R $\Rightarrow 14 + 16 + 18 = 48$

कोडिंग–डिकोडिंग

कोडिंग

कोडिंग शब्द का शाब्दिक अर्थ है किसी सूचना को इस प्रकार व्यक्त करना कि सूचना को प्राप्त करने वाले व्यक्ति के अलावा कोई अन्य उसे ना समझ सके। सामान्य बुद्धिमत्ता के अन्तर्गत कोडिंग, किसी अक्षर/शब्द/वाक्य को सांकेतिक भाषा में लिखने की एक प्रक्रिया है।

डिकोडिंग

डिकोडिंग शब्द का शाब्दिक अर्थ है भेजी गई सूचना के वास्तविक अर्थ को समझकर उसका अर्थ निकालना। सामान्य बुद्धिमत्ता के अन्तर्गत डिकोडिंग, किसी सांकेतिक भाषा में लिखे अक्षर/शब्द/वाक्य को उसके मूल या वास्तविक अर्थ में परिवर्तित करने की एक प्रक्रिया है।

इसके अन्तर्गत पूछे जाने वाले प्रश्नों में एक शब्द या वाक्य का कोड किसी विशेष नियामानुसार दिया गया होता है। अभ्यार्थियों को उस विशेष नियम को पहचानकर किसी अन्य शब्द का कोड ज्ञात करना होता है।

उदाहरण 1. यदि किसी सांकेतिक भाषा में VIJAY को YAJIV लिखा जाता है, तो उसी भाषा में KUMAR को कैसे लिखा जाएगा?

(a) AKMRU (b) KURAM
(c) RMAUK (d) RAMUK

हल *(d)* जिस प्रकार,

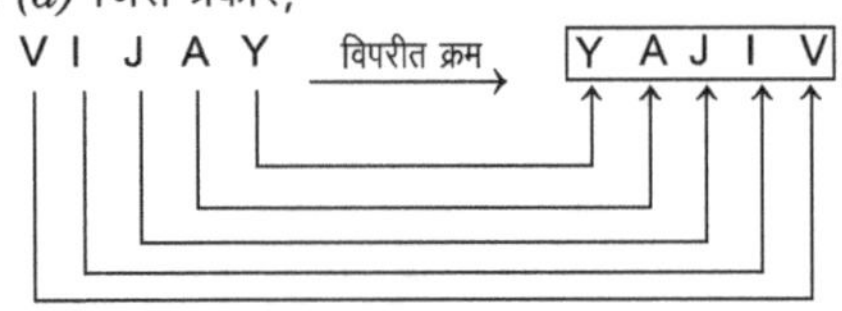

उसी प्रकार,

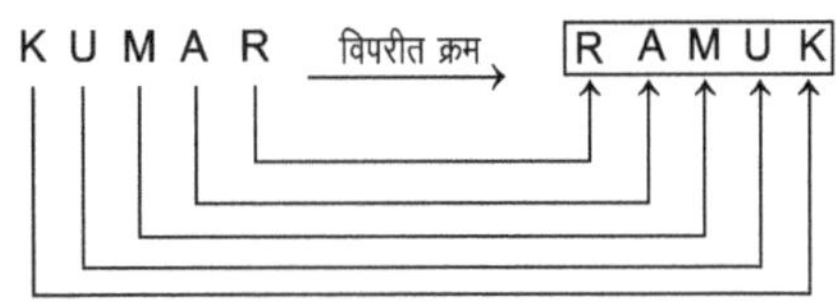

अतः KUMAR को RAMUK लिखा जाएगा।

उदाहरण 2. यदि किसी सांकेतिक भाषा में MUMBAI को KSKZYG लिखा जाता है, तो CHENNAI को उसी भाषा में कैसे लिखा जाएगा?

(a) AFCLLYG (b) AECLLYG
(c) AFCMMYG (d) AFDMMYG

हल *(a)* जिस प्रकार,

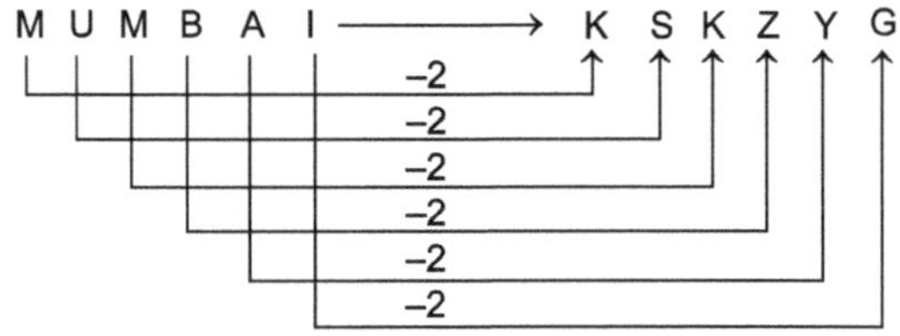

उसी प्रकार,

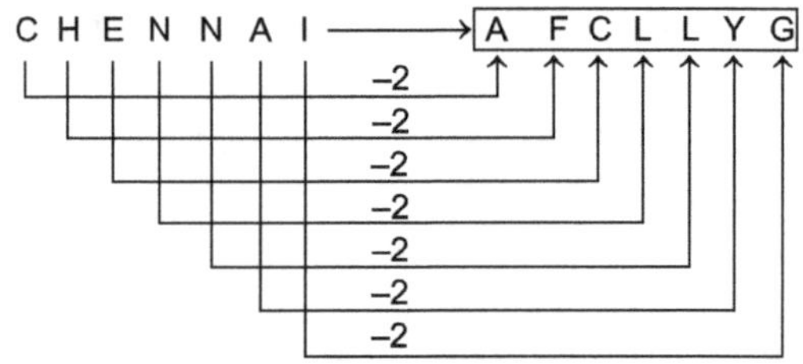

अतः CHENNAI को AFCLLYG लिखा जाएगा।

उदाहरण 3. यदि किसी सांकेतिक भाषा में ABC को 6, RAB को 36 लिखा जाता है, तो उसी सांकेतिक भाषा में CDE को क्या लिखा जाएगा ।

(a) 70 (b) 60 (c) 86 (d) 46

हल *(b)* जिस प्रकार, A B C (1 2 3) ⟶ $1 \times 2 \times 3 = 6$

तथा R A B (18 1 2) ⟶ $18 \times 1 \times 2 = 36$

उसी प्रकार, C D E (3 4 5) ⟶ $3 \times 4 \times 5 = 60$

उदाहरण 4. किसी कूटभाषा में P, # है, A, % है, C, ϕ है और E, @ है। उस कूटभाषा में PEACE को कैसे लिखा जाएगा?

(a) # @ % @ # (b) # @ # ϕ @
(c) % # @ ϕ % (d) # @ % ϕ @

हल *(d)* प्रश्नानुसार,

P E A C E
↓ ↓ ↓ ↓ ↓
@ % ϕ @

उदाहरण 5. यदि 'सफेद' को 'नीला', 'नीला' को 'लाल', 'लाल' को 'पीला', 'पीला' को 'हरा', को 'काला', 'काला' को 'बैंगनी' और 'बैंगनी' को 'नारंगी' कहा जाए, तो मानव रक्त का रंग क्या होगा?

(a) लाल (b) हरा (c) पीला (d) नारंगी

हल *(c)* मानव रक्त का रंग 'लाल' होता है और 'लाल' को 'पीला' कहा गया है। अतः मानव रक्त का रंग 'पीला' होगा।

उदाहरण 6. यदि किसी सांकेतिक भाषा में '526' का अर्थ, 'Sky is blue', '24' का अर्थ, 'Blue colour' और '436' का अर्थ 'Colour is fun' हो, तो 'fun' के लिए कौन-सी संख्या प्रयुक्त की गई है?

(a) 2 (b) 3
(c) 4 (d) 5

हल *(b)*

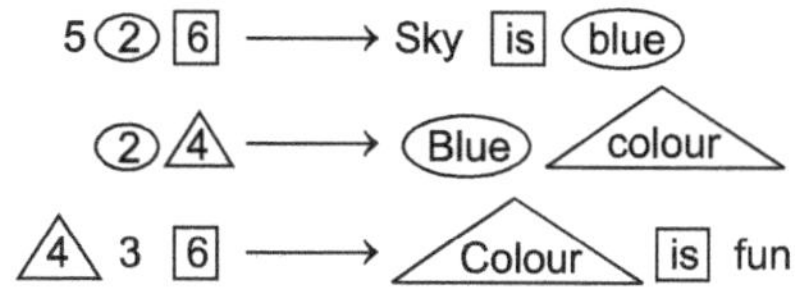

उपरोक्त से स्पष्ट है कि fun के लिए संख्या '3' प्रयुक्त की गई है।

वस्तुनिष्ठ प्रश्न

1. एक कूट भाषा में BRINJAL को LAJNIRB लिखा जाता है। उसी कूट भाषा में LADYFINGER को किस प्रकार लिखा जाएगा?
(a) RNEGIFYDAL (b) RINEGIFYDAL
(c) REGNIFYDAL (d) RGENIFYDAL

2. एक कूट भाषा में MANAGER को REGANAM लिखा जाता है, तो उसी कूट भाषा में MOTION को किस प्रकार लिखा जाएगा?
(a) NOIOMT (b) NOITOM
(c) NOITMO (d) NOIMOT

3. एक कूट भाषा में RELIGION को NOIGILER लिखा जाता है, तो उसी कूट भाषा में SECULAR को किस प्रकार लिखा जाएगा ?
(a) RALCUCES (b) RALCUES
(c) RALUCES (d) RAULSEC

4. किसी कूट भाषा में SOBER को RNADQ लिखा जाता है। उसी कूट भाषा में LOTUS को कैसे लिखा जाएगा?
(a) KNSTR (b) MPUWT
(c) KMSTR (d) LMRST

5. यदि EDITION को IDETNOI लिखा जाए, तो उसी कूट भाषा में MEDICAL को किस प्रकार लिखा जाएगा?
(a) DEMILAC (b) LACIMED
(c) DIEMCAL (d) CADILEM

6. यदि किसी सांकेतिक भाषा में VIJAY को WJKBZ लिखा जाता है, तो KUMAR को उसी भाषा में कैसे लिखा जाएगा?
(a) LVMCZ (b) RAMUK
(c) LVNBS (d) JTLZQ

7. यदि किसी सांकेतिक भाषा में TEACH को VGCEJ लिखा जाता है, तो STUDY को उसी भाषा में कैसे लिखा जाएगा?
(a) UVWEA (b) UVWFZ
(c) TUWEZ (d) UVWFA

8. यदि किसी सांकेतिक भाषा में KUMAR को JTLZQ लिखा जाता है, तो SANKAR को उसी भाषा में कैसे लिखा जाएगा?
(a) RZMJYQ (b) RZMJZQ
(c) RBMJBQ (d) TZMJZQ

9. यदि PRABA अक्षरों को किसी कूट भाषा में 27595 लिखा जाए और THILAK को 368451 लिखा जाए, तो BHARATHI को उस कूट भाषा में किस प्रकार लिखा जा सकता है?
(a) 96575368 (b) 57686535
(c) 96855368 (d) 37536689

10. यदि किसी सांकेतिक भाषा में GAIN को 7195 लिखा जाता है, तो LOSS को उसी भाषा में कैसे लिखा जाएगा?
(a) 3611 (b) 3600
(c) 3610 (d) 1251

11. यदि E को 2, R को 5, T को 7, D को 3, S को 4, I को 6 और N को 9 से प्रतिस्थापित किया जाए और यदि अक्षरों को उलटे क्रम में लिखा जाए, तो RESIDENT को कैसे लिखा जाएगा?
(a) 79326425 (b) 79236425
(c) 52463927 (d) 54263927

12. यदि A= 2, B= 4, C= 6, D= 8, E= 10 तथा आगे भी इसी प्रकार हों, तो 'HEAT' को किस प्रकार लिखा जाएगा?
(a) 1610238 (b) 1610242
(c) 1610240 (d) 1610236

13. यदि Z = 26, NET = 39 हो, तो NUT का कूट होगा
(a) 50 (b) 53 (c) 55 (d) 56

14. यदि किसी सांकेतिक भाषा में TREAD को 7% # 94 और PREY को $ % # 8 लिखा जाता है, तो ARTERY को उसी भाषा में कैसे लिखा जाएगा?
(a) 9 # 7 % # 8 (b) 9 # % 7 # 8
(c) 9 % 7 # % 8 (d) 9 % # 7 % 8

15. यदि किसी सांकेतिक भाषा में DOWN को 5 @ 9 # और NAME को # 6 % 3 लिखा जाता है, तो MODE को उसी भाषा में कैसे लिखा जाएगा?
(a) %653 (b) %@63 (c) %5@3 (d) %@53

16. किसी सांकेतिक भाषा में DEAR को '%# $?', RED को '? # %,' MORE को '@ * ? #' लिखते हैं। इस सांकेतिक भाषा में DREAM को कैसे लिखा जाएगा?
(a) # ? % $ @ (b) # % ? $ @
(c) % ? $ # @ (d) % ? # $ @

17. यदि 'आसमान' को 'काला' कहा जाए, 'काला' को 'जल' कहा जाए, 'जल' को 'हरा' कहा जाए, 'हरा' को 'बादल' कहा जाए, 'बादल' को 'नीला' कहा जाए, 'नीला' को 'जमीन' कहा जाए, 'जमीन' को 'लाल' कहा जाए, तो बताएँ कि मछली कहाँ रहेगी?
(a) काला (b) हरा (c) नीला (d) लाल

18. यदि 'पीला' का अर्थ 'नीला' है, 'नीला' का अर्थ 'हरा' है, 'हरा' का अर्थ 'काला' है, 'काला' का अर्थ सफेद है, 'सफेद' का अर्थ 'लाल' है, तो बताएँ कि पेड़ की पत्ती का रंग क्या होगा?
(a) पीला (b) नीला (c) हरा (d) काला

19. किसी सांकेतिक भाषा में '256' का अर्थ 'Boys are good,' '637' का अर्थ 'Vijay is good' और '348' का अर्थ 'Shankar is bad' हो, तो इस भाषा में 'Vijay' के लिए कौन-सी संख्या प्रयुक्त की गई है?
(a) 5 (b) 6 (c) 7 (d) 8

20. किसी सांकेतिक भाषा में 'pit nac tom' का अर्थ 'Mango is yellow', 'nac ho tap' का अर्थ 'Green and yellow' और 'ho tom ka' का अर्थ 'Guava is green' हो, तो इस भाषा में 'Mango' का सांकेतिक कोड क्या है?
(a) pit (b) nac (c) he (d) tom

उत्तरमाला

1 *(c)*	2 *(b)*	3 *(c)*	4 *(a)*	5 *(a)*	6 *(c)*	7 *(d)*	8 *(b)*	9 *(a)*	10 *(a)*
11 *(b)*	12 *(c)*	13 *(c)*	14 *(c)*	15 *(d)*	16 *(d)*	17 *(b)*	18 *(d)*	19 *(c)*	20 *(a)*

संकेत एवं हल

1. (c) दिए गए कोड के अनुसार, शब्द के अक्षरों को विपरीत क्रम में लिखा गया है।

अतः LADYFINGER → REGNIFYDAL

2. (b) जिस प्रकार,

1 2 3 4 5 6 7 → 7 6 5 4 3 2 1
M A N A G E R → R E G A N A M

उसी प्रकार,

1 2 3 4 5 6 → 6 5 4 3 2 1
M O T I O N → **N O I T O M**

3. (c) शब्द के अक्षरों को विपरीत क्रम में लिखा गया है।

अतः SECULAR → RALUCES

4. (a) जिस प्रकार,

S O B E R
(−1 प्रत्येक)
R N A D Q

उसी प्रकार,

L O T U S
(−1 प्रत्येक)
K N S T R

5. (a) जिस प्रकार, E D I T I O N → I D E T N O I

उसी प्रकार, M E D I C A L → **D E M I L A C**

6. (c) जिस प्रकार,

V I J A Y → W J K B Z (+1 प्रत्येक)

उसी प्रकार,

K U M A R → **L V N B S** (+1 प्रत्येक)

7. (d) जिस प्रकार,

T E A C H ⟶ V G C E J (प्रत्येक +2)

उसी प्रकार,

S T U D Y ⟶ U V W F A (प्रत्येक +2)

8. (b) जिस प्रकार,

K U M A R ⟶ J T L Z Q (प्रत्येक –1)

उसी प्रकार,

S A N K A R ⟶ R Z M J Z Q (प्रत्येक –1)

9. (a)

P R A B A → 2 7 5 9 5

T H I L A K → 3 6 8 4 5 1

∴ B H A R A T H I → 9 6 5 7 5 3 6 8

10. (a) जिस प्रकार,

7 1 9 14
G A I N ⟶ 7 1 9 5 (1+4=5)

उसी प्रकार,

12 15 19 19
L O S S ⟶ 3 6 1 1

1+2=3

1+5=6

1+9=10 ⇒1+0=1

1+9=10 ⇒1+0=1

अत: LOSS को 3611 लिखा जाएगा।

11. (b) R E S I D E N T → 5 2 4 6 3 2 9 7

∴ उल्टे क्रम में लिखने पर = 79236425

12. (c) यहाँ अक्षरों के क्रमांकिक मान को दोगुना किया गया है।

H E A T → 16 10 2 40

∴ HEAT ⇒ 1610240

13. (c) $Z = 26$ (अंग्रेजी वर्णमाला में क्रमांकिक मान)

∴ N E T (14 5 20) = 14+ 5+ 20 = 39

इस प्रकार, N U T (14 21 20) = 14+21+ 20 = 55

14. (c) T R E A D → 7 % # g 4 तथा P R E Y → $ % # 8

अत: A R T E R Y → 9 % 7 # % 8

15. (d) D O W N → 5 @ 9 # तथा N A M E → # 6 % 3

अत: M O D E → % @ 5 3

16. (d) जिस प्रकार, D E A R → % # $? , R E D → ? # % , M O R E → @ * ? #

उसी प्रकार, D R E A M → % ? # $ @

∴ DREAM ⇒ % ? # $ @

17. (b) मछली जल में रहती है। कथन में जल को हरा कहा गया है। अत: कथनानुसार, मछली हरा में रहेगी।

18. (d) पेड़ की पत्ती का रंग हरा होता है। कथन में हरा का अर्थ काला है। अतः कथनानुसार, पेड़ की पत्ती का रंग काला होगा।

19. (c)

2	5	[6]	⟶	Boys	are	[good]
[6]	(3)	7	⟶	Vijay	(is)	[good]
(3)	4	8	⟶	Shankar	(is)	bad

अतः 7 को Vijay लिखा जाएगा।

20. (a)

pit	(nac)	[tom]	⟶	Mango	[is]	(yellow)
(nac)	△ho	tap	⟶	△Green	and	(yellow)
△ho	[tom]	ka	⟶	Guava	[is]	△green

अतः pit को mango लिखा जाएगा।

शब्द, संख्या व अक्षर परीक्षण

इस अध्याय के अन्तर्गत अगेंजी वर्णमाला व संख्याओं के व्यवस्थिकरण तथा शब्द निर्माण से सम्बन्धित प्रश्न पूछे जाते हैं।

उदाहरण 1. अंग्रेजी वर्णमाला में आपके दाएँ से 12वें अक्षर के बाएँ 5 वाँ अक्षर कौन-सा होगा?

(a) H (b) J (c) I (d) K

हल (b) अंग्रेजी वर्णमाला में आपके दाएँ 12वें अक्षर के बाएँ 5वाँ अक्षर = दाएँ से (12 + 5)वाँ अक्षर = दाएँ से 17वाँ अक्षर = J

17	16	15	14	13	12	11	10	9	8	7	6	5	4	3	2	1
J	K	L	M	N	O	P	Q	R	S	T	U	V	W	X	Y	Z

⟵ दाएँ से 17 वाँ अक्षर

उदाहरण 2. यदि शब्द 'BRAKES' के अक्षरों को अंग्रेजी वर्णमाला के क्रम में व्यवस्थित किया जाए, तो कितने वर्णों का स्थान अपरिवर्तित रहेगा?

(a) एक (b) तीन
(c) दो (d) इनमें से कोई नहीं

हल (c) प्रश्नानुसार,

प्रश्नानुसार	B	R	A	[K]	E	[S]
वर्णमाला क्रम	A	B	E	[K]	R	[S]

अतः दिए गए शब्द के दो वर्ण K और S परिवर्तित नहीं होते हैं।

उदाहरण 3. दिए गए वैकल्पिक शब्दों में से वह शब्द चुनिए, जो नीचे दिए गए शब्द के अक्षरों का प्रयोग करके नहीं बनाया जा सकता है।

CARPENTER

(a) REPENT (b) PAINTER
(c) CARPET (d) NECTAR

हल (b) प्रश्न में दिए गए शब्द CARPENTER में अक्षर I नहीं है, जबकि विकल्प (b) में दिए गए शब्द PAINTER में अक्षर I का प्रयोग हुआ है। अतः शब्द PAINTER दिए गए मूल शब्द के अक्षरों का प्रयोग कर नहीं बनाया जा सकता है।

उदाहरण 4. निम्नलिखित अंकों की शृंखला में ऐसे कितने 8 हैं जिनके ठीक पहले 7 है लेकिन ठीक बाद में 5 नहीं है?

7 8 3 7 8 5 1 2 7 8 3 3 4 7 8 2 5 6 6 8 3

(a) एक
(b) दो
(c) तीन
(d) चार

हल (c) प्रश्नानुसार, शृंखला में तीन 8 ऐसे हैं, जिनके ठीक पहले 7 है लेकिन ठीक बाद में 5 नहीं है।

7 [8] 3 7 8 5 1 2 7 [8] 3 3 4 7 [8] 2 5 6 6 8 3

वस्तुनिष्ठ प्रश्न

1. अंग्रेजी वर्णमाला में आपके दाएँ से 17वें अक्षर के दाएँ 7वाँ अक्षर कौन-सा होगा?

(a) Q (b) P
(c) O (d) R

2. अंग्रेजी वर्णमाला में आपके दाएँ से 12वें अक्षर के बाएँ 5वाँ अक्षर कौन-सा होगा?

(a) N (b) I
(c) J (d) K

3. अंग्रेजी वर्णमाला में आपके बाएँ से 15वें अक्षर के दाएँ 5वाँ अक्षर कौन-सा होगा?

(a) Q (b) R
(c) S (d) T

4. अंग्रेजी वर्णमाला में अक्षर K और S के ठीक बीच में कौन-सा अक्षर होगा?

(a) M (b) N
(c) O (d) P

5. शब्द 'CONFIRM' में ऐसे कितने अक्षर-युग्म हैं। जिनमें से प्रत्येक के बीच उतने ही अक्षर-युग्म हैं जितने कि उनके बीच अंग्रेजी वर्णमाला में होते हैं?
(a) एक भी नहीं (b) एक
(c) दो (d) तीन

6. यदि शब्द 'CERTAINLY' के अक्षरों को वर्णमाला के क्रम में व्यवस्थित किया जाए, तो कितने अक्षरों का स्थान अपरिवर्तित रहेगा?
(a) कोई नहीं (b) एक
(c) दो (d) तीन

7. यदि शब्द 'IDEAL' में सभी स्वर को पहले और व्यंजनों को उनके बाद अंग्रेजी वर्णमाला के क्रम में लगाया जाए, तो दाएँ से तीसरा अक्षर कौन-सा होगा?
(a) D (b) L
(c) E (d) I

8. यदि 'ORDINARY' शब्द के प्रथम और पाँचवें, द्वितीय और छठे, तृतीय और सातवें अक्षर आपस में अपना स्थान अदल-बदल कर लें और आगे भी परिवर्तन का यही क्रम जारी रहे, तो परिवर्तन के बाद दाईं छोर से पाँचवाँ अक्षर कौन-सा होगा?
(a) D (b) Y (c) I (d) R

9. नीचे दिए गए प्रश्न में एक शब्द तथा उसके बाद चार विकल्प दिए गए हैं। चारों विकल्पों में से केवल एक ही विकल्प ऐसा है, जो दिए गए अक्षर से बनाया जा सकता है। उस विकल्प को ज्ञात कीजिए।
REPUTATION
(a) RETIRE (b) TUTOR
(c) PONDER (d) REQUIRE

निर्देश (प्र. सं. 10 और 11) *दिए गए विकल्प शब्दों में से उस शब्द को चुनिए, जो दिए गए शब्द के अक्षरों के प्रयोग द्वारा नहीं बनाया जा सकता है।*

10. FRAGMENT
(a) RAGE (b) TEAR
(c) MEAN (d) RACE

11. ESTRANGE
(a) GENERATE (b) REAGENTS
(c) SERGEANT (d) GREAT

12. निम्नलिखित अंकों की शृंखला में ऐसे कितने 5 हैं जिनके ठीक पहले 3 है लेकिन ठीक बाद में 8 नहीं है?
4 5 8 3 2 7 3 5 1 7 8 9 3 5 8 3 1 3 5 2
(a) 4 (b) 3 (c) 2 (d) 1

उत्तरमाला

1 (a)	2 (c)	3 (d)	4 (c)	5 (c)	6 (b)	7 (d)	8 (b)	9 (b)	10 (d)
11 (a)	12 (c)								

संकेत एवं हल

1. (a) अंग्रेजी वर्णमाला में दाएँ से 17वाँ अक्षर = J

J K L M N O P Q R S T U V W X Y Z
17 16 15 14 13 12 11 10 9 8 7 6 5 4 3 2 1
←
दाएँ से 17 वाँ अक्षर

अब, अक्षर J के दाएँ 7वाँ अक्षर

J K L M N O P [Q]
1 2 3 4 5 6 7
→
अक्षर J के दाएँ 7 वाँ अक्षर

∴ अभीष्ट अक्षर = Q

2. (c) अंग्रेजी वर्णमाला में दाएँ से 12वाँ अक्षर = O

O P Q R S T U V W X Y Z
12 11 10 9 8 7 6 5 4 3 2 1
←
दाएँ से 12 वाँ अक्षर

अब, अक्षर 'O' के बाएँ 5वाँ अक्षर

[J] K L M N O
5 4 3 2 1
←
अक्षर O के बाएँ 5 वाँ अक्षर

∴ अभीष्ट अक्षर = J

3. (d) अंग्रेजी वर्णमाला में आपके बाएँ से 15वाँ अक्षर

1 2 3 4 5 6 7 8 9 10 11 12 13 14 15
A B C D E F G H I J K L M N O
→
बाएँ से 15 वाँ अक्षर

अब, अक्षर O के दाएँ 5वाँ अक्षर

O P Q R S T
→
अक्षर O के दाएँ 5 वाँ अक्षर

∴ अभीष्ट अक्षर = T

4. (c) अंग्रेजी वर्णमाला में अक्षर K से S तक अक्षरों का क्रम निम्नवत् है

K L M N O P Q R S

4वाँ अक्षर 4वाँ अक्षर

∴ अभीष्ट अक्षर = O

5. (c) प्रश्नानुसार,

3 15 14 6 9 18 13
C O N F I R M

अतः दिए गए शब्द में ऐसे दो अक्षर-युग्म हैं, जिनमें से प्रत्येक के बीच उतने ही अक्षर-युग्म हैं जितने कि अंग्रेजी वर्णमाला में होते हैं।

6. (b) दिया गया शब्द ⇒ C E R T A I N L [Y]

अंग्रेजी वर्णमाला के क्रम में अक्षरों की स्थिति ⇒ A C E I L N R T [Y]

अतः उपरोक्त शब्द में केवल एक अक्षर, Y ही ऐसा होगा जिसका परिवर्तन के बाद भी स्थान अपरिवर्तित रहेगा।

7. (d) दिए गए शब्द में स्वर अक्षर ⇒ I, E, A

अंग्रेजी वर्णमाला के अनुसार क्रम ⇒ A, E, I

दिए गए शब्द में व्यंजन अक्षर ⇒ D, L

अंग्रेजी वर्णमाला के अनुसार क्रम ⇒ D, L

अब नई व्यवस्था निम्न प्रकार होगी

A E I D L

दाएँ से अक्षर

∴ अभीष्ट अक्षर = I

8. (b) दिया गया शब्द 1 2 3 4 5 6 7 8
O R D I N A R Y

प्रश्नानुसार, अक्षरों को बदलने पर,

5 6 7 8 1 2 3 4
N A R [Y] O R D I

दाईं ओर से 5वाँ अक्षर

∴ अभीष्ट अक्षर = Y

9. (b) दिए गए शब्द 'REPUTATION' के अक्षरों के प्रयोग से 'TUTOR' शब्द बनाया जा सकता है।

R E P U T A T I O N
↓ ↓ ↓ ↓ ↓
R U T T O ⇒ TUTOR

10. (d) 'RACE' शब्द में 'C' अक्षर का प्रयोग है, जबकि मूल शब्द 'FRAGMENT' में नहीं है।

11. (a) दिए गए शब्द 'ESTRANGE' से 'GENERATE' शब्द नहीं बनाया जा सकता है, क्योंकि इस शब्द में तीन 'E' अक्षर हैं, जबकि मूल शब्द में केवल दो 'E' अक्षर हैं।

12. (c) दी गई व्यवस्था, 4 5 8 3 2 7 3

[5] 1 7 8 9 3 5 8 3 1 3 [5] 2

अतः अभीष्ट अंकों की संख्या = 2

रक्त सम्बन्ध परीक्षण

दो या दो से अधिक व्यक्तियों के बीच अपने पूर्वजों द्वारा किए गए सन्तानोत्पत्ति के आधार पर बनाए गए आपसी मधुर, सद्भावनापूर्ण सुदृढ़ रिश्ते या सम्बन्ध को रक्त सम्बन्ध कहते हैं।

रक्त सम्बन्ध परीक्षण में आपके रिश्ते सम्बन्धी ज्ञान की जाँच की जाती है। इसमें ऐसे प्रश्न दिए जाते हैं, जिनमें किन्हीं दो या दो से अधिक व्यक्तियों के सम्बन्ध दिए गए होते हैं तथा इन्हीं सम्बन्धों के आधार पर किसी अन्य व्यक्तियों का सम्बन्ध ज्ञात करना होता है।

रिश्ते सम्बन्धी कुछ तथ्य निम्नलिखित हैं

- पिता या माता का पुत्र — भाई
- पिता या माता की पुत्री — बहन
- पिता का भाई — चाचा
- माता का भाई — मामा
- पिता की बहन — फुआ या बुआ
- माता की बहन — मौसी
- पिता की माँ — दादी
- माता की माँ — नानी
- पिता के पिता — दादा
- पति का बड़ा भाई — जेठ
- पत्नी का भाई — साला
- पति की बहन — ननद
- पत्नी की बहन — साली
- भाई का पुत्र — भतीजा
- भाई की पुत्री — भतीजी
- बड़े भाई की पत्नी — भाभी
- बहन का पति — बहनोई
- मामा की पत्नी — मामी
- मौसी का पति — मौसा
- फुआ का पति — फूफा
- चाचा की पत्नी — चाची

उदाहरण 1 एक पुरुष का परिचय देते हुए सुधा ने कहा, "वह मेरी माँ के भाई का पुत्र है।" आप बताएँ कि वह पुरुष सुधा का कौन है?

(a) चचेरा भाई (b) ममेरा भाई
(c) फुफेरा भाई (d) सहोदर भाई

हल (b)

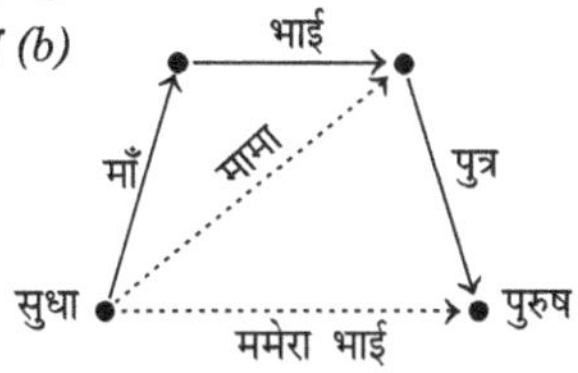

आरेख से स्पष्ट है कि वह पुरुष सुधा का ममेरा भाई है।

उदाहरण 2 X, Y की माँ है, लेकिन Y, X का पुत्र नहीं है। आप बताएँ कि Y, X का कौन है?

(a) पुत्र (b) पुत्री
(c) भाई (d) बहन

हल (b)

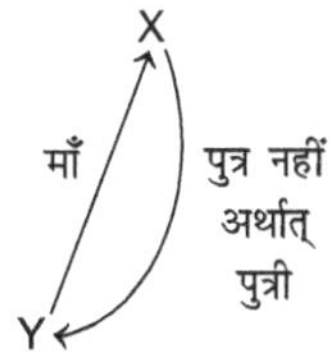

आरेख से स्पष्ट है कि Y, X की पुत्री है।

वस्तुनिष्ठ प्रश्न

1. अतिथियों को आशा का परिचय कराते हुए, भास्कर ने कहा, "उसके पिता मेरे पिता के इकलौते पुत्र हैं।" आशा, भास्कर से किस प्रकार सम्बन्धित है?

(a) भतीजी (b) पौत्री (c) माता (d) पुत्री

2. एक व्यक्ति की ओर इशारा करते हुए एक आदमी ने एक औरत से कहा, "तुम्हारे पिता की इकलौती पुत्री इसकी माता है।" वह औरत उस व्यक्ति से किस प्रकार सम्बन्धित है?

(a) माता (b) बुआ (c) पुत्री (d) बहन

3. अजय ने अपने पुत्र मोहन की तस्वीर की ओर इंगित करते हुए एक औरत से कहा कि, "उसकी माँ तुम्हारी माँ की इकलौती पुत्री है।" आप बताएँ कि उस औरत का अजय से क्या सम्बन्ध है?

(a) माँ (b) बहन
(c) पत्नी (d) पुत्री

4. A और B क्रमश: भाई और बहन हैं। C पिता है A का, D बहन है C की और E माँ है D की तो B क्या लगती हैं E की?

(a) पौत्री (b) परपौत्री
(c) बुआ (d) पुत्री

5. X और Y भाई हैं, P और Q बहन हैं। X का पुत्र Q का भाई है। आप बताएँ कि Y का P से क्या सम्बन्ध है?

(a) भाई (b) चाचा
(c) पिता (d) दादा

निर्देश (प्र.सं. 6 और 7) *निम्नलिखित प्रत्येक प्रश्न निम्न जानकारियों पर आधारित हैं*

(i) $A + B$ का अर्थ है -A, B की पुत्री है।
(ii) $A - B$ का अर्थ है -A, B की पत्नी है।
(iii) $A \times B$ का अर्थ है -A, B का पुत्र है।

6. यदि $P \times Q - S$ हो, तो निम्नलिखित में से कौन-सा कथन सत्य है?

(a) S, P का पिता है (b) P, Q की पुत्री है
(c) Q, P का पिता है (d) S, Q की पत्नी है

7. यदि $T - S \times B - M$ हो, तो निम्नलिखित में से कौन-सा कथन असत्य है?

(a) S, B का पुत्र है
(b) S, B की बहन है
(c) B, S की माँ है
(d) T, S की पत्नी है

उत्तरमाला

1 *(d)*	2 *(a)*	3 *(c)*	4 *(a)*	5 *(b)*	6 *(a)*	7 *(a)*	

संकेत एवं हल

1. (d) भास्कर के पिता का इकलौता पुत्र स्वयं भास्कर होगा। इसलिए आशा के पिता भास्कर होंगे। अतः आशा, भास्कर की पुत्री है।

2. (a) प्रश्नानुसार,

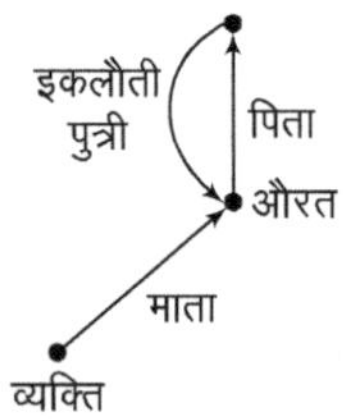

औरत के पिता की इकलौती पुत्री औरत स्वंय होगी। अतः वह औरत उस आदमी की माता है।

3. (c)

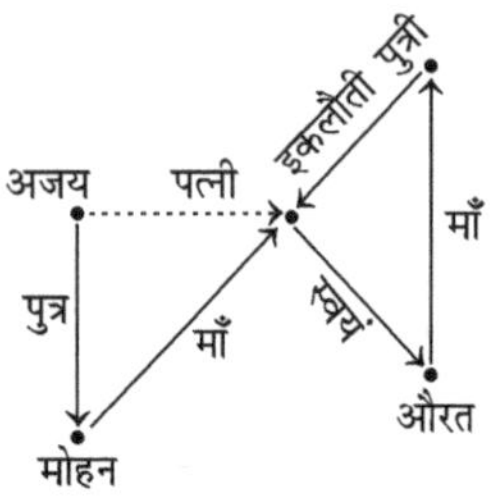

आरेख से स्पष्ट है कि वह औरत अजय की पत्नी है।

4. (a)

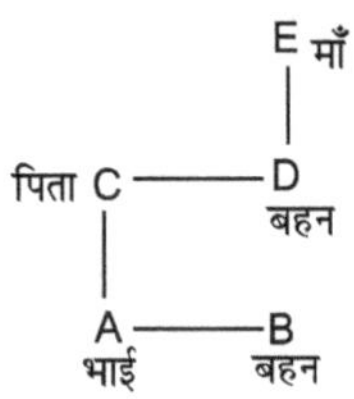

अतः B, E की पौत्री है।

5. (b)

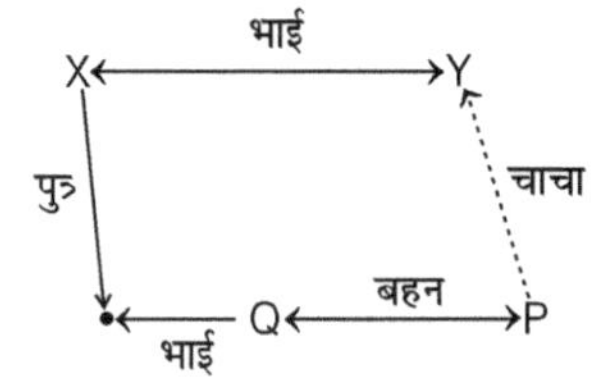

आरेख से स्पष्ट है कि Y, P का चाचा है।

6. (a)

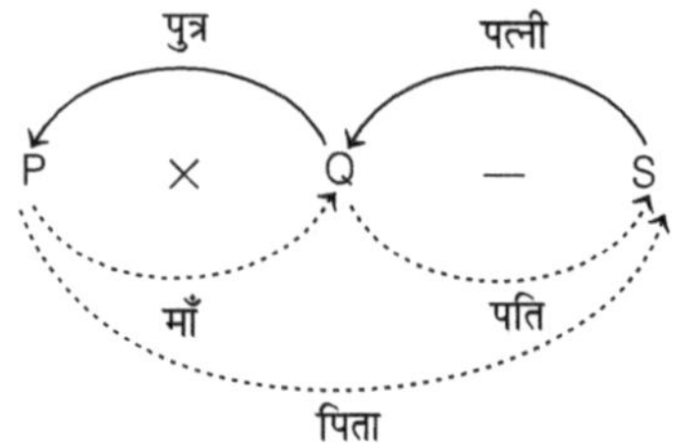

आरेख से स्पष्ट है कि S, P का पिता है।

7. (a)

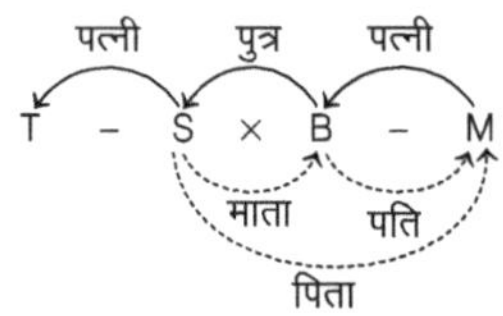

उपरोक्त आरेख से स्पष्ट है कि S, B को बहन नहीं है। S, B का पुत्र है।

दिशा ज्ञान परीक्षण

दिशा

यह एक मानक परिकल्पना है जिसके अनुसार सूर्य जिस ओर उदय होता है पूर्व दिशा कहलाती है तथा ठीक इसके विपरीत सूर्य जिस ओर अस्त होता है वह पश्चिम दिशा कहलाती है। यदि हम सूर्योदय के समय सूर्य की ओर मुख करके खड़े हों, तो हमारे सामने की दिशा पूर्व, पीछे की दिशा पश्चिम तथा बाईं ओर उत्तर एवं दाईं ओर दक्षिण दिशा होगी।

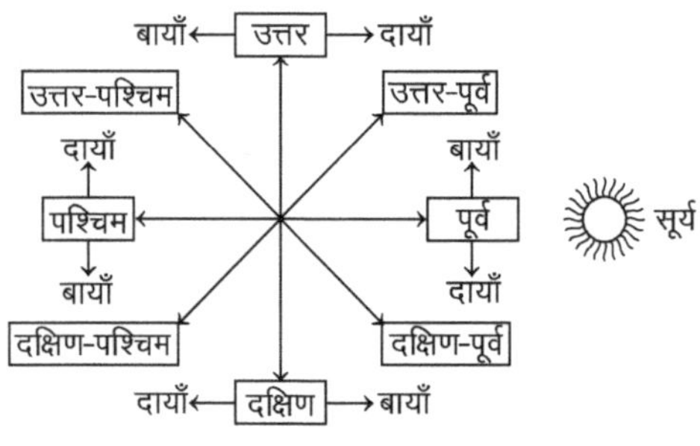

नोट दक्षिणावर्त → दाएँ
वामावर्त → बाएँ

यहाँ प्रदर्शित आरेख के अनुसार यदि मध्य बिन्दु पर कोई व्यक्ति खड़ा हो, तो उसके ऊपर की ओर उत्तर, नीचे की ओर दक्षिण, दाईं ओर पूर्व एवं बाईं ओर पश्चिम दिशा होगी। इसी प्रकार, हम उत्तर एवं पश्चिम के बीच की दिशा को उत्तर-पश्चिम, दक्षिण एवं पश्चिम के बीच की दिशा को दक्षिण-पश्चिम, दक्षिण एवं पूर्व के बीच की दिशा को दक्षिण-पूर्व तथा उत्तर एवं पूर्व के बीच की दिशा को उत्तर-पूर्व मानते हैं।

उदाहरण 1 5 किमी चलने के बाद मैं दाईं ओर मुड़ा और 3 किमी गया, इसके बाद बाईं ओर मुड़ा और 8 किमी चला। अन्त में, मैं दक्षिण दिशा की ओर जा रहा था। मैंने किस दिशा में यात्रा प्रारम्भ की थी?

(a) पूर्व
(b) पश्चिम
(c) उत्तर
(d) दक्षिण

हल *(d)*

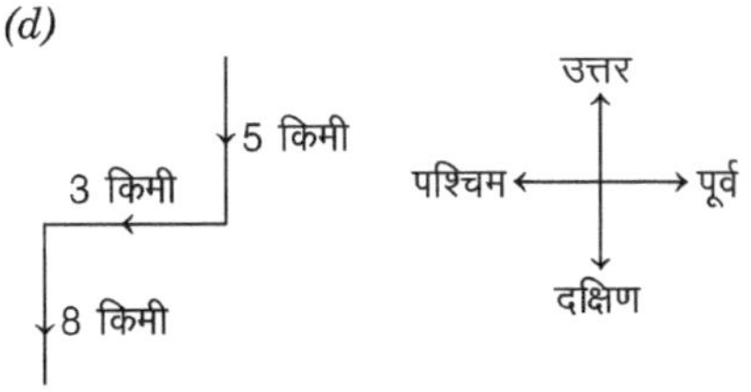

अतः आरेख से स्पष्ट है कि मैंने यात्रा दक्षिण दिशा में प्रारम्भ की थी।

उदाहरण 2 मयंक 25 मी दक्षिण की ओर चलता है फिर दाईं ओर घूमकर 20 मी चलता है। फिर बाईं ओर घूमकर 30 मी चलता है। पुनः अपनी बाईं ओर घूमकर 20 मी चलता है। वह अपने प्रारम्भिक बिन्दु से कितनी दूर है?

(a) 55 मी
(b) 50 मी
(c) 45 मी
(d) 40 मी

हल *(a)*

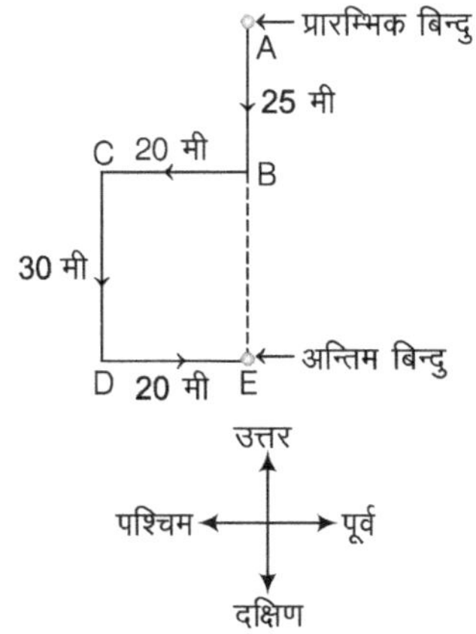

BE = CD = 30 मी

अतः प्रारम्भिक बिन्दु से दूरी (AE) = AB + BE
= 25 + 30 = 55 मी

उदाहरण 3 आकाश 16 मी दक्षिण की ओर चलकर बाईं ओर मुड़ जाता है और 5 मी चलता है। इसके बाद वह उत्तर की ओर मुड़ जाता है तथा 7 मी चलता है। इसके बाद वह दाईं ओर मुड़कर 12 मी चलता है। यदि फिर वह बाईं ओर मुड़कर 9 मी चलता है, तो वह इस समय चलने के स्थान से कितना दूर है तथा किस दिशा में है?

(a) 24 मी, पूर्व (b) 9 मी, उत्तर
(c) 17 मी, पूर्व (d) 21 मी, उत्तर

हल *(c)* प्रारम्भिक स्थान

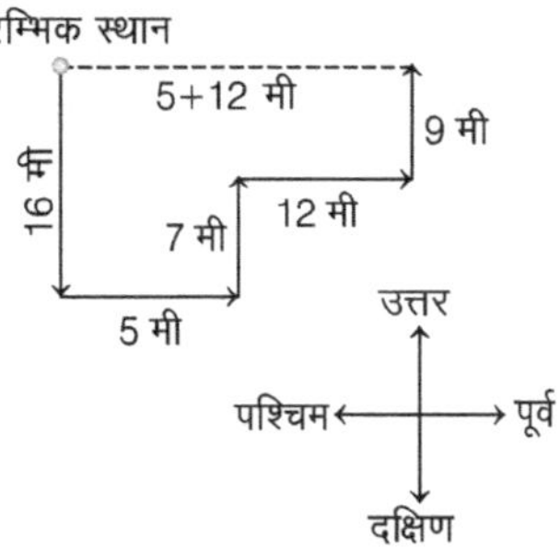

अतः आरेख से स्पष्ट है कि आकाश अपनी वर्तमान स्थिति से 17 मी की दूरी पर तथा पूर्व दिशा में है।

वस्तुनिष्ठ प्रश्न

1. रमेश सीधे पूर्व की ओर जा रहा है। उसके बाद वह दाएँ मुड़ता है और फिर दाएँ मुड़ता है, फिर बाएँ मुड़ता है। यह बताइए कि अब रमेश किस दिशा में जा रहा है?
(a) उत्तर (b) दक्षिण (c) पूर्व (d) पश्चिम

2. अजय अपने स्कूल से सीधा उत्तर दिशा की ओर जाता है। उसके बाद वह दाएँ मुड़ता है और चलता है, उसके बाद वह बाएँ मुड़कर चलता है तथा अपने घर पहुँच जाता है। यदि उसके द्वारा चली गई सभी दूरियाँ बराबर थी, तो बताइए कि अब उसका स्कूल उसके घर से किस दिशा में है?
(a) दक्षिण (b) दक्षिण-पूर्व
(c) दक्षिण-पश्चिम (d) पश्चिम

3. अमित अपने घर से चलना शुरू करता है। पश्चिम दिशा में 4 किमी चलता है, दाएँ घूम जाता है और 4 किमी चलता है, फिर दाएँ घूम जाता है और चलता है। आप बताए कि अब वह किस दिशा में जा रहा है?
(a) उत्तर (b) दक्षिण (c) पूर्व (d) पश्चिम

4. जानकी अपने घर से उत्तर दिशा की ओर 2 किमी चली। वहाँ से वह दाईं ओर मुड़कर 1 किमी चली। फिर वह पुन: दाईं ओर मुड़ी और 2 किमी चली। वह किस दिशा में जा रही है?
(a) उत्तर (b) पूर्व (c) दक्षिण (d) पश्चिम

5. एक व्यक्ति X बिन्दु से चलना शुरू करता है। पश्चिम दिशा में 12 किमी चलता है और दाएँ घूम जाता है। फिर 2 किमी चलकर बाएँ मुड़ता है और चलता है। यह बताइए कि अब वह कौन-सी दिशा में जा रहा है?
(a) पूर्व (b) पश्चिम (c) उत्तर (d) दक्षिण

6. मोहन A बिन्दु से दक्षिण दिशा में 1 किमी चलता है। वहाँ से वह बाएँ मुड़कर 1 किमी चलता है और पुन: बाएँ मुड़कर 1 किमी चलता है। अब उसका मुख किस दिशा की ओर है?
(a) पूर्व (b) पश्चिम
(c) उत्तर (d) दक्षिण-पश्चिम

7. सीमा अपने घर से पश्चिम दिशा में 5 किमी चलती है। वहाँ से वह दाएँ मुड़कर 3 किमी चलती है। फिर वह बाएँ मुड़कर 2 किमी चलती है। फिर बाएँ मुड़कर 3 किमी चलती है और अन्त में दाएँ मुड़कर 3 किमी चलती है। अब वह अपने घर से किस दिशा में है?
(a) पश्चिम (b) उत्तर (c) दक्षिण (d) पूर्व

8. सोनू अपने घर से दक्षिण दिशा में 5 किमी चलता है। वहाँ से दाएँ मुड़कर 3 किमी चलता है। फिर बाएँ मुड़कर 2 किमी चलता है। अब वह किस दिशा में जा रहा है?
(a) उत्तर (b) दक्षिण (c) पूर्व (d) पश्चिम

9. प्रीति जिसका मुख दक्षिण की ओर है, अपने बाईं ओर मुड़कर 15 मी चलती है। इसके बाद वह पुन: अपनी बाईं ओर मुड़कर 7 मी चलती है। इसके बाद पश्चिम की ओर मुख करके 15 मी चलती है। आप बताएँ कि वह अपने प्रारम्भिक स्थान से कितनी दूरी पर है?
(a) 12 मी (b) 7 मी (c) 17 मी (d) 9 मी

10. राजेश दक्षिण दिशा की ओर 16 मी चलता है, फिर बाएँ मुड़कर 5 मी चलता है, फिर उत्तर की ओर मुड़कर 7 मी चलता है और इसके बाद अपनी दाईं ओर मुड़कर 12 मी चलता है और फिर अन्त में वह बाएँ घूमकर 9 मी चलता है। बताएँ कि वह अपने प्रारम्भिक स्थान से अभी कितना दूर है?
(a) 12 मी (b) 17 मी (c) 27 मी (d) 9 मी

11. विमल उत्तर की ओर 18 मी चलता है, फिर वह दाएँ मुड़कर 2 मी चलता है और इसके बाद फिर बाएँ मुड़कर 3 मी चलता है और अन्त में बाएँ मुड़कर 2 मी चलता है, तो बताइए कि विमल प्रारम्भिक स्थान से कितनी दूर है?
(a) 20 मी (b) 21 मी (c) 25 मी (d) 23 मी

12. मनीष दक्षिण दिशा की ओर 21 मी जाता है। इसके बाद वह दाईं ओर मुड़ जाता है और 19 मी जाता है। फिर वह अपनी बाईं ओर मुड़कर 11 मी जाता है। अन्त में वह अपनी बाईं ओर मुड़कर 19 मी जाता है। बताइए कि वह अपने प्रारम्भिक स्थान से कितनी दूरी पर है?
(a) 32 मी (b) 33 मी
(c) 58 मी (d) 19 मी

13. गाजियाबाद, दिल्ली से 16 किमी उत्तर दिशा में है और फरीदाबाद, दिल्ली से 40 किमी दक्षिण दिशा में है। फरीदाबाद से गाजियाबाद की दूरी तथा दिशा क्या होगी?
(a) 56 किमी, उत्तर (b) 24 किमी, उत्तर
(c) 56 किमी, पूर्व (d) 40 किमी, दक्षिण

14. किसी बिन्दु P से रमन ने दक्षिण की दिशा में चलना प्रारम्भ किया और 40 मी चला। वह फिर अपने बाएँ मुड़ा और 30 मी चला और एक बिन्दु R पर पहुँचा। बिन्दु R, बिन्दु P से कितनी न्यूनतम दूरी और किस दिशा में है?
(a) 35 मी, दक्षिण-पूर्व (b) 50 मी, दक्षिण-पश्चिम
(c) 35 मी, दक्षिण-पश्चिम (d) 50 मी, दक्षिण-पूर्व

15. अजय 12 मी उत्तर दिशा की ओर चलता है। वहाँ से दक्षिण दिशा की ओर 8 मी चलता है। इसके बाद वह 3 मी पूर्व दिशा की ओर चलता है। वह अपने चलने के बिन्दु से कितना दूर एवं किस दिशा में है?
(a) 8 मी, पूर्व (b) 3 मी, पश्चिम
(c) 5 मी, उत्तर-पूर्व (d) 7 मी, उत्तर-पश्चिम

उत्तरमाला

1 *(b)*	2 *(c)*	3 *(c)*	4 *(c)*	5 *(b)*	6 *(c)*	7 *(a)*	8 *(b)*	9 *(b)*	10 *(b)*
11 *(b)*	12 *(a)*	13 *(a)*	14 *(d)*	15 *(c)*					

संकेत एवं हल

1. (b) रमेश के चलने का क्रम निम्नवत् है

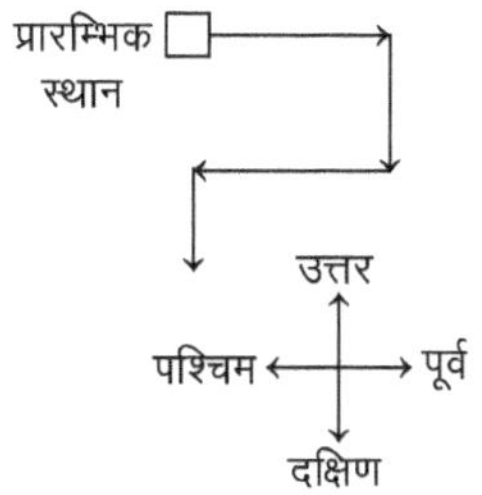

अतः आरेख से स्पष्ट है कि रमेश दक्षिण दिशा में जा रहा है।

2. (c) अजय के चलने का क्रम निम्नवत् है

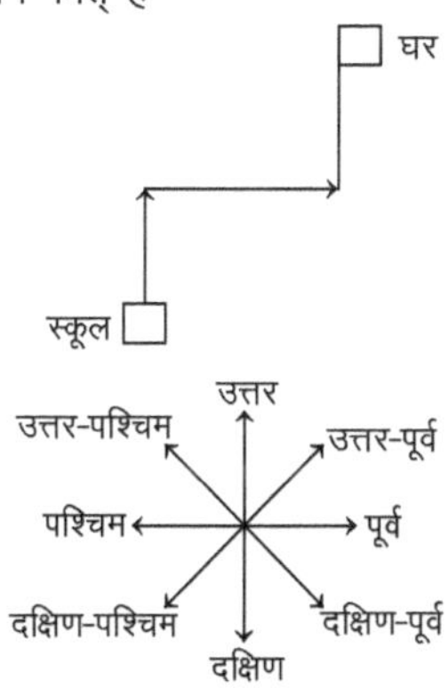

अतः आरेख से स्पष्ट है कि अजय के घर से अजय का स्कूल दक्षिण-पश्चिम दिशा में है।

3. (c) अमित के चलने का क्रम निम्नवत् है

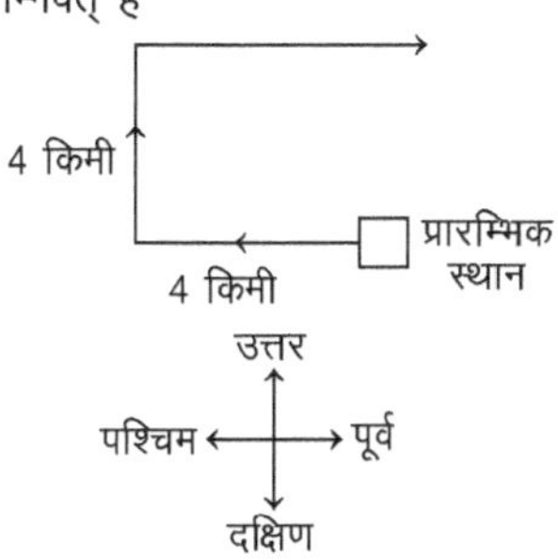

अतः आरेख से स्पष्ट है कि अमित पूर्व दिशा की ओर जा रहा है।

4. (c) जानकी के चलने का क्रम निम्नवत् है

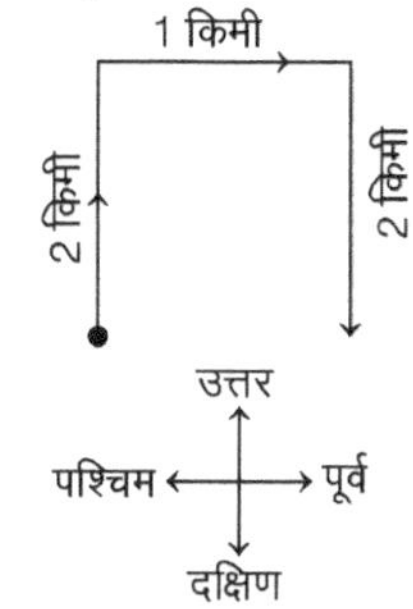

अतः जानकी दक्षिण दिशा में जा रही है।

5. (b) उस व्यक्ति के चलने का क्रम निम्नवत् है

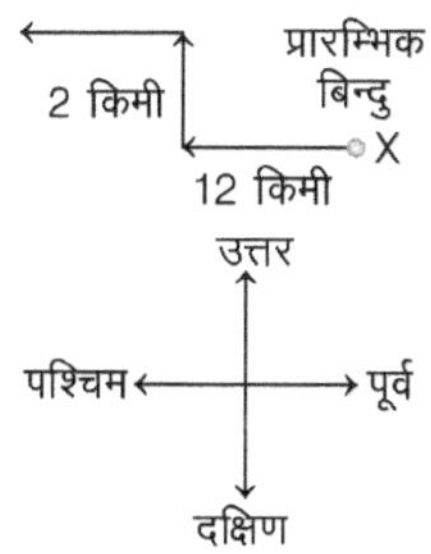

अतः वह व्यक्ति पश्चिम दिशा में जा रहा है।

6. (c) मोहन के चलने का क्रम निम्नवत् है

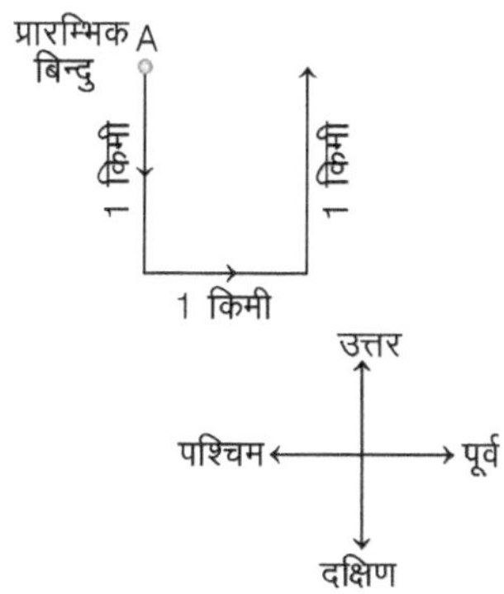

अतः मोहन का मुख उत्तर दिशा की ओर है।

7. (a) सीमा के चलने का क्रम निम्नवत् है

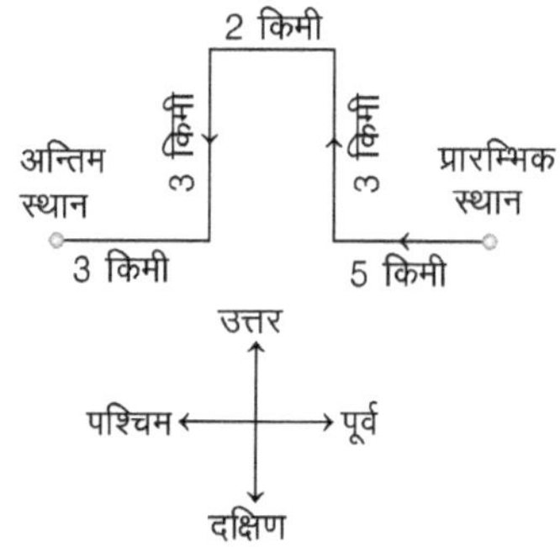

अतः सीमा अपने घर से पश्चिम दिशा में है।

8. (b) सोनू के चलने का क्रम निम्नवत् है

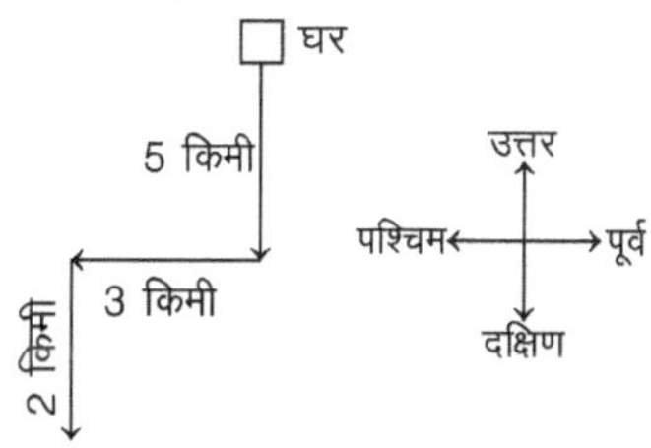

अतः सोनू अब दक्षिण दिशा में जा रहा है।

9. (b) प्रीति के चलने का क्रम निम्नवत् है

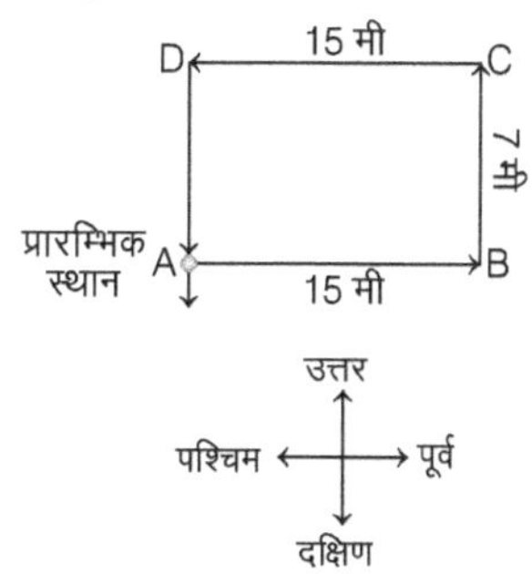

$\therefore$ अभीष्ट दूरी = AD = BC

= 7 मी

अतः स्पष्ट है कि प्रीति प्रारम्भिक स्थान से 7 मी की दूरी पर है।

10. (b) राजेश के चलने का क्रम निम्नवत् है

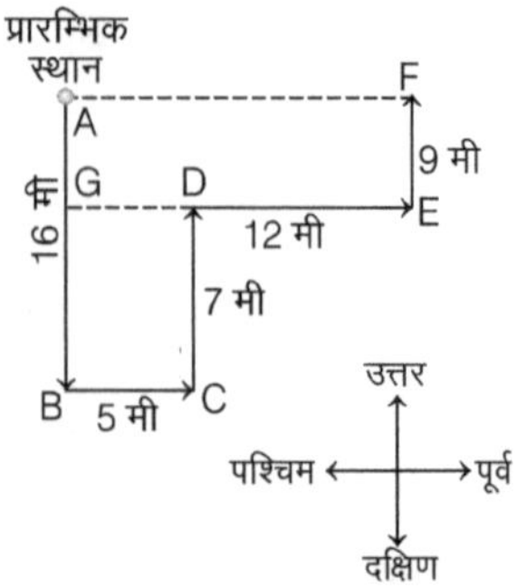

∴ अभीष्ट दूरी = AF = GE

या BC + DE = 5 + 12 = 17 मी

अतः स्पष्ट है कि राजेश अपने प्रारम्भिक स्थान से 17 मी की दूरी पर है।

11. (b) विमल के चलने का क्रम निम्नवत् है

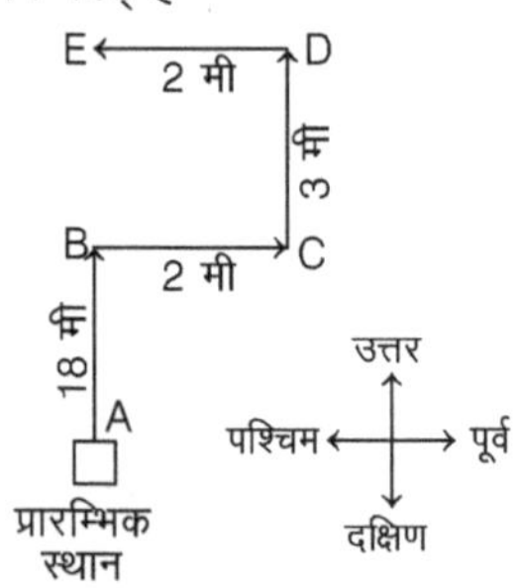

∴ अभीष्ट दूरी (AE) = AB + BE

[यहाँ, BE = DC = 3 मी]

= 18 + 3 = 21 मी

अतः स्पष्ट है कि विमल अपने प्रारम्भिक स्थान से 21 मी की दूरी पर है।

12. (a) मनीष के चलने का क्रम निम्नवत् है

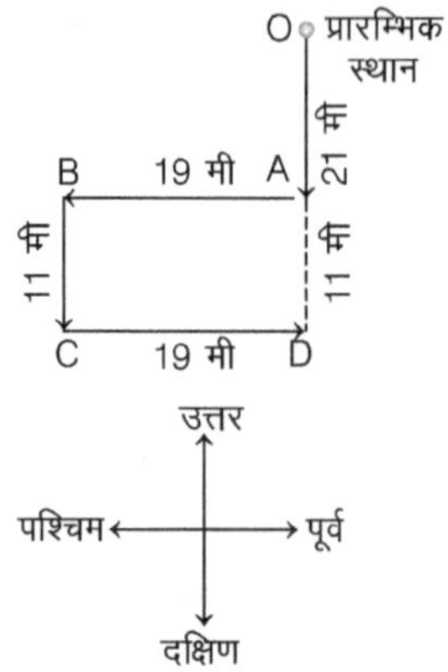

अतः स्पष्ट है कि मनीष अपने प्रारम्भिक स्थान से

(21 मी + 11 मी) = 32 मी की दूरी पर है।

13. (a)

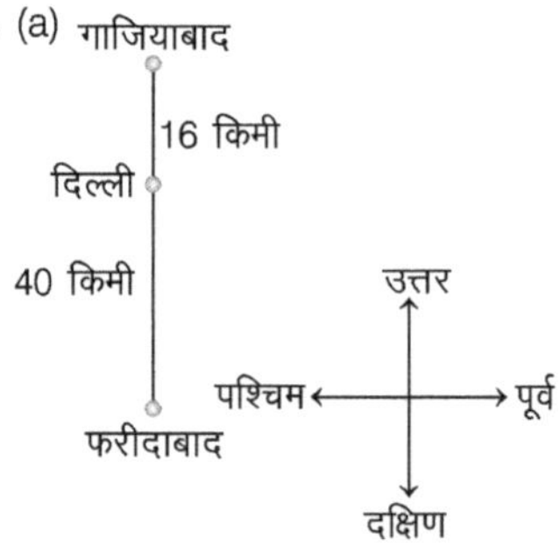

अतः आरेख से स्पष्ट है कि गाजियाबाद से फरीदाबाद की कुल दूरी

= 16 + 40

= 56 किमी

तथा दिशा = उत्तर दिशा

14. (d) रमन के चलने का क्रम निम्नवत् है

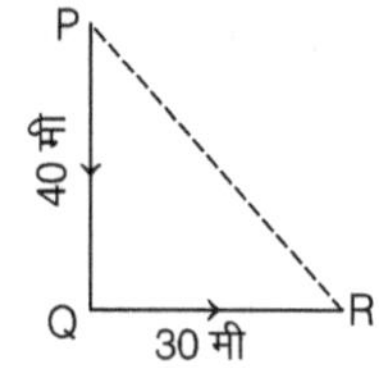

दिशा = दक्षिण-पूर्व

दूरी $= \sqrt{(40)^2 + (30)^2}$

= 50 मी

अतः स्पष्ट है कि बिन्दु P से बिन्दु R दक्षिण-पूर्व में 50 मी की दूरी पर है।

15. (c) अजय के चलने का क्रम निम्नवत् है

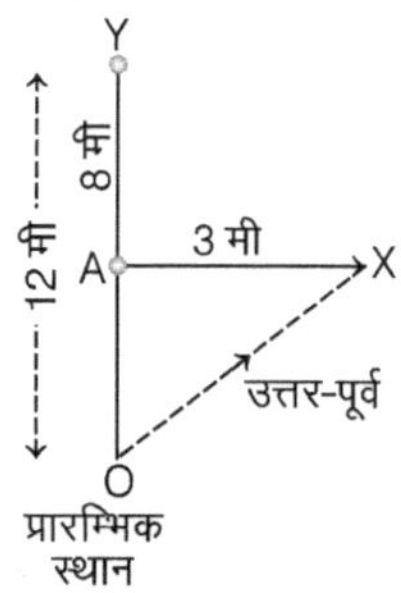

$OA = OY - AY = 12 - 8$

$= 4$ मी

$OX = \sqrt{(OA)^2 + (XA)^2}$

$= \sqrt{(4)^2 + (3)^2}$

$= \sqrt{25} = 5$

अतः स्पष्ट है कि अजय उत्तर-पूर्व में अपने प्रारम्भिक स्थान से 5 मी दूर है।

अंग्रेजी

Chapter 01 Comprehension

Reading comprehension is a test to assess the candidate's verbal ability, language skills, thorough knowledge of grammar, vocabulary, elementary appreciation and comprehension of written English.

The purpose of comprehension is achieved chiefly by setting suitable questions on a given passage which is required to answer accurately. To solve comprehension, a candidate is required to read the passage carefully and choose the correct answer of the given questions.

Tips for Solving Comprehension

1. Read the passage quickly in the first go to get the general idea of the passage.
2. Then, read the passage slowly so as to know the details.
3. Now, study the questions thoroughly.
4. If you are asked to give the meaning of any phrase or word from the passage, the answer should be based on the context of the passage.

Sample Passage

We are tempted to assume that technological progress is the real progress and that material success is the criterion of civilisation. If the eastern people become fascinated by machines and techniques and use them as western nations do, to build industrial organisations and large military establishments, they will get involved in power politics and drift into the danger of death. If machines get into the saddle, all our progress will have been in vain. The problem facing us is a universal one.

1 What is man tempted to assume?

(a) Western nations are superior to eastern nations
(b) Science and technology pose no danger to humanity
(c) Technological progress is the real progress
(d) As such, there is nothing wrong with machines

Ans. (c) Man is tempted to assume technological progress is the real progress.

2 When do science and technology become dangerous?

(a) When they become idols
(b) When they are used with temptation
(c) When their advantages are not used judiciously
(d) When it is assumed that material success is the criterion of civilisation

Ans. (b) When science and technology are used with temptation, they become dangerous.

3 What will happen if eastern people use machines?

(a) It will bring great opportunities and rewards to them
(b) It will show the victory of mind over matter
(c) They will realise that it is not an end in itself
(d) They will get involved in politics and drift into the danger of death

Ans. (a) If eastern people use machines it will bring great opportunities and rewards to them.

4 The author is of the opinion that?

(a) science and technology are neither good nor bad.
(b) through machines, man can achieve all progress.
(c) Science and technology brings great risks and temptations.
(d) All of the above

Ans. (d) According to the author's opinion, all the given statements are true.

5 Choose the word which replace the word 'tabooed' as used in the passage.

(a) Forbidden (b) Accepted
(c) Damaged (d) Criticised

Ans. (a) 'Forbidden' is the word that replace the word 'tabooed' as both means 'to not allow something'.

Exam Pattern Questions

Directions Passage (1-20) *You have some brief passages with 5 questions following each passage. Read the passage carefully and choose the best answer to each question out of the four alternatives.*

Passage 1

Every society must develop in its people a social responsibility. This is something that we, in India, have been falling short of.

We are very individualistic and don't relate ourselves to our society as such. Very seldom do we actually go out and do something, which is beneficial to the society and which does not have a side-benefit for ourselves, as individuals and this is another thing that must be built into the education system. Our young boys and girls coming out must have a feeling for our society. There is a special responsibility that you have, that we all have in building up the spirit. We have to see that what we learn is not used only for our own personal benefits, that every task we do is such that it benefits the weak and the poor, as Gandhiji has said.

India, today, is striving out into the modern world. We are looking ahead to new technology, to high technology, new methods, new types of employment and a new dynamism in our economic growth.

But while we look ahead, we must not forget the millions who are still below the poverty line. When we look at technology, when we look at science, when we look at development, our attention must not be diverted from what is still a major block in India — the poor and deprived groups and everything we do must be targetted in a manner that the benefit will flow to the weak, the deprived and the depressed.

1 According to the author, the Indian people
(a) are socially very responsible
(b) lack social responsibility
(c) have several responsibilities
(d) are highly irresponsible

2 Indians do not do anything beneficial to society unless
(a) there is a benefit for themselves
(b) it involves personal sacrifices
(c) other individuals are benefitted
(d) the whole society benefits by it

3 The author says that India
(a) wants to acquire new technology
(b) does not want new technology
(c) already has sufficient new technology
(d) can export technology to other countries

4 The author suggests that
(a) the poor and the weak must benefit from new technology
(b) the poor and the weak produce new technology
(c) the new technology must help the rich
(d) the new technology is useless to the poor and the weak

5 What value does the author want to build into the educational system?
(a) Individuals must work for themselves
(b) Individuals must work for the benefit of the society without expecting any return or personal benefits
(c) Society must work for the benefit of the individuals
(d) Side-benefit is a must for any social work

Passage 2

Lorde : I keep a journal and write in it fairly regularly. I get a lot of my poems out of it. It's like the raw material for my poems. Sometimes I'm blessed with a poem that comes in the form of a poem, but other times I've worked for two years on a poem. For me, there are two very basic and different processes for revising my poetry.

One is recognising that a poem has not yet become itself. In other words, I mean that the feeling, the truth that the poem is anchored in is somehow not clearly clarified inside of me and as a result it lacks something.

Then, it has to be re-felt. Then, there's the other process which is easier. The poem is itself, but it has rough edges that need to be refined. That kind of revision involves picking the image that is more potent or tailoring it so that it carries the feeling. That's an easier kind of re-writing and re-feeling.

1 From where this account has been taken?
(a) A journal (b) A newspaper
(c) An interview (d) An essay

2 The person named Lorde in the passage writes in a journal
(a) very regularly (b) rarely
(c) all the time (d) fairly regularly

3 Lorde is probably a
(a) poet (b) novelist
(c) dramatist (d) painter

4 Another word in the second paragraph that mean 'rewriting' is
(a) re-feeling (b) recognising
(c) picking (d) revising

5 According to the writer the two processes involved in revising her work are
(a) complex and confusing
(b) clear but different
(c) difficult and complex
(d) easy and anchored

Passage 3

The important thing in life is not what you have been but what you are reaching for and becoming. At my age, when I can see the end of the road more clearly than most, I can sit back and recollect in tranquility the varying vicissitudes of my life and what it has taught me.

When I look back, I find that the great and glorious hours of my life were those when I gave a helping hand to others without expecting anything in return and not when I struggled arid succeeded to gain my own ends and I can well imagine and appreciate that in this world those alone live who live for others.

I have no regrets for the past. Life has been kind to me My only regret is that I received more from life than I gave.

1 What stage of life must the author be?
(a) Adolescence (b) Youth
(c) Middle age (d) Old age

2 What feelings does the author harbour about life?
(a) Regret (b) Gratitude
(c) Sadness (d) Ecstasy

3 What, according to the author, were the most fulfilling moments of his life?
(a) When he recollected his life in tranquility
(b) When he succeeded in gaining his own ends
(c) When he managed to struggle through the vicissitudes of life
(d) When he could help others without expecting anything back

4 What, according to the author, is the most important thing in life?
(a) The achievements of one's life
(b) The struggles one has faced in life
(c) The thing one is striving for
(d) The memories one has in life

5 What is the tone of the passage?
(a) Reflective (b) Argumentative
(c) Opinionated (d) Satirical

Passage 4

Fingerprints are the marks made by the ridges on the ends of the fingers and thumbs. These ridges form a pattern that stays the same throughout a person's life. No two persons have ever had the same fingerprints. So, fingerprints are a foolproof way of identifying a person.

A fingerprint record is made in an interesting manner. A small piece of metal is coated with a thin film of ink. Next, a person's finger and thumb tips are pressed against the inked surface. Then, the fingertips are pressed on a white card. The prints are recorded in exact detail.

Fingerprinting is often used to solve crimes. Fingerprints are picked up at the scene of a crime. These are compared with those of a suspect. Millions of fingerprints are kept on files by police departments.

Fingerprinting is also used in finding missing persons and identifying unknown dead bodies. It is used to screen people who apply for certain jobs.

It is thought that the Chinese used thumb prints to sign documents a long time before Christ.

The system used today was invented by Sir Francis Galton in the 1880's. In 1901, Sir ER Henry found a simple way of grouping fingerprints. His system is used by many law enforcement organisations.

1. Fingerprints are the most .... way of identifying a person.
   (a) best (b) genuine
   (c) sincere (d) accurate
2. The main reason why fingerprinting is used for identification is that
   (a) every individual has a unique set of fingerprints
   (b) every set of fingerprints falls into a pattern
   (c) records of fingerprints can be maintained
   (d) fingerprints can be picked even after a crime
3. The fingerprints are stored for record
   (a) on a white card
   (b) on an inked surface
   (c) on paper files
   (d) on a small piece of metal
4. Who first evolved a system of using finger impressions to authenticate documents?
   (a) Sir Francis Galton (b) Sir ER Henry
   (c) The Chinese (d) The Britishers
5. The present system of recording fingerprints is around ...... years old.
   (a) 2200 (b) 100 (c) 500 (d) 220

Passage 5

An old man with steel-rimmed spectacles and very dusty clothes sat by the side of the road. There was a pontoon bridge across the river and carts, trucks and men, women and children were crossing it. The muledrawn carts staggered up the steep bank from the bridge with soldiers helping to push against the spokes of the wheels. The trucks ground up and away heading out of it all. The peasants plodded along in the ankledeep dust. But the old man sat there without moving. He was too tired to go any farther.

1. What was the old man wearing?
   (a) Iron-rimmed spectacles
   (b) An old shirt and pant
   (c) White clothes
   (d) Steel-rimmed spectacles and very dusty clothes
2. Mention those which crossed the bridge besides human beings.
   (a) Mules and horses
   (b) Men, women and children
   (c) Carts and trucks
   (d) Soldiers and carts
3. Who were helping to push the muledrawn carts?
   (a) Mules (b) The villagers
   (c) The horses (d) Soldiers
4. Where was the old man sitting?
   (a) In the cart
   (b) Over the bridge
   (c) By the side of the road
   (d) On the banks of the river
5. Why was he sitting there?
   (a) To admire the natural scenery
   (b) To watch the people passing by
   (c) Because he was so tired that he couldn't go any farther
   (d) Waiting for somebody

Passage 6

The New Year is a time for resolutions. Mentally at least, most of us could compile formidable lists of do's and don'ts. The same old favourites recur year in and year out with monotonous regularity. Past experience has taught us that certain accomplishments are beyond attainment.

If we remain inveterate smokers, it is only because we have so often experienced the frustration that results from failure. Most of us fail in our efforts at self-improvement because our schemes are too ambitious and we never have time to carry them out.

We also make the fundamental error of announcing our resolutions to everybody so that we look even more foolish when we slip back into our old bad ways.

1. What does it mean by the phrase 'Formidable lists of do's and don'ts' as used in passage?
   (a) The realisation that we are so imperfect is frightening
   (b) The bad points of our character are formidable
   (c) The list is so long that it is frightening
   (d) The things that need to be included is frightening
2. Why does the author imply that many are inveterate smokers?
   (a) Because they want to forget the frustration of not smoking
   (b) Because they believe that it is almost impossible to give it up
   (c) Because they have not tried to give it up
   (d) Because they do not have will power to do so

3 What does the author say, regarding self-improvement?
(a) The author says that we fail in our efforts at self-improvement because of high ambitions
(b) The author says that we cannot become perfect
(c) The author believes that imperfections are part of our lives so it is not possible to improve ourselves
(d) None of the above

4 What is the fundamental error about resolution that we make?
(a) We do not make announcement publically
(b) We never try to make them possible
(c) We make the announcement publically and look even more foolish
(d) We complete them without realising the effect

5 What does the word 'deep-rooted' means as used in the passage?
(a) formidable
(b) attainment
(c) ambitious
(d) inveterate

Passage 7

Last year I suffered a stroke I had to be hospitalised. I was put in a general ward for there was no room in the intensive coronary care unit.

Not far from my bed was a patient in obvious indigent circumstances and on hospital diet. For breakfast he used to get two eggs, besides other things.

The man was regularly visited by a twelve year old boy, perhaps his son, dressed in worn-out clothes. The man always kept one egg for that boy when he arrived soon after the doctors had done their founds.

One day was a shortfall in the supply of eggs to the hospital and our man got only one egg. He looked at it for a long time, turning it over in his hands and then put it away. He thought the boy's need was greater than his perhaps.

1 Why was the author hospitalised?
(a) Because he wanted a routine check-up
(b) Because he suffered a stroke
(c) Because he wanted to encash his medical insurance
(d) Because he liked the hospital life so much

2 Why did the other patient in the hospital look at the egg for a long time?
(a) Because the egg was rotten
(b) Because he was annoyed at being given only one egg
(c) Because he wanted to eat it as early as possible
(d) Because he could not decide whether he should eat it or give it to the boy

3 What does the given passage focus on?
(a) Paternal affection of the man
(b) Poverty of the man
(c) Poor condition of the hospital
(d) Poor condition of the boy

4 What does it mean by 'indigent circumstances' as used in the passage?
(a) Miserly personality (b) Rich background
(c) Miserable condition (d) Poor condition

5 From which disease, the author is suffering in last year?
(a) Fever (b) Cough
(c) Stomach pain (d) Stroke

Passage 8

Journalists argue over functions of a newspaper. I feel that a provincial paper's purpose is not only to present and project the news objectively and imaginatively, but to help its readers to express themselves more effectively, canalising their aspirations, making more articulate their demands. A newspaper should reflect the community it **serves-warts and all.**

When the mirror is held to society it reveals neglect, injustice, ignorance or complacency. It should help to eradicate them.

It would be pretentious to think that a newspaper can change the course of world affairs - but at the local limit it can exert influence, it can probe, it can help get things done.

The individual's voice must not be stifled. Instead, the readers should be encouraged to express their opinions, fears, hopes and or their grievances on this platform.

1 According to the author, what is the main purpose of a newspaper?
(a) Project the news objectively and imaginatively
(b) To present facts in a blunt manner
(c) Exert influence on the individual
(d) To encourage readers to be pretentious

2 How are local affairs influenced by a newspaper?
(a) By focusing on world affairs
(b) By probing into the evils to society and awakening the people for change
(c) By influencing people through half truths
(d) By encouraging reader to accept their grievances

3 How can the readers express their grievances?
(a) By being complacent and satisfied
(b) By writing to journalists
(c) By supporting the local newspaper
(d) By writing to their local newspaper

4 What is meant by the expression 'warts and all' as used in the passage?
(a) Problem of the community
(b) Hopes and fears
(c) Truthful and outspoken
(d) Grievances of readers

5 Which of the following fact does the writer want to highlight through the passage?
(a) A newspaper should reflect the community it serves.
(b) A newspaper should only concentrate on local affairs
(c) Newspapers can eradicate injustice from the society
(d) None of the above

Passage 9

Patriotism is a very complex feeling built up out of primitive instincts and highly intellectual convictions. There is love of home, family and friends, making us peculiarly anxious to preserve our own country from invasion. There is the mild instinctive liking for compatriots as against foreigners. There is pride, which is bound up with the success of the community to which we feel that we belong.

There is a belief, suggested by pride but reinforced by history that one's own nation represents a great tradition and stands for ideals that are important to the human race. But besides all these, there is another element, at once nobler and more *open to attack*, an element of worship, of willing sacrifice, of joyful merging of the individual life in the life of the nation.

This religious element in patriotism is essential to the strength of the State, since it enlists the best that is in most men on the side of national sacrifice.

1 A suitable title for the passage could be
(a) Elements of Patriotism
(b) Historical Development of a Nation
(c) The Role of Religion and History in Patriotism
(d) Religion and Patriotism

2 Describing the element of worship 'open to attack', the author implies that it
(a) is unnecessary
(b) leads to national sacrifice
(c) has no historical basis
(d) cannot be justified on rational grounds

3 The tone of the passage can be described best as
(a) critical (b) descriptive
(c) persuasive (d) analytical

4 Which of the following can clearly be grouped under 'intellectual convictions' the author mentions in the opening sentence?
(a) Love of family (b) Love of compatriots
(c) The element of worship
(d) None of the above

5 Which one of the following statements is false?
(a) We tend to like our own countrymen better than we like foreigners
(b) Nations seldom stand for ideals that are important to the human race
(c) It is the religious element in patriotism that motivates us to sacrifice ourselves for our nation
(d) Our pride of the community is bound with the community's success

Passage 10

Anxiety and conscience are a pair of powerful dynamos. Of course, I can only speak for myself between them, they have ensured that one shall work at anything worthwhile. They are blind forces which drive but do not direct.

Fortunately, I have also been moved by a third motive—the wish to see and understand. Curiosity is another motive for action. It is also one of the distinctive characteristics of human nature and contrasted with the natures of non-human animals.

All human beings have curiosity in some degree and we also have it about things which are of no practical use.

Curiosity may be focused on anything in the universe, but the spiritual reality of the phenomenon should be the ultimate objective of all curiosity for it to be fruitful. Thanks to my mother, my approach to this ultimate objective is through the story of human affairs.

1 What is the main objective of this passage?
(a) Distinguish between human beings and animals
(b) Project curiosity as a potent motivating factor
(c) Project anxiety and conscience as inadequate motivators
(d) Motivation and spiritual reality

2 A characteristic, peculiar to human beings that is referred to is
(a) superior intelligence
(b) spirit of enquiry
(c) capacity to rationalise and analyse
(d) ability to shift the practical from the impractical

3 Which of the following statements is true according to the passage?
(a) Animals are as curious as human beings
(b) Curiosity is the only motive for action
(c) People motivated by curiosity do not need other motives to guide them
(d) People motivated by anxiety and conscience alone can be misdirected

4 According to the author
(a) those who have little curiosity are curious about unimportant things
(b) apart from humans no other living beings have the gift of curiosity
(c) the highest form of the curiosity can be satisfied by study of human affairs alone
(d) spiritual reality is the ultimate goal of humans through action

5 The author subscribes to the view that
(a) one's curiosity should focus beyond the facade on the latent meaning of things
(b) curiosity is an inherited family characteristic
(c) a study of human affairs is the most effective method of satisfying one's curiosity
(d) in order to motivate, curiosity must be coupled with anxiety and conscience

Passage 11

When you buy a car, examine carefully the important features of the model you are considering. Many a buyer of the latest model has got into trouble by buying a car too broad or too long for his garage.

Furthermore, a long car is too hard to manage in traffic and too difficult to park. Another feature is the comfort afforded. Are the seats nice and durably upholstered? Is there enough glass to give the driver a good view in all directions, particularly to the rear? It should be remembered that the heavier and the more powerful a car is, the more expensive it will be to operate.

High powered motors require expensive high octane petrol. The greater weight means greater tyre wear and enlarged brakes. The old cliche is still true : it is not the initial cost but the upkeep which matters.

1 The writer favours a car with a wide glass areas so that the driver can
(a) enjoy the scene outside while driving
(b) have a good view of the rear
(c) roll down the glass panes to get enough fresh air
(d) display his beautiful upholstery with pride

2 It is very expensive to maintain a large car because it
(a) is heavy
(b) requires more space for parking
(c) needs changing its tyres more frequently
(d) needs more durable upholstery

3 While buying a car, one should specially consider its
(a) price (b) maintenance cost
(c) upholstery (d) brakes

4 According to this passage, the two factors that the buyer of a new car should keep in mind are
(a) its price and size
(b) its model and upholstery
(c) its size and the comfort it offers
(d) its upholstery and glass area

5 The size of the car should be in accordance with
(a) the money one can afford to pay
(b) the size of the garage that the buyer has
(c) the width of the road where the buyer lives
(d) the volume of traffic on road

Passage 12

There was a marked difference of quality between the personages, who haunted the near bridge of brick and the personages who haunted the far one of stone.

Those of lowest character preferred the former, adjoining the town; they did not mind the glare of the public eye.

They had been of no account during their successes; and though they might feel dispirited, they had no sense of shame in their ruin. Instead of sighing at their adversaries they spat, and instead of saying the iron had entered into their souls they said they were down on their luck.

The miserables, who would pause on the remoter bridge were of a politer stamp-persons who did not know how to get rid of the weary time. The eyes of this species were mostly directed over the parapet upon the running water below.

While one on the townward bridge did not mind who saw him so, and kept his back to the parapet to survey the passer-by, one on this never faced the road, never turned his head at coming foot-steps, but, sensitive to his own condition, watched the current whenever a stranger approached, as if some strange fish interested him, though every finned thing had been poached out of the river years before.

1 The two bridges were known
- (a) for being haunted places
- (b) for their similar design
- (c) for attracting dejected people to them
- (d) for being equi-distant from town

2 People belonging to the lower strata, in their moments of distress.
- (a) visited the brick-made bridge
- (b) remembered their days of glory
- (c) felt ashamed of their failures
- (d) dressed shabbily to earn sympathy

3 The bridge of stone was frequented by
- (a) those found of fishing
- (b) the sophisticated but luckless
- (c) all the sections of society
- (d) None of the above

4 The attitude of the lowly and genteel towards stangers was
- (a) entirely different
- (b) virtually the same
- (c) virulently hostile
- (d) completely indifferent

5 In this passage, the author is trying to
- (a) explain the difference between the construction of two bridges
- (b) describe the way different sections of people like to dress.
- (c) explain the variety of ways in which strangers can be treated
- (d) describe how people of different classes behaved when unhappy

Passage 13

"The history of science is the real history of mankind." In this striking epigram, a nineteenth century writer links science with its background. Like most epigrams, its power lies in emphasising by contrast an aspect of truth which may be easily overlooked.

In this case, it is easy to overlook the relations between science and mankind and to treat the former as some abstract third party, which can sometimes be praised for its beneficial influences, but frequently and conveniently blamed for the horrors of war.

Science and mankind cannot be divorced from time to time at men's convenience. Yet, we have seen that, in spite of countless opportunities of improvement, the opening years of the present period of civilisation have been dominated by international conflict.

Is this the inevitable result of the progress of science or does the fault lie somewhere else ?

1 The sentence "The history of science is the real history of mankind" means
- (a) science has given man countless opportunities for improvement
- (b) science and mankind cannot always be divorced
- (c) mankind has progressed as science has developed
- (d) the good and bad uses of science reflect the character of man

2 The epigram given in the passage highlights
(a) the evolution of science
(b) the real history of man
(c) the contrast between science and civilisation
(d) an elusive truth about human nature

3 The aspect of truth likely to be overlooked is that science
(a) has made war horrible
(b) is beneficial to man
(c) is what man has made it
(d) has created international conflicts

4 The writer implies that international conflict is the result of
(a) faulty relations between nations
(b) human weaknesses
(c) invention of deadly weapons
(d) progress of science

5 The last sentence of the passage suggests that
(a) civilisation could prosper well without scientific inventions
(b) the trouble lies with human beings themselves
(c) people have missed opportunities to improve themselves
(d) the horrors of modern life are the inevitable result of the progress of science

Passage 14

There is *more than a modicum of truth* in the assertion that "a working knowledge of ancient history is necessary to the intelligent interpretation of current events". But the sage who uttered these words of wisdom might well have added something on the benefits of studying, particularly, the famous battles of history for the lessons they contain for those of us who lead or aspire for leadership.

Such a study will reveal certain qualities and attributes which enabled the winners to win, and certain deficiencies which caused the losers to lose. And the student will see that the same pattern recur consistently, again and again, throughout the centuries.

1 The expression 'more than a modicum of truth' means
(a) nothing but truth (b) some truth
(c) much truth
(d) more than a small amount of truth

2 In this context, 'intelligent interpretation of current events' means
(a) skilful interpretation of events
(b) intellectual outlook on events
(c) appropriate understanding of events
(d) rational explanation of events

3 According to the writer, a study of the famous battles of history would
(a) provide food to modern leaders for reflection
(b) be beneficial to wise man
(c) help us understand the art of human walfare
(d) be more useful than a general knowledge of ancient history

4 A person who aspires to lead could learn from the history of battles
(a) the qualities and deficiencies of commanders of these battles
(b) what led the previous leaders win battle
(c) what made them lose a battle
(d) the strategies they evolved in course of these battles

5 A knowledge of history is necessary to interpret current problems because
(a) they may be repetitions of past events
(b) only then they can be put in a proper context
(c) they have roots in the past
(d) they can be contrasted with the past events

Passage 15

No one knows when or by whom rockets were invented. In all probability the rocket was not suddenly invented but evolved gradually over a long period of time, perhaps in different parts of the world at the same time. Some historians of rocketry, notably Willy Ley, trace the development of rockets to the 13th century China, a land noted in ancient times for its fire work display.

In the year AD 1232, when the Mongols laid siege to the city of Kai-Feng Fu, the capital of Honan province, the Chinese defenders used weapons that were described as '*arrows of flying fire*'.

There is no explicit statement that these arrows were rockets, but some students have concluded that they were because the record does not mention bows or other means of shooting the arrows.

In the same battle, we read, the defender, dropped from the walls of the city a kind of bomb described as '*heaven-shaking thunder*'. From these meagre references, some students have concluded that the Chinese, by the year 1232 had discovered gun powder and had learned to use it to make explosive bombs as well as propulsive charges for rockets.

1 The passage gives primarily a history of
(a) the bravery of the Chinese
(b) the invention of rockets
(c) the attack on China by the Mongols
(d) the battle against the Chinese wall

2 According to this passage, rockets were invented by
(a) Willy Ley (b) unknown people
(c) the Mongols
(d) the ruler of Honan province

3 According to this passage, rockets were
(a) a gift of God to the Chinese
(b) invented in the twentieth century
(c) invented in AD 1232
(d) developed over many centuries

4 The phrase 'arrows of flying fire'
(a) means some ancient phenomenon in the sky
(b) refers to lightening and thunder
(c) is another name for rockets
(d) is assumed to refer to rockets

5 The bombs have been referred to as 'heaven shaking thunder' because they
(a) contain gunpowder
(b) make thunderous noise
(c) are propelled by rockets
(d) seem to fall from heaven

Passage 16

Tiffany started baking cookies when she was in fifth grade. By the time she reached seventh grade, her cookies were locally famous. All of her friends would beg her to make her famous chocolate chip cookies almost every week.

Then one day a local reporter wrote a story about her and her famous cookies. The story was later picked up by National Television news. The story talked about the number of different recipies Tiffany could make and how tasty her cookies were. Upon seeing the story, Coco Cookie Company called Tiffany to see if she would sell them her famous cookie recipe. Tiffany sold them her oatmeal raisin recipe for twenty thousand dollars and her pudding cookie recipe for fifty thousand dollars, but she **refused** to sell them her chocolate chip recipe: She decided to keep this recipe and start her own company. On August 2002, she started Tiffany Boom Cookies Inc.

1 When did Tiffany begin to bake cookies?
(a) Third grade (b) Fifth grade
(c) Seventh grade (d) Eighth grade

2 What cookie recipe was Tiffany's most famous for?
(a) Sugar cookies
(b) Oatmeal cookies
(c) Raisin cookies
(d) Chocolate chip cookies

3 At what age grade, her cookies were locally famous?
(a) seventh grade (b) Fifth grade
(c) Eighth grade (d) None of these

4 Which company purchased some of Tiffany's recipes?
(a) Alpo Cookies (b) Bobo Cookies
(c) Coco Cookies (d) None of these

5 Which of the following statements is true in context to the passage?
(a) Tiffany sold her oatmeal raisin recipe for seventy thousand dollars
(b) Tiffany started baking cookies when she was in fifth grade
(c) Tiffany sold her chocolate chip recipe for fifty thousand dollars
(d) Her most famous cookie was pudding cookie

Passage 17

Stammering is a habit disorder linked with lack of self-confidence. Basically, for a child to understand a language, there are four stages. The first is learning to understand the spoken language and the second is speaking. Both of these usually develop around the age of two. The third stage is speaking complex sentences, which develops at around three and the fourth is when the child recognises the written alphabet. In 80% of children while the third and fourth stage are at play, the first two get disturbed because something new is being incorporated in the mind. This is absolutely normal. But what over cautious mothers do is fret a lot and the child develops a fear which later manifests itself as stammering. In fact, most textbooks on stammering state in bold that "Had there not been any over cautious mothers, hardly any one would have suffered from stammering." Fluency can be incorporated in the speech of such patients through hypnosis.

1 Stammering is caused because of
(a) physical disorder
(b) hindered growth
(c) lack of self-confidence
(d) lack of understanding

2 The second stage of a child's understanding the language is
(a) speaking (b) writing
(c) listening (d) reading

3 .... are basically the reason for developing a fear in the child's mind.
(a) Parents (b) Over cautious mothers
(c) Fathers (d) Uncles

4 Fluency in such patients can be incorporated in the speech of such patients through
(a) hypnosis (b) slap
(c) punishment (d) symbiosis

5 By the time the child becomes two years old he/she can
(a) speak complex sentences
(b) only understand spoken language
(c) understand and speak simple language
(d) write the alphabets

Passage 18

Once there lived an old man had a bag of gold. He was foolish. He dug a hole in the ground and put the bag of gold into the hole. Then, he covered the hole with a stone.

He used to visit the place nearly, everyday. He would take away the stone and put his fingers into the hole. Then, he would touch the gold and feel very happy.

One day he took the stone away and put his fingers into the hole. How angry and sad he was when he discovered that his treasure was not there. The old man went to a friend and sadly told him the story. His friend said, "There is no reason for you to be sad. Your gold was useless to you. You still have the hole. You can visit it whenever you like. All you have to do is to imagine that your treasure is still there."

1 The old man hid the gold
(a) in a secret chamber (b) in a bank locker
(c) underground (d) in an unknown place

2 The old man was pleased when he
(a) used the gold (b) touched the gold
(c) added to the gold (d) gave away the gold

3 The old man visited the place where he had kept the gold hidden
(a) everyday (b) once a week
(c) almost everyday (d) as often as possible

4 The friend's words possibly made the old man
(a) happy (b) angry
(c) relieved (d) excited

5 The friend's told the old man that
(a) he had not lost anything
(b) he would get back his gold
(c) he should complain to the police
(d) he should not have hidden it in a hole

Passage 19

Those of us who already possess knives and use them as a matter of course at our meals can hardly understand the longing of an infant to be given the freedom of so perilous an instrument. Man has been defined as a tool-using animal and there is no another tool that appeals to the imagination so strongly as a knife.

It is through long months and years a forbidden thing and all the more fascinating on that count. There is no glory in using a spoon. There is no honour in holding a fork in the right hand and in taking up on it little squares of meat that have been cut with a knife by some more privileged hand.

Fork and spoon are little more than an extension of the fingers and a spoon, atleast is so safe that it can be left in the hands of an infant in the cradle but a knife is a danger against which constant warning is necessary-something out of reach and waiting as a prize at the end of a long avenue of years.

1 The 'privileged hand' in this passage refers to
(a) the spoon (b) expert hand
(c) the adults (d) the children

2 To the child, there is no glory in handling a spoon because
(a) the child does not find the spoon attractive
(b) for the child it is nothing but the extension of fingers
(c) it is an extremely safe instrument
(d) it is not as exciting as fork

3 Adults cannot understand why a child finds knives so attractive because they
(a) use knives routinely at the dining table
(b) have forgotten their childhood experiences
(c) use the knife to cut tough vegetables
(d) wield power at the time of meals

4 The child
(a) longs to be a tool using animal
(b) desires the freedom to use the perilous instrument
(c) wants to use the knife because he wants to become a soldier
(d) dreams of crime and adventure

5 The knife fascinates a child all the more because it is
(a) out of his reach
(b) a precious prize
(c) a strong weapon to defend oneself with
(d) a very attractive toy

Passage 20

Every child is born, with some inherited characteristics, into a specific socio-economic and emotional environment and trained in certain ways by figures of authority.

I inherited honesty and self-discipline from my father; from my mother, I inherited faith in goodness and deep kindness and so did my three brothers and sister.

But it was the time I spent with Jallaluddin and Samsuddin that perhaps contributed most to the uniqueness of my childhood and made all the difference in my later life. The unschooled wisdom of Jallaluddin and Samsuddin was so intuitive and responsive to non-verbal messages, that I can unhesitatingly attribute my subsequently manifested creativity to their company in my childhood.

I had three close friends in my childhood—Ramanadha Sastry, Aravindan and Sivaprakasan. All these boys were from orthodox Hindu Brahmin families.

As children, none of us ever felt any difference amongst ourselves because of our religious differences and upbringing. In fact, Ramanadha Sastry was the son of Pakshi Lakshmana Sastry, the high priest of the Rameswaram temple.

Later, he took over the priesthood of the Rameswaram temple from his father; Aravindan went into the business of arranging transport for visiting pilgrims and Sivaprakasan became a catering contractor for the Southern Railways.

1 What qualities did the speaker inherit from his mother?
(a) Honesty and faith in goodness
(b) Honesty and deep kindness
(c) Emotion and self discipline
(d) Faith in goodness and deep kindness

2 Who were the speaker's close friends in his childhood?
(a) Jallaluddin, Samsuddin
(b) Sivaprakasan, Aravindan, Lakshmana Sastry
(c) Aravindan, Ramanadha Sastry, Sivaprakasan
(d) Jallaluddin, Samsuddin, Ramanadha Sastry

3 What made the speaker's childhood unique?
(a) The teachings of his mother
(b) The teachings of his father
(c) The time spent with Jallaluddin and Samsuddin
(d) The company of his three close friends

4 What kind of environment is a child born into?
(a) An inherited and emotional environment
(b) A specific socio-economic and emotional environment
(c) An honest and self-disciplined environment
(d) A specific socio-economic and honest environment

5 Who was the high priest of Rameswaram Temple?
(a) Ramanadha Sastry
(b) Lakshmana Sastry
(c) Aravindan
(d) Sivaprakasan

Answers

Passage 1 1 *(b)* 2 *(a)* 3 *(a)* 4 *(a)* 5 *(b)*

Passage 2 1 *(a)* 2 *(d)* 3 *(a)* 4 *(d)* 5 *(d)*

Passage 3 1 *(d)* 2 *(b)* 3 *(d)* 4 *(d)* 5 *(b)*

Passage 4 1 *(d* 2 *(a)* 3 *(a)* 4 *(c)* 5 *(d)*

Passage 5 1 *(d)* 2 *(c)* 3 *(d)* 4 *(c)* 5 *(c)*

Passage 6 1 *(c)* 2 *(b)* 3 *(a)* 4 *(c)* 5 *(d)*

Passage 7 1 *(b)* 2 *(d)* 3 *(a)* 4 *(c)* 5 *(d)*

Passage 8 1 *(c)* 2 *(b)* 3 *(d)* 4 *(c)* 5 *(a)*

Passage 9 1 *(a)* 2 *(d)* 3 *(d)* 4 *(d)* 5 *(b)*

Passage 10 1 *(b)* 2 *(b)* 3 *(d)* 4 *(d)* 5 *(a)*

Passage 11 1 *(b)* 2 *(c)* 3 *(b)* 4 *(c)* 5 *(b)*

Passage 12 1 *(c)* 2 *(b)* 3 *(d)* 4 *(a)* 5 *(d)*

Passage 13 1 *(d)* 2 *(d)* 3 *(c)* 4 *(b)* 5 *(b)*

Passage 14 1 *(d)* 2 *(d)* 3 *(a)* 4 *(a)* 5 *(a)*

Passage 15 1 *(d)* 2 *(b)* 3 *(d)* 4 *(d)* 5 *(b)*

Passage 16 1 *(b)* 2 *(d)* 3 *(a)* 4 *(c)* 5 *(b)*

Passage 17 1 *(c)* 2 *(a)* 3 *(b)* 4 *(a)* 5 *(c)*

Passage 18 1 *(c)* 2 *(b)* 3 *(c)* 4 *(c)* 5 *(a)*

Passage 19 1 *(b)* 2 *(c)* 3 *(a)* 4 *(b)* 5 *(a)*

Passage 20 1 *(d)* 2 *(c)* 3 *(c)* 4 *(b)* 5 *(b)*

Chapter 02 Articles

The demonstrative adjectives *a, an* and *the* are called Articles. *There are two kinds of articles*

1. Indefinite article–A/An
2. Definite article–The

Uses of Indefinite Article–A/An

Article 'A/An' is used in following contexts

1. The article *An* is used before a word beginning with a vowel sound. e.g.
   (i) She is *an* intelligent girl.
   (ii) He is *an* MP.
2. The article *A* is used before a word beginning with a consonant sound. e.g.
   (i) He is *a* university student.
   (ii) He is *a* European.
3. *A/An* is used before a singular countable noun when it is mentioned for the first time representing no particular person or thing.
   e.g. (i) He has *an* axe. (ii) She is *a* lawyer.
4. *A/An* is used before a singular countable noun which is used as the representative of a class of things or persons. e.g.
   (i) *A* dog is an animal.
   (ii) *A* peacock is a bird.
5. *A/An* is used in exclamations before singular countable nouns. e.g.
   (i) What *an* interesting movie!
   (ii) What *a* pretty girl!

Uses of Definite Article–The

Article 'The' is used in the following contexts

1. When we talk about a particular person or thing or one already mentioned.
   e.g. (i) Give me *the* book which you bought yesterday.
   (ii) *The* dress you want is out of stock.
2. When a singular noun represents a whole class.
   e.g. (i) *The* lotus is a beautiful flower.
   (ii) *The* cow is economically useful.
3. Before the first noun in 'noun + preposition + noun' construction. e.g.
   (i) *The* Bharat of Ramayana is an ideal brother.
   (ii) *The* gold of India is famous.
4. Before names of mountain ranges, groups of islands, rivers, oceans, gulfs, deserts and forests, names of countries.
   e.g. The Alps, The Himalayas, The Hebrides, The Ganges, The Amazon, The Nile, The Arabian Sea, The Sahara, The Black Forest, The Netherlands etc.
   (i) *The* Nile is the longest river in Africa.
   (ii) *The* Sahara desert is one of the world's least hospitable regions.
5. Before names of religious and mythological books, names of newspapers and magazines.
   e.g. The Veda, The Ramayana, The Bible, The Hindustan Times, The Times of India, The Statesman etc.
   (i) *The* Ramayana is a sacred book.
   (ii) *The* Times of India is a well known English newspaper.
6. Before names of heavenly bodies, directions and things unique or one of their kind.

   e.g. The Earth, The Sun, The Moon, The East, The North, The Equator etc.

(i) *The* Sun sets in the West.
(ii) *The* Earth revolves around the Sun.

> But 'The' is not used before the words 'Heaven, Hell, God, Parliament'.
> e.g. (i) Go to hell.
> (ii) He will raise this issue in Parliament.

7. Before musical instruments. e.g.
   (i) He can play *the* guitar.
   (ii) She is fond of playing on *the* piano.
   When musical instruments are used as countable nouns, A/An is used. e.g.
   (i) We gave her *a* harmonium.
   (ii) I have bought *a* violin.
8. Before religious communities and political parties, names of ships, aeroplanes, trains, the words denoting physical positions.
   e.g. The Hindus, The BJP, The Rajdhani Express, The Virat, The Top, The Bottom, The Rajputs etc.
   (i) There is still snow on *the* Top of the mountain.
   (ii) *The* Rajputs are brave people.
9. Before parts of body.
   e.g. (i) He was hit on *the* head.
   (ii) She pulled the cat by *the* tail.
10. Before an adjective when it represents a class of persons. e.g.
   (i) *The* rich should help the poor.
   (ii) *The* old are respected by the young.

Omission of Articles

The articles *a, an* and *the* are omitted

1. Before names of days and months. e.g.
   (i) She will go on Monday.
   (ii) They are getting married in January.
2. Before names of languages. e.g.
   (i) He cannot speak French.
   (ii) She is learning Marathi.
3. Before names of subjects. e.g.
   (i) She has no interest in mathematics.
   (ii) Biology is his favourite subject.
4. Before names of diseases. e.g.
   (i) AIDS is spreading like wild fire.
   (ii) He died of cancer.

> But 'The' is used before the names of a few diseases. e.g. the measles, the plague, the mumps.

5. Before names of festivals and seasons. e.g.
   (i) He will go to Canada in winter.
   (ii) She celebrated Christmas with her friends.
   If sentence is about the days of season and holidays, article (the) will be used. e.g.
   (i) He will go to Canada in *the* winter season.
   (ii) She went to Delhi in *the* Diwali holidays.
6. Before names of sports. e.g.
   (i) She plays tennis.
   (ii) We like cricket.
7. Before the names of persons, villages, cities, districts, states and countries. e.g.
   (i) Anjali is a beautiful girl.
   (ii) London is a big city.
8. Before names of meals. e.g.
   (i) They take lunch at 2 pm.
   (ii) Breakfast is ready.
   'A' is used when there is an adjective before names of meals. We use 'the' when we specify. e.g.
   (i) We had *a* late breakfast today.
   (ii) The lunch I had at *the* Rajmahal was nice.
9. After possessive adjectives (my, our, your, his, her, their, its) and nouns in possessive case (Ram's, lion's). e.g.
   (i) This is Rahul's car.
   (ii) That is my book.
10. Before man, life, death, art, science, when these words are used in the widest sense. e.g.
   (i) Man is mortal.
   (ii) Science has developed much in the past fifty years.

Exam Pattern Questions

Directions (Q. Nos. 1-40) *Insert suitable articles in the given blanks with the help of given alternatives.*

1 ...... bag I found yesterday contained ...... key chain.
(a) The, a (b) An, the
(c) A, an (d) The, an

2 I will go there in ...... evening.
(a) an (b) the
(c) a (d) No article

3 Have you found ...... purse, you lost yesterday?
(a) a (b) an
(c) the (d) No article

4 It is ...... matter of chance.
(a) an (b) a
(c) the (d) No article

5 He was invited for ...... dinner.
(a) an (b) the
(c) a (d) No article

6 Copper is ...... useful metal.
(a) an (b) a
(c) the (d) No article

7 He is ...... M.A.
(a) an (b) the
(c) a (d) No Article

8 Only ...... can save our country.
(a) the Hitler (b) a Hitler
(c) Hitler (d) an Hitler

9 ...... man-eater has been killed.
(a) The (b) A
(c) An (d) Either A or B

10 I cannot do ...... difficult work.
(a) a such (b) the such
(c) such the (d) such a

11 ...... is taking keen interest in India.
(a) The USA (b) USA
(c) An USA (d) A USA

12 ...... will have to be paid for this material.
(a) Half rupee (b) Half a rupee
(c) A half rupee (d) An half rupee

13 French is ...... language of ...... people of England.
(a) a, an (b) an, the
(c) the, the (d) the, an

14 Turn to ...... left.
(a) the (b) an
(c) a (d) No article

15 Which is ...... highest mountain in India ?
(a) a (b) the
(c) an (d) No article

16 Do not make ...... noise.
(a) an (b) the
(c) a (d) No article

17 I shall be back in ...... hour.
(a) a (b) an
(c) the (d) No article

18 ...... Apple cart is ...... historical novel.
(a) An, a (b) The, an
(c) The, a (d) A, an

19 ...... Varanasi, where he was born, is ...... good city.
(a) The, a (b) A, an
(c) The, an (d) A, an

20 Dry these boots in ...... Sun.
(a) the (b) a
(c) an (d) No article

21 Switch on .... light.
(a) the (b) a
(c) an (d) None of these

22 He is .... unlucky man.
(a) the (b) an
(c) a (d) No article

23 The lion is .... king of beasts.
(a) the (b) an
(c) a (d) No article

24 I eat an egg .... day.
(a) the (b) an
(c) a (d) No article

25 I want to be .... M.P.
(a) the (b) an
(c) a (d) No article

26 Give me .... umbrella which you bought yesterday.
(a) the (b) an
(c) a (d) No article

27 He died without .... heir.
(a) the (b) an
(c) a (d) No article

28 I have .... glass of milk every morning.
(a) the (b) a
(c) any (d) some

29 My neighbour is .... honest person.
(a) a (b) an
(c) the (d) any

30 You should always carry .... umbrella with you.
(a) a (b) an
(c) any (d) a few

31 The thief was sent to .... prison.
(a) a (b) an
(c) No article (d) the

32 .... meat you cooked tasted good.
(a) A
(b) An
(c) The
(d) No article

33 Our city will have .... university soon.
(a) a (b) an
(c) the (d) No article

34 .... elephant is a vegetarian.
(a) An (b) A
(c) No article (d) The

35 This is .... car I bought yesterday.
(a) No article (b) a
(c) an (d) the

36 .... unit means a measurement.
(a) A (b) An
(c) No article (d) The

37 He is .... honest officer.
(a) a (b) an
(c) the (d) No article

38 Taj Mahal is built of .... marble.
(a) a (b) an
(c) the (d) No article

39 He is .... European.
(a) an (b) a
(c) the (d) No article

40 Let us play .... chess.
(a) a (b) an
(c) the (d) No article

Answers

1 *(a)*	2 *(b)*	3 *(c)*	4 *(b)*	5 *(d)*	6 *(b)*	7 *(a)*	8 *(b)*	9 *(d)*	10 *(d)*
11 *(a)*	12 *(b)*	13 *(c)*	14 *(a)*	15 *(b)*	16 *(c)*	17 *(b)*	18 *(c)*	19 *(a)*	20 *(d)*
21 *(a)*	22 *(b)*	23 *(a)*	24 *(c)*	25 *(b)*	26 *(a)*	27 *(b)*	28 *(b)*	29 *(b)*	30 *(b)*
31 *(c)*	32 *(c)*	33 *(a)*	34 *(d)*	35 *(d)*	36 *(c)*	37 *(b)*	38 *(d)*	39 *(a)*	40 *(d)*

Chapter 03 Noun

Noun is a word that is used as the name of a person, thing, place, idea and quality of a person. e.g. Akshay, Delhi, Chair, Truth, Love etc.

Kinds of Noun

There are five kinds of Noun

1. **Proper Noun** It is the name of some particular person, thing or place.
   e.g. India, Taj Mahal, Shiva, Yamuna etc.
2. **Common Noun** It is a name given to every person or thing of the same class or kind.
   e.g. Boy, girl, teacher, doctor, tree, books etc.
3. **Collective Noun** It is the name of a collection or a group of persons or things treated as a whole.
   e.g. Class, pack, crowd, army, team etc.
4. **Material Noun** It is the name of a material or substance out of which things are made.
   e.g. Iron, gold, copper, wheat, milk, water etc.
5. **Abstract Noun** It is the name of a quality, idea, concept or a state.
   e.g. (i) **Feeling** Love, fear, anger, respect, pleasure etc.
   (ii) **Quality** Strength, innocence, obedience, beauty etc.
   (iii) **State** Weariness, tiredness, mercy, birth, death etc.

Classification of Nouns

1. Nouns can be classified into singular and plural. e.g.
   Bus, Leaf, City *(Singular)*
   Buses, Leaves, Cities *(Plural)*
2. Nouns can be classified into masculine, feminine, common and neuter gender. e.g.
   Tiger, Father, Time *(Masculine)*
   Woman, Lioness, Peace *(Feminine)*
   Teacher, Servant, Student *(Common)*
   Copy, Book, Room *(Neuter)*
3. Nouns can be classified into countable and uncountable nouns. e.g.
   Tables, Chairs, Branches *(Countables)*
   Oxygen, Furniture, Happiness *(Uncountables)*

Important Rules of Noun

Rule 1 Articles are not used before material nouns. e.g.
(i) Leather is used in making shoes.
(ii) Copper and mispickel are mined only in small quantities.

Rule 2 Material nouns and abstract nouns are not used in plural form. e.g.
(i) *Care* of the old is necessary.
(ii) Jewellery of *gold* is very costly.

Rule 3 Proper nouns are sometimes used as common nouns. e.g.
(i) Samudragupta is the *Napoleon* of India.
(ii) Kalidas is the *Shakespeare* of India.

In the above two sentences, the proper nouns *Napoleon* and *Shakespeare* are used as common nouns.

Rule 4 Collective nouns usually take a singular verb and are substituted by a singular pronoun. e.g.
(i) The jury *has* given *its* verdict.
(ii) The team *has* performed to *its* potential.

***Rule* 5** Collective nouns take a plural verb and are substituted by a plural pronoun, when the group members do not behave as a whole but take different directions. e.g.

(i) The jury *are* divided in *their* decision.

(ii) The Ministry *are* much divided in *their* opinion regarding the foreign policy.

***Rule* 6** Collective nouns, even when they denote living beings, are considered to be of neuter gender. e.g.

(i) India has a big army and *it* is divided into three major divisions.

(ii) The class waits for *its* teacher quietly.

***Rule* 7** Units of counting, i.e. pair, dozen, score, hundred etc, when used after numbers retain in their singular form. e.g.

(i) My friend bought two *dozen* eggs from the market.

(ii) I gave him two *hundred* rupees.

***Rule* 8** The following nouns are always used in plural form

- Certain articles of dress like trousers, shorts, jeans, parts etc. e.g.
  (i) Jeans *are* in vogue these days.
  (ii) Where *are* my parts ?
- Certain collective nouns (although they are singular in form) like police, cattle, gentry, peasantry, clergy, people, company, poultry, majority, artillery, infantry etc. e.g.
  (i) Police *have* reached the crime scene.
  (ii) Cattle *are* grazing in the field.
- Certain other nouns like assets, premises, alms, proceeds, contents, refreshments, orders, repairs, rations, statistics (*collection of data*), credentials etc. e.g.
  (i) Court should make it mandatory for the ministers to declare *their* assets.
  (ii) Alms *were* distributed in the beggars.

***Rule* 9** Some nouns look like plural but always used in a singular form like Mathematics, Statistics, Physics, Economics (*All subjects*), Gymnastics, News, Innings, Series, Measles, Rabies, Mumps, Rickets, Summons, Names of Books etc. e.g.

(i) The news *is* bad.

(ii) Gymnastics *is* fun to watch.

***Rule* 10** Uncountable nouns are used in the singular forms only. Indefinite article (a, an) is not used before them. 'Much' is used in place of 'Many' for denoting plurality.

Some of the important nouns of this category are as follows

Advice, information, hair, luggage, business, work, word (promise), mischief, bread, scenery, abuse, vacation, evidence, employment, alphabet, poetry, furniture, baggage, trouble, fuel, wheat, rice, stationery etc. e.g.

(i) He gave me information.

(ii) He was punished for committing *much* mischief.

***Rule* 11** When two nouns depict a common possession, we use apostrophe('s) after the second noun if they are functioning as one unit. e.g.
Rahul and *Shweta's* father has died.

***Rule* 12** When two or more nouns depict a common possession but they are functioning separately, use ('s) after each noun. e.g.

(i) *Rita's* and *Geeta's* businesses are booming.

(ii) *Ram's* and *Mohan's* father are ill.

Exam Pattern Questions

Directions (Q. Nos. 1-15) *Choose the appropriate noun from the options to complete the given sentences.*

1 The chain of my ....became loose, due to which I had to stop pedaling and put it back again.
(a) bicycle (b) shirt
(c) book (d) home

2 We need .... to help us when we run into problems.
(a) birds (b) animals
(c) friends (d) cars

3 Jamshed left his ....to find work in the nearby town.
(a) chimney (b) village
(c) certificate (d) toys

4 The Nile is the longest of all the ....
(a) lakes (b) oceans
(c) seas (d) rivers

5 Our ....fought with great courage during the Kargil war.
(a) men (b) soldiers
(c) politicians (d) students

6 Farmers keep a .... of buffaloes.
(a) bees (b) band
(c) herd (d) bevy

7 A large .... is expected.
(a) crowd (b) crowds
(c) holiday (d) children

8 Forest show you, a clump of ....
(a) fruits (b) vegetables
(c) animals (d) trees

9 I have just filled forty .... of petrol in the car.
(a) kilos (b) litres (c) boxes (d) metres

10 The .... was attended by guests from both the bride's and groom's families.
(a) school
(b) wedding
(c) picnic
(d) village

11 I would like to have a .... of coffee, please.
(a) cup (b) plate (c) piece (d) sip

12 I do not travel with much ....
(a) furniture (b) food
(c) luggage (d) work

13 .... is on the banks of river Hooghly.
(a) Bihar (b) Kolkata
(c) Delhi (d) None of these

14 The .... still has not taken our order.
(a) porter (b) manager
(c) shopkeeper (d) waiter

15 Life of a .... is luxurious.
(a) farmer (b) shopkeeper
(c) engineer (d) king

Directions (Q. Nos. 16-30) *Do as directed.*

16 We met at McDonalds at noon. The word 'McDonalds' is a .... noun.
(a) common (b) collective
(c) abstract (d) proper

17 Select the proper noun in the sentence.
He could not remember who signed the Declaration of Independence.
(a) Remember
(b) Signed
(c) Declaration of Independence
(d) He

18 I study in Springdales School. Here 'Springdales School' is a ....
(a) Proper noun (b) Material noun
(c) Common noun (d) Collective noun

19 Fill in the blank with the correct collective noun.
The .... were on the march for several days.
(a) officers (b) armies
(c) soldiers (d) cadets

20 Fill in the blank with the correct collective noun.
On reaching the top of the ridge, we came upon a .... of monkeys.
(a) troop (b) pack
(c) herd (d) colony

21 My family lives in different parts of India. Here, 'family' is ....
(a) collective noun (b) abstract noun
(c) common noun (d) proper noun

22 Select all the common nouns in the given sentence.
Rohan took his bike to the hills for a ride.
(a) Rohan, bike, his (b) His, bike, hills
(c) Bike, hills, ride (d) Rohan, hills, ride

23 Masons build houses. Here, 'masons' is a ....
(a) collective noun (b) abstract noun
(c) common noun (d) proper noun

24 Find the material noun in the given sentence.
Lomani Paris is my favourite perfume.
(a) Lomani Paris (b) favourite
(c) my (d) perfume

25 Fill in the blank with correct noun.
.... dresses are very cheap and comfortable.
(a) Cotton (b) Silk
(c) Jute (d) Nylon

26 What is the plural of father-in-law?
(a) Father-in-laws
(b) Fathers-in-law
(c) Fathers-ins-laws
(d) Father-ins-law

27 Select the noun which is used as it is in its plural form.
(a) Bottle (b) Deer
(c) Tiger (d) Shirt

28 Select the abstract noun in the given sentence.
It's a pleasure to meet you after five years.
(a) you (b) meet
(c) five years (d) pleasure

29 My mother admired your honesty. Here, 'honesty' is ....
(a) abstract noun (b) collective noun
(c) common noun (d) proper noun

30 Childhood is the best part of life. Here, 'childhood' is ....
(a) collective noun (b) common noun
(c) proper noun (d) abstract noun

Answers

1 (a)	2 (c)	3 (b)	4 (d)	5 (b)	6 (c)	7 (a)	8 (d)	9 (b)	10 (b)
11 (a)	12 (c)	13 (b)	14 (d)	15 (d)	16 (d)	17 (c)	18 (a)	19 (b)	20 (a)
21 (a)	22 (c)	23 (c)	24 (d)	25 (a)	26 (b)	27 (b)	28 (d)	29 (a)	30 (d)

Chapter 04 Pronoun

Words used in place of nouns are called pronoun. They are used to avoid the repetition of noun in a sentence.
e.g. I saw a boy on the roof. *He* seemed to recognise me.
In this example, the pronoun 'he' is used instead of repeating the noun 'boy'.

Kinds of Pronoun

Following are the kinds of pronouns with their specific rules

1. Personal Pronouns

These pronouns refer to the words which are used in place of nouns referring to person. Personal pronouns have the following categorisations

Persons		Nominative Case		Objective Case		Possessive Case	
		Singular	Plural	Singular	Plural	Singular	Plural
I	Person	I	We	Me	Us	My/Mine	Our/Ours
II	Person	You	You	You	You	Your/Yours	Your/Yours
III	Person						
	Male	He	They	Him	Them	His	Their/Theirs
	Female	She		Her		Her/Hers	
	Neuter	It		It		Its	

Rules of Personal Pronouns

Rule 1 A personal pronoun must be of the same number, gender and person as the noun for which it stands. e.g.

(i) I am not one of those who believe everything *they* see (Not 'I')

(ii) Every man must love *his* country.

Rule 2 If a pronoun is used as the object of the verb or of a preposition, it should be in the objective case. e.g.

(i) He was shouting at *me*. (Not 'I')

(ii) He was teaching *him*.

Rule 3 Words such as, *as good as, as well as, as soon as, as beautiful as, as intelligent as, etc* are followed by nominative case. e.g.

(i) When it comes to providing news, no one is as good as *he*.

(ii) In studies, he is as good as *he*.

Rule **2, 3 and 1** The second person should come before the third and the third person come before the first. This case applies if all the pronouns are singular in a sentence. e.g.

(i) *You, He* and *I* are good friends. (Not I, you and he)

(ii) *You* and *I* will be punished.

- When it comes to confessing something or committing a crime, and all the pronouns are plural then 2, 3, 1 rule gets changed to 1, 2, 3. e.g.
  (i) *I, you* and *he* will be punished for the crime.
  (ii) *We, You* and *They* will go to the party.

***Rule* 5** When two or more singular nouns are joined by 'or, either-or or neither-nor', the pronoun and the verb should be singular. e.g.
(i) Either Raj or Amar *is* doing *his* duty.
(ii) Neither Ram nor Shyam *has* completed *his* work.

***Rule* 6** Whenever one singular and one plural noun are used with either-or or neither-nor, the plural noun always comes second. In this case, the verb and the pronoun both become plural. e.g.
(i) Neither Amit nor his friends *were* present in *their* house.
(ii) Either the Principal or the teachers failed in *their* duty.

2. Reflexive Pronouns

Reflexive pronouns are the pronouns in which the action done by the subject turns back upon the subject. They end in -self in singular form or -selves in plural form.
e.g. Myself, themselves, yourself, itself, himself, ourselves etc.

Rules of Reflexive Pronoun

***Rule* 1** A reflexive pronoun is used with the following verbs-absent, avail, apply, enjoy, pride, resign, acquit, revenge, exert, adapt, adjust etc. e.g.
(i) He resigned *himself* to his failure.
(ii) You should avail *yourself* of every chance in life.

***Rule* 2** A reflexive pronoun is not used with the following verbs-keep, break, set, bath, make, stop, steal, qualify, hide etc. e.g.
(i) He *kept* away from the function.
(ii) She *hid* in the room.

3. Demonstrative Pronouns

The pronouns that are used to point out the objects to which they refer are called demonstrative
e.g. these, that, those, such, this etc.

Rules of Demonstrative Pronouns

***Rule* 1** 'This' and 'That' takes a singular verb while 'These' and 'Those' takes a plural verb. e.g.
(i) *That* man is our principal.
(ii) *These* books belong to him.

***Rule* 2** Pronoun 'it' comes before the phrase or clause to which it refers.
(i) *It* is true that India has won the match.
(ii) *It* is conform that he is wrong.

4. Indefinite Pronouns

A pronoun that does not refer to any person, amount or thing in particular.
e.g. anything, something, anyone, everyone, one, anyone etc.

Rules of Indefinite Pronouns

***Rule* 1** 'One', if used in a sentence, always repeats itself. e.g.
(i) *One* must respect *one's* country for *one's* sake.
(ii) *One* must obey *one's* elders.

***Rule* 2** 'Either' is replaced by 'anyone' when we are talking about more than two persons or things. Same case apply with 'none' and 'neither'. e.g.
(i) I couldn't contact *anyone* of the three.
(ii) *None* of his body parts is defective.

***Rule* 3** 'Each other' should be used in speaking of two persons or things, 'one another' used in speaking of more than two. e.g.
(i) We should love *one another.*
(ii) Shivani and Himani never liked *each other.*

5. Relative Pronouns

Relative pronouns are used to connect clause, a phrase to a noun or pronoun.
e.g. who, whom, that, which, whose etc.

Rules of Relative Pronouns

Rule 1 'Whom' and 'Who' are used only for persons and 'Which' is used for things without life and for animals. e.g.
(i) The man *who* is honest is trusted.
(ii) The horse *which* I had bought was an Arab.

Rule 2 The relative pronoun 'what' is used without any antecedent.It has the meaning-the thing or things that. e.g.
(i) I mean *what* I say.
(ii) *What* cannot be cured must be endured.

Rule 3 'Whose' is used to refer to persons only; 'of which' is used while referring to lifeless objects. e.g.
(i) I have a friend *whose* father is a doctor.
(ii) I saw a watch, the dial *of which* was made of gold.

6. Interrogative Pronouns

The interrogative pronouns are used for making querries or asking questions.
e.g. who, what, whose, whom etc.

Rules of Interrogative Pronouns

Rule 1 'What' is used in broad sense, while 'which' is used in the specific sense. e.g.
(i) *What* are you doing these days?
(ii) *Which* institute have you joined for that?

Rule 2 'Which' is used in place of 'who' and 'what', when we are referring to a choice between two or more than two things or persons. e.g.
(i) Of the two brothers *which* is more intelligent?
(ii) *Which* is your mother in the crowd?

Exam Pattern Questions

Directions (Q. Nos. 1-15) *Fill in the blanks with suitable pronoun.*

1 Abha is more beautiful and intelligent than ....
(a) I (b) me (c) myself (d) mine

2 Have you any objection to .... going to your house.
(a) mine (b) I (c) my (d) me

3 This is only thing .... I want.
(a) as (b) that (c) which (d) whose

4 I do not like .... of these two magazines.
(a) any (b) one (c) either (d) some

5 My views are quite different from ....
(a) you (b) your (c) yourself (d) yours

6 Come and have supper with us if you are not doing .... thing tonight.
(a) some (b) any (c) one (d) all

7 I was unable to say whether .... was a boy or not.
(a) it (b) he (c) she (d) that

8 Rakhi is the girl .... has failed.
(a) whom (b) who (c) which (d) whose

9 There was none .... did not enjoy the show.
(a) who (b) which (c) that (d) whom

10 You and she have cheated .... neighbour.
(a) our (b) their
(c) her (d) your

11 Hello Harish, Kavita and Praveen. Help.....to buy some food and I'II be with you in a moment.
(a) you (b) yours
(c) yourself (d) yourselves

12 The dog caught ...... tail in the door when it closed.
(a) it's (b) itself (c) its (d) it

13 When Sunanda won the lottery, she pinched .... to make sure she wasn't dreaming.
(a) hers (b) herself
(c) her (d) himself

14 Almost no friend of.... came to the funeral.
(a) her (b) myself
(c) theirs (d) them

15 It's partly finished. There is .... left.
(a) nothing (b) everything
(c) anything (d) something

Directions (Q. Nos. 16-25) *In the sentences given below identify the pronoun with the help of given alternatives.*

16 Be sure that everyone brings his own book.
(a) sure (b) his (c) brings (d) Be

17 Mark and I have been very good friends for years.
(a) very (b) friends (c) I (d) Mark

18 Everyone who purchased one of the paintings was pleased.
(a) Everyone (b) pleased
(c) purchased (d) None of these

19 The local government plans to cut its budget for recreation.
(a) recreation (b) budget
(c) cut (d) its

20 These are my class notes.
(a) notes (b) These (c) are (d) class

21 I found my book in the garden, but I couldn't find yours.
(a) found (b) in (c) garden (d) yours

22 I saw the dog which ate the cake ?
(a) which (b) saw (c) cake (d) dog

23 I have done the homework myself.
(a) homework (b) myself
(c) done (d) have

24 Have you ever heard about this ?
(a) heard (b) ever (c) this (d) about

25 Which is your favourite car ?
(a) car (b) is
(c) favourite (d) Which

Directions (Q. Nos. 26-40) *Do as directed.*

26 Fill in the blank with correct pronoun.
Jason and James took their bike with ....
(a) they (b) them (c) their (d) us

27 Find the personal pronoun in the given sentence.
Jerry's mother asked him to clean the garden.
(a) Jerry (b) mother
(c) him (d) garden

28 Fill in the blank with correct pronoun.
Don't blame yourself for the mistake. .... is perfect.
(a) Nobody (b) Anybody
(c) Everybody (d) Somebody

29 Someone caught twelve fish. Here 'someone' is ....
(a) Personal pronoun (b) Possessive pronoun
(c) Reflexive pronoun (d) Indefinite pronoun

30 Fill in the blank with correct pronoun.
Someone must do .... about the human rights in that country or it will be too late.
(a) anything (b) everything
(c) something (d) nothing

31 Fill in the blank with correct interrogative pronoun.
What is the name of the man .... car you borrowed?
(a) whose (b) whom
(c) what (d) how

32 Select the distributive pronouns from the following options.
(a) Himself, herself, ourselves
(b) Every, each, both
(c) Anybody, somebody, nobody
(d) What, which, whom

33 None of the books are hers. They belong to Mary's sons. Here 'none' is ....
(a) Distributive pronoun (b) Personal pronoun
(c) Possessive pronoun (d) Reflexive pronoun

34 Select the distributive pronoun in the given sentence.
I enjoyed every minute of my stay in Africa.
(a) I (b) my stay
(c) Africa (d) every

35 Fill in the blank with correct Possessive pronoun.
The computer quickly stores information on .... huge memory.
(a) yours (b) theirs (c) its (d) hers

36 Meera and Seema are giving gift to each other. Here, 'each other' is ....
(a) Distributive pronoun
(b) Reciprocal pronoun
(c) Personal pronoun
(d) Possessive pronoun

37 Fill in the blank with correct pronoun.
Could you bring me .... book I left in the garden?
(a) this (b) that
(c) those (d) these

38 Fill in the blank with correct pronoun.
Emma hurt ....
(a) herself (b) yourself (c) myself (d) itself

39 Fill in the blank with suitable pronoun.
Adam is the boy .... loves playing soccer.
(a) whose (b) whom
(c) that (d) who

40 Fill in the blank with correct interrogative pronoun.
.... did you invite to preside over the meeting?
(a) Why
(b) Whom
(c) Who
(d) What

Answers

1 (b)	2 (c)	3 (b)	4 (c)	5 (d)	6 (b)	7 (a)	8 (b)	9 (c)	10 (d)
11 (d)	12 (c)	13 (b)	14 (c)	15 (d)	16 (b)	17 (c)	18 (a)	19 (d)	20 (b)
21 (d)	22 (a)	23 (b)	24 (c)	25 (d)	26 (b)	27 (c)	28 (a)	29 (d)	30 (c)
31 (a)	32 (b)	33 (a)	34 (d)	35 (c)	36 (b)	37 (b)	38 (a)	39 (d)	40 (b)

Chapter 05 Adjective

Adjective

An Adjective is a word which is used to describe a Noun or a Pronoun. They are also called *Describing Words.*

e.g. a *beautiful* garden, *dark* humour, a *self-made* man etc.

In the above examples, adjective 'beautiful, dark and self made' describe the nouns i.e. garden, humour and man respectively.

Types of Adjectives

Following are the types of adjectives

1. **Adjectives of Quality** These are used to describe the quality, condition or nature of a noun.
   e.g. honest, kind, soft, sweet etc.
   (i) Dr. APJ Abdul Kalam was an *honest* man.
   (ii) This food tastes *sour.*
2. **Adjectives of Quantity** These adjectives show the quantity or degree of a thing.
   e.g. much, little, whole, some, enough, all etc.
   - *Much, little, whole* are always used for quantity. e.g.
     (i) How *much* milk is left in the fridge?
     (ii) There is *little* sugar left in the pot.
   - *All, some, enough, sufficient, most* are used for both quantity and number. e.g.
     (i) Mayank has *enough* money to start his own business.
     (ii) Employees have completed *most* of the tasks.

3. **Adjectives of Number** These are of two types
   (a) *Definite adjectives* as Cardinals (one, two, three...) and ordinals (first, second, last...) denote exact or order of persons/things. Cardinals are used after ordinals, if they both are to be used in the same sentence. e.g.
      (i) The *first two* lessons of the novel are interesting.
      (ii) The *last three* questions of this chapter have to be completed.
   (b) *Indefinite adjectives* as many, some, enough, few, all, most, various, several, etc. are used to denote number of some kind without saying precisely what the number is. e.g.
      (i) *Many* students have participated in school function.
      (ii) *Albf* my friends are intelligent.
4. **Demonstrative Adjectives** These are used to point out nouns and pronouns. They are always used before the words they are referring to.
   e.g. this, that, these, those.
   (i) *That* house is very expensive.
   (ii) *These* cookies are delicious.
5. **Possessive Adjectives** These adjectives are used to show ownership or possession.
   e.g. my, our, your, his, her, their, its etc.
   (i) *My* dirt bike is faster than his moped.
   (ii) Kids, don't forget to drink *your* milk.
6. **Interrogative Adjectives** These adjectives are used to ask questions.
   e.g. what, whose, which etc.
   (i) *Whose* wife is sitting in the lobby?
   (ii) *Which* book do you want to buy?
7. **Proper Adjectives** Adjectives that are derived from proper nouns are called Proper adjectives. They must begin with a capital letter.
   e.g. Indian, American, German etc.
   (i) This *Indian* town has an interesting history.
   (ii) I have many *German* friends.

Degrees of Adjectives

There are three degrees or levels of Adjectives namely: Positive, Comparative and Superlative.

1. **Positive Degree** It is used when we talk about a single person, place or thing.
   e.g. (i) Manali is a *beautiful* hill station.
   (ii) She bought a *colourful* bedsheet.
2. **Comparative Degree** This is used when we are comparing two persons, place or things.
   e.g. (i) Rashi is *taller* than Mukesh.
   (ii) A couch is *more comfortable* than a chair.

   Here, 'taller' and 'more comfortable' are the examples of Comparative degree.
3. **Superlative Degree** This is used when we are comparing more than two things.
   e.g. (i) Amsterdam is the *greenest* city in the world.
   (ii) The final is the *most crucial* match of the season.

   Here, 'greenest' and 'most crucial' are examples of Superlative degree.

Uses of Some Adjectives

This, That

- 'This' (in case of plural, 'these')
  It refers to persons or thing(s) near the speaker.
  e.g. (i) *This* book is very interesting.
  (ii) *These* flowers are very beautiful.
- 'That' (in case of plural, 'those')
  It is used to avoid the repetition of the preceding noun(s). e.g.
  (i) My bat is better than *that* of my friend.
  (ii) Our soldiers are better equipped than *those* of Pakistan.
- 'That' and 'These' refers to person(s) or thing(s) far from the speaker. e.g.
  (i) Get *that* dog out of here.
  (ii) *Those* houses are for sale.

Some

'Some' is used normally in affirmative sentences with both countable and uncountable nouns. e.g.

(i) I shall buy *some* books. *(Countable)*
(ii) They have purchased *some* fruits. *(Uncountable)*

Any

'Any' is used in negative and interrogative sentences for countable and uncountable nouns, when we refer to a quantity of something which may/may not exist. e.g.

(i) I don't have *any* pen.
(ii) I haven't watched any serial today.

Little, A little, Much

- 'Little' is used for uncountable nouns. 'Little' means 'hardly any'. It has a negative meaning. e.g. He takes *little* interest in parental business.
- 'A little' means 'some, though not much'. It has a positive meaning. e.g. *A little* knowledge is a dangerous thing.
- 'Much' is used before uncountable nouns and it emphasises a large amount. e.g. How *much* money have you got?

Few, A few, Many

- 'Few' is used for countable nouns. 'Few' means 'hardly any'. It has a negative meaning. e.g. *Few* people are happy.
- 'A few' means 'not many'. It has a positive meaning. e.g. He asked me *a few* questions.
- 'Many' is used before countable nouns. e.g. She has *many* books.

More, Less, Fewer

(Comparative Determiners)

- 'More' is an uncountable numerical expression used before plural and uncountable nouns to refer to comparison of quantity. e.g. We need *more* information on this case.
- 'Less' is used generally before uncountable nouns to refer to an amount of something which is smaller than another amount. e.g. He finds *less* time to play these days.
- 'Fewer' is used before plural nouns (*countable nouns*) to refer to a group of things that is smaller as compared to another group. e.g. *Fewer* candidates cracked the IAS examination this year.

All

- When followed by a countable plural noun, it requires a plural verb. e.g. *All* the students *were* happy.
- When followed by an uncountable noun, it requires a singular verb. e.g. *All* that glitters *is* not gold.

Both

'Both' is used to talk about two persons or things of the same kind. It expresses that two persons or things are intensely involved.

e.g. *Both* of them are equally good players.

Either, Neither

- We use 'either' to refer to one or two things, people or situations, when we want to say that they both are possible and it does not matter, which one is chosen or considered. e.g. I don't particularly agree with *either* group.
- 'Neither' always takes a singular countable noun and singular verb. Neither is the negative of 'either'. e.g. *Neither* book is useful.

Each, Every

'Each' is used for two and more than two, while 'every' is always used for more than two. 'Each' is used when the number in the group is limited or definite, while 'Every' is used when the number is indefinite. e.g.

(i) *Each* of the two girls gets a prize.
(ii) *Every* student has a book.

Another, Other

- 'Another' is used for an additional person or things of the same type.
  e.g. Please bring me *another* knife.
- 'Other' can be used with singular countable, plural countable or uncountable nouns.
  e.g. The *other* door is open.

Most, Several

- 'Most' refers to nearly all of a group or amount. It is usually used with uncountable and plural nouns.
  e.g. *Most* people do not trust others.
- 'Several' refers to more than two, but not a very large number. It is generally used with plural nouns.
  e.g. *Several* people were against her.

Exam Pattern Questions

Directions (Q. Nos. 1-25) *Fill in the blanks with suitable adjective.*

1 She succeeded due to her .... work.
(a) most hard (b) more hard
(c) hard (d) None of these

2 His performance is the ....this year.
(a) good (b) best
(c) better (d) None of these

3 It was ....car he had ever driven.
(a) the more comfortable
(b) the most comfortable
(c) the comfortable
(d) the comfortablest

4 His sister is .... than his wife.
(a) more prettier (b) very prettier
(c) most prettier (d) prettier

5 Today is the .... day of the month.
(a) last (b) later
(c) latest (d) latter

6 .... of the two chapters can be taught first.
(a) All (b) Either
(c) Any (d) Some

7 Meerut is my .... railway station.
(a) nearer (b) nearest
(c) near (d) next

8 Her anniversary is the .... day of her life.
(a) more happier (b) happier
(c) most happiest (d) happiest

9 Delhi is .... from Alwar than Jaipur.
(a) farther
(b) further
(c) farthest
(d) None of the above

10 The .... chapter of this book is very interesting.
(a) last (b) latest
(c) later (d) latter

11 .... team could score a goal. So, it was a drawn match.
(a) Either (b) Neither
(c) Any (d) Both

12 Komal is more beautiful than .... of her sisters.
(a) some (b) any
(c) all (d) None of these

13 There is .... hope of his recovery, he is very serious.
(a) a little (b) little
(c) the little (d) None of these

14 This is the ....building in our village.
(a) oldest (b) older
(c) elder (d) eldest

15 .... people can speak English correctly.
(a) Few
(b) A few
(c) The few
(d) None of the above

16 He has not ...... car.
(a) any (b) some
(c) few (d) little

17 There are ...... balls in the store room.
(a) much (b) a little
(c) one (d) many

18 ...... people are satisfied.
(a) A few (b) Much
(c) Little (d) Every

19 He drank ...... the water.
(a) whole (b) any
(c) all (d) many

20 He doesn't have ...... money to donate.
(a) many (b) much
(c) a few (d) few

21 Do you have ...... question?
(a) some (b) any
(c) a few (d) much

22 ...... people come to see this temple daily.
(a) Much (b) Many
(c) All (d) Every

23 I am a stranger here, I have ...... knowledge about this place.
(a) few (b) little
(c) any (d) much

24 ...... girls were absent yesterday.
(a) Much (b) Any
(c) A little (d) A few

25 Please give me ...... rice.
(a) any (b) few
(c) some (d) a

Directions (Q. Nos. 26-35) *Choose the adjective in the given sentences.*

26 The unique design of the building was praised much.
(a) The unique (b) design of
(c) building (d) praised

27 Lord Mountbatten was the last Governor-General of India.
(a) Lord Mountbatten (b) last
(c) Governor-General (d) India

28 The first book of author is about poverty.
(a) first (b) book
(c) author (d) poverty

29 They are wise enough to not fight with others.
(a) They (b) wise
(c) enough (d) fight

30 His command over English is excellent.
(a) command
(b) His
(c) English
(d) excellent

31 It is relatively colder today.
(a) It (b) colder
(c) today (d) None of these

32 The baby has drunk much milk.
(a) The baby (b) drunk
(c) much (d) milk

33 Mumbai is the busiest city in India.
(a) Mumbai (b) busiest
(c) city (d) India

34 The beauty of Kashmir is unmatched.
(a) beauty (b) Kashmir
(c) unmatched (d) None of these

35 The interior decoration of the temple was excellent.
(a) interior (b) decoration
(c) excellent (d) Both (a) and (c)

Directions (Q. Nos. 36-45) *Do as directed.*

36 Fill in the blank with the correct degree of comparison of the word given in the bracket.
My cold is definitely .... (bad) this morning.
(a) worst (b) worse
(c) bad (d) more bad

37 Change the degree of adjective to positive of the given sentence.
Shakespeare is the most famous of all writers in English.
(a) Shakespeare is the more famous of all writers in English
(b) Shakespeare is the famous of all writers in English
(c) No other writer in English is as famous as Shakespeare
(d) Shakespeare is greater than any other writer in English

38 My sister is a beautiful girl. Here, 'beautiful' is a/an ....
(a) adjective of quality
(b) adjective of quantity
(c) demonstrative adjective
(d) possessive adjective

39 Find out the adjectives of quality from the following options.
(a) Most, few, little (b) Tall, small, sweet
(c) One, five, ten (d) My, your, his

40 Change the degree of adjective to superlative of the given sentence.

Greenland is larger than any other island in the world.

(a) No other island in the world is as large as Greenland
(b) Greenland is the largest than any other island in the world
(c) No other island in the world is as largest as Greenland
(d) Greenland is the largest island in the world

41 Select the distributive adjective in the following sentence.

Each cheerleader is given props along with dress.

(a) each (b) along
(c) given (d) props

42 Neither my son nor my husband could lock the door. Here 'neither' is a/an ....

(a) possessive adjective
(b) demonstrative adjective
(c) interrogative adjective
(d) distributive adjective

43 The most common articles used with indefinite adjective(s) is/are

A. The B. An C. A

(a) B and C (b) A and B
(c) Only A (d) A and C

44 Comparative degree of 'well' is

(a) best (b) well
(c) very well (d) better

45 Find out the indefinite adjective in the given sentence.

A man can fail many times, but he isn't a failure until he begins to blame somebody else.

(a) many (b) somebody
(c) failure (d) times

Answers

1 *(c)*	2 *(b)*	3 *(b)*	4 *(d)*	5 *(a)*	6 *(b)*	7 *(b)*	8 *(d)*	9 *(a)*	10 *(a)*
11 *(b)*	12 *(c)*	13 *(b)*	14 *(a)*	15 *(b)*	16 *(a)*	17 *(d)*	18 *(a)*	19 *(c)*	20 *(b)*
21 *(b)*	22 *(b)*	23 *(b)*	24 *(d)*	25 *(c)*	26 *(a)*	27 *(b)*	28 *(a)*	29 *(b)*	30 *(d)*
31 *(b)*	32 *(c)*	33 *(b)*	34 *(c)*	35 *(d)*	36 *(b)*	37 *(c)*	38 *(a)*	39 *(b)*	40 *(d)*
41 *(a)*	42 *(d)*	43 *(a)*	44 *(d)*	45 *(a)*					

Chapter 06 Prepositions

Prepositions are the part of speech that show the relationship of a noun or pronoun with other words in a sentence. e.g. on, in, to, after, with, at, etc.

e.g. (i) There is a painting *on* the wall.
(ii) Shilpa is very smart *at* her work.

Uses of Some Important Prepositions

Preposition can be classified according to their usage as follows

Preposition of Time

They are used in reference of time to denote when an action took place.

In

'In' is used with

- Longer periods of time such as month, year, century, era etc.
  e.g. I will complete the work *in* a month.
- Seasons
  e.g. I am going for vacation *in* summer.
- Parts of a day
  e.g. We left *in* the evening.
  (Except night, dawn, dusk, which take 'at')

On

'On' is used with

- Days
  e.g. Do you work *on* Sundays.
- Dates
  e.g. Her birthday is *on* 26th April.
- Days followed by parts of days
  e.g. I usually wake up late *on* Sunday morning.

At

'At' is used with point of time.

e.g. (i) I have a meeting *at* 10 am.
(ii) That shop closes *at* midnight.

From and To

'From' and 'To' is used when 'start time' and 'end time' are known. e.g.

(i) The guest lecture is *from* 2 pm *to* 3 pm.
(ii) Ritu organised the cultural events in the college *from* her second year *to* the final year.

Since

'Since' is generally used in 'Perfect tense' and 'Perfect continuous tense', with the point of time (i.e. when the action started) e.g.

(i) Annie has been waiting for the bus *since* 9 o'clock.
(ii) We have been living here *since* 2002.

For

'For' is also used in 'Perfect tense' and 'Perfect continuous tense', with the period of time (i.e. the total duration for which the action continued). e.g.

(i) Annie has been waiting for the bus *for* half an hour.
(ii) We have lived here *for* 13 years.

By

- 'By' is used to express the deadline.
  e.g.You must complete your work *by* this evening.
- 'By' is used for agents.
  e.g. The letter was written *by* Suresh with a pencil.

Preposition of Place

They are used with the names of places to denote where an action took place or where a thing is located.

In

'In' is used with

- Cities, towns, states, countries, continents etc.
  e.g. The temperature is too low *in* Antarctica.
- Street, road etc.
  e.g. Some people are standing *in* the street.
- Directions
  e.g. His house is *in* the North.

At

'At' is used with

- Parts of bigger places
  e.g. Shishir lives *at* Nehru Nagar.
- Parts of road, street etc.
  e.g. Some people are standing *at* the corner of the street.

Preposition of Position

They are used to tell the actual location of an object.

In

When the things are inside something. e.g.

(i) There is a diamond *in* her ring.
(ii) *In* this room, there are seven items of furniture.

Into

When the things are going (or being kept) inside from outside. e.g.

(i) The boy jumped *into* the river.
(ii) Sara is keeping her mobile *into* the bag.

On

Used to denote position of thing with respect to surface (touching the surface). e.g.

(i) There is a beautiful vase *on* the table.
(ii) The artist carved a nice picture *on* the wall.

Upon

To show the continuous action (of keeping a thing on a surface). e.g.

(i) A dog jumped *upon* me.
(ii) Sanu was keeping the bottle *upon* the table, when I saw her.

Over

When a thing is exactly upwards some other i.e. the thing is above something and not touching it.

e.g. (i) There is a bridge *over* the river.
(ii) There is a light hanging *over* the table.

Above

When something is at a higher level than some other thing. e.g.

(i) Her level of intelligence is *above* all.
(ii) We were flying *above* the clouds.

Under

When something is exactly below some other thing and the two things are not touching each other. e.g.

(i) The man sat *under* the tree.
(ii) A pen is lying *under* your chair.

Beneath

When a thing is under some other thing and it is touching its surface. e.g.

(i) There are many minerals *beneath* the Earth.
(ii) I found pleasure in sitting *beneath* the trees.

Below

When something is at a lower level than some other thing. e.g.

(i) Their office is located *below* our office.
(ii) A river is flowing *below* the mountain, in that picture.

By

We use 'by' with all kinds of vehicles. e.g.

(i) I usually go to office *by* bus.

(ii) Rinnie goes to school *by* bicycle.

Some Other Important Prepositions

To

'To' indicates movement with the aim of a specific destination (place or an event). e.g.

(i) Nadira went *to* Bhopal last week.

(ii) Are you going *to* the party.

Towards

'Towards' is used to refer a direction. e.g.

(i) This road goes *towards* his home.

(ii) Bangladesh is *towards* the East of India.

Across

'Across' denotes expansion. e.g.

(i) Their business is spread *across* the country.

(ii) It's the first time I've flown *across* the Atlantic.

Behind

At the back of something (someone). e.g.

(i) We don't know what there is *behind* that door.

(ii) He is sitting *behind* me.

In front of

At the face of something. e.g.

(i) There is an ice-cream parlour *in front of* my house.

(ii) He parked the car *in front of* the hotel.

Between

'Between' is used for two persons/things. e.g.

(i) Chintu is sitting *between* Vibhuti and Pushkar.

(ii) There is a red box *between* the blue and the orange one.

Among

'Among' is used for more than two persons/things. e.g.

(i) Saniya is the tallest *among* all girls.

(ii) This is one wrong sentence *among* these sentences.

For

'For' is used for purpose and reason. e.g.

(i) All these toys are *for* you.

(ii) I am leaving *for* Manipur tomorrow.

With

'With' is used to show relation of tools with action. e.g.

(i) She cuts clothes *with* scissors.

(ii) He is writing a letter *with* a pen.

Exam Pattern Questions

Directions (1-30) *Fill in the blanks with correct prepositions.*

1 The poor have to work .... morning to evening.
(a) in (b) to
(c) from (d) before

2 Never laugh .... the disabled.
(a) on (b) from
(c) to (d) at

3 I got your parcel .... Tuesday.
(a) since (b) for
(c) to (d) on

4 She was married .... an early age.
(a) for (b) of
(c) at (d) in

5 His father died .... the age of sixty three.
(a) at (b) in
(c) for (d) of

6 The man .... a beard is my brother.
(a) at (b) of
(c) for (d) with

7 Gandhiji fought .... the freedom of our country.
(a) by (b) in
(c) of (d) for

8 The box belonged .... the landlord.
(a) of (b) with
(c) to (d) for

9 Children are fond .... chocolates and computer games.
(a) for (b) of
(c) with (d) in

10 We get rains .... July every year.
(a) for (b) to
(c) on (d) in

11 His father died .... cancer.
(a) in (b) of
(c) by (d) for

12 He was prevented .... going to college.
(a) to (b) of
(c) by (d) from

13 Listen .... what your teachers say.
(a) at (b) in (c) to (d) for

14 This book is a collection .... Shakespeare's poems.
(a) for (b) of
(c) with (d) by

15 They have quarrelled .... a piece of land.
(a) at (b) on
(c) for (d) over

16 I was invited .... tea by his mother.
(a) for (b) to
(c) with (d) in

17 He is not interested .... playing and skiing.
(a) in (b) for
(c) by (d) of

18 They have been reading .... 7 o'clock.
(a) for (b) in
(c) since (d) at

19 Never quarrel .... your friends.
(a) to (b) with
(c) by (d) over

20 The four brothers always quarrelled ...... themselves.
(a) to (b) between (c) for (d) among

21 Try to reach the village .... sunset.
(a) before (b) by (c) from (d) of

22 In the month of December, the temperature falls .... 4^0 C.
(a) from (b) below
(c) at (d) into

23 A jeep hit him while he was going .... the main road.
(a) on (b) across (c) behind (d) through

24 The case was put .... the judge and the judge decided it within an year.
(a) at (b) from (c) before (d) of

25 The bridge .... this river was built in the year 1995.
(a) at (b) over (c) above (d) on

26 We saw a wounded tiger while passing .... the forest.
(a) from (b) through
(c) along (d) among

27 Mt. Abu is about five thousand feet .... the sea-level.
(a) above (b) along (c) after (d) behind

28 His birthday is .... next Sunday.
(a) in (b) at (c) on (d) for

29 Ramesh fell down while he was running ...... a bus.
(a) into (b) after (c) over (d) through

30 Ramesh is the best .... all the players.
(a) into (b) among
(c) above (d) between

Directions (Q. Nos. 31-45) *Choose the correct preposition to fill the blanks.*

31 Don't loiter .... the street.
(a) onto (b) about
(c) on (d) into

32 They will go to Bengaluru .... plane.
(a) on (b) in (c) by (d) from

33 In the month of December the temperature falls.........4°C.
(a) from (b) below (c) at (d) into

34 It became clear that the strangers were heading ...... a serious disaster.
(a) along (b) towards (c) for (d) into

35 He is so proud of his wealth that he looks down .... the poor.
(a) for (b) at (c) with (d) upon

36 The government aims .... rehabilitating the affected victims in the calamity.
(a) to (b) for
(c) at (d) over

37 He informed .... me to the police.
(a) about (b) against
(c) for (d) with

38 She was removed .... the office of the Director.
(a) to (b) of
(c) from (d) though

39 The city was plunged ...... darkness due to a sudden power failure.
(a) at (b) to (c) under (d) into

40 The students did not pay attention .... what the teachers said.
(a) to (b) over
(c) on (d) at

41 I saw him felling a big tree .... an axe.
(a) with (b) from
(c) to (d) of

42 The mother was anxious .... the safety of her son.
(a) at (b) about (c) for (d) upon

43 The four brothers are always quarrelling .... themselves.
(a) between (b) among
(c) for (d) with in

44 Consequent upon heavy loss he is worse .... these days.
(a) upon (b) off
(c) to (d) for

45 We have lots of things in common .... music.
(a) beside (b) below
(c) among (d) besides

Answers

1 (c)	2 (d)	3 (d)	4 (c)	5 (a)	6 (d)	7 (d)	8 (c)	9 (b)	10 (d)
11 (b)	12 (d)	13 (c)	14 (b)	15 (d)	16 (b)	17 (a)	18 (c)	19 (b)	20 (d)
21 (a)	22 (b)	23 (b)	24 (c)	25 (b)	26 (b)	27 (a)	28 (c)	29 (b)	30 (b)
31 (b)	32 (c)	33 (b)	34 (b)	35 (d)	36 (c)	37 (b)	38 (c)	39 (d)	40 (a)
41 (a)	42 (b)	43 (b)	44 (b)	45 (d)					

Chapter 07 Conjunctions

Conjunctions

A *Conjunction* is a word which joins two or more than two words, phrases, clauses or sentences.

e.g. But, for, and, or, as soon as, because etc.

(i) Sheena *and* Reena are fast friends.

(ii) He is poor *yet* honest.

There are three kinds of Conjunctions

1. **Coordinating conjunction** For, and, nor, but, or, yet, so.
2. **Subordinating conjunction** As soon as, because, though, although, because, so that, once etc.
3. **Co-relative conjunction** So...as, Both...and, Either...or, Whether...or, Not only...but also, such...as/that, Neither...nor, No sooner...than.

Some Important Rules Related to Conjunctions

Rule 1 *Scarcely/hardly* is always followed by *when/before.*

e.g. Scarcely had he gone out of the office then he came. *(Incorrect)*

Scarcely had he gone out of the office when he came. *(Correct)*

Rule 2 *Lest* is followed by *should. Not* is not used with it.

e.g. Be careful lest you will fall. *(Incorrect)*

Be careful lest you should fall. *(Correct)*

Rule 3 *Although/though* must always be followed by *yet* or comma *(,).*

e.g. Although he worked hard but he failed. *(Incorrect)*

Although he worked hard yet he failed. *(Correct)*

Rule 4 *Both* is followed by *and* and not by 'else', 'but' or 'as well as'.

e.g. Both Sonu as well as Pawan have done their work. *(Incorrect)*

Both Sonu and Pawan have done their work. *(Correct)*

Rule 5 *Rather* and *other* are always followed by *than.*

e.g. I have no other choice but to do it. *(Incorrect)*

I have no other choice than to do it. *(Correct)*

Rule 6 *Neither .... nor* and *Either .... or* are used in pairs. These are followed by the same part of speech.

e.g. (i) He has invited neither him not her. *(Incorrect)*

He has invited neither him nor her. *(Correct)*

(ii) Either the step taken was right or wrong. *(Incorrect)*

The step taken was either right or wrong. *(Correct)*

Rule 7 *Not only* is followed by *but also.* These always join the same parts of speech.

e.g. He is going not only to open a hospital but also an inn. *(Incorrect)*

He is going to open not only a hospital but also an inn *(Correct)*

Rule 8 *Whether* is always followed by *or.*

e.g. We don't care that you pass or fail. *(Incorrect)*

We don't care whether you pass or fail. *(Correct)*

Rule 9 *The same* is followed by relative pronoun *that* or *as.*

e.g. He is the same boy who broke the glass. *(Incorrect)*

He is the same boy that broke the glass. *(Correct)*

- *As* is used, if the verb is not clear in the sentence.

e.g. This is the same dress as mine.

Rule 10 *Because, since, as, as soon as* are not followed by *therefore, thus,* etc.

e.g. As he came late, therefore he was punished. *(Incorrect)*

As he came late, he was punished. *(Correct)*

Exam Pattern Questions

Directions (Q. Nos. 1-30) *Choose the appropriate conjunction from the options to fill in the blanks.*

1 We shall fail .... we are industrious.
(a) even (b) unless
(c) whether (d) until

2 I went to the shop .... bought some pens.
(a) and (b) to
(c) as (d) for

3 Don't talk .... she is singing.
(a) as (b) since
(c) while (d) so

4 They were ordered to wait .... the signal was given.
(a) unless (b) till
(c) up to (d) when

5 Write it down .... you should forget about it.
(a) lest (b) because
(c) for (d) or

6 They spoke in a low voice .... the child wouldn't wake up.
(a) for (b) because
(c) that (d) so that

7 I will not pay .... he sends me the bill again.
(a) if (b) until
(c) unless (d) whether

8 He sells oranges .... mangoes.
(a) as well
(b) also
(c) as well as
(d) but

9 He is rich .... he is not happy.
(a) and (b) but
(c) though (d) as well as

10 He is neither a cheat .... a fool.
(a) or (b) either
(c) nor (d) not

11 You must be quiet .... you must leave the room.
(a) or (b) while
(c) but (d) and

12 I asked him .... he would help me.
(a) that (b) if
(c) unless (d) or

13 The passengers got off the plane .... it landed.
(a) while (b) as soon as
(c) if (d) as well as

14 He lost .... his ticket, but also his bag.
(a) not only (b) not
(c) neither (d) either

15 The teacher says .... the Earth moves around the Sun.
(a) when (b) why
(c) that (d) what

16 .... she is pretty, I don't like her.
(a) As (b) Unless
(c) Though (d) While

17 Do .... you have been directed.
(a) so (b) that
(c) which (d) as

18 He went to the US .... he finished his studies.
(a) and (b) when (c) till (d) but

19 Put it .... you can find it later.
(a) if (b) where
(c) because (d) as

20 He is weak .... he does a lot of work.
(a) because (b) so
(c) and (d) yet

21 Although she is poor, she is happy. Here 'although' is a/an ....
(a) conjunction (b) preposition
(c) verb (d) adverb

22 A student will fail .... he does not work hard.
(a) because (b) if
(c) until (d) though

23 He was late .... it was raining heavily.
(a) so (b) that
(c) when (d) because

24 .... you have any doubt, please ask me.
(a) In case (b) Because
(c) Unless (d) Until

25 She is more intelligent .... her sister.
(a) as (b) than
(c) before (d) because

26 She has changed a lot .... I saw her last.
(a) before (b) while
(c) as (d) since

27 He could not get the prize, ... he tried hard for it.
(a) yet (b) though
(c) but (d) when

28 We must leave now .... it is getting dark.
(a) as long as (b) as soon as
(c) when (d) since

29 I was taking a bath .... somebody rang the bell.
(a) as (b) while
(c) when (d) as soon as

30 He failed in the examination; ...., he didn't lose heart.
(a) moreover (b) then
(c) while (d) nevertheless

Answers

1 *(b)*	2 *(a)*	3 *(c)*	4 *(b)*	5 *(a)*	6 *(d)*	7 *(c)*	8 *(c)*	9 *(b)*	10 *(c)*
11 *(a)*	12 *(b)*	13 *(b)*	14 *(a)*	15 *(c)*	16 *(c)*	17 *(d)*	18 *(b)*	19 *(b)*	20 *(d)*
21 *(a)*	22 *(b)*	23 *(d)*	24 *(a)*	25 *(b)*	26 *(d)*	27 *(b)*	28 *(d)*	29 *(c)*	30 *(d)*

Chapter 08 Modals

A verb used to express the mood (mode) or attitude of a speaker is called modal auxiliary or modals. e.g.

(i) You *should* regularly go for a morning walk.

(ii) They *must* attend tomorrow's meeting.

Some common modals are may, might, can, could, will, shall, would, should, must etc.

Uses of Modals

1. **May** is used
   - To show or ask for permission.
     e.g. (i) *May* I go now ?
     (ii) *May* I borrow two books from the library ?
   - For making informal request.
     e.g. (i) *May* I have the salt please?
     (ii) *May* I borrow your pen?
   - For expressing good wishes, desire, wish or prayer.
     e.g. (i) *May* you live long!
     (ii) *May* you enjoy marital happiness!
   - For expressing purpose.
     e.g. (i) She works hard so that she *may* pass.
     (ii) We eat so that we *may* live.
2. **Might** is used
   - For making request that expresses more politeness, hesitation or lack of confidence of the speaker.
     e.g. (i) *Might* I borrow your golden necklace?
     (ii) *Might* I talk to the P.M?
   - When the uncertainty did not happen but it was possible then 'might' is used in perfect tense.
     e.g. (i) You *might* have invited me to your wedding.
     (ii) She *might* have come, if we asked her.
   - In conditional sentences, when the expression is introduced by a verb in the past tense.
     e.g. (i) If you invited her she *might* attend the party.
     (ii) If he came he *might* sing a song.
3. **May/Might + Have**
   - They are used to express possibility/desirability relating to the past action.
     e.g. (i) He *may/might* have left yesterday. *(It is possible he left)*
     (ii) He *might* have failed. *(It is possible he failed)*
4. **Can** is used
   - To express physical or mental ability/capacity/capability.
     e.g. (i) I *can* solve this puzzle.
     (ii) *Can* you lift this suitcase?
   - To take permission or giving an order
     e.g. (i) Yes, you *can* go now.
     (ii) You *can* take my book.
   - In questions with 'Wh' words to denote puzzleness/impatience/anger of the speaker
     e.g. (i) What *can* he do?
     (ii) How *can* she resign?
   - To show the circumstantial possibility.
     e.g. (i) You *can* ski on the hills now-a-days.
     (ii) You *can* go there by road now.
5. **Could** is used
   - For making a request more polite and courteous.
     e.g. (i) *Could* you lend me your car for a day?
     (ii) *Could* you please send me an application form?

- Use of 'could' refers past ability. e.g.
  (i) When I was young, I *could* climb any tree.
  (ii) When Ram was young, he *could* swim across this river.
- To express general permission in the past. e.g.
  (i) On Sundays, we *could* (were allowed to) stay up late.
  (ii) On holidays, I *could* use company's car.
- In unreal conditions. e.g.
  (i) If I had ten crores, I *could* build a temple.
  (ii) If I had wings, I *could* fly to Himalayas.

6. **Could + Have** This form is used for past ability while indicating that the action did not take place. e.g.
   (i) I *could have* revealed the secret. *(But I did not)*
   (ii) You *could have* borrowed money. *(But you did not)*

7. **Should** is used to express
   - **Duty/Obligation**
     e.g. (i) You *should* stand by your brother.
     (ii) Promises *should* be kept.
   - **Future in the past**
     e.g. (i) I told him that I *should* go there.
     (ii) Did I not tell you that I *should* qualify?
   - **Condition**
     e.g. Should you work hard, you will get success.*('Should' is used in the sense of 'if')*
   - **Should + Have** This form is used to express obligation in the past. It may imply the non-performance of the action. e.g.
     (i) You *should have* stood by your brother.
     (ii) He *should have* left a massage.

8. **Must** *is used to express*
   - **Necessity or Obligation** (In place of 'should') e.g.
     (i) You *must* follow instructions.
     (ii) I *must* leave now.
   - **Order of the Speaker**
     e.g. (i) You *must* not leave now.
     (ii) They *must* not play here.
   - **Strong Possibility** (in place of 'may')
     e.g. (i) It is ten. The teacher *must* be in the class.
     (ii) She *must* be working in the office now.
   - **Deduction, Inference**
     e.g. (i) He has a big house. He *must* be rich.
     (ii) She reads a lot. She *must* be learned.
   - **Must + Have** This form is used for a past action or situation indicating non-performance of action. e.g.
     (i) You *must* have followed instructions.
     (ii) You *must* have left them.

9. **Ought** is used to *express*

   Duty or Moral Obligation It is normally used for 'should and must', when there is strong sense of moral duty, advice or indication of correct action. e.g.
   (i) You *ought to* serve your motherland.
   (ii) You *ought not to* take fatty food.
   - **Ought to + Have** This construction is used in relation to past action of duty that was not fulfilled or an action that was neglected in the past. e.g.
     (i) He *ought to have* been present at the wedding of his friend.
     (ii) He *ought not to have* smoked in the bus.

To Be + Infinitive

This expression is used to express plan
e.g. (i) I am to make a speech tomorrow.
(ii) She is to leave for the states after marriage.
(iii) She was to leave for the states for higher study.

The last two sentences do not state expressly about the implementation of the plan.

To Have + Infinitive This expression is used to express compulsion as is expressed with 'Must'. It also expresses obligation (In the Present, Past and Future).
(i) I have to leave for Delhi today.
(ii) I don't have to meet him now. (Need not)
(iii) I have not to meet him now.

10. **Used to** is used
    - To denote habitual action or the past routine of the subject.
      e.g. (i) He *used to* go to Delhi by car.
      (ii) He *used not* to go to Delhi.
    - To denote discontinued action.
      e.g. (i) He *used to* play hockey. *(Now he has stopped)*
      (ii) She *used to* work in office before marriage. *(Not now)*
    - 'Used to' is also used as an Adjective (be used to). It is equal to 'accustomed to' as
      (i) He is *used to* getting up early.
      (ii) I was *used to* driving through crowded streets.
11. **Would** is used in the following cases
    (i) *Would* you please help my son? *(Polite request)*
    (ii) She told me that she *would* give me money. *(Future in the past)*
    (iii) I *would*/should like to play now. *(Wish)*

Exam Pattern Questions

Directions (Q. Nos. 1-45) *Complete the sentences with suitable alternatives.*

1 She expects that her son ....
(a) can return (b) may return
(c) should return (d) could return

2 If we request her she .... to college.
(a) must give a lift (b) might give a lift
(c) can give a lift (d) could give-left

3 It is possible Marlowe .... plays for Shakespeare.
(a) may write (b) might have written
(c) might write (d) None of these

4 All felt that he .... a cheat.
(a) may be (b) can be
(c) might be (d) will be

5 .... I go out? asked her son.
(a) Should (b) May
(c) Must (d) Could

6 "Yes, you ....", the mother answered.
(a) should go (b) may go
(c) must go (d) shall go

7 The son asked his mother if he ....
(a) can go out (b) may go out
(c) might go out (d) None of these

8 .... our king live long!
(a) May (b) Must (c) Should (d) Will

9 We eat so that we .... live.
(a) may (b) might
(c) can (d) could

10 He went there so that he .... borrow money.
(a) may (b) can (c) might should

11 She advised that I .... curtail expenditure.
(a) should (b) shall
(c) should have (d) would

12 You .... him that gambling would ruin him.
(a) should warn (b) should have warned
(c) must warn (d) could were

13 We enjoyed the movie, you .... there.
(a) should have been (b) can be
(c) should be (d) None of these

14 .... you work hard, you will pass.
(a) Would (b) Will (c) Should (d) Shall

15 I told him that I .... leave next day.
(a) should (b) should have
(c) could (d) ought to

16 Make haste lest you .... late.
(a) should get (b) should not get
(c) may not got (d) shall got

17 She .... work hard if she wants to top the merit list.
(a) must have (b) must
(c) must not (d) would

18 She .... alone as it was raining heavily.
(a) must not leave (b) must not have left
(c) should not leave (d) None of these

19 Principal to a student : You .... with bad girls.
(a) must not mix (b) cannot mix
(c) may not mix (d) All are correct

20 She .... alone as it is raining heavily.
(a) must not leave (b) must not have left
(c) should not have left (d) would not leave

21 There .... something wrong with the cooker today.
(a) must be (b) should have been
(c) must have been (d) could have been

22 Swati is gentle, her sister .... it.
(a) should have done (b) must have done
(c) should do (d) None of these

23 I am sure the Principal .... in his room.
(a) should be (b) can be
(c) must be (d) would be

24 You .... obey your parents.
(a) should (b) ought to
(c) must (d) need not

25 You .... stood by your sister, when she was in difficulties.
(a) ought to (b) ought to have
(c) should have (d) None of these

26 Since the keys are with my brother, I .... you money.
(a) will not lend (b) cannot lend
(c) may not lend (d) should not lend

27 She told me that she .... English fluently and was very happy.
(a) could speak (b) could have spoken
(c) can speak (d) will speak

28 .... you please help my son?
(a) Can (b) Was able to
(c) Could (d) Might

29 After we had changed the punctured tyre we .... continue our journey.
(a) can (b) was able
(c) were able to (d) should able

30 My friend did not help me though he .... helped.
(a) could (b) could have
(c) should (d) used to

31 He .... catch the first train tonight.
(a) is to (b) was to have
(c) is to have (d) None of these

32 How are you here? You .... her marriage.
(a) are to attend
(b) were to attend
(c) were to have attended
(d) None of the above

33 She .... the first flight so she hurried to the airport in a taxi.
(a) was to catch (b) am to catch
(c) was to have caught (d) would to catch

34 She told me that she .... go to Mumbai next month.
(a) will (b) should (c) would (d) shall

35 He .... go to college daily by bus in his college days.
(a) should (b) would (c) will (d) can

36 .... you please help my son?
(a) Should (b) Can (c) Would (d) Could

37 My friend .... visit me every Sunday when I was ill.
(a) used to (b) is used to
(c) was used to (d) None of these

38 Deepu .... getting up early in the morning.
(a) used to (b) is used to
(c) accustomed to (d) was used to

39 .... you read when you were five?
(a) Can (b) Could (c) May (d) Might

40 My father .... speak and write five languages.
(a) might (b) shall (c) can (d) must

Answers

1 (b)	2 (b)	3 (b)	4 (c)	5 (b)	6 (b)	7 (c)	8 (a)	9 (a)	10 (c)
11 (a)	12 (b)	13 (a)	14 (c)	15 (a)	16 (a)	17 (b)	18 (b)	19 (a)	20 (a)
21 (a)	22 (b)	23 (c)	24 (b)	25 (b)	26 (b)	27 (a)	28 (c)	29 (c)	30 (b)
31 (a)	32 (c)	33 (a)	34 (c)	35 (b)	36 (c)	37 (a)	38 (b)	39 (b)	40 (c)

Chapter 09 Verb

Verb is a word that is used to tell us what people or things are doing. They are also called as *Action words.*

e.g. (i) Supriya *painted* the wall.

(ii) The house is *being whitewashed.*

In the above examples, 'painted' and 'being whitewashed' are verbs.

Kinds of Verb

Verb can be classified into following types

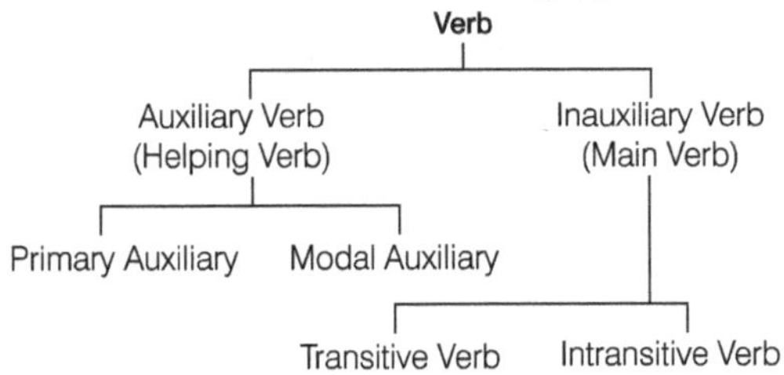

1. Auxiliary/Helping Verbs

These verbs are used before action verb or linking verb to convey additional information regarding aspects of possibility (may, can, could, etc) or time (was, is, has etc). e.g.

(i) I *can learn* french in two weeks.

(ii) Jasper *will leave* tomorrow.

Auxiliary verbs are of two types

(i) **Primary auxiliary verbs** The verbs which can help main verbs or they can act like the main verb also are called Primary auxiliary verbs.

(a) Verbs 'to do' – Do / does / did / doing / done

(b) Verbs 'to be' – Is / am / are / was / were / being / been

(c) Verbs 'to have' – Has / have / had / having

e.g. (i) I can *do* my work myself. *(as main verb)*

(ii) I *do* not work with liars. *(as helping verb)*

(ii) **Modal auxiliary verbs** These verbs cannot act like main verb that means they need main verb to complete the sentence. e.g.

(i) I *can* eat four bananas easily.

(ii) You *should* do your work on time.

2. Main Verbs

The words that expresses the main action or possession are called Main Verbs.

e.g. play, sleep, dance, have, own etc.

Man verbs are of two types

(i) **Transitive verbs** The verbs which need an object to complete the sentence are transitive verbs. e.g.

(i) I *write* a letter on every Sunday.

(ii) Never *eat* any vegetable or fruit without cleaning.

(ii) **Intransitive verbs** The verbs which need not an object to make the sentence complete are intransitive verbs. e.g.

(i) He *runs* fast. (ii) Rohan *studies* hard.

Important Rules of Verb

Rule 1 Use plural verb, when two or more than two singular subjects are joined with 'and'. e.g.

(i) Sachin and Rahul *are* two famous cricket players.

(ii) My father and I *do* not go for a walk in the park.

Rule 2 If 'each' or 'every' is used before the singular subjects connected with 'and', use singular verb. e.g.

(i) Every boy and girl *has* to finish the homework.

(ii) Each player and coach *is* happy with the result of the match.

Rule 3 When two singular noun joined by 'and', represent a single person or thing, use singular verb with them. e.g.

(i) The director and actor *has* launched the album of his movie.

(ii) The chairman and managing director of the company *is* addressing *his* employees in the general meeting.

Rule 4 When two nouns are joined with 'as well as', 'with', 'together with', 'along with', 'besides', 'except', 'accompanied by' etc use verb according to the first subject. e.g.

(i) Hemant as well as his friends *has* broken the glasses.

(ii) Students along with their teacher *are* watching a movie.

Rule 5 'Each of', 'either of', and 'neither of' are followed by plural noun but singular verb. e.g.

(i) Each of the employees *has* welcomed the director.

(ii) Neither of you *is* doing well in your study.

Rule 6 'A number of' is followed by plural noun and plural verb while, 'The number of' is followed by plural noun and singular verb. e.g.

(i) A number of girls *have* participated in the competition.

(ii) The number of boys showing interest in the adventurous sports *has* gone up.

Rule 7 Singular verb is used with some pairs of noun that express a single idea. (Pen and ink, bread and butter, slow and steady, rice and curry, horse and carriage etc.) e.g.

(i) Slow and steady always *wins* the race.

(ii) Bread and butter *is* the necessity of life.

Rule 8 There are some verbs that are not used in 'ing' form like see, taste, smell, hear, please, think, know, remember, own, contain, belong, possess, like, dislike, love, want, desire, hate, agree, trust, look, refuse, hope, resemble, cost, recognise, suppose etc. e.g.

(i) He *tastes* the dish. *(Not 'tasting')*

(ii) My father *loves* my younger brother. *(Not 'loving')*

Rule 9 Singular verb and singular noun are used with 'another' while plural verb and plural noun are used with 'other'. e.g.

(i) There *is* another bag in the cupboard.

(ii) There *are* other bags in the cupboard.

Rule 10 When two nouns or pronouns are connected by 'not only-but also', use the verb according to the second noun or pronoun. e.g.

(i) Not only teacher but also the students *have* to clean their school.

(ii) Not only the employees but also the Director *is* responsible for the loss.

Rule 11 When two singular subjects are practically synonymous, the verb should be in the singular form. e.g.

(i) The law and order situation in the state *is* under control.

(ii) His name and fame *is* on the decline.

Rule 12 A lot of, a great deal of, plenty of, most of and some of-refer to numbers, therefore a plural verb is used. e.g.

(i) A lot of people *were* present in the stadium.

(ii) Some of the students *were* absent.

Exam Pattern Questions

Directions (Q. Nos. 1-25) *Fill in the blanks with correct form of verb.*

1 I don't believe what he ....
(a) saying (b) has said
(c) says (d) had said

2 Ram ....playing cricket since morning.
(a) have been (b) has been
(c) is (d) was

3 He ....for London on Thursday.
(a) would leave (b) leaving
(c) is leaving (d) will leaving

4 When I reached the airport, the flight ....
(a) departed (b) was leaving
(c) had departed (d) will be departing

5 Being a philanthropist, he ....this institution.
(a) founded (b) was founded
(c) find (d) found

6 When calamity ....the family, he faced it boldly.
(a) fell (b) fall
(c) be fell (d) fallen

7 The bridge ....up by the terrorists last week.
(a) blowed (b) was blowed
(c) was blown (d) blew over

8 Corruption has tremendous ....on our political system.
(a) effect (b) affect
(c) affected (d) effected

9 The noise in the bedroom .... me up.
(a) awoke (b) awake
(c) woke (d) awaken

10 What is he doing to his car now ? I think he .... it.
(a) has polished (b) was polishing
(c) is polishing (d) has been polishing

11 Ten miles .... a long way to walk.
(a) are (b) is
(c) are being (d) None of these

12 We ....the matter yesterday.
(a) discussed about (b) discussed of
(c) discussed (d) discussed well

13 She was walking along the road when she .... him.
(a) met (b) have met
(c) was meeting (d) meet

14 Roshan would have failed if he .... not studied throughout the year.
(a) has (b) had (c) will have (d) have

15 By the time the doctor arrived the patient ....
(a) has died (b) had died
(c) died (d) will die

16 When I pay him tomorrow, he ...... everything.
(a) has received (b) has been receiving
(c) will have received (d) will have been received

17 The train ...... before we reach the station.
(a) left (b) has left
(c) had left (d) will have left

18 To his horror, he found that he ...... for nearly 24 hours.
(a) sleeps (b) slept
(c) was sleeping (d) had slept

19 This pen ...... me ₹ 20.
(a) costed (b) costs (c) cost (d) will cost

20 If it rains, the match ...... cancelled.
(a) be (b) will be
(c) will (d) will have been

21 He ...... us to go out in the boat yesterday.
(a) does not allow (b) allows
(c) did not allow (d) has not allowed

22 Where is he? I ...... for him since three o' clock!
(a) am waiting (b) have been waiting
(c) was waiting (d) had been waiting

23 As soon as there ...... even a temporary break in the weather, the climbers ...... their attempt to reach the summit.
(a) is/will renew (b) was/renew
(c) will be/ renewed (d) is/renewed

24 Who ...... food in your family when your mother is not at home?
(a) cooks (b) is cooking
(c) has been cooking (d) cooked

25 Computers that once ...... up entire rooms ...... now small enough to put on desktops and into wrist watches.
(a) took/are
(b) were taking / would be
(c) will take/ will be
(d) are taking / will be

Directions (Q. Nos. 26-40) *In the given sentences, an error has been underlined, choose the correct word from the options given to replace the underlined word. If there is no error in the sentence, then option (d) 'No improvement' is your answer*

26 She buys a new dress last week.
(a) was buying (b) is buying
(c) bought (d) buy

27 Varun prefer milk to tea.
(a) prefers (b) has preferred
(c) preferring (d) No improvement

28 My mother is fond of travel.
(a) travelled (b) travelling
(c) has travel (d) travels

29 The Earth revolved around the Sun.
(a) was revolving (b) is revolving
(c) had revolved (d) revolves

30 Four miles are not a long distance for a person like you.
(a) had (b) is
(c) were (d) No improvement

31 The traders suddenly rise the prices of crude oil last year.
(a) rose (b) raised (c) raise (d) risen

32 In old age neither of his two sons are prepared to come to help him.
(a) is prepared (b) were prepared
(c) is preparing (d) No improvement

33 In the morning, I found it was raining the whole night.
(a) is raining (b) has been raining
(c) had been raining (d) No improvement

34 Manav has broken a cup last evening.
(a) break (b) broke
(c) broken (d) No improvement

35 One is bounded in duty to help the ageing parents.
(a) bound (b) binding
(c) bind (d) No improvement

36 My mother is rarely sleeping at noons.
(a) rarely slept (b) rarely sleeps
(c) rarely sleep (d) No improvement

37 By the time she returned, he typed all letters.
(a) is typing (b) was typing
(c) had typed (d) No improvement

38 A most of people were present in the stadium.
(a) great deal of (b) lot of
(c) plenty of (d) some of

39 His house face the East and is spacious.
(a) facing (b) faces
(c) faced (d) No improvement

40 I wish, I know the answer yesterday.
(a) had known
(b) knew
(c) known
(d) No improvement

Answers

1 (c)	2 (b)	3 (c)	4 (c)	5 (a)	6 (c)	7 (c)	8 (a)	9 (c)	10 (c)
11 (b)	12 (c)	13 (a)	14 (b)	15 (b)	16 (c)	17 (a)	18 (d)	19 (c)	20 (b)
21 (c)	22 (b)	23 (a)	24 (a)	25 (a)	26 (c)	27 (a)	28 (b)	29 (d)	30 (b)
31 (b)	32 (a)	33 (c)	34 (b)	35 (a)	36 (b)	37 (c)	38 (b)	39 (b)	40 (a)

Chapter 10

Tense

Tense is a category that expresses time reference of an action.

Kinds of Tense

Tense is divided in three kinds

1. Present Tense 2. Past Tense 3. Future Tense

These kinds are further sub-divided into four types

(i) Indefinite (ii) Continuous

(iii) Perfect (iv) Perfect Continuous

Tense	Indefinite	Continuous
Present	$S + V^1/V^5 + O$ He teaches me.	S + is/am/are $+ V^4 + O$ He is teaching me.
Past	$S + V^2 + O$ He taught me.	S + was/were $+ V^4 + O$ He was teaching me.
Future	S + will/shall $+ V^1 + O$ He will teach me.	S + will/shall + be $+ V^4 + O$ He will be teaching me.
Tense	**Perfect**	**Perfect Continuous**
Present	S + has/have $+ V^3 + O$ He has taught me.	S + has/have + been $+ V^4 + O$ + since /for +time He has been teaching me for two hours.
Past	S + had $+ V^3 + O$ He had taught me.	S + had + been $+ V^4 + O$ + since/for +time He had been teaching me for two hours.
Future	S + will/shall + have $+ V^3 + O$ He will have taught me.	S + will/shall + have + been + O + since/for +time. He will have been teaching me for two hours.

S ⟶ Subject
O ⟶ Object
V^1 ⟶ First form of verb
V^2 ⟶ Second form of verb (Past form of verb)
V^3 ⟶ Third form of verb
V^4 ⟶ First form of verb + ing
V^5 ⟶ First form of verb + s/es (used with singular subjects)

Some Important Rules Related to Tenses

***Rule* 1** Two or more singular nouns or pronouns joined by *and* takes a plural verb.

e.g. (i) He and his sister *were* playing.

(ii) Gold and silver *are* precious metals.

***Rule* 2** If two singular nouns refer to the same person or thing, the verb must be singular.

e.g. (i) The magistrate and collector *has* come.

(ii) The poet and critic *has been* honoured.

When the *article* is used before both the nouns, two different persons/things are intended and hence the verb must be plural.

e.g. (i) The magistrate and the collector *have* come.

(ii) The poet and the critic *have been* honoured.

Note When the article is used before only one noun, one person or one object, the verb must be singular.

***Rule* 3** When two or more subjects are joined by as well as, like, besides, with, in addition to, together with, along with, but, except etc, the verb is used according to the first subject. e.g.

(i) The leader with all his followers *was* arrested.

(ii) The ship along with its crew *was* lost.

***Rule* 4** Either, neither, each, every, anyone, someone, nobody must be followed by a singular verb. e.g.

(i) Neither of your friends *is* intelligent.

(ii) Each of these substances *is* found in India.

***Rule* 5** When the subjects joined by or, nor, either ....or, neither ....nor are of different persons, the verb agrees with the nearer. e.g.

(i) Either you or I *am* going.

(ii) Neither Rekha nor her friends *were* present at the party.

***Rule* 6** If two subjects together express one idea, the verb is singular.

e.g. (i) Honour and glory *is* his reward.

(ii) Whisky and soda *was* served in the party.

***Rule* 7** If the subject of a clause is a relative pronoun (who, which, that), the verb is used according to the antecedent of the relative pronoun.

e.g. (i) The boys who *are* playing are my friends.

(ii) It is I who *am* helping you.

***Rule* 8** When plural nouns explain specific amount, distance, quantity, time or period as a whole, the verb should be singular.

e.g. (i) Fifty rupees *was* the amount given to her.

(ii) Hundred miles *is* a long distance.

Rule 9 The following verbs are not normally used in Present continuous tense.

Verbs of Perception — See, hear, smell, notice, recognise

Verbs of Appearance — Appear, look, seem

Verb of Emotion — Want, wish, desire, feel, like, love

Verb of Possession — Own, possess, belong to, contain, consist of (except when used in passive)

e.g. (i) I *think* you are wrong.

(ii) He has a *cell* phone.

***Rule* 10** Present Perfect tense is never used with Adverbs of Past time. e.g.

(i) Madhur went to Bangalore yesterday.

(ii) She bought a new house last week.

Exam Pattern Questions

Directions (Q. Nos. 1-20) *Complete the following sentences with the correct form of verb.*

1 The Prime Minister said that it …… him great pleasure to meet the soldiers that evening.
(a) gives (b) gave
(c) was giving (d) is giving

2 This ……… an easy quiz so far.
(a) has been (b) had been
(c) was (d) will have been

3 They ……… in an apartment right now because they can't find a cheap house.
(a) have been living (b) are living
(c) had been living (d) were living

4 Everyone ……… when the earthquake hit the small town.
(a) is sleeping (b) slept
(c) was sleeping (d) will be sleeping

5 He ……… by himself since his divorce.
(a) has been living (b) had been living
(c) is living (d) was living

6 She .... the letter till now.
(a) has not written (b) did not write
(c) have not written (d) None of these

7 Last week I ....to the cinema twice.
(a) had gone (b) have gone
(c) went (d) None of these

8 I ....your letter this morning.
(a) have received (b) received
(c) had received (d) None of these

9 The banks .... on Sunday.
(a) don't open (b) had not opened
(c) are not opening (d) None of these

10 I .... her since 1985.
(a) knew (b) know
(c) have known (d) None of these

11 It ....that it may rain.
(a) is looking (b) looks
(c) is looked (d) None of these

12 She ....her teeth every night.
(a) brushes (b) had brushed
(c) is brushing (d) None of these

13 India .... freedom in 1947.
(a) has got (b) had got
(c) got (d) None of these

14 She .... cooked her breakfast yet.
(a) did not (b) has
(c) has not (d) None of these

15 She did not open the door because she ....her hair.
(a) was washing (b) washed
(c) had washed (d) None of these

16 I ....six letters since morning.
(a) have written (b) have been writing
(c) am writing (d) None of these

17 At present she .... because she is ...... in the garden.
(a) does not study, plays
(b) will not study, plays
(c) is not studying, playing
(d) None of the above

18 While they .... dinner, light went out.
(a) are having (b) were having
(c) had dinner (d) None of these

19 We did not go out as it ……… .
(a) was still raining (b) still rained
(c) still had rained (d) None of these

20 He ....in London for two years when I went there.
(a) lived (b) was living
(c) had been living (d) None of these

Directions (Q. Nos. 21-35) *Fill in the blanks with the correct alternative.*

21 When the Principal entered the class, a student .... on the blackboard.
(a) wrote (b) was writing
(c) writes (d) is writing

22 She .... TV when her husband came.
(a) watch (b) was watching
(c) is watching (d) watched

23 He always........ to prove that the earth revolves round the Sun.
(a) tried (b) tries
(c) was trying (d) is trying

24 He saw me by chance and .... the car.
(a) stop (b) stopped
(c) stops (d) was stopping

25 How many pegs of wine .... yesterday?
(a) you have drank (b) were you drinking
(c) did you drink (d) do you drink

26 I was watching TV when she .... in.
(a) comes (b) came
(c) come (d) was coming

27 She cut her finger while she .... vegetables.
(a) cutting (b) was cutting
(c) cut (d) had cut

28 She still remembers the day when she first .... to church.
(a) went (b) was going
(c) gone (d) going

29 The train had left before I .... the station.
(a) reach (b) was reaching
(c) reached (d) reaches

30 Had you worked hard, you ....passed?
(a) would (b) will
(c) would have (d) will have

31 We hope that Papa .... soon.
(a) come (b) is coming
(c) will come (d) shall come

32 Neelam is learning how ....
(a) to type (b) to typing
(c) typing (d) type

33 Someone .... away my bike within an hour.
(a) takes (b) took
(c) has taken (d) had taken

34 There are no taxies available because taxi drivers .... on strike.
(a) went (b) go
(c) have gone (d) will go

35 He .... suffering from fever since the last week.
(a) is (b) was
(c) has been (d) has

Answers

1 *(b)*	2 *(a)*	3 *(b)*	4 *(c)*	5 *(a)*	6 *(a)*	7 *(c)*	8 *(b)*	9 *(a)*	10 *(c)*
11 *(b)*	12 *(a)*	13 *(c)*	14 *(c)*	15 *(a)*	16 *(a)*	17 *(c)*	18 *(b)*	19 *(a)*	20 *(c)*
21 *(b)*	22 *(b)*	23 *(a)*	24 *(b)*	25 *(c)*	26 *(b)*	27 *(b)*	28 *(a)*	29 *(c)*	30 *(c)*
31 *(c)*	32 *(a)*	33 *(c)*	34 *(c)*	35 *(c)*					

Chapter 11 Direct/Indirect Speech

The way of reporting the words of a speaker without changing its meaning is called *Narration.*

Kinds of Narration

There are two kinds of Narration

1. **Direct Narration** It is a kind of speech which is reported by some other person exactly in the words, spoken by the speaker. This speech is placed within inverted commas (" ").
   e.g. She said to him, "I shall give you money." *(Direct)*
2. **Indirect Narration** It is a speech which is reported by some other person by using certain conjunctions in place of commas and making necessary changes in the verbs and the pronouns of the reported speech.
   e.g. She told him that she would give him money. *(Indirect)*

Parts in the Statement of a Narration

There are two parts in the statement of a narration

1. Reporting verb
2. Reported speech

e.g. John said to Joy, "You are very clever."

In the above example, the part that is outside the inverted comma (" ") is called *reporting verb* and the part that is inside the inverted comma (" ") is called *reported speech*.

For the purpose of changing narration, sentences are divided as follows

1. **Assertive Sentences** Sentences denoting statements in affirmative and negative.
   e.g. (i) You are playing.
   (ii) She was not sleeping.
2. **Interrogative Sentences**
   (A) Sentences beginning with auxiliary verbs. (Yes or No answer type questions).
   e.g. (i) Are you playing?
   (ii) Was she sleeping?
   (B) Sentences beginning with question words such as 'when, where, why, who, which, what' etc.
   e.g. (i) When are you playing?
   (ii) Where was she sleeping?
3. **Imperative Sentences** Sentences denoting command, request and advice.
   e.g. (i) Do not waste time.
   (ii) Please give me something to eat.
4. **Exclamatory Sentences** Sentences expressing joy, sorrow and wonder etc.
   e.g. (i) Hurrah! we won. (ii) Alas! All is over.
5. **Optative Sentences** Sentences expressing wish and prayer etc.
   e.g. (i) Good bye, my daughters!
   (ii) May you live long!

Changes in Narration

Following changes are made in sentences while transforming a direct narration to indirect

Assertive Sentences

Assertive sentences are changed in indirect narration as follows

1. **Reporting Verb** Verb in the reporting verb is changed into 'tell' or 'told' with an object otherwise 'say' and 'said' are retained.
   'Think/wonder' to oneself can also be used.
   e.g. (i) She said, "I am a doctor." *(Direct)*
   She said that she was a doctor. *(Indirect)*

(ii) She says to me, "I am a doctor." *(Direct)*
She tells me that she is a doctor. *(Indirect)*

(iii) She thought, "She will not go out with him." *(Direct)*
She thought to herself that she would not go out with him. *(Indirect)*

When the reporting verb is in past, words denoting time or place in reported speech change as following

Now	Then
Ago	Before
Today	That day
Tomorrow	The next day
Yesterday	The previous day/The day before
Last night	The previous night/The night before
Next month	The following month
Here	There
This	That
These	Those
Thus	So

2. **Inverted Commas** 'That' is used in place of inverted commas.
   e.g. She said to me, "I am a doctor." *(Direct)*
   She told me that she was a doctor*(Indirect)*
3. **Tense**
   In narration, tenses are changed as follows
   - Simple Present — Simple Past
     e.g. He said to me, "I never eat sweets". *(Direct)*
     He told me that he never ate sweets.*(Indirect)*
   - Present Continuous — Past Continuous
     e.g. They said to Rahim, "They are playing football." *(Direct)*
     They told Rahim that they were playing football. *(Indirect)*
   - Present Perfect — Past Perfect
     e.g. Mita said, "I have already cooked." *(Direct)*
     Mita said that she had already cooked. *(Indirect)*
   - Present Perfect Continuous — Past Perfect Continuous
     e.g. Sonu said to me, "I have been reading for an hour." *(Direct)*
     Sonu told me that he had been reading for an hour. *(Indirect)*
   - Past Indefinite — Past Perfect
     e.g. She said to Ram, "I went to Jaipur last week." *(Direct)*
     She told Ram that she had gone to Jaipur the previous week. *(Indirect)*
   - Past Continuous — Past Perfect Continuous
     e.g. She said to me, "I was waiting for you." *(Direct)*
     She told me that she had been waiting for me. *(Indirect)*
   - Past Perfect — No change of tense
   - Past Perfect Continuous — No change of tense

Change in Future Tenses

Will/Shall — Would/should
Can — Could
May — Might
Could/Should/Would/Might — No change

4. **Change of Modal Verbs**
   Following changes are made in modal verbs

May	Might
Can	Could
Have to	Had to
Had to	Had had to
Should	No change
Must	No change

Some important changes of modal verbs are as follows

(A) 'Will' change into 'Should' when the speaker seeks advice or request. e.g.
The mother said, "What will I do with so much money, My son!" *(Direct)*
The mother asked her son what she should do with so much money. *(Indirect)*

(B) 'Need' changes into 'had to' or 'needed' in indirect speech. e.g.
(i) She said, "Need I write a letter?" *(Direct)*
She asked if she had to write a letter. *(Indirect)*

(ii) She said, "If I am selected, I needn't study further." *(Direct)*
She said that if she was selected she would not have to study further. *(Indirect)*

(C) 'Must' normally does not change when it refers to duty or laws of nature. e.g.

(i) Rahul said to her, "You must obey your parents." *(Direct)*
Rahul said to her that she must obey her parents. *(Indirect)*

(ii) She said, "We must all die." *(Direct)*
She said that we must all die. *(Indirect)*

But 'Must' changes to 'had to' where times for fulfillments of the obligation either have been fixed or fulfilled fairly promptly. e.g.

(i) She said, "I must leave at once." *(Direct)*
She said that she had to leave at once. *(Indirect)*

(ii) Harish said, "I must be there by six tomorrow morning." *(Direct)*
Harish said that he had to be there by six the next morning. *(Indirect)*

Change of 'Person'

Ist Person changes as per the subject.

IInd Person changes as per the object.

IIIrd Person gets no change.

Interrogative Sentences

1. **Reporting Verb** A verb in the reporting verb is changed into ask/asked or inquire/ inquired of or want /wanted to know, demand/demanded, wonder/wondered. e.g.

(i) Mother said to daughter, "Have you completed your home work?" *(Direct)*
Mother asked daughter if she had completed her home work. *(Indirect)*

(ii) He said to me, "Why are you happy"? *(Direct)*
He asked me why I was happy. *(Indirect)*

2. **Inverted Commas**

(A) In 'yes' or 'no' answer type questions 'if' or 'whether' is used in place of inverted commas. e.g.

Father said to me, "Do you know the residence of the doctor?" *(Direct)*
Father asked me if I knew the residence of the doctor. *(Indirect)*

(B) In the sentences beginning with question words, inverted commas are replaced by question word itself (Who, when, what etc.). e.g.

The teacher said to Rohan, "Why are you late?" *(Direct)*
The teacher asked Rohan why he was late. *(Indirect)*

(C) But if a clause with Interrogative pronouns (Question words) is followed by main clause, 'that' is used before the question words and this rule also applies to 'if or whether' in 'yes or no' answer type questions. e.g.

(i) She said to me, "When she will come is not certain?" *(Direct)*
She told me that when she would come was not certain. *(Indirect)*

(ii) I said to him, "Whether she will pass is not certain?" *(Direct)*
I told him that whether she would pass was not certain. *(Indirect)*

Imperative Sentences

1. **Reporting Verb** A verb in the reporting verb changes into command/order, beg, request, advise, forbid, suggest, propose, assure, ask, remind, warn, agree, refuse, promise etc.

e.g. (i) She said to me, "Please help me." *(Direct)*
She requested me to help her. *(Indirect)*

(ii) She said to me, "Have a glass of milk". *(Direct)*
She asked me to have a glass of milk. *(Indirect)*

2. **Inverted Commas** 'To/not to' is used in place of inverted commas. e.g.

(i) She said to the postman, "Either go or wait." *(Direct)*
She asked the postman either to go or wait. *(Indirect)*

Imperatives with 'Let'

1. Let as a proposal/suggestion. e.g.
   (i) He said, "Let us go to the movie." *(Direct)*
   He proposed that they should go to the movie. *(Indirect)*
   (ii) I said to Deepa, "Let us buy a new house." *(Direct)*
   I suggested to Deepa that we should buy a new house. *(Indirect)*
2. Let as a request. e.g.
   (i) Ravi said to the manager, "Let me go home." *(Direct)*
   Ravi requested the manager to let him go home. *(Indirect)*
   (ii) The girls said to the gate keeper, "Let us enter the school." *(Direct)*
   The girls requested the gate keeper to let them enter the school. *(Indirect)*
3. Let as an order.
   e.g. The manager said to his assistant, "Let the customers in." *(Direct)*
   The manager ordered his assistant to let the customers in. *(Indirect)*
4. Let as don't care
   e.g. Sawant said, "Let it rain, I have to go." *(Direct)*
   Sawant persisted that he did not care for the rain and he had to go. *(Indirect)*

Note *When reported speech starts with a negative command. In this sentence, construction of the sentence would follow 'forbade +object + to + V_1' is used.*

e.g. He said to me, "Do not shout here." *(Direct)*
He forbade me to shout there. *(Indirect)*

Exclamatory Sentences

1. **Reporting Verb** Verb in the reporting verb is changed into 'exclaim with sorrow', 'exclaim with surprise', 'exclaim with joy', 'cry out' etc. e.g.
   (i) Portia said, "God Heavens, I am ruined!" *(Direct)*
   Portia exclaimed with sorrow that she was ruined. *(Indirect)*
   (ii) The director said, "What a good dance, Suhani! you have won the contest." *(Direct)*
   The director remarked with appreciation/applauded that Suhani had danced well and declared that she had won the contest. *(Indirect)*
2. **Inverted Commas** 'That' is used in place of inverted commas. e.g.
   (i) Tarun said, "How clever I am!" *(Direct)*
   Tarun exclaimed that he was very clever. *(Indirect)*
   (ii) Deepa said, "What a pity! you have not succeeded." *(Direct)*
   Deepa exclaimed that it was a pity that he had not succeeded. *(Indirect)*

Optative Sentences

1. **Reporting Verb** Verb in the reporting verb is changed into 'wish' and 'pray'. e.g.
   (i) The old man said to his son, "May God bless you!" *(Direct)*
   The old man wished/blessed his son that God might bless him. *(Indirect)*
   (ii) They said, "May God save our country." *(Direct)*
   They prayed that God might save their country. *(Indirect)*
2. **Inverted Commas** 'That' is used in place of inverted commas. e.g.
   (i) He said, "May God pardon my sins!" *(Direct)*
   He prayed that God might pardon his sins. *(Indirect)*
   (ii) The beggar said, "May you live long." *(Direct)*
   The beggar prayed that she might live long. *(Indirect)*

Exam Pattern Questions

Directions (Q. Nos. 1-20) *In questions given below, a sentence has been given in Direct speech. Out of the four alternatives suggested, select the one which best expresses the same sentence in Indirect speech.*

1 The teacher said to the student, "Milk is white."
(a) The teacher told the student that milk was white.
(b) The teacher told the student that milk is white.
(c) The teacher told the student that milk will be white.
(d) The teacher told the student if milk is white.

2 My mother says to me, "You did not complete your exercise."
(a) My mother tells me that I had not completed my exercise.
(b) My mother told me that I did not complete my exercise.
(c) My mother tells me that I did not complete my exercise.
(d) My mother tells me to complete my exercise which I have]not completed.

3 Sonam said to Prem, "We are not working today."
(a) Sonam asked Prem why he was not working that day.
(b) Sonam told Prem that they were not working today.
(c) Sonam told Prem that they are not working that day.
(d) Sonam told Prem that they were not working that day.

4 The little girl said to her father, "Why have you beaten my brother?"
(a) The little girl asked her father why he had beaten her brother.
(b) The little girl told her father why he had beaten her brother.
(c) The little girl asked her father if he had beaten her brother.
(d) The little girl asked her father not to beat her brother.

5 Neelam said to her mother, "Bring me a cup of coffee, please."
(a) Neelam ordered her mother to bring her a cup of coffee.
(b) Neelam requested her mother to bring her a cup of coffee.
(c) Neelam asked her mother that she wants a cup of coffee.
(d) Neelam told her mother to bring her a cup of coffee.

6 He said, "Let us wait a few minutes and try again later."
(a) He said that they should wait a few minutes and try again later.
(b) He suggested that they should wait a few minutes and try again later.
(c) He suggested that he should wait a few minutes and try again later.
(d) He ordered that they should wait a few minutes and try again later.

7 Radhika said, "Oh! I lost my purse in the market yesterday."
(a) Radhika exclaimed with sorrow that she had lost her purse in the market the previous day.
(b) Radhika exclaimed with sorrow that she lost her purse in the market the previous day.
(c) Radhika exclaimed with surprise that she had lost her purse in the market the previous day.
(d) Radhika exclaimed with sorrow that I had lost my purse in the market the previous day.

8 My teacher said to us, "May you prosper in life."
(a) My teacher told us that might prosper in life.
(b) My teacher blessed us with the prosperity of life.
(c) My teacher wished us that we might prosper in life.
(d) My teacher wished us that prosper in your life.

9 She said, "My brother is getting married the next month."
(a) She said that her brother was getting married the following month.
(b) She said that her brother was getting married in the previous month.
(c) She said that her brother had been getting married in next month.
(d) She said that her brother had been married in next month.

10 I said to him, "Love and obey your parents."
(a) I advised him to love and obey his parents.
(b) I ordered that he should love and obey his parents.
(c) I requested him to love and obey his parents.
(d) I pleaded him to love and obey your parents.

11 The Commander said to the army, "March forward."
(a) The Commander asked the army that they should march forward.
(b) The Commander requested the army to march forward.
(c) The army requested to the Commander to march forward.
(d) The Commander ordered the army to march forward.

12 He said to the tailor, "Will you have the suit ready by tomorrow evening?"
(a) He asked the tailor that he will have the suit ready by the next evening.
(b) He asked the tailor that he would had the suit ready by the next evening.
(c) He asked the tailor if he would have the suit ready by the next evening.
(d) He asked the tailor if he will like to have the suit ready by the next evening.

13 The boy said, "Ah! My kite is high up in the air."
(a) The boy exclaimed with sorrow that his kite was high up in the air.
(b) The boy exclaimed with joy that his kite was high up in the air.
(c) The boy exclaimed that his kite is high up in the air.
(d) The boy said that his kite was up in the air.

14 The teacher said, "Hurry up."
(a) The teacher told to hurry up.
(b) The teacher asked the students to hurry up.
(c) The teacher instructed to hurry up.
(d) The teacher told the students to hurry up.

15 The teacher said to Ram, "Would you like to go on a trip to Kashmir?"
(a) The teacher asked if Ram would like to go on a trip to Kashmir.
(b) The teacher asked Ram if he would like to go on trip to Kashmir.
(c) The teacher told Ram if he would have like to go on a trip to Kashmir.
(d) The teacher asked Ram if he would like to go on a trip to Kashmir.

16 He promised, "I will do it tomorrow."
(a) He promised that he will do it tomorrow.
(b) He promised that he will do it next day.
(c) He promised that he would do it tomorrow.
(d) He promised that he would do it the next day.

17 "Don't do any more work until you have had a rest." her mother said to her.
(a) Her mother advised her not to do any more work until she had rest.
(b) Her mother advised her that she would not do any more work untill she had a rest.
(c) Her mother advised her not to do any more work until she had a rest.
(d) Her mother advised her that she need not do any more work until she had a rest.

18 The teacher said to him, "Do not go out."
(a) The teacher advised him not to go out.
(b) The teacher commanded him that he should not go out.
(c) The teacher told him do not go out.
(d) The teacher ordered him to not go out.

19 The commander said "Let the gates be left open."
(a) The commander ordered for the gates to be left open.
(b) The commander ordered that let the gates be left open.
(c) The commander wanted that the gates be left open.
(d) The commander ordered that the gates will be left open.

20 The teacher said to us, "Don't come to school on Monday because it is a holiday."
(a) The teacher told us not to come to school on Monday because it is a holiday.
(b) The teacher told us don't come to school on Monday because it is a holiday.
(c) The teacher asked if we were coming to school on Monday because it is a holiday.
(d) The teacher asked us don't come to school on Monday because it is a holiday.

Directions (Q. Nos. 21-29) *In questions given below, a sentence has been given in Indirect speech. Out of the four alternatives suggested, select the one which best expresses the same sentence in Direct speech.*

21 The father warned his son that he should be beware of him.
(a) "Beware of him, son", warned his father.
(b) The father warned his son, "Be careful about him."
(c) "Beware of him, son," warned the father.
(d) The father said to his son, "Be aware of him."

22 She exclaimed with sorrow that she had lost her purse.
(a) She said, "Oh! I lost the purse."
(b) She exclaimed, "Oh! I had lost the purse."
(c) She told, "Oh! I lost my purse."
(d) She said, "Oh! I lost my purse."

23 Doshi requested his wife to select one of those necklaces.
(a) Doshi requested his wife, "Please select one of those necklaces."
(b) Doshi said to his wife, "Please select one of these necklaces."
(c) Doshi said to his wife, "Please select one of those necklaces."
(d) Doshi pleased his wife, "Select one of these necklaces, please."

24 Darwin said that humans have evolved from apes.
(a) Darwin said, "Humans have evolved from apes."
(b) Darwin said, "Humans had evolved from apes."
(c) Darwin said, "Human were evolved from apes."
(d) Darwin said, "Humans are evolved from apes."

25 I warned her that I could no longer tolerate her coming late.
(a) I said to her, "I can no longer tolerate your coming late."
(b) I said to her, "You can no longer tolerate my coming late."
(c) I said to her, "He can no longer tolerate my coming late."
(d) I said to her, "I can not longer tolerate she coming late."

26 The Prime Minister said that no one would be allowed to disturb the peace.
(a) The Prime Minister said, "We shall not allow anyone to disturb the peace."
(b) The Prime Minister said, "We would not allow no one to disturb the peace."
(c) The Prime Minister said, "No one will disturb the peace."
(d) The Prime Minister said, "No one can disturb the peace."

27 Mr. Robinson asked his son what he wanted to be when he grew up.
(a) "My son," said Mr. Robinson, "what will you be when you grow up?"
(b) "My son," said Mr. Robinson, "what do you want to be when you grow up?"
(c) "Mr. Robinson said, "My son, what did you want to be when you grew up?"
(d) Mr. Robinson said, "My son, what would you be when you grow up?"

28 The boys respectfully wished their teacher good morning.
(a) "Good morning", said the boys to their teacher.
(b) "Good morning", said the boys to the teacher.
(c) "Good morning, Madam, " said the boys to the teacher.
(d) "Good morning, Madam," said the boys to their teacher.

29 The girl wondered where the sparrows had gone.
(a) The girl said, "Oh! Where the sparrows have gone?"
(b) The girl said, "Oh! Where are the sparrows?"
(c) The girl said, "Oh! Where had the sparrows gone?"
(d) The girl said, "Oh! Where have the sparrows gone?"

Answers

1 *(b)*	2 *(c)*	3 *(d)*	4 *(a)*	5 *(b)*	6 *(b)*	7 *(a)*	8 *(c)*	9 *(a)*	10 *(a)*
11 *(d)*	12 *(c)*	13 *(b)*	14 *(c)*	15 *(d)*	16 *(d)*	17 *(c)*	18 *(a)*	19 *(a)*	20 *(a)*
21 *(c)*	22 *(d)*	23 *(b)*	24 *(a)*	25 *(a)*	26 *(a)*	27 *(b)*	28 *(d)*	29 *(d)*	

Chapter 12 Active and Passive Voice

The voice of a verb tells whether the subject of the sentence performs or receives the action. There are two ways of expressing the action of a subject-

1. **Active Voice** In active voice, the subject performs the action expressed by the verb.
   e.g. The manager fired the employee due to his misconduct.
2. **Passive Voice** In passive voice, the subject receives the action expressed by the verb.
   e.g. The employee was fired by the manager due to his misconduct.

> The structure of a sentence, for both voices are given below
> **Active Voice** Subject + Verb + Object.
> **Passive Voice** Object + Helping Verb (Form of Verb 'Be') + Past Participle of Verb (3rd form) + by + Subject.

Changes made while converting Active Voice into Passive Voice

Following changes are made while converting a active voice sentence to passive voice sentence.

1. Subject and object are interchanged
   e.g. *My mother* writes *a novel.* *(Active)*
   A novel is written by *my mother.* *(Passive)*
   In the above example, the places of subject 'my mother' and object 'a novel' are interchanged.
2. Sometime while converting sentence from Active voice to Passive voice, the subject is omitted. e.g.
   Someone broke the chair. *(Active)*
   The chair was broken. *(Passive)*
   In the given example, the subject 'someone' is missing from the Passive voice.
3. Past participle of the verb (3rd form of verb) is always used as main verb in Passive voice for all tenses. e.g.
   I *cook* the food for my father. *(Active)*
   The food is *cooked* for my father by me. *(Passive)*
   In the above example, past participle (3rd form) of verb 'cooked' has been used in Passive voice.
4. The word 'by' is used before subject in sentences of Passive voice. e.g.
   He teaches English. *(Active)*
   English is taught *by* him. *(Passive)*
5. Sometimes words 'with, to' may also be used in place of 'by' before subject in Passive voice. e.g.
   (i) The water fills the bucket. *(Active)*
   The bucket is filled *with* water. *(Passive)*
   (ii) I know him. *(Active)*
   He is known *to* me. *(Passive)*

Changes of Pronouns in Active and Passive Voice

Active Voice	Passive Voice
I	me
we	us
you	you
he	him
she	her
it	it
they	them

Rules to Convert Active Voice to Passive Voice in Different Tenses

Tense	Active Voice	Passive Voice
Simple Present	S + V (1st form) + s/es + O Rakul plays cricket.	O + is/am/are + V (3rd form) + by + S Cricket is played by Rakul.
Present Continuous	S + is/am/are + V + ing + O Rakul is playing cricket.	O + is/am/are + being + V (3rd form) + by + S Cricket is being played by Rakul.
Present Perfect	S + has/have + V (3rd form) + O Rakul has played cricket.	O + has/have + been + V (3rd form) + by + S Cricket has been played by Rakul.
Simple Past	S + V (2nd form) + O Rakul played cricket.	O + was/were + V (3rd form) + by + S Cricket was played by Rakul.
Past Continuous	S + was/were + V + ing + O Rakul was playing cricket.	O + was/were + being + V (3rd form) + by + S Cricket was being played by Rakul.
Past Perfect	S+had+V (3rd form)+O Rakul had played cricket.	O + had + been + V (3rd form) + by + S Cricket had been played by Rakul.
Simple Future	S + will/shall + V (1st form) + O Rakul will play cricket.	O + will/shall + be + V (3rd form) + by + S Cricket will be played by Rakul.

Note Future Continuous and Perfect Continuous tenses cannot be converted into Passive voice.
Sometimes verb are used with two objects in active voice sentences. Passive voice can be made with either of the objects. e.g.

e.g. He gave me a book. *(Active)*
I was given a book by him. *(Passive)*
or book was given to me by him. *(Passive)*

Passive Voice of Modal Verbs

Can, could, may, might, would, must, should, ought to etc. are the modal verbs. The structure of Active and Passive voices of sentences which have modal verbs in it is as follows

Active Voice Subject + Modal Verb + Action Verb+ Object.

Passive Voice Object + Modal Verb + be + (3rd form) of Action Verb + by + Subject

e.g. (i) Paul may kick the ball. *(Active)*
The ball may be kicked by Paul. *(Passive)*

(ii) Supriya should write an application. *(Active)*
An application should be written by Supriya. *(Passive)*

(iii) Madan must learn French. *(Active)*
French must be learnt by Madan. *(Passive)*

Passive Voice of Imperative Sentences

Imperative sentences are sentences which express advice, suggestion, request, order or command.

(A) **Command and Order**

1. When object is given, use
Let + object + be + Past participle. e.g.
(i) Bring a book. *(Active)*
Let a book be brought. *(Passive)*
(ii) Turn Payal out. *(Active)*
Let Payal be turned out. *(Passive)*
2. When no object is given, begin the sentence with 'You are ordered/commanded to'. e.g.
(i) Go out at once. *(Active)*
You are ordered to go out at once. *(Passive)*
(ii) Don't stay here. *(Active)*
You are ordered not to stay here. *(Passive)*

(B) **Permission, Request and Advice**

1. When object is given, make passive with object.
Object + Should + Past Participle. e.g.
   (i) Obey parents. *(Active)*
   Parents should be obeyed. *(Passive)*
   (ii) Listen to me. *(Active)*
   I should be listened to. *(Passive)*
   (iii) Prepare for war. *(Active)*
   You should be prepared for war. *(Passive)*
   Or
   Be prepared for war. *(Passive)*
2. When no object is given, begin the sentence with 'You are allowed, requested or advised'. e.g.
   (i) Please come soon. *(Active)*
   You are requested to come soon. *(Passive)*
   (ii) Please don't talk loudly. *(Active)*
   You are requested not to talk loudly. *(Passive)*

(C) **Sentences beginning with let**
(Permission and Suggestion)

1. When object is given, make passive voice *as follows.* e.g.
   (i) Let me play here. *(Permission)*
   I may be allowed to play here.
   (ii) Let us help him. *(Suggestion)*
   He should be helped.
2. When no object is given, begin the sentence with 'It is suggested'. e.g.
   (i) Let us stay here. *(Suggestion)*
   It is suggested that we should stay here.
   (ii) Let us sleep here.
   It is suggested that we should sleep here.

Exam Pattern Questions

Directions (Q. Nos 1-20) *A sentence has been given in Active voice. Out of the four alternatives suggested, select the one which best expresses the same sentence in Passive voice.*

1 We will not allow them to run away.
(a) They will not be allowed to run away by us.
(b) They would not be allowed to run away.
(c) They are not allowed to run away.
(d) They were not allowed to run away.

2 Everyone must read this book.
(a) This book should be read by everyone.
(b) This book has to be read by everyone.
(c) This book is to be read by everyone.
(d) This book must be read by everyone.

3 She begins her day with a cup of coffee.
(a) Her day is being begun with a cup of coffee.
(b) Her day is begun with a cup of coffee.
(c) A cup of coffee is beginning her day.
(d) A cup of coffee had begun her day.

4 You have to do this immediately.
(a) This has been done by you immediately.
(b) This is being done by you immediately.
(c) This was being done by you immediately.
(d) This has to be done by you immediately.

5 Where do you keep the current magazines?
(a) Where were the current magazines kept?
(b) Where have the current magazines been kept?
(c) Where are the current magazines being kept?
(d) Where are the current magazines kept by you?

6 We must now deal with these problems.
(a) These problems must now be dealt with by us.
(b) These problems must now be dealing with by us.
(c) These problems must now deal with by us.
(d) These problems are to be dealt with by us.

7 God gives us happiness.
(a) Happiness is given by God.
(b) Happiness is being given to us by God.
(c) Happiness has been given by God.
(d) Happiness will be given by God.

8 Did the sound disturb you?
(a) Was the sound disturbed by you?
(b) Were you disturbed by the sound?
(c) Were you disturb by the sound?
(d) Did you disturb the sound?

9 Run home, please.
(a) You are please to run home.
(b) You are told to run home please.
(c) You are requested to run home.
(d) You run home and this is a request.

10 The waiter filled the glasses with water.
(a) The glasses filled with water by the waiter.
(b) The glasses were filled with water by the waiter.
(c) The waiter was filled the glasses with water.
(d) The water were filled in the glasses by waiter.

11 She took the dog for a walk.
(a) The dog was taken for a walk by her.
(b) The dog took her for a walk.
(c) The dog was took for a walk.
(d) The dog took a walk by her.

12 They will laugh at you.
(a) You can be laughed at by them.
(b) You may be laughed at by them.
(c) You will be laughed at by them.
(d) You will have been laughed at by them.

13 She will invite me.
(a) I shall be invited by her.
(b) I will invited by her.
(c) I shall being invited by her.
(d) I will been invited by her.

14 You must obey your parents.
(a) Your parents must obeyed by you.
(b) Your parents must been obeyed by you.
(c) Your parents must be obeyed by you.
(d) Your parents must being obeyed by you.

15 Earth revolves around Sun.
(a) The Sun revolved around the Earth.
(b) The Sun is revolved around by the Earth.
(c) The Sun revolves around by the Earth.
(d) The Sun is being revolved around by the Earth.

16 Are they playing match against them?
(a) Is a match being played against their team by them?
(b) Is a match be played against our team by them?
(c) Is a match played against our team by them?
(d) Is a match been played against our team by them?

17 He has shown good performance.
(a) Good performance has shown by him.
(b) Good performance has been shown by him.
(c) Good performance had been shown by him.
(d) Good performance has be shown by him.

18 Will you save my secrets?
(a) Will my secrets saved by you?
(b) Will my secrets be saved by you?
(c) Would my secrets save by you?
(d) Would my secrets be saved by you?

19 School has announced result.
(a) The result has announced by the school.
(b) The result has been announced by the school.
(c) The result has be announced by the school.
(d) The result has being announced by the school.

20 My father did not buy a new car.
(a) A new car was not be bought by my father.
(b) A new car is not bought by my father.
(c) A new car was not bought by my father.
(d) A new car is not be bought by my father.

Directions (Q. Nos 21-30) *A sentence has been given in Passive voice. Out of the four alternatives suggested, select the one which best expresses the same sentence in Active voice.*

21 This watch was given to me by my grandfather.
(a) My grandfather gave me this watch.
(b) My grandfather gives me this watch.
(c) My grandfather had given this watch to me.
(d) My grandfather had been given this watch to me.

22 By whom is the child being fed?
(a) Who is feeding the child?
(b) Who had fed the child?
(c) Who was feeding the child?
(d) Who has been feeding the child?

23 Cacao is bitter when it is tasted.
(a) Cacao is bitter (b) Cacao tastes bitter
(c) Cacao's taste is bitter (d) Cacao tasted bitter

24 Can those happy moments be ever forgotten by me?
(a) Shall I ever forget those happy moments?
(b) Can I ever forget those happy moments?
(c) Will I ever forget those happy moments?
(d) Could I ever forget those happy moments?

25 I have been given this book by my sister.
(a) My sister has given me this book.
(b) To me this book was given by my sister.
(c) This book was given by my sister.
(d) My sister gave me this book.

26 The walls had not been decorated by us.
(a) We have not been decorating the walls.
(b) We had not been decorating the walls.
(c) We have not decorated the walls.
(d) We had not decorated the walls.

27 A fresh batch of eggs was collected by the farmer's wife.
(a) The farmer's wife was collecting a fresh batch of eggs.
(b) The farmer's wife collected a fresh batch of eggs.
(c) The farmer's wife had collected a fresh batch of eggs.
(d) The farmer's wife will be collecting a fresh batch of eggs.

28 My watch can't be repaired by anyone.
(a) No one will repair my watch.
(b) No one can repair my watch.
(c) No one can't repair my watch.
(d) No one will be able to repair my watch.

29 The loan will be sanctioned by the bank.
(a) The bank sanctioned the loan.
(b) The bank is going to sanction the loan.
(c) The bank would sanction the loan.
(d) The bank will sanction the loan.

30 You will be taken care of by me.
(a) I will be taking care of you.
(b) I would take care of you.
(c) I will take care of you.
(d) I will being take care of you.

Answers

1 (a)	2 (d)	3 (b)	4 (d)	5 (d)	6 (a)	7 (a)	8 (b)	9 (c)	10 (b)
11 (a)	12 (c)	13 (a)	14 (c)	15 (b)	16 (a)	17 (b)	18 (b)	19 (b)	20 (c)
21 (a)	22 (a)	23 (b)	24 (b)	25 (a)	26 (d)	27 (b)	28 (b)	29 (d)	30 (c)

Chapter 13 Idioms and Phrases

An 'idiom' is an expression, word or phrase that has a special or figurative meaning. Its meaning is not exactly what the words express. They have, however hidden meanings.

e.g. An early bird (Someone who gets up early in the morning)

A 'phrase' is a small group of words standing together as an idiomatic expression and it is mostly derived from the verb and other Parts of Speech like, preposition etc.

e.g. Fall out *(Quarrel)*
Take off *(Remove)*

Some commonly used Idioms and Phrases

- **Apple of one's eye** (*very beloved*) For every mother her son is the *apple of her eye.*
- **A bird's eye view** (*a general view*) The speaker gave *a bird's eye view* of the political conditions in the country.
- **Blue blood** (*a person belonging to a high family*) It is really disturbing that even children of *blue blood* are committing dacoity.
- **To beat about the bush** (*to talk irrelevantly i.e. not to the point*) Don't *beat about the bush,* come to the matter straight.

- **To break the ice** (*to start conversation when everybody is silent*) The matter turned into a deadlock and there was no body *to break the ice.*
- **To bring to book** (*to punish*) He was *brought to book* for stealing the money.
- **To burn the candle at both ends** (*to work very hard*) Often the students who neglect their study year long start *burning the candle at both ends* during the days of examinations and spoil their health.
- **A close shave** (*narrow escape*) The motorist had a *close shave* when the speeding truck brush-passed the vehicle.
- **A cock and bull story** (*an unbelievable and stupid gossip*) A fraud tries to deceive people with *a cock and bull* story.
- **A cry in the wilderness** (*a useless effort*) When the workers' appeal to settle their grievances proved *a cry in the wilderness,* they decided to resort to strike.
- **To call a spade a spade** (*to speak the truth straightforwardly*) A man who *calls a spade a spade* is never ambiguous in his intention.
- **To come off age** (*to mature*) When the young boys *come off age* they realise their mistakes.
- **To cross swords** (*to pick up a dispute*) Since their independence, India and Pakistan have *crossed swords* on Kashmir.
- **To cry over spilt milk** (*to repent over something that has been done and now cannot be corrected*) To think of one's mistakes done previously and feel sorry about them is like *crying over spilt milk.*
- **To cut the Gordian Knot** (*to solve a difficult problem*) By establishing the identity of the prime suspect the police moved decisively towards *cutting the Gordian Knot* of the murder mystery.
- **To die in harness** (*to die while still in job*) Indian soldiers always wish *to die in harness.*
- **To eat humble pie** (*to suffer defeat or humiliation*) Every power-hungry ruler, at last, has *to eat humble pie.*
- **A feather in one's cap** (*another remarkable achievement*) If a player always tries to add *a feather in his cap* he will be going against the team spirit.
- **Flesh and blood** (*human nature with its natural feelings*) An ascetic living denying petty indulgences is against *flesh and blood.*
- **A fly in the ointment** (*someone who spoils enjoyment*) The elders of the house usually prove for their younger, *a fly in the ointment.*
- **To get on one's nerves** (*to irritate*) The actor had decided to look composed but media persons *got on his nerves* with their personal questions.
- **To give someone a piece of one's mind** (*to scold*) At his egregious mistakes the boss *gave him a piece of his mind.*
- **To give someone a rope** (*to give someone freedom of action or initiative*) If a manager wants innovation talent to bud, he will have *to give them a rope.*
- **To go places** (*to become very successful*) India's software industry is *going places* in the global economy.
- **Lion's share** (*unfairly the biggest part of something*) *Lion's share* in India's income goes to debt-servicing and unproductive expenditure.
- **Long and short** (*summary*) The *long and short* of every holy book is that man should realise his worth.
- **By leaps and bounds** (*very rapidly*) Our society wishes us to progress *by leaps and bounds* whatever the way may be.
- **Man of parts** (*having great qualities*) *A man of parts* always acts as a source of inspiration to many.
- **Man of straw** (*man of no quality*) If a *man of straw* tries to gain riches, he resorts to unfair means.
- **To make both ends meet** (*to sustain one's life*) In a well structured society *making both ends meet* is the minimum guarantee.

- **From pillar to post** (*from one place to another*) If you neglect your study, you will have to wonder *from pillar to post* in search of livelihood.
- **On pins and needles** (*waiting anxiously*) Until the family received information about the whereabouts of the boy who did not return from the school till late in the evening, it was *on pins and needles.*
- **Pros and cons** (*the different both negative and positive aspects of something*) Before starting an endeavour, one should evaluate the *pros and cons of it.*
- **To pay someone back in his own coin** (*to treat someone exactly he treats you*) Usually even a wrong-doer does not like *to be paid back in his own coin.*
- **To hang fire** (*to hesitate*) Due to its wider repercussions, those who want to target corruption at high places usually *hang fire.*
- **To have a cold feet** (*to feel fear and thus reluctant to do something*) Since I have fear of height, I develop *a cold feet* at the idea of climbing on a high place.
- **To hit below the belt** (*to deal with something unlawfully*) John is so possessive about his reputation that he does not hesitate in *hitting below the belt* just to win.
- **To hold water** (*to be valid or applicable*) That character is the best jewel of man still *holds water* in this age of materialism.
- **Jaundiced eyes** (*biased view*) *Jaundiced eyes* spoil every chance of impartiality and justice.
- **To jump to a conclusion** (*to arrive at a hasty calculation without proper consideration*) So far as the causes of terrorism is concerned we often *jump to the conclusion.*
- **Rule of thumb** (*rough practical knowledge not practicable in the given condition*) Generation gap occurs because the previous generation wishes to guide the present by the *rule of thumb.*
- **A shot in the arm** (*encouragement*) A promise to waive loans against the ailing industries provided *a shot in the arm* for their regeneration.
- **To shed crocodile tears** (*to show insincere sorrow*) We come across many politicians *shedding crocodile tears* when any calamity strikes common man.
- **To spill the bean** (*to reveal the secret*) The police's anxiety was over when a cursory interrogation of the pick pocket *spilled the beans* of the murder mystery.
- **To spin a yarn** (*to make a false story*) Each one of us must have *spinned a yarn* in our young age when caught doing something wrong.
- **A white elephant** (*an expensive yet useless thing*) Those public sector concerns whom the government is practising had actually become *white elephant.*
- **A wet blanket** (*a person who does not enjoy himself nor let others do*) Elderly people often act as *wet blanket* for the young ones.
- **A wild goose chase** (*a fruitless attempt*) To try to dissuade the missionaries from their path is *a wild goose chase.*

Exam Pattern Questions

Directions (Q. Nos. 1-9) *In each of the following questions, four alternatives are given for the Idiom/Phrase. Choose the alternative which best expresses the meaning of the given Idiom/Phrase.*

1 At one's wit's end

(a) To work hard (b) To be intelligent
(c) To get puzzled (d) To be stupid

2 To see the writing on the wall

(a) To get an information
(b) To get an advantage over an enemy
(c) To have no other alternative than one
(d) To get know about something unpleasant

3 To jump down one's throat

(a) To find a place best suited to one's taste
(b) To treat someone unduly
(c) To behave unjudiciously
(d) To scold someone severely

4 To beat one to the draw

(a) To dispute about a matter
(b) To prefer to do something wrong
(c) To perform a wrongful act
(d) To do something before someone does it

5 To take leave of one's senses

(a) To go mad
(b) To be hopeful and jubilant
(c) To try more and more
(d) To be in a permanent solitude

6 To take the biscuit

(a) To show coldness
(b) To eat everything
(c) To take lead
(d) To be the worst example of something

7 To be all ears

(a) To listen keenly
(b)To pass a restless night
(c) To sleep soundly
(d) To detect in negligence

8 To drop a hint

(a) To become worn from use
(b) To be friendly with someone
(c) To give an indication
(d) To watch very keenly

9 To bring into play

(a) To be effective
(b) To deal superficially
(c) To make somebody excited
(d) To give an opportunity for the exercise

Directions (Q. Nos. 10-30) *In each of the following questions, four alternatives are given for the Idiom/Phrase underlined in the sentence. Choose the alternative which best expresses the meaning of the given Idiom/Phrase.*

10 She is a fair-weather friend.

(a) a good friend
(b) a friend who meets difficulties calmly
(c) one who deserts you in difficulties
(d) a favourable friend

11 To die in harness means to die while

(a) riding a horse (b) in a stable
(c) in a uniform (d) still in service

12 To keep under wraps means to keep something

(a) covered (b) protected
(c) unpacked (d) secret

13 I knew he had an axe to grind and turned down his offer of help.

(a) a blunt axe
(b) a sharp tongue
(c) a private interest to serve
(d) a tendency to fight

14 She tries very hard to keep up with her rich neighbours.

(a) to imitate (b) to keep in touch
(c) to avoid (d) to be on par

15 The failure of crops in successive years put the farmer in a tight corner.

(a) in a closed room
(b) in a small field
(c) in a difficult situation
(d) in a meadow

16 The effort to trace the culprit was a wild goose chase.

(a) fruitful hunting
(b) futile search
(c) ideal seeking
(d) genuine effort

17 The story does not hold water.
(a) does not deserve appreciation
(b) does not fulfil the requirements
(c) cannot be believed
(d) cannot be valued

18 When the servant tried to make the matter clear he got a flea in his ear.
(a) to get a rumour
(b) to get a severe scolding
(c) to be oppressed with ear-ache
(d) to be advised in one's ear

19 The manager assured me that he would not breathe a word about the matter.
(a) not to permit an unceremonious act
(b) not to accept any bribe to reveal a secret
(c) not to make anybody worried about anything
(d) not to reveal the secret matter

20 Intelligence and patience can save the day of a person out of his self-imposed tortures.
(a) to prevent something from going wrong
(b) to take most trouble over something
(c) to deceive someone
(d) to go mad

21 I am not agree with him on any proposal. He is in the habit of making a meal of anything.
(a) to take more trouble over something
(b) to depreciate something unduly
(c) to have given a remarkable duty
(d) to fail to manage the situation

22 Her younger son was a rascal by nature, thus he always appeared to be a thorn in her side.
(a) a constant source of annoyance
(b) a man disturbed in mind
(c) a conceited person
(d) a person unable to find a genuine path

23 He is a resourceful man and he always keeps a good table.
(a) to mock at someone
(b) to cease from talking
(c) to clash against someone
(d) to provide luxurious food

24 My office is almost next door to my house.
(a) to be in the same building
(b) to be in a distant place
(c) to be at a long distance
(d) to be very close

25 There is no love lost between the two neighbours.
(a) close friendship (b) intense dislike
(c) a love-hate relationship
(d) cool indifference

26 He is in the habit of chewing the cuds.
(a) accusing others (b) crying over spilt milk
(c) forgetting things (d) to muse on

27 At a party, he is always in high spirits.
(a) talkative (b) cheerful
(c) drunk (d) uncontrollable

28 He has made his mark in politics.
(a) attained notoriety
(b) ruined his wealth
(c) acquired wealth
(d) distinguished himself

29 Dowry is a burning question of the day.
(a) a relevant problem
(b) a dying issue
(c) an irrelevant problem
(d) a widely debated issue

30 His voice gets on my nerves.
(a) makes me sad (b) irritates me
(c) makes me ill (d) pierces my eardrums

Answers

1 (c)	2 (d)	3 (d)	4 (d)	5 (a)	6 (d)	7 (a)	8 (c)	9 (d)	10 (c)
11 (d)	12 (d)	13 (c)	14 (d)	15 (a)	16 (b)	17 (b)	18 (b)	19 (d)	20 (a)
21 (a)	22 (a)	23 (d)	24 (d)	25 (b)	26 (d)	27 (b)	28 (d)	29 (d)	30 (b)

Chapter 14

Synonyms & Antonyms

Synonyms

Synonyms are the words which are similar to each other in meaning.

e.g.

Word	Synonym
Adapt	Adjust
Better	Improve
Calamity	Disaster

Antonyms

Antonyms are the words which are opposite to each other in meaning.

e.g.

Word	Antonym
Ability	Inability
Beautiful	Ugly
Candid	Unfair

List of some important Synonyms and Antonyms are as follows

Words	Synonyms	Antonyms
Abandon	Cease, Forsake	Continue
Abiding	Enduring, Everlasting	Fleeting, Temporary
Able	Proficient, Competent	Incompetent, Unfit
Ability	Skill, Power	Disability, Inability
Abolish	Destroy, Undo	Restore, Revive
Abridge	Shorten, Curtail	Lengthen, Expand
Accelerate	Hasten, Move faster	Retard, Cease
Accord	Agreement, Harmony	Discord, Disagreement
Aggravate	Heighten, Intensify	Quell, Suppress
Agile	Nimble	Clumsy, Undeft
Alert	Vigilant	Heedless
Allay	Calm, Soothe, Assuage	Arouse
Ambiguous	Vague, Unclear	Clear
Amiable	Lovable, Agreeable	Disagreeable
Annihilate	Destroy	Create
Averse	Unwilling, Loath, Disinclined	Willing, Inclined
Aversion	Hostility, Hatred	Affinity, Liking
Base	Low, Mean, Ignoble	Noble, Exalted
Boisterous	Noisy, Stormy	Calm, Quiet
Brave	Courageous, Daring, Bold	Cowardly, Dastardly, Timid
Civil	Polite, Courteous, Gracious	Rude, Uncivil, Impolite, Ungracious
Coerce	Compel, Force	Volunteer, Encourage
Compassionat e	Pitiful, Sympathetic, Merciful	Unsympathetic, Merciless, Cruel
Compress	Condense, Abbreviate	Expand, Lengthen
Conspicuous	Noticeable, Manifest	Inconspicuous
Constant	Steady, Steadfast, Uniform	Inconstant, Variable
Cordial	Friendly, Warm, Hearty	Cold, Unfriendly
Covert	Hidden, Secret	Overt, Open
Cruel	Savage, Ruthless, Vicious	Kind, Gentle, Benevolent
Credible	Believable, Probable, Plausible	Incredible, Unbelievable, Fantastic
Costly	Expensive	Cheap, Inexpensive
Confidence	Trust, Reliance	Distrust, Doubt
Death	Decease, Demise	Existence, Life

Words	Synonyms	Antonyms
Dearth	Scarcity, Lack, Want, Paucity, Shortage	Plenty, Abundance
Decay	Dissolution, Decline, Decomposition	Regeneration
Deference	Respect, Reverence	Disrespect, Irreverence
Deficient	Lacking, Inadequate	Complete, Sufficient
Diligence	Industry, Perseverance	Idleness
Disgrace	Dishonour, Discredit	Honour, Credit
Eligible	Qualified, Suitable	Ineligible, Unsuitable
Excited	Impassioned, Stimulated	Composed, Cool, Impassive
Extraordinary	Uncommon, Remarkable, Marvellous	Commonplace, Ordinary
Extravagant	Lavish, Prodigal, Wasteful	Thrifty, Economical, Frugal
Fabricate	Construct, Make	Destroy
Fabulous	Fictitious, Mythical	Actual, Real
False	Untrue, Mendacious	True, Genuine
Famous	Well-known, Renowned	Obscure, Unknown
Fearful	Nervous, Anxious, Afraid, Scared	Fearless, Dauntless
Generous	Liberal, Magnanimous	Stingy, Miserly
Gigantic	Huge, Colossal	Minute, Small
Graphic	Vivid, Pictorial, Meaningful	Vague
Guest	Visitor	Host
Gratitude	Gratefulness	Ingratitude, Ungratefulness
Hazardous	Dangerous, Perilous	Safe, Secure Protected
Hope	Belief, Conviction, Expectation	Despair, Hopelessness

Words	Synonyms	Antonyms
Joy	Delight, Pleasure	Sadness, Gloom
Jolly	Jovial, Merry	Gloomy, Sad
Judicious	Discreet, Prudent	Indiscreet, Injudicious
Knowledge	Enlightenment, Learning	Ignorance, Stupidity
Laborious	Industrious, Assiduous	Slothful, Lazy
Lenient	Mild, Forbearing	Strict, Stern
Liberal	Generous, Tolerant	Intolerant, Illiberal
Liberty	Freedom, Independence	Slavery, Bondage
Loyal	Faithful, Devoted	Treacherous, Disloyal, Unfaithful
Lucky	Fortunate	Unlucky, Unfortunate
Manifest	Noticeable, Obvious	Obscure, Puzzling
Meagre	Small	Plentiful, Large
Mean	Low, Abject	Noble, Exalted
Mendacious	False, Untruthful	Truthful, Frank, Honest
Misery	Sorrow, Distress	Happiness, Joy
Morbid	Sick, Diseased	Health
Mournful	Sorrowful, Sad	Joyful, Happy
Notorious	Infamous, Disreputable	Reputable
Obedient	Submissive, Compliant, Docile	Disobedient, Recalcitrant, Wayward
Obsolete	Antiquated, Out-of-Date	Current, Modern
Rare	Uncommon, Scarce	Common, Ordinary
Refined	Polished, Elegant	Crude, Coarse
Remote	Distant	Near, Close
Rigid	Stiff, Unyielding	Flexible, Yielding
Scared	Holy, Consecrated	Profane, Unholy
Serious	Grave, Earnest	Frivolous
Shy	Bashful	Bold, Impudent

Words	Synonyms	Antonyms
Simple	Plain, Artless	Complex, Cunning, Shrewd
Surplus	Excess	Deficit, Shortage
Tame	Gentle, Mild, Domesticated	Savage, Wild
Teacher	Instructor, Educator	Student, Pupil
Temperate	Moderate	Immoderate, Intemperate

Words	Synonyms	Antonyms
Tortuous	Winding, Circuitous	Straight, Direct
Ugly	Unsightly, Repulsive	Beautiful, Attractive
Useful	Advantageous, Serviceable	Useless
Yielding	Submissive, Supple	Inflexible, Intractable
Zeal	Passion, Fervour	Apathy, Indifference
Zest	Relish, Enthusiasm	Distaste, Boredom

Exam Pattern Questions

Directions (Q. Nos. 1-20) *In the following questions, choose the word which best expresses the similar meaning of the given word.*

1 Garnish
(a) Abuse (b) Garner
(c) Adorn (d) Paint

2 Animate
(a) Cartoon (b) Alive
(c) Still (d) Stationary

3 Honour
(a) Respect (b) Determination
(c) Courage (d) Discipline

4 Ponder
(a) Anticipate (b) Think
(c) Evaluate (d) Increase

5 Rectify
(a) Correct (b) Condone
(c) Clarify (d) Regularise

6 Lament
(a) Complain (b) Celebrate
(c) Comment (d) Console

7 Massacre
(a) Assassinate (b) Stab
(c) Slaughter (d) Murder

8 Voracious
(a) Truthful (b) Venturous
(c) Gluttonous (d) Funny

9 Brief
(a) Limited (b) Little
(c) Small (d) Short

10 Amend
(a) Increase (b) Improve
(c) Simplify (d) Reduce

11 Conceal
(a) Show (b) Hide
(c) cancel (d) Excuse

12 Predominant
(a) Lovable (b) Important
(c) Vague (d) Assurance

13 Utility
(a) Impracticality (b) Usefulness
(c) Worthlessness (d) Disadvantage

14 Compassion
(a) Kindness (b) Similarity
(c) Contrast (d) Cruelty

15 Contentment
(a) Craftiness (b) Idleness
(c) Craving (d) Satisfaction

16 Insane
(a) Poor (b) Foolish (c) Calm (d) Sensible

17 Duplicity
(a) Repetition (b) Artlessness
(c) Deceit (d) Cleverness

18 Genuine
(a) Real (b) Unreal
(c) Similar (d) False

19 Fortitude
(a) Similarity (b) Courage
(c) Protection (d) Safety

20 Unexpected
(a) Ignorant (b) Deliberate
(c) Undisturbed (d) Unintentional

Directions (Q. Nos. 21-40) *In the following questions, choose the word which is the exact opposite in meaning to the given word.*

21 Gain
(a) Loose (b) Fall
(c) Lost (d) Lose

22 Haphazard
(a) Deliberate (b) Accidental
(c) Indifferent (d) Fortuitous

23 Enormous
(a) Tiny (b) Soft
(c) Average (d) Weak

24 Abolition
(a) Restoration (b) Influx
(c) Return (d) Home-coming

25 Malicious
(a) Hostile (b) Generous
(c) Boastful (d) Indifferent

26 Fragile
(a) Discard (b) Weak (c) Brittle (d) Strong

27 Confess
(a) Contend (b) admit (c) Content (d) Deny

28 Industrious
(a) Casual (b) Indifferent
(c) Indolent (d) Passive

29 Acquitted
(a) Convicted (b) Freed
(c) Burdened (d) Entrusted

30 Busy
(a) Occupied (b) Relaxed
(c) Engrossed (d) Engaged

31 Corrupt
(a) Honest (b) Unclean
(c) Heartless (d) Hateful

32 Mitigate
(a) Abate (b) Aggravate
(c) Allay (d) Alleviate

33 Inconsistent
(a) Irregular (b) Erratic
(c) Regular (d) Indifferent

34 Gloomy
(a) Discouraging (b) Disguising
(c) Bright (d) Tragic

35 Querulous
(a) Disconnected (b) Timorous
(c) Disputed (d) Contented

36 Attractive
(a) Repulsive (b) Loathsome
(c) Abominable (d) Repugnant

37 Rigid
(a) Merciful (b) Generous
(c) Lenient (d) Tolerant

38 Hostile
(a) Enemy (b) Soft (c) Friendly (d) Unwise

39 Tentative
(a) Definite (b) Insufficient
(c) Plentiful (d) Active

40 Singular
(a) Dull (b) Ancient
(c) Common (d) Social

Directions (Q. Nos. 41-50) *In the following questions, a sentence is given with a word underlined. For each underlined part, four words are listed below. Choose the word nearest in meaning to the underlined part.*

41 Mr. Narendra Modi is a <u>candid</u> politician.
(a) fearless (b) faithful
(c) soft spoken (d) frank

42 He had a reputation of being a <u>prudent</u> businessman.
(a) skilful (b) careful
(c) wealthy (d) dishonest

43 Shakeel is very <u>discreet</u> while deciding his career.
(a) cunning
(b) sensible
(c) obstinate
(d) fearless

44 My mother has told me <u>many</u> times not to play in Sun.
(a) several (b) unlimited
(c) endless (d) numberless

45 Sachin Tendulkar had <u>penchant</u> for pull shots.
(a) strength (b) desire
(c) inclination (d) art

46 He is a good looking but <u>insipid</u> young man.
(a) arrogant (b) unscrupulous
(c) sick (d) lack in spirit

47 He could rise to this stature because of his <u>invincible</u> courage.
(a) unmanageable (b) inviolable
(c) unbeatable (d) immeasurable

48 Our fates seemed <u>intertwined</u>.
(a) complicated (b) destined
(c) complex (d) linked

49 Shiva was warned at the <u>onset</u> of his career.
(a) end (b) beginning
(c) middle
(d) entrance

50 The story of the film is too fantastic to be <u>credible</u>.
(a) praiseworthy
(b) readable
(c) believable
(d) false

Directions (Q. Nos. 51-60) *In the following questions, a sentence is given with a word underlined. Select the word which is opposite in meaning to the underlined word.*

51 Earthquakes are not <u>frequent</u> in India.
(a) rare (b) few
(c) help (d) unusual

52 The scene in the movie was indeed <u>captivating</u>.
(a) repulsive (b) disgusting
(c) amazing (d) obscene

53 People know her for her <u>vanity</u>.
(a) humanity (b) honesty
(c) courtesy (d) modesty

54 It is really a <u>gracious</u> occasion for all of us.
(a) benign (b) churlish
(c) wasteful (d) infructuous

55 A detective should be <u>vigilant</u> towards every clue.
(a) careless (b) careful
(c) alternative (d) ignorant

56 Monu has a weakness for <u>expensive</u> goods.
(a) reasonable (b) costly
(c) lavish (d) fancy

57 There is a <u>dearth</u> of food in Somalia nowadays.
(a) extravagance (b) scarcity
(c) sufficiency (d) abundance

58 It was not a <u>discordant</u> decision.
(a) uncertain (b) partial
(c) unanimous (d) divergent

59 We should buy <u>genuine</u> articles.
(a) duplicate (b) imported
(c) spurious (d) antique

60 I was deeply affected by his <u>urbane</u> behaviour.
(a) uncivilised (b) cultured
(c) refined (d) polished

Answers

1 (c)	2 (b)	3 (a)	4 (b)	5 (a)	6 (a)	7 (c)	8 (c)	9 (d)	10 (b)
11 (b)	12 (b)	13 (b)	14 (a)	15 (d)	16 (b)	17 (c)	18 (a)	19 (b)	20 (d)
21 (d)	22 (a)	23 (a)	24 (a)	25 (b)	26 (d)	27 (d)	28 (c)	29 (a)	30 (b)
31 (a)	32 (b)	33 (c)	34 (c)	35 (d)	36 (a)	37 (c)	38 (c)	39 (a)	40 (c)
41 (d)	42 (b)	43 (b)	44 (a)	45 (c)	46 (d)	47 (c)	48 (d)	49 (b)	50 (c)
51 (a)	52 (a)	53 (d)	54 (b)	55 (a)	56 (a)	57 (d)	58 (c)	59 (c)	60 (a)

Chapter 15 One Word Substitution

One Word Substitutions (substitutes) may be defined as single words that are used in place of a group of words to denote a person, an object, a place, a state of mind, a profession etc. In common parlance, they are used as single words that are used to make an expression in brief and in pertinent form.

Here, the list of some one word substitution are given below

- One who does not believe in the existence of God — *Atheist*
- The life-history of someone written by himself — *Autobiography*
- One who plays not to earn money but for pleasure — *Amateur*
- Without name or identification —*Anonymous*
- A place where birds are kept —*Aviary*
- One who believes in destruction of all forms of government — *Anarchist*
- One who is appointed to settle disputes between two parties — *Arbitrator*
- One who is unable to pay one's debt —*Bankrupt, Insolvent*
- One whose religious view is very narrow —*Bigot*
- Composed of things from all parts of the world — *Cosmopolitan*
- Someone or something existing at the same period as another —*Contemporary*
- Eating flesh or meat —*Carnivorous*
- Someone leaving one's country to settle in another — *Emigrant*
- A disease spreading over a large area —*Epidemic*
- Speech without prior preparation —*Extempore*
- Suitable for selection —*Eligible*
- One who believes in fate —*Fatalist*
- Very choosy and hard to please —*Fastidious*
- An office or post without pay —*Honorary*
- Killing of man —*Homicide*
- Something that cannot be read —*Illegible*
- Someone that cannot be defeated —*Invincible*
- A place that cannot be reached —*Inaccessible*
- That which cannot be done without, absolutely necessary —*Indispensable*
- That which cannot be erased —*Indelible*
- That which cannot be avoided —*Inevitable*
- That which cannot be understood or realised easily — *Inscrutable*
- Not to the point —*Irrelevant*
- That which never fails or faults —*Infallible*
- Killing of one's own mother —*Matricide*
- One who dies for one's country or for others — *Martyr*
- Marrying with one person —*Monogamy*
- An attitude measuring everything in terms of money or profit —*Materialistic*
- A drug causing sleep or intoxication —*Narcotic*
- No longer in use —*Obsolete*
- One who speaks skilfully —*Orator*
- All powerful —*Omnipotent*
- Present everywhere —*Omnipresent*
- Knowing everything —*Omniscient*
- Marrying with more than one —*Polygamy*
- One who knows many languages —*Polyglot*
- A single cure for all diseases —*Panacea*
- One who uses others to survive —*Parasite*
- Killing of one's own father —*Patricide*

- A person doing good acts for mankind — *Philanthropist*
- With the opinion or agreement of all —*Unanimous*
- Very clear in meaning —*Unambiguous*
- That which cannot be predicted before — *Unforeseen*
- Someone with a long experience—*Veteran*
- Examination of one's thoughts or experience — *Introspection*
- Written in a document after it has been signed — *Postscript*
- Religious song —*Hymn*
- The policy of extending a country's empire — *Imperialism*
- Opposed to great or sudden change —*Conservative*
- Using someone else's ideas as own —*Plagiarism.*
- Someone not sure about God's existence — *Agnostic*
- One who leaves a religion or faith —*Apostate*
- One who has no taste for literature, art or music — *Philistine*
- Code of diplomatic etiquette —*Protocol*
- A word for word copy —*Verbatim*
- A story intended to reveal a moral or spiritual truth —*Parable*
- A short journey for fun — *Excursion*
- One who doubts every good thing — *Cynic*
- Giving undue favours to one's relatives — *Nepotism*
- Not allowing the light to pass through —*Opaque*
- One who loves to entertain one's guests — *Hospitable*
- A general pardon for political convicts — *Amnesty*

Exam Pattern Questions

Directions (Q.Nos 1-50) *In each of the following questions, out of the four alternatives, choose the one which can be substituted for the given words/sentences.*

1 To examine one's own thoughts and feelings
(a) Meditation (b) Retrospection
(c) Reflection (d) Introspection

2 Custom of having many wives
(a) Monogamy (b) Bigamy
(c) Polygamy (d) Matrimony

3 To cause troops to spread out in readiness for battle
(a) Align (b) Collocate
(c) Deploy (d) Disperse

4 The policy of extending a country's empire and influence
(a) Imperialism
(b) Capitalism
(c) Internationalism
(d) Communism

5 The custom of having more than one husband at the same time
(a) Polygamy (b) Polyandry
(c) Debauchery (d) Bigamy

6 List of headings of the business to be transacted at a meeting
(a) Schedule (b) Agenda
(c) Proceedings (d) Excerpts

7 To send an unwanted person out of the country
(a) Exclude (b) Ostracise
(c) Deport (d) Expatriate

8 A government run by a dictator
(a) Democracy (b) Autocracy
(c) Oligarchy (d) Theocracy

9 An office or post with no work but high pay
(a) Honorary
(b) Sinecure
(c) Gratis
(d) Ex-officio

10 Murder of a brother
(a) Patricide (b) Regicide
(c) Homicide (d) Fratricide

11 A person living permanently in a certain place
(a) Native (b) Resident
(c) Domicile (d) Subject

12 Regard for others as a principle of action
(a) Cynicism (b) Nepotism
(c) Philanthropy (d) Altruism

13 Person who believes that God is everything and everything is God
(a) Agnostic (b) Theist
(c) Pantheist (d) Pantechnicon

14 Relationship by blood or birth
(a) Parentage (b) Affiliation
(c) Consanguinity (d) Nepotism

15 Opposed to great or sudden change
(a) Static (b) Revolutionary
(c) Conservative (d) Evolutionary

16 Belief or opinion contrary to what is generally accepted
(a) Unbelief (b) Superstition
(c) Non conformity (d) Heresy

17 A person who kills somebody especially for political reason
(a) Criminal (b) Murderer
(c) Assassin (d) Hangman

18 A person who rules without consulting the opinion of others
(a) Democrat (b) Bureaucrat
(c) Autocrat (d) Fanatic

19 Study of mankind
(a) Pathology (b) Physiology
(c) Philology (d) Anthropology

20 Through which light cannot pass
(a) Dull (b) Dark
(c) Obscure (d) Opaque

21 Stealing from the writings of others
(a) Copying (b) Reframing
(c) Reproducing (d) Plagiarism

22 Design made by putting together coloured pieces of glass or stones
(a) Oleograph (b) Mosaic
(c) Tracery (d) Relief

23 One who deserts his religion
(a) Deserter (b) Turn-coat
(c) Fanatic (d) Apostate

24 The original inhabitants of a country
(a) Aborigines (b) Citizens
(c) Natives (d) Primitive

25 Place where birds are kept
(a) Zoo (b) Apiary
(c) Armoury (d) Aviary

26 One who does not care for literature or art
(a) Barbarian (b) Philistine
(c) Illiterate (d) Primitive

27 A man of odd habits
(a) Eccentric (b) Cynical
(c) Introvert (d) Moody

28 The power of reading the thoughts of others
(a) Psychopathy (b) Telecommunication
(c) Psychology (d) Telepathy

29 Animals living on land and in water
(a) Ambiguous (b) Amphibian
(c) Amorphous (d) Ambivalent

30 A light sailing boat built especially for racing
(a) Dinghy (b) Canoe
(c) Yacht (d) Frigate

31 Be the embodiment or perfect example of
(a) Signify (b) Characterise
(c) Personify (d) Masquerade

32 A person who maliciously destroys by fire
(a) Antagonist (b) Activist
(c) Terrorist (d) Incendiary

33 A name adopted by an author in his writings is
(a) Title (b) Nomenclature
(c) Nickname (d) Pseudonym

34 Member of a band of robbers
(a) Dacoit (b) Brigand
(c) Thief (d) Pirate

35 A person who brings goods illegally into the country
(a) Exporter (b) Importer
(c) Smuggler (d) Imposter

36 Cutting for stone in the bladder
(a) Dichotomy (b) Tubectomy
(c) Vasectomy (d) Lithotomy

37 A person who travels to a sacred place as an act of religious devotion
(a) Hermit (b) Pilgrim
(c) Saint (d) Mendicant

38 Food which agrees with one's taste
(a) Pungent (b) Palatable
(c) Sensuous (d) Edible

39 One who loves books
(a) Bibliophobe (b) Bibliographer
(c) Bibliophile (d) Bibliophagist

40 A low-area storm with high winds rotating about a centre of low atmospheric pressure
(a) Cyclone (b) Tornado
(c) Typhoon (d) Hurricane

41 One who promotes the idea of absence of government of any kind, when every man should be a law unto himself
(a) Anarchist (b) Belligerent
(c) Iconoclast (d) Agnostic

42 Something which is not thorough or profound
(a) Superficial (b) Superstitious
(c) Superfluous (d) Supernatural

43 To mediate between two parties in a dispute
(a) Interfere (b) Interact
(c) Interrupt (d) Intercede

44 One who specialises in the study of birds
(a) Biologist
(b) Naturalist
(c) Zoologist
(d) Ornithologist

45 A person pretending to be somebody he is not
(a) Imposter (b) Liar
(c) Rogue (d) Magician

46 Giving undue favours to one's own kith and kin
(a) Favouritism (b) Nepotism
(c) Corruption (d) Worldliness

47 One who sacrifices his life for a cause
(a) Soldier (b) Revolutionary
(c) Martyr (d) Patriot

48 One who thinks that human nature is essentially evil
(a) Agnostic (b) Cynic
(c) Sceptic (d) Misogynist

49 That which makes it difficult to recognise the presence of real nature of somebody or something
(a) Cover (b) Mask
(c) Pretence (d) Camouflage

50 Yearly celebration of a date or an event
(a) Centenary (b) Jubilee
(c) Anniversary (d) Birthday

Answers

1 (d)	2 (c)	3 (c)	4 (a)	5 (b)	6 (b)	7 (c)	8 (b)	9 (b)	10 (d)
11 (c)	12 (d)	13 (c)	14 (c)	15 (c)	16 (d)	17 (c)	18 (c)	19 (d)	20 (d)
21 (d)	22 (b)	23 (d)	24 (a)	25 (d)	26 (b)	27 (a)	28 (d)	29 (b)	30 (c)
31 (c)	32 (d)	33 (d)	34 (b)	35 (c)	36 (d)	37 (b)	38 (b)	39 (c)	40 (a)
41 (a)	42 (a)	43 (d)	44 (d)	45 (a)	46 (b)	47 (c)	48 (b)	49 (d)	50 (c)

भौतिक विज्ञान

अध्याय 01

द्रव्य की अवस्थाएँ एवं भौतिक गुण

द्रव्य

द्रव्य (Matter) वह है, जो स्थान घेरता है तथा जिसमें भार होता है। यह बहुत से छोटे-छोटे कणों से मिलकर बना होता है।

इसके अभिलाक्षणिक गुण निम्न हैं

- द्रव्य के कणों के मध्य रिक्त स्थान होता है, जिसे अन्तराण्विक स्थान (Intermolecular space) कहते हैं।
- द्रव्य के कण निरन्तर गतिशील रहते हैं। (ठोसों में ये कण बहुत कम लगभग नगण्य गतिशील होते है, जबकि गैसों में ये तेजी से गति करते हैं)।
- द्रव्य कणों के बीच लगने वाले आकर्षण बल को अन्तराण्विक बल (Intermolecular force) कहते हैं।

द्रव्य की अवस्थाएँ

हमारे चारों ओर पाये जाने वाले द्रव्यों या पदार्थों को तीन अवस्थाओं क्रमश: ठोस, द्रव तथा गैस में वर्गीकृत किया जा सकता है।

1. **ठोस अवस्था** ठोस, पदार्थ की वह अवस्था है, जिसमें उसका आयतन एवं आकार निश्चित होता है;
   जैसे कलम, मेज, मूर्ति आदि।
   इनमें निम्न गुण होते हैं
   - ठोसों का घनत्व उच्च होता है तथा ये असम्पीड्य (Incompressible) होते हैं।
   - ठोस का आयतन व आकार निश्चित होते हैं।
2. **द्रव अवस्था** द्रव पदार्थ की वह अवस्था है, जिसका आयतन तो निश्चित होता है, परन्तु आकार अनिश्चित होता है; **जैसे** दूध, जल, तेल आदि।
   इनमें निम्न गुण होते हैं
   - द्रवों में विसरण (Diffusion) गैसों की तुलना में धीमी गति से होता है।
   - द्रवों के अणु गैसों के अणुओं की अपेक्षा एक-दूसरे के अधिक निकट होते हैं।
3. **गैस अवस्था** गैस पदार्थ की वह अवस्था है, जिसमें उसके आयतन व आकार दोनों अनिश्चित होते हैं। गैस को जिस पात्र में रखा जाता है, ये उसी का आकार ग्रहण कर लेती है; **जैसे** वायु, कार्बन डाइऑक्साइड, ऑक्सीजन, अमोनिया आदि।
   इनमें निम्न गुण होते हैं
   - गैसों का घनत्व बहुत कम होता है।
   - गैसीय कणों के बीच आकर्षण बल न्यूनतम होता है।

द्रव्यों के भौतिक गुण

द्रव्यों के भौतिक गुण निम्न हैं

- **द्रव्यमान** किसी द्रव्य का द्रव्यमान (Mass), उसमें उपस्थित पदार्थ की मात्रा को व्यक्त करता है तथा इसका SI मात्रक किलोग्राम होता है।
- **भार** किसी द्रव्य का भार (Weight), उसके द्रव्यमान तथा गुरुत्वीय त्वरण के गुणनफल के बराबर होता है
  भार = द्रव्यमान × त्वरण
  इसका SI मात्रक न्यूटन होता है।

नोट *किसी द्रव्य का द्रव्यमान, ब्रह्माण्ड के सभी स्थान पर समान होता है, परन्तु द्रव्य का भार ब्रह्माण्ड के अलग-अलग स्थानों पर भिन्न-भिन्न होता है।*

- **आयतन** त्रिविमीय क्षेत्र में बन्द पृष्ठ या वस्तुओं (ठोस, द्रव व गैस) द्वारा घिरी माप को आयतन (Volume) कहते हैं। *अथवा* कोई वस्तु जितना स्थान घेरती है, उसे उस वस्तु का आयतन कहते हैं तथा इसका SI मात्रक घनमीटर होता है।
- **घनत्व** किसी पदार्थ के द्रव्यमान व आयतन के अनुपात को, उस पदार्थ का घनत्व (Density) कहते हैं, इसे ρ से प्रदर्शित करते हैं।

$$\text{घनत्व} = \frac{\text{द्रव्यमान}}{\text{आयतन}}$$

इसका SI मात्रक किग्रा/मी^{3} होता है।

- **आपेक्षिक घनत्व या विशिष्ट गुरुत्व** किसी पदार्थ के घनत्व व 4° C पर जल के घनत्व के अनुपात को पदार्थ का आपेक्षिक घनत्व (Relative density) कहते हैं।

$$\text{आपेक्षिक घनत्व} = \frac{\text{पदार्थ का घनत्व}}{4^\circ \text{C पर जल का घनत्व}}$$

नोट *जल का घनत्व 1000 किग्रा मी$^{-3}$ या 1 ग्राम सेमी$^{-3}$ होता है। तरल पदार्थों के घनत्व या आपेक्षिक घनत्व को हाइड्रोमीटर संयन्त्र के द्वारा मापा जाता है।*

दाब

किसी वस्तु की सतह के लम्बवत् लगने वाले बल को दाब (Pressure) कहते हैं। किसी पृष्ठ पर लगने वाले दाब का मान उस पृष्ठ के क्षेत्रफल पर निर्भर करता है।

अत: $$\text{दाब } (p) = \frac{\text{बल } (F)}{\text{क्षेत्रफल } (A)}$$

दाब एक अदिश राशि है तथा इसका मात्रक पास्कल या न्यूटन/मी^{2} होता है।

वायुमण्डलीय दाब

पृथ्वी के गुरुत्वाकर्षण के कारण इसके चारों ओर गैसों का सघन आवरण वायुमण्डल कहलाता है तथा वायुमण्डल द्वारा आरोपित दाब, वायुमण्डलीय दाब (Atmospheric pressure) कहलाता है।

- यह पृथ्वी सतह पर अधिकतम तथा ऊपर जाने पर घटता जाता है।
- 45° अक्षांश पर समुद्र तल पर प्रामाणिक वायुमण्डलीय दाब लगभग 1.013×10^5 न्यूटन/मी^{2} होता है।
- इसका SI मात्रक न्यूटन/मी^{2} या पास्कल तथा CGS मात्रक डाइन/सेमी^{2} होता है।
- वायुमण्डलीय दाब के कुछ अन्य मात्रक निम्न हैं

  1 बार = 10^5 न्यूटन/मी^{2}

  1 टॉर = 1 मिमी पारे के स्तम्भ की ऊँचाई पर दाब

  = 1.33×10^2 न्यूटन/मी^{2}

बैरोमीटर

वायुमण्डलीय दाब के प्रायोगिक मापन के लिए सर्वप्रथम इटली के वैज्ञानिक इवेंगलिस्टा टॉरीसेली ने सन् 1643 में दाबमापी का आविष्कार किया। यह यन्त्र टॉरीसेली ने वायुदाब मापन के लिए खोजा।

- इसमें एक काँच की नली को पारे से पूरी तरह भरकर, इसके खुले मुँह की ओर से पारे से भरे बीकर में डुबोयी जाती है।
- चूँकि पारा नीचे जाता है तथा वायु का प्रवेश नहीं हो पाता, इसलिए नली के ऊपरी भाग में निर्वात् होता है।

प्रत्यास्थता

किसी वस्तु के पदार्थ का वह गुण, जिसके कारण वस्तु किसी विरूपक बल के द्वारा अपनी आकृति तथा आकार में होने वाले परिवर्तन का विरोध करती है तथा विरूपक बल हटा लेने पर अपनी प्रारम्भिक अवस्था में आ जाती है अथवा आने का प्रयास करती है, प्रत्यास्थता (Elasticity) कहलाता है।

- **पूर्णत: प्रत्यास्थ वस्तुएँ** जो वस्तुएँ, विरूपक बल (Deforming force) हटा लेने पर अपनी पूर्व अवस्था को पूर्णत: प्राप्त कर लेती हैं, पूर्ण प्रत्यास्थ वस्तुएँ (Perfectly elastic bodies) कहलाती हैं। कोई भी वस्तु पूर्णत: प्रत्यास्थ नहीं है परन्तु क्वार्ट्ज तथा फॉस्फर ब्रांज (Phospher bronze) को लगभग पूर्ण प्रत्यास्थ मानते हैं।
- **पूर्णत: सुघट्य वस्तुएँ** जो वस्तुएँ, विरूपक बल को हटा लेने पर अपनी पूर्व अवस्था में नहीं लौटती वरन् सदैव के लिए विरूपित हो जाती हैं, पूर्ण सुघट्य वस्तुएँ (Perfectly plastic bodies) कहलाती हैं; **जैसे** गीली मिट्टी, मोम का टुकड़ा आदि।
- **प्रत्यास्थ श्रान्ति** विरूपक बल का पुन: प्रयोग करने पर किसी प्रत्यास्थ वस्तु के, प्रत्यास्थता के गुण का कम होना प्रत्यास्थ श्रान्ति (Elastic fatigue) कहलाता है।

प्रत्यास्थता की सीमा

प्रत्यास्थ वस्तुएँ, विरूपक बल हटा लेने पर अपनी पूर्व अवस्था प्राप्त कर लेती हैं परन्तु उनमें यह गुण विरूपक बल के एक निश्चित मान तक ही विद्यमान रहता है।

अत: किसी वस्तु पर लगाये गये विरूपक बल की वह अधिकतम सीमा, जिसके अन्तर्गत वस्तु में प्रत्यास्थता का गुण विद्यमान रहता है, उस वस्तु की प्रत्यास्थता की सीमा (Limit of elasticity) कहलाती है।

प्रतिबल

साम्यावस्था में पिण्ड के एकांक पृष्ठ क्षेत्रफल पर लगने वाले प्रत्यानयन बल को ही प्रतिबल (Stress) कहते हैं।

इसका SI मात्रक न्यूटन/मी^{2} या पास्कल होता है।

$$\text{प्रतिबल} = \frac{\text{प्रत्यानयन बल}}{\text{क्षेत्रफल}}$$

विकृति

जब किसी वस्तु पर कोई विरूपक बल लगाया जाता है, तो वस्तु के आकार अथवा आकृति में कुछ परिवर्तन हो जाता है

अथवा वस्तु विकृत हो जाती है। वस्तु के आकार में होने वाले इस भिन्नात्मक परिवर्तन को ही विकृति (Strain) कहते हैं। यह एक विमाहीन राशि है।

$$\text{विकृति} = \frac{\text{विमा में परिवर्तन}}{\text{प्रारम्भिक विमा}}$$

हुक का नियम

प्रत्यास्थता की सीमा के अन्दर प्रतिबल सदैव विकृति के अनुक्रमानुपाती होता है, इसे हुक का नियम (Hooke's law) कहते हैं।

$$\text{प्रतिबल} \propto \text{विकृति}$$

$$\text{प्रतिबल} = E \times \text{विकृति}$$

$$E = \frac{\text{प्रतिबल}}{\text{विकृति}}$$

जहाँ, E एक नियतांक है, जिसे प्रत्यास्थता गुणांक कहते हैं तथा इसका SI मात्रक न्यूटन/मी^{2} होता है।

द्रव दाब

किसी द्रव द्वारा बर्तन की तली व दीवारों पर लगने वाले दाब को द्रव दाब (Pressure of liquid) कहते हैं।

द्रव की सतह से h गहराई पर स्थित किसी बिन्दु पर द्रव का दाब, $p = hdg$

जहाँ, d = द्रव का घनत्व

द्रव दाब के नियम

द्रव दाब के नियम निम्न हैं

- द्रव के भीतर एक क्षैतिज तल पर स्थित सभी बिन्दुओं पर द्रव दाब समान होता है।
- द्रव के भीतर किसी बिन्दु पर द्रव का दाब सभी दिशाओं में समान होता है।
- द्रव द्वारा लगाया गया दाब सदैव द्रव के सम्पर्क वाली सतह के लम्बवत् होता है।
- द्रव के भीतर किसी बिन्दु पर द्रव दाब, द्रव की सतह के आकार व क्षेत्रफल पर निर्भर नहीं करता है।

पास्कल का नियम

पास्कल के नियमानुसार, यदि गुरुत्व नगण्य हो, तो पात्र में रखे द्रव के किसी एक बिन्दु पर दाब बढ़ाने पर, दाब द्रव के सभी बिन्दुओं व पात्र की दीवारों पर समान रूप से संचरित होता है। यदि गुरुत्व नगण्य न हो, तो गहराई पर स्थित सभी बिन्दुओं पर द्रव का दाब समान नहीं होता है।

उदाहरण हाइड्रोलिक लिफ्ट तथा हाइड्रोलिक ब्रेक।

उत्प्लावन बल

जब किसी वस्तु को द्रव में पूर्णत: या आंशिक रूप से डुबोया जाता है, तो द्रव द्वारा वस्तु पर एक बल ऊपर की ओर लगाया जाता है। यह बल उत्प्लावन बल (Buoyant force) कहलाता है।

आर्किमिडीज़ का सिद्धान्त

जब कोई वस्तु किसी द्रव में पूर्णत: या आंशिक रूप से डुबोयी जाती है, तो उसके भार में कमी प्रतीत होती है। भार में यह आभासी कमी वस्तु द्वारा हटाए गए द्रव के भार के बराबर होती है।

अत: वस्तु पर कार्यरत् उत्प्लावन बल = वस्तु द्वारा हटाए गए द्रव का भार

प्लवन

जब कोई वस्तु, किसी द्रव में डुबोयी जाती है, तो उसका भार नीचे की ओर तथा उत्प्लावन बल ऊपर की ओर कार्य करता है। यदि इन दोनों बलों का परिणामी ऊपर की ओर अधिक होता है, तो वस्तु द्रव की सतह पर तैरती है, जिसे प्लवन (Floatation) कहते है।

प्लवन का नियम

प्लवन के नियमानुसार, कोई वस्तु द्रव की सतह पर तभी तैरेगी, जब उसके डुबे हुए भाग द्वारा हटाए गए द्रव का भार वस्तु के भार के बराबर या अधिक हो।

श्यानता

द्रव का वह गुण, जिसके कारण वह अपनी विभिन्न परतों के बीच होने वाली आपेक्षिक गति का विरोध करता है, श्यानता (Viscosity) कहलाता है।

- जल को छोड़कर सभी द्रवों की श्यानता दाब बढ़ाने के साथ बढ़ती है। द्रवों का ताप बढ़ाने पर श्यानता घटती है।
- ताप बढ़ाने पर गैसों की श्यानता बढ़ती है, जबकि गैस की श्यानता पर दाब का कोई प्रभाव नहीं पड़ता है।

पृष्ठ तनाव

किसी द्रव का वह गुण, जिसके कारण द्रव की सतह तनी हुई झिल्ली के समान व्यवहार करती है व न्यूनतम क्षेत्रफल प्राप्त करने का प्रयास करती है, पृष्ठ तनाव (Surface tension) कहलाता है। इसका मात्रक न्यूटन/मी होता है।

- द्रव का पृष्ठ तनाव, ताप बढ़ने पर घटता है।
- द्रव का पृष्ठ तनाव, द्रव की सतह के क्षेत्रफल पर निर्भर नहीं करता है।

Exam Pattern Questions

1 द्रव्य के कणों के बीच का रिक्त स्थान कहलाता है
(a) अन्त: नाभिकीय अवकाश
(b) अन्त: इलेक्ट्रॉनिक अवकाश
(c) अन्तराण्विक अवकाश
(d) अन्त: प्रोटॉनिक अवकाश

2 द्रव्य की विभिन्न अवस्थाओं में पाए जाने वाले अन्तराण्विक बल का सही क्रम है
(a) ठोस < द्रव < गैस (b) ठोस > द्रव > गैस
(c) द्रव > ठोस > गैस (d) गैस < ठोस < द्रव

3 किसी वस्तु का द्रव्यमान 5 किग्रा तथा घनत्व 10^5 किग्रा/मी^{3} है। वस्तु का आयतन होगा
(a) 5×10^{-5} मी^{3} (b) 5×10^5 मी^{3}
(c) 15×10^3 मी^{3} (d) 2×10^{-5} मी^{3}

4 निम्नलिखित में से किस द्रव का घनत्व सबसे कम है?
(a) स्वच्छ जल (b) नमकीन जल
(c) पेट्रोल (d) मर्करी

5 लकड़ी का एक लट्ठा जल में इस प्रकार ऊर्ध्वाधर तैर रहा है कि उसकी आधी लम्बाई जल में है, तो लकड़ी का घनत्व
(a) जल के घनत्व के तुल्य है
(b) जल के घनत्व का आधा है
(c) जल के घनत्व का दोगुना है
(d) उपरोक्त में से कोई नहीं

6 दो ठोस A व B जल में तैर रहे हैं। A का आधा आयतन तथा B का 2/3 आयतन जल में डूबा है, A व B के घनत्वों की तुलना कीजिए।
(a) 4 : 3 (b) 2 : 3
(c) 3 : 4 (d) 1 : 3

7 बर्फ पानी पर तैरती है, क्योंकि
(a) बर्फ ठोस होती है तथा पानी तरल होता है।
(b) बर्फ का घनत्व पानी के अपेक्षाकृत कम होता है।
(c) बर्फ का घनत्व पानी के अपेक्षाकृत अधिक होता है।
(d) बर्फ का घनत्व उतना ही होता है, जितना कि पानी का होता है।

8 एक बर्फ के घनाकार टुकड़े का आयतन 5 मी^{3} तथा द्रव्यमान 5×10^3 किग्रा है। बर्फ के टुकड़े का घनत्व होगा
(a) 25×10^3 किग्रा/मी^{3} (b) 1×10^3 किग्रा/मी^{3}
(c) 5×10^3 किग्रा/मी^{3} (d) 2×10^2 किग्रा/मी^{3}

9 पारे का घनत्व 13.6×10^3 किग्रा/मी^{3} है, तो इसका आपेक्षिक घनत्व होगा, यदि जल का घनत्व 10^3 किग्रा/मी^{3} है, तब
(a) 1 (b) 27.2
(c) 13.6 (d) 6.8

10 दाब का मात्रक होता है
(a) न्यूटन-मी (b) किग्रा
(c) जूल (d) न्यूटन/मी^{2}

11 कील एक सिरे पर नुकीली तथा दूसरे सिरे पर चौड़ी बनाई जाती है। इसका कारण है
(a) पकड़ने में सुविधा रहे
(b) गुरुत्वीय केन्द्र चौड़े सिरे के पास हो
(c) सन्तुलन बना रहे
(d) गाड़ने वाले स्थान पर दाब अधिक लगे

12 जल संचय के लिए बाँध (Dam) तली पर सतह की अपेक्षा मोटा बनाया जाता है, क्योंकि
(a) अधिक गहराई पर जल का दाब बहुत अधिक होता है
(b) अधिक गहराई पर जल की मात्रा अधिक होती है
(c) अधिक गहराई पर जल का घनत्व अधिक होता है
(d) अधिक दाब पर जल का ताप कम होता है

13 समुद्र तट पर वायुमण्डल का घनत्व 1.29 किग्रा/मी^{3} है, तो वायुमण्डल की ऊँचाई क्या होगी, यदि वायुमण्डलीय दाब 1.01×10^5 पास्कल और गुरुत्वीय त्वरण 9.8 मी/से^{2} हो?
(a) 9 किमी (b) 7981 मी
(c) 5 किमी (d) 80 किमी

14 स्प्रिंग ताँबे की अपेक्षा स्टील के तार की बनी होती है, क्योंकि
(a) ताँबा, स्टील से अधिक महँगा होता है
(b) ताँबा, स्टील की अपेक्षा अधिक प्रत्यास्थ होता है
(c) स्टील, ताँबे की अपेक्षा अधिक प्रत्यास्थ होती है
(d) उपरोक्त में से कोई नहीं

15 हुक का नियम परिभाषित करता है
(a) प्रतिबल (b) विकृति
(c) प्रत्यास्थता गुणांक (d) प्रत्यास्थता की सीमा

16 एक धात्विक तार का प्रत्यास्थता गुणांक 2×10^9 न्यूटन/मी^{2} है। यदि एक विरूपक बल लगाने से तार में उत्पन्न विकृति 0.05 हो, तो तार के अनुप्रस्थ क्षेत्रफल पर लगने वाला प्रतिबल का मान होगा
(a) 2×10^9 न्यूटन/मी^{2} (b) 10^9 न्यूटन/मी^{2}
(c) 5×10^7 न्यूटन/मी^{2} (d) 10^8 न्यूटन/मी^{2}

17 ऐल्युमीनियम तार के अनुप्रस्थ-काट का क्षेत्रफल 10^{-4} मी^{2} है। यदि तार पर 10^4 न्यूटन का विरूपक बल लगा हो, तो तार में उत्पन्न प्रतिबल होगा
(a) 10^8 न्यूटन/मी^{2} (b) 10^7 न्यूटन/मी^{2}
(c) 10 न्यूटन/मी^{2} (d) 10^6 न्यूटन/मी^{2}

18 यदि ताँबे के 1 मी^{2} क्षेत्रफल के तार पर 10^7 न्यूटन का विरूपक बल लगाने पर उत्पन्न विकृति 0.01 हो, तो ताँबे के तार का प्रत्यास्थता गुणांक होगा
(a) 10^5 न्यूटन-मी^{2} (b) 10^5 न्यूटन/मी^{2}
(c) 10^9 न्यूटन-मी (d) 10^9 न्यूटन/मी^{2}

19 हाइड्रोलिक ब्रेक का कार्य सिद्धान्त आधारित है
(a) चार्ल्स के नियम पर (b) पास्कल के नियम पर
(c) बॉयल के नियम पर (d) इनमें से कोई नहीं

20 द्रव दाब निर्भर करता है
(a) केवल गहराई पर (b) केवल घनत्व पर
(c) केवल गुरुत्वीय त्वरण पर
(d) गहराई, घनत्व तथा गुरुत्वीय त्वरण तीनों पर

21 निम्न में से कौन-सा कथन द्रव दाब के नियम का सत्यापन नहीं करता है?
(a) द्रव के भीतर एक क्षैतिज तल पर स्थित सभी बिन्दुओं का द्रव दाब समान होता है।
(b) द्रव दाब हमेशा द्रव के सम्पर्क तल के लम्बवत् लगता है।
(c) द्रव के भीतर किसी भी बिन्दु पर द्रव दाब सभी दिशाओं में समान होता है।
(d) द्रव दाब, द्रव की सतह के आकार व क्षेत्रफल पर निर्भर करता है।

22 जल में तैरती किसी नाव में स्टील की कुछ गेंदें रखी हैं। गेंदें एक-एक करके जल में फेंकी जाती हैं, तब जल स्तर
(a) अपरिवर्तित रहेगा (b) बढ़ जाएगा
(c) गिर जाएगा (d) पहले बढ़ेगा फिर गिर जाएगा

23 निम्नलिखित में से उत्प्लावन बल किस कारक पर निर्भर करता है?
(a) घनत्व (b) बल
(c) आयतन (d) गुरुत्वाकर्षण

24 जब किसी वस्तु को किसी द्रव में डुबोया जाता है, तो वस्तु के भार में होने वाली आभासी कमी, वस्तु पर लगने वाले उत्प्लावन बल
(a) से अधिक होती है (b) से कम होती है
(c) के बराबर होती है (d) इनमें से कोई नहीं

25 जल का ताप बढ़ाने पर इसकी श्यानता
(a) अपरिवर्तित रहेगी (b) कम होगी
(c) बढ़ेगी (d) बढ़ेगी या घटेगी दोनों

26 गैस का दाब बढ़ाने पर इसकी श्यनता
(a) बढ़ती है (b) घटती है
(c) अपरिवर्तित रहती है (d) इनमें से कोई नहीं

27 ताप बढ़ाने पर द्रवों की श्यानता
(a) कम हो जाती है
(b) बढ़ जाती है
(c) समान रहती है
(d) कभी बढ़ती है, कभी कम हो जाती है

28 पृष्ठ तनाव का मात्रक है
(a) न्यूटन/मी (b) न्यूटन/मी^{2}
(c) न्यूटन-मी (d) न्यूटन-मी^{2}

29 द्रव का पृष्ठ तनाव
(a) पृष्ठ क्षेत्रफल के साथ बढ़ता है
(b) पृष्ठ क्षेत्रफल के साथ घटता है
(c) ताप के साथ बढ़ता है
(d) ताप के साथ घटता है

30 द्रव का पृष्ठ तनाव निर्भर नहीं करता है
(a) द्रव के ताप पर
(b) द्रव की सतह के क्षेत्रफल पर
(c) द्रव की अशुद्धि पर
(d) मुक्त पृष्ठ के ऊपर के वातावरण पर

उत्तरमाला

1 (c)	2 (b)	3 (a)	4 (c)	5 (b)	6 (c)	7 (b)	8 (b)	9 (c)	10 (d)
11 (d)	12 (a)	13 (b)	14 (c)	15 (c)	16 (d)	17 (a)	18 (d)	19 (b)	20 (d)
21 (d)	22 (c)	23 (a)	24 (c)	25 (b)	26 (c)	27 (a)	28 (a)	29 (d)	30 (b)

सॉल्यूशन्स

3 (a) वस्तु का द्रव्यमान, $m = 5$ किग्रा

घनत्व, $\rho = 10^5$ किग्रा/मी^{3}

$\therefore$ वस्तु का आयतन, $V = \frac{\text{द्रव्यमान}}{\text{घनत्व}} = \frac{5}{10^5} = 5 \times 10^{-5}$ मी^{3}

6 (c) यदि दो भिन्न-भिन्न घनत्व की वस्तुएँ A तथा B समान द्रव में तैर रही हैं, तो $\frac{\text{घनत्व } (\rho_1)}{\text{घनत्व } (\rho_2)} = \frac{(V_{in})_A}{(V_{in})_B} = \frac{1/2}{2/3} = \frac{3}{4}$

8 (b) बर्फ के टुकड़े का आयतन, $V = 5$ मी^{3}

द्रव्यमान, $m = 5 \times 10^3$ किग्रा

$\therefore$ घनत्व $= \frac{\text{द्रव्यमान}}{\text{आयतन}} = \frac{5 \times 10^3}{5} = 1 \times 10^3$ किग्रा/मी^{3}

9 (c) पारे का घनत्व, $\rho = 13.6 \times 10^3$ किग्रा/मी^{3}

जल का घनत्व $= 10^3$ किग्रा/मी^{3}

$\therefore$ पारे का आपेक्षिक घनत्व $= \frac{\text{पारे का घनत्व}}{\text{जल का घनत्व}} = \frac{13.6 \times 10^3}{10^3}$

$= 13.6$

13 (b) समुद्र तट पर वायुमण्डल का घनत्व, $\rho = 1.29$ किग्रा/मी^{3}

वायुमण्डलीय दाब, $p = 1.01 \times 10^5$ पास्कल

गुरुत्वीय त्वरण, $g = 9.8$ मी/से^{2}

$\because$ यदि वायुमण्डल की ऊँचाई h हो, तो $p = h\rho g$

$\Rightarrow$ $h = \frac{p}{\rho g} = \frac{1.01 \times 10^5}{1.29 \times 9.8} = 7981$ मी

16 (d) तार का प्रत्यास्थता गुणांक, $E = 2 \times 10^9$ न्यूटन/मी^{2}

विकृति $= 0.05$

हुक के नियमानुसार,

प्रत्यास्थता गुणांक $= \frac{\text{प्रतिबल}}{\text{विकृति}}$

प्रतिबल = प्रत्यास्थता गुणांक × विकृति

$= 2 \times 10^9 \times 0.05$

$= 0.1 \times 10^9 = 10^8$ न्यूटन/मी^{2}

17 (a) अनुप्रस्थ क्षेत्रफल, $A = 10^{-4}$ मी^{2}

विरूपक बल, $F = 10^4$ न्यूटन

प्रतिबल $= \frac{F}{A} = \frac{10^4}{10^{-4}} = 10^8$ न्यूटन/मी^{2}

18 (d) विरूपक बल, $F = 10^7$ न्यूटन, विकृति $= 0.01$

क्षेत्रफल $= 1$ मी^{2}

$\therefore$ प्रत्यास्थता गुणांक, $E = \frac{\text{प्रतिबल}}{\text{विकृति}} = \frac{\text{बल}}{\text{क्षेत्रफल} \times \text{विकृति}}$

$= \frac{10^7}{1 \times 0.01} = 10^9$ न्यूटन/मी^{2}

अध्याय 02 गतिकी तथा बल

वस्तुओं की गति

यदि किसी वस्तु की स्थिति समय के साथ निर्देश बिन्दु के सापेक्ष परिवर्तित हो रही हो, तो वह वस्तु की गति (Motion) कहलाती है; **जैसे** गतिशील कार, बस आदि पृथ्वी के सापेक्ष गति में हैं।

गति से सम्बन्धित कुछ महत्त्वपूर्ण परिभाषाएँ

गति से सम्बन्धित मुख्य परिभाषाएँ निम्न हैं

- **दूरी** किसी गतिमान कण या वस्तु द्वारा किसी मार्ग पर चली गई कुल लम्बाई को कण या वस्तु द्वारा चली गई दूरी (Distance) कहते हैं। यह एक अदिश राशि है।
- **विस्थापन** प्रारम्भिक तथा अन्तिम बिन्दु के मध्य की न्यूनतम तय दूरी विस्थापन (Displacement) कहलाती है। यह एक सदिश राशि है।

  विस्थापन, ऋणात्मक, धनात्मक तथा शून्य हो सकता है।
- **चाल** किसी वस्तु द्वारा एकांक समय में तय की गई दूरी उसकी चाल (Speed) कहलाती है। यह एक अदिश राशि है। इसका मात्रक मी/से होता है।

$$\text{चाल} = \frac{\text{तय की गई दूरी } (s)}{\text{समय } (t)}$$

$$\text{औसत चाल} = \frac{\text{कुल तय की गई दूरी}}{\text{कुल लगा समय}}$$

किसी क्षण वस्तु द्वारा प्राप्त चाल **तात्क्षणिक चाल** (Instantaneous speed) कहलाती है।
तात्क्षणिक चाल, $v = \lim_{\Delta t \to 0} = \frac{\Delta s}{\Delta t} = \frac{ds}{dt}$

- **वेग** कोई वस्तु एकांक समय में किसी निश्चित दिशा में जितना विस्थापित होती है, उसे उस वस्तु का वेग (Velocity) कहते हैं। यह सदिश राशि है। इसका मात्रक मी/से होता है। वेग $= \frac{\text{विस्थापन}}{\text{समय}}$

$$\text{औसत वेग} = \frac{\text{कुल विस्थापन}}{\text{कुल समय}}$$

वेग, धनात्मक, ऋणात्मक तथा शून्य हो सकता है।
किसी क्षण वस्तु द्वारा प्राप्त वेग **तात्क्षणिक वेग** (Instantaneous velocity) कहलाता है।
तात्क्षणिक वेग, $v = \lim_{\Delta t \to 0} \frac{\Delta r}{\Delta t} = \frac{dr}{dt}$
तात्क्षणिक वेग की दिशा वस्तु के पथ पर गति की दिशा में स्पर्श रेखा की दिशा के अनुदिश होती है।
विस्थापन-समय ग्राफ की प्रवणता, वेग को निरूपित करती है।

- **त्वरण** किसी कण के वेग में समय के साथ परिवर्तन की दर को उसका त्वरण (Acceleration) कहते हैं।

$$\text{त्वरण } (a) = \frac{\text{वेग } (v)}{\text{समय } (t)}$$

$$\text{औसत त्वरण} = \frac{\text{वेग-परिवर्तन } (\Delta v)}{\text{समयान्तराल } (\Delta t)} = \frac{v-u}{\Delta t}$$

यदि $\Delta t \to 0$, तब औसत त्वरण उस वस्तु का **तात्क्षणिक त्वरण** (Instantaneous acceleration) कहलाता है।

$$a = \lim_{\Delta t \to 0} \frac{\Delta v}{\Delta t} = \frac{dv}{dt}$$

वेग-समय ग्राफ की प्रवणता, त्वरण को निरूपित करती है।
त्वरण एक सदिश राशि है। इसका मात्रक मी/से^{2} होता है।
त्वरण का मान धनात्मक, ऋणात्मक और शून्य हो सकता है।
ऋणात्मक त्वरण को **मन्दन** (Retardation) कहते हैं।

गति की समीकरण

जब कोई वस्तु सीधी रेखा में एकसमान त्वरण से चलती है, तो निश्चित समयान्तराल में वेग, दूरी तथा त्वरण के मध्य सम्बन्ध स्थापित करना, गति की समीकरण (Equation of motion) कहलाती हैं, जोकि निम्न प्रकार हैं

(i) $v = u + at$ (ii) $s = ut + \frac{1}{2}at^2$

(iii) $v^2 - u^2 = 2as$

- nवें सेकण्ड में तय की गई दूरी,

$$s_n = u + \frac{1}{2}a(2n-1)$$

जहाँ, u = प्रारम्भिक वेग, v = अन्तिम वेग,
a = कण का एकसमान त्वरण
तथा $s = n$ समय में तय की गई दूरी।

प्रक्षेप्य गति

जब किसी पिण्ड को ऊर्ध्वाधर से भिन्न दिशा में नियत वेग से फेंका जाता है, तो उसकी ऊर्ध्वाधर तल में गुरुत्वीय त्वरण के अधीन गति को प्रक्षेप्य गति (Projectile motion) कहते हैं।
उदाहरण छत से क्षैतिज दिशा में फेंकी गई गेंद की गति।

- प्रक्षेप्य गति के दौरान वेग के क्षैतिज मान में कोई परिवर्तन नहीं होता, परन्तु ऊर्ध्वाधर घटक का मान लगातार परिवर्तित (गुरुत्वीय त्वरण के कारण) होता रहता है।
- यदि प्रक्षेप्य को क्षैतिज से θ कोण पर u वेग से फेंके, तो उड्डयन काल (T) अधिकतम ऊँचाई (H) तथा क्षैतिज परास (R) को निम्न सूत्र से ज्ञात करते हैं।

$$T = \frac{2u\sin\theta}{g},\ H = \frac{u^2\sin^2\theta}{2g},\ R = \frac{u^2\sin 2\theta}{g}$$

- जब $\theta = 45°$, तो क्षैतिज परास का मान अधिकतम होता है।

बल

- बल (Force) वह बाह्य कारक है, जो किसी वस्तु की विरामावस्था, गति की अवस्था, गति की दिशा अथवा आकृति में परिवर्तन कर सकता है अथवा परिवर्तन करने का प्रयास करता है।
- बल एक सदिश राशि है। इसका मात्रक किग्रा-मी/से^{2} या न्यूटन होता है।
- **अभिकेन्द्र बल** जब कोई वस्तु किसी वृत्ताकार मार्ग पर चलती है, तो उस पर एक बल वृत्त के केन्द्र की ओर कार्य करता है। इसे अभिकेन्द्र बल (Centripetal force) कहते हैं। $F = \frac{mv^2}{r}$
- **अपकेन्द्र बल** अपकेन्द्र बल (Centrifugal force) एक छद्म (Pseudo) बल है, जिसकी दिशा अभिकेन्द्र बल की विपरीत दिशा में होती है।
यदि वस्तु का वेग v तथा वृत्तीय पथ की त्रिज्या r हो, तो अभिकेन्द्र त्वरण $a_c = \frac{v^2}{r}$ तथा अभिकेन्द्र बल, $F = \frac{mv^2}{r}$
- अभिकेन्द्र बल के विपरीत दिशा में कार्य करने वाले बल को अपकेन्द्र बल कहते हैं।
- दूध से क्रीम निकालना, अपकेन्द्र बल का उदाहरण है।

जड़त्व

किसी वस्तु का वह गुण, जो उसकी विराम या गति की अवस्था में परिवर्तन का विरोध करता है, जड़त्व (Inertia) कहलाता है। किसी वस्तु का जड़त्व उसके द्रव्यमान के अनुक्रमानुपाती होता है। अत: किसी वस्तु का द्रव्यमान उसके जड़त्व की माप है।

न्यूटन के गति विषयक नियम

- **प्रथम नियम** इस नियम के अनुसार, प्रत्येक वस्तु तब तक अपनी विरामावस्था अथवा सरल रेखा में एकसमान गति की अवस्था में रहती है, जब तक कि उस पर कोई अवस्था परिवर्तन के लिए बाह्य बल नहीं लगाया जाता है, इसे जड़त्व का नियम (Law of inertia) भी कहते हैं।

  उदाहरण स्वतन्त्र रूप से बस में खड़ा व्यक्ति अचानक बस के चलने पर पीछे की ओर गिरता है।
- **द्वितीय नियम** इस नियम के अनुसार, किसी वस्तु के संवेग परिवर्तन की दर उस पर आरोपित बाह्य बल के अनुक्रमानुपाती होती है तथा संवेग में परिवर्तन की दिशा आरोपित बल की दिशा में होती है। यदि द्रव्यमान m के पिण्ड पर बल **F**, समयान्तराल Δt के लिए लगाने पर उसके संवेग में परिवर्तन $\Delta \mathbf{p}$ हो, तो

  $$\mathbf{F} \propto \frac{\Delta \mathbf{p}}{\Delta t}$$

  किसी वस्तु पर कार्यरत् बल (**F**), वस्तु के द्रव्यमान (m) तथा उसमें उत्पन्न त्वरण (**a**) के गुणनफल के बराबर होता है अर्थात्

  $$\mathbf{F} = m\mathbf{a} \qquad \left(\because p = mv \text{ से } \frac{\Delta v}{\Delta t} = a\right)$$

  उदाहरण गेंद कैच करते समय अपने हाथ को पीछे की ओर खींचना और ऊँची कूद के खिलाड़ी का स्पंज के गद्दे पर गिरना।
- **तृतीय नियम** इस नियम के अनुसार, प्रत्येक क्रिया की सदैव समान एवं विपरीत दिशा में प्रतिक्रिया होती है।

  उदाहरण तैरते समय पानी को पीछे की ओर धकेलना, बन्दूक से गोली चलाने पर बन्दूक का पीछे की ओर हटना आदि।

संवेग

किसी वस्तु के वेग के मापन को संवेग (Momentum) कहते हैं अर्थात् किसी वस्तु का संवेग वस्तु के द्रव्यमान तथा उसके वेग के गुणनफल के बराबर होता है। इसे **p** से प्रदर्शित करते हैं, यदि किसी वस्तु का द्रव्यमान m तथा वेग **v** हो, तो संवेग,

$\mathbf{p} = m \times \mathbf{v} \Rightarrow \mathbf{p} = m\mathbf{v}$

इसका SI मात्रक किग्रा-मीटर प्रति सेकण्ड होता है तथा यह एक सदिश राशि है। इसकी दिशा वस्तु के वेग की दिशा में होती है।

संवेग संरक्षण का नियम

इस नियम के अनुसार, बाह्य बल की अनुपस्थिति में किसी निकाय का रेखीय संवेग संरक्षित रहता है।

माना दो पिण्ड, जिनके द्रव्यमान m_1 व m_2 हैं तथा वे u_1 व u_2 वेग से एक-दूसरे के विपरीत दिशा में गतिमान हैं। दोनों पिण्डों की टक्कर के बाद वेग क्रमश: v_1 व v_2 हैं, तो रेखीय संवेग संरक्षण के नियम से,

$$m_1u_1 + m_2u_2 = m_1v_1 + m_2v_2$$

आवेग

किसी वस्तु पर क्षण भर के लिए लगाया गया बल आवेग (Impulse) कहलाता है; **जैसे** गेंद का बल्ले से टकराना।

यदि कोई बल (F) अत्यन्त कम समय के लिए किसी पिण्ड पर लगता है, तो बल और समयान्तराल (Δt) का गुणनफल बल का आवेग कहलाता है। $I = F \times \Delta t$

यह एक सदिश राशि है।

नोट आवेग = संवेग परिवर्तन

घर्षण

जब एक वस्तु गति करती है अथवा गति करने का प्रयत्न करती है, तब उनके सम्पर्क तलों पर स्पर्श-रेखीय दिशा में एक बल कार्य करता है, जो वस्तुओं की सापेक्ष गति का विरोध करता है, यह बल घर्षण बल (Friction force) कहलाता है।

जैसे– नंगे पैर कीचड़ में चलना।

गुरुत्व केन्द्र

किसी वस्तु का गुरुत्व केन्द्र (Centre of gravity) वह बिन्दु है, जिस पर वस्तु का समस्त भार कार्य करता है। किसी वस्तु के गुरुत्व केन्द्र की स्थिति, वस्तु के आकार पर निर्भर करती है। यह आवश्यक नहीं है, कि किसी वस्तु का गुरुत्व केन्द्र सदैव वस्तु में ही हो; **जैसे** अँगूठी का गुरुत्व केन्द्र उसके खाली स्थान के बीच में होता है।

स्थिरता

किसी पिण्ड की वह क्षमता, जो पिण्ड को उसकी स्थिति से विस्थापित करने पर भी उसे सन्तुलन में बनाये रखती है, पिण्ड की स्थिरता (Stability) कहलाती है। किसी पिण्ड की स्थिरता उसके गुरुत्व केन्द्र पर निर्भर करती है।

पिण्डों का सन्तुलन

कोई पिण्ड उस समय सन्तुलन (Equilibrium) में कहा जाता है, जब उस पर लगे सभी बलों का परिणामी शून्य हो या पिण्ड पर लगने वाला बल इसकी विरामावस्था या एकसमान गति की अवस्था में कोई परिवर्तन न करता हो।

पिण्डों के सन्तुलन के प्रकार

पिण्डों के सन्तुलन तीन प्रकार के होते हैं

1. **स्थायी सन्तुलन** यदि किसी पिण्ड को उसकी सन्तुलन स्थिति से थोड़ा-सा विस्थापित करने पर, उसका गुरुत्व केन्द्र कुछ ऊपर उठता है तथा छोड़ देने पर पिण्ड पुन: अपनी प्रारम्भिक अवस्था में पहुँच जाता है, तब पिण्ड का सन्तुलन स्थायी (Static equilibrium) होता है।
2. **अस्थायी सन्तुलन** यदि किसी पिण्ड को उसकी सन्तुलन स्थिति से थोड़ा-सा विस्थापित करने पर, उसका गुरुत्व केन्द्र कुछ नीचे आता है तथा छोड़ देने पर पिण्ड अपनी स्थिति में वापस नहीं आता है बल्कि उस स्थिति से विस्थापित हो जाता है, तब पिण्ड का सन्तुलन अस्थायी (Dynamic equilibrium) होता है।
3. **उदासीन सन्तुलन** यदि किसी पिण्ड को उसकी सन्तुलन की स्थिति से थोड़ा-सा विस्थापित करने पर उसका गुरुत्व केन्द्र उसी ऊँचाई पर बना रहता है तथा छोड़ देने पर पिण्ड अपनी नयी स्थिति में सन्तुलित हो जाता है, तब उस पिण्ड का सन्तुलन उदासीन (Neutral equilibrium) होता है।

बलों का समान्तर चतुर्भुज नियम : संगामी बलों का सन्तुलन

यदि किसी वस्तु पर कार्यरत् सभी बल उसके एक ही बिन्दु पर कार्यरत् हो, तब ये **बल संगामी** (Concurrent forces) कहलाते हैं। संगामी बलों के प्रभाव में वस्तु के साम्यावस्था में रहने के लिए उस पर कार्यरत् सभी बलों का सदिश योग शून्य होता है।

- यदि दो बल F_1 व F_2 एक-दूसरे से θ कोण पर किसी बिन्दु पर कार्यरत् हो, तो उनका परिणामी बल F को समान्तर चतुर्भुज के नियमानुसार निम्न सूत्र से ज्ञात कर सकते हैं।

$$F = \sqrt{F_1^2 + F_2^2 + 2F_1F_2\cos\theta}$$

Exam Pattern Questions

1 दूरी कौन-सी राशि है?
(a) अदिश
(b) सदिश
(c) अदिश और सदिश दोनों
(d) उपरोक्त में से कोई नहीं

2 निम्नलिखित में से किस राशि का मान शून्य अथवा ऋणात्मक हो सकता है?
(a) दूरी (b) विस्थापन
(c) (a) व (b) दोनों (d) समय

3 एक वृत्तीय पथ की त्रिज्या r है, तो वृत्तीय पथ के दो चक्कर लगाने में तय दूरी तथा विस्थापन का मान होगा
(a) $4\pi r$, शून्य (b) $2\pi r$, शून्य
(c) πr, शून्य (d) $6\pi r$, शून्य

4 किसी वृत्ताकार पथ पर घूमने वाली वस्तु की चाल होगी
(a) $v = \frac{2\pi r}{t}$ (b) $v = 2\pi r$ (c) $v = \frac{\pi r}{t}$ (d) $v = 2r$

5 चाल का मात्रक होता है
(a) मीटर/सेकण्ड (b) मीटर/सेकण्ड^2
(c) मीटर-सेकण्ड (d) इनमें से कोई नहीं

6 5 ग्राम द्रव्यमान की एक वस्तु पर 100 डाइन का बल 10 सेकण्ड तक लगता है। वस्तु में उत्पन्न वेग होगा
(a) 2 सेमी/से (b) 20 सेमी/से
(c) 200 सेमी/से (d) 2000 सेमी/से

7 चाल-समय ग्राफ का ढाल प्रदर्शित करता है
(a) चाल (b) त्वरण
(c) विस्थापन (d) वेग

8 यदि किसी वस्तु का विस्थापन, समय के वर्ग के अनुक्रमानुपाती है, तब वस्तु की गति होगी
(a) एकसमान गति (b) असमान गति
(c) एकसमान त्वरण (d) असमान त्वरण

9 एक कण का प्रारम्भिक वेग 10 मी/से तथा मन्दन 2 मी/से^{2} है, तो कण द्वारा 5 सेकण्ड में तय दूरी होगी
(a) 1 मी (b) 19 मी
(c) 5 मी (d) 75 मी

10 निम्नलिखित में से गति की समीकरण है
(a) $v = u + at$ (b) $s = ut + \frac{1}{2}at^2$
(c) $v^2 = u^2 + 2as$ (d) ये सभी

11 जब किसी वस्तु की गति त्वरित होती है, तो
(a) उसकी चाल में सदैव वृद्धि होती है
(b) उसके वेग में सदैव वृद्धि होती है

(c) वह सदैव पृथ्वी की ओर गिरती है
(d) उस पर सदैव कोई बल कार्य करता है

12 2 मी/से के एकसमान वेग से गति करती हुई वस्तु का वेग 5 सेकण्ड बाद 10 मी/से हो जाता है, तो वस्तु में आरोपित त्वरण है

(a) 0.8 मी/से^{2} (b) 1.6 मी/से^{2}
(c) 4.8 मी/से^{2} (d) 3.2 मी/से^{2}

13 50 मी/से से गति करती हुई कार पर ब्रेक लगाने पर 100 मी चलने के बाद रुक जाती है, तो कार पर लगने वाला मन्दन होगा

(a) 15 मी/से^{2} (b) 10 मी/से^{2}
(c) 12.5 मी/से^{2} (d) 125 मी/से^{2}

14 एक व्यक्ति 25 मी/से की चाल से बाइक चलाना शुरू करता है। यदि बाइक पर आरोपित त्वरण 15 मी/से^{2} हो, तो 2 मिनट में व्यक्ति द्वारा तय की गई दूरी होगी

(a) 77 किमी (b) 150 किमी
(c) 96 किमी (d) 111 किमी

15 किसी वस्तु को क्षैतिज से 60° के कोण पर 20 मी/से के वेग से फेंकने पर वस्तु का उड्डयन काल होगा
[दिया है, $g = 10$ मी/से^{2}]

(a) 4 सेकण्ड (b) $2\sqrt{3}$ सेकण्ड
(c) 2 सेकण्ड (d) $\sqrt{3}$ सेकण्ड

16 अधिकतम क्षैतिज परास के लिए प्रक्षेप्य कोण का मान होगा

(a) 30° (b) 90° (c) 45° (d) 60°

17 दूध से क्रीम निकालना निम्न में से किस बल पर आधारित है?

(a) अभिकेन्द्र बल (b) गुरुत्व बल
(c) अपकेन्द्र बल (d) चुम्बकीय बल

18 यदि 1 किग्रा द्रव्यमान की वस्तु को 2 मी/से के वेग से 1 मी त्रिज्या के वृत्तीय पथ पर घुमाया जाये, तो उस पर लगने वाला अभिकेन्द्र बल होगा

(a) 4 न्यूटन (b) 2 न्यूटन
(c) 8 न्यूटन (d) 6 न्यूटन

19 जड़त्व का गुण

(a) किसी-किसी वस्तु में होता है
(b) प्रत्येक वस्तु में होता है
(c) किसी भी वस्तु में नहीं होता है
(d) केवल गतिशील वस्तु में होता है

20 जब कोई बस अचानक मुड़ती है, तो बस में खड़े यात्री बाहर की ओर गिरते हैं। इसका कारण है

(a) उन पर बाहर की ओर लगने वाला धक्का
(b) जड़त्व
(c) संवेग-परिवर्तन
(d) त्वरण-परिवर्तन

21 एक वस्तु त्वरित होती रहेगी, जब तक कि

(a) इस पर कार्यरत् परिणामी बल कम होना प्रारम्भ नहीं होता है।
(b) इसका वेग, दिशा परिवर्तित नहीं करता है।
(c) इस पर परिणामी बल शून्य नहीं होता है।
(d) परिणामी बल की दिशा, इसकी गति की दिशा के लम्बवत् नहीं होती है।

22 स्वतन्त्र गति के लिए किसी वस्तु पर कोई बल लगाया गया। यदि बल का परिमाण तथा वस्तु का द्रव्यमान ज्ञात हो, तो न्यूटन के दूसरे नियम की सहायता से हम

(a) वस्तु का भार ज्ञात कर सकते हैं
(b) वस्तु की चाल ज्ञात कर सकते हैं
(c) वस्तु का त्वरण ज्ञात कर सकते हैं
(d) वस्तु की स्थिति ज्ञात कर सकते हैं

23 एक चालक अपनी कार को पहले 1.8 मी/से^{2} की दर से त्वरित करता है, फिर 1.2 मी/से^{2} की दर से त्वरित करता है। इन्जन द्वारा आरोपित बलों का अनुपात क्या होगा?

(a) 1 : 2
(b) 2 : 1
(c) 2 : 3
(d) 3 : 2

24 जब किसी वस्तु पर कोई बाह्य बल लगता है, तो वह बल की दिशा में त्वरित हो जाती है। इस प्रकार उत्पन्न त्वरण, वस्तु

(a) पर लगे बल के समानुपाती होता है
(b) के वेग के समानुपाती होता है
(c) के द्रव्यमान के समानुपाती होता है
(d) के जड़त्व के समानुपाती होता है

25 कोई अचर बल 0.6 किग्रा द्रव्यमान के किसी पिण्ड में 0.08 मी/से^{2} का त्वरण उत्पन्न करता है, तो बल का परिमाण है

(a) 0.048 न्यूटन (b) 4.8 न्यूटन
(c) 48 न्यूटन (d) 0.48 न्यूटन

26 यदि स्वतन्त्र गति के लिए 1 किग्रा द्रव्यमान की किसी वस्तु पर 1 न्यूटन का बल लगाया जाए, तो वह

(a) 1 मी/से की चाल से गति करेगी
(b) 1 किमी/से की चाल से गति करेगी
(c) 10 मी/से^{2} के त्वरण से गति करेगी
(d) 1 मी/से^{2} के त्वरण से गति करेगी

27 1 ग्राम-भार बराबर होता है

(a) 980 डाइन (b) 98 डाइन
(c) 9.8 डाइन (d) 0.98 डाइन

28 1 किलोग्राम-भार बराबर होता है
(a) 9.98 न्यूटन (b) 9.98 डाइन
(c) 9.8 डाइन (d) 9.8 न्यूटन

29 न्यूटन के तृतीय नियम के अनुसार, क्रिया और प्रतिक्रिया बल
(a) एक ही वस्तु पर कार्य करते हैं
(b) अलग-अलग वस्तुओं पर एक-दूसरे के विपरीत कार्य करते हैं
(c) परिमाण और दिशा में समान होते हैं
(d) एक-दूसरे के लम्बवत् कार्य करते हैं

30 गोली छोड़ने के बाद रायफल पीछे की ओर प्रतिक्षेपित होती है। इसका कारण है
(a) ऊर्जा-संरक्षण का नियम
(b) न्यूटन के गति का तृतीय नियम
(c) न्यूटन के गति का प्रथम नियम
(d) न्यूटन के गति का द्वितीय नियम

31 मानक अन्तर्राष्ट्रीय मात्रक पद्धति में बल की इकाई होती है
(a) डाइन
(b) पाउण्डल
(c) न्यूटन
(d) पाउण्डल-भार

32 दो पत्थर जिनके द्रव्यमान 3 : 4 अनुपात में हैं, ऐसी ऊँचाईयों से गिरते हैं, जिनका अनुपात 4 : 9 है। जमीन के तल पर पहुँचने पर उनके संवेगों का अनुपात होगा
(a) 3 : 4 (b) 2 : 3 (c) 1 : 2 (d) 1 : 3

33 किसी गतिशील पिण्ड का वेग आधा करने से उसका संवेग हो जाता है
(a) आधा (b) दोगुना
(c) चार गुना (d) एक-चौथाई

34 निम्न में से कौन-सी भौतिक राशि आवेग को निरुपित करती है?
(a) संवेग परिवर्तन (b) बल
(c) बल आघूर्ण (d) जड़त्व आघूर्ण

35 किसी पिण्ड को थोड़ा-सा विस्थापित करने पर वस्तु का गुरुत्व केन्द्र न तो ऊपर उठता है और न ही नीचे गिरता है तथा वस्तु समान ऊँचाई पर बनी रहती है, तब इस स्थिति को कहते हैं।
(a) स्थिर सन्तुलन (b) अस्थिर सन्तुलन
(c) उदासीन सन्तुलन (d) इनमें से कोई नहीं

उत्तरमाला

1 (a)	2 (b)	3 (a)	4 (a)	5 (a)	6 (c)	7 (b)	8 (c)	9 (a)	10 (d)
11 (d)	12 (b)	13 (c)	14 (d)	15 (b)	16 (c)	17 (c)	18 (a)	19 (b)	20 (b)
21 (c)	22 (c)	23 (d)	24 (a)	25 (a)	26 (d)	27 (a)	28 (d)	29 (b)	30 (b)
31 (c)	32 (c)	33 (a)	34 (a)	35 (c)					

सॉल्यूशन्स

3 (a) वृत्तीय पथ पर एक चक्कर में तय की गई दूरी $= 2\pi r$,
2 चक्कर में तय की गई दूरी $= 2 \times 2\pi r = 4\pi r$ तथा विस्थापन शून्य होगा।

6 (c) दिया है, बल, $F = 100$ डाइन,
द्रव्यमान, $m = 5$ ग्राम
तथा समय, $t = 10$ सेकण्ड
$\therefore$ त्वरण, $a = \frac{F}{m} = \frac{100}{5} = 20$ सेमी/से^{2}
गति की प्रथम समीकरण,
$$v = u + at$$
$$v = at \quad (\because \text{ प्रारम्भिक वेग, } u = 0)$$
$$v = 20 \times 10 = 200 \text{ सेमी/से}$$

9 (a) दिया है, $u = 10$ मी/से, $n = 5$ सेकण्ड तथा
$a =$ मन्दन $= -2$ मी/से^{2}
nवें सेकण्ड में तय दूरी, $s = u + \frac{1}{2}a(2n - 1)$
$$= 10 + \frac{1}{2}(-2)(10-1)$$
$$= 10 - 9 = 1 \text{ मी}$$

12 (b) दिया है, वस्तु का आरम्भिक वेग, $u = 2$ मी/से
अन्तिम वेग, $v = 10$ मी/से तथा समय, $t = 5$ सेकण्ड
गति की प्रथम समीकरण से,
$$v = u + at$$
$$10 = 2 + a \times 5$$
$$a = \frac{8}{5} = 1.6 \text{ मी/से}^2$$

13 (c) दिया है, कार का प्रारम्भिक वेग, $u = 50$ मी/से
अन्तिम वेग, $v = 0$
तय दूरी, $s = 100$ मी
मन्दन, $a = ?$
गति की तृतीय समीकरण से,

$$v^2 = u^2 - 2as$$
$$0 = 50^2 - 2a \times 100$$
$$\Rightarrow \quad a = \frac{50 \times 50}{2 \times 100} = 12.5 \text{ मी/से}^2$$

14 (d) दिया है, बाइक का प्रारम्भिक वेग, $u = 25$ मी/से

त्वरण, $a = 15$ मी/से^{2}

समय, $t = 2$ मिनट $= 120$ सेकण्ड

गति की द्वितीय समीकरण से,

$$s = ut + \frac{1}{2}at^2 = 25 \times 120 + \frac{1}{2} \times 15(120)^2$$
$$= 3000 + 108000 = 111000 \text{ मी} = 111 \text{ किमी}$$

15 (b) दिया है, प्रक्षेप वेग, $u = 20$ मी/से

$g = 10$ मी/से^{2}

$\theta = 60°$

$$\therefore \quad \text{उड्डयन काल, } T = \frac{2u \sin\theta}{g} = \frac{2 \times 20 \times \sin 60°}{10}$$
$$= 2\sqrt{3} \text{ सेकण्ड}$$

18 (a) दिया है, द्रव्यमान, $m = 1$ किग्रा

$v = 2$ मी/से

$r = 1$ मी

$$\therefore \text{ अभिकेन्द्र बल, } F = \frac{mv^2}{r} = \frac{1 \times 2 \times 2}{1} = 4 \text{ न्यूटन}$$

23 (d) $\because F = ma$

$$\frac{F_1}{F_2} = \frac{a_1}{a_2} = \frac{1.8}{1.2} = \frac{3}{2} = 3:2$$

25 (a) न्यूटन के गति के द्वितीय नियम से, $F = ma$

$F = 0.6 \times 0.08$ न्यूटन $= 0.048$ न्यूटन

26 (d) $F = ma \Rightarrow a = \dfrac{F}{m} = \dfrac{1 \text{ न्यूटन}}{1 \text{ किग्रा}} = 1$ मी/से^{2}

अध्याय 03 गुरुत्वाकर्षण

ब्रह्माण्ड में प्रत्येक दो वस्तुएँ एक-दूसरे को आकर्षित करती हैं। आकर्षण का यह गुण ही गुरुत्वाकर्षण (Gravitation) कहलाता है। पृथ्वी द्वारा लगाए गए गुरुत्वाकर्षण बल को गुरुत्व बल (Force of gravity) कहते हैं।

न्यूटन का गुरुत्वाकर्षण नियम

दो वस्तुओं के बीच लगने वाला आकर्षण बल उन वस्तुओं के द्रव्यमानों के गुणनफल के समानुपाती व उनकी बीच की दूरी के वर्ग के व्युत्क्रमानुपाती होता है,

अर्थात् $F \propto \dfrac{m_1 m_2}{r^2}$ या $F = \dfrac{G m_1 m_2}{r^2}$

जहाँ, G (सार्वत्रिक गुरुत्वाकर्षण नियतांक)

$$= 6.67 \times 10^{-11} \text{ न्यूटन-मी}^2\text{/किग्रा}^2$$

गुरुत्वाकर्षण बल केन्द्रीय बल है। इसी बल के कारण सौरमण्डल में उपस्थित ग्रहों की गति में कोणीय संवेग संरक्षित रहता है।

मुक्त पतन

जब वस्तुएँ पृथ्वी की ओर पृथ्वी के गुरुत्वाकर्षण बल के प्रभाव से गिरती हैं, तो वस्तुओं की ऐसी गति को मुक्त पतन (Free fall) कहते हैं।

गुरुत्व जनित त्वरण

- जब कोई वस्तु पृथ्वी की ओर गिरती है, तो पृथ्वी के गुरुत्वाकर्षण बल के कारण उसके गिरने का वेग बढ़ता जाता है अर्थात् उसकी गति में त्वरण उत्पन्न हो जाता है।
- किसी वस्तु पर गुरुत्वाकर्षण बल के कारण जो त्वरण उत्पन्न होता है, उसे गुरुत्व जनित त्वरण (Acceleration due to gravity) कहते हैं। इसे g से प्रदर्शित करते हैं।
  गुरुत्वीय त्वरण, $g = \dfrac{GM}{R^2}$

  जहाँ, M = पृथ्वी का द्रव्यमान तथा R = पृथ्वी की त्रिज्या है। पृथ्वी की सतह पर g का मान 9.8 मी/से^{2} होता है।

- यह वस्तु के आकार, आकृति, द्रव्यमान आदि पर निर्भर नहीं करता है। इसका मात्रक मी/से^{2} होता है।
- यह परिमाण में उस बल के बराबर होता है, जिस बल से पृथ्वी एकांक द्रव्यमान वाली वस्तु को अपने केन्द्र की ओर आकर्षित करती है।
- पृथ्वी की सतह पर विभिन्न स्थानों पर g का मान भिन्न-भिन्न पाया जाता है।

गुरुत्वीय त्वरण के मान में परिवर्तन

गुरुत्वीय त्वरण के मान में स्थान परिवर्तित होने पर निम्नलिखित परिवर्तन होते हैं

- पृथ्वी की सतह से ऊपर जाने पर g का मान घटता है।
- पृथ्वी तल से h ऊँचाई पर g का मान,

$$g' = g\left(1 + \frac{h}{R_e}\right)^{-2} = g\left(1 - \frac{2h}{R_e}\right)$$

यहाँ, h = पृथ्वी की सतह से ऊँचाई तथा R_e = पृथ्वी की त्रिज्या

- पृथ्वी की सतह के अन्दर जाने पर g का मान घटता है तथा पृथ्वी के केन्द्र पर g का मान शून्य होता है। पृथ्वी तल से d गहराई पर g का मान, $g' = g\left(1 - \frac{d}{R_e}\right)$
- गुरुत्वीय त्वरण का मान ध्रुवों पर अधिकतम तथा भूमध्य रेखा पर न्यूनतम होता है।

ग्रह

ऐसे आकाशीय पिण्ड, जो सूर्य के चारों ओर अपनी-अपनी कक्षाओं में परिक्रमण करते रहते हैं, ग्रह (Planet) कहलाते हैं; **जैसे–** बुध, शुक्र, पृथ्वी आदि।

केप्लर के ग्रह गति सम्बन्धी नियम

केप्लर के ग्रह गति सम्बन्धी निम्नलिखित तीन नियम हैं

- **प्रथम नियम** प्रत्येक ग्रह सूर्य के चारों ओर एक दीर्घवृत्ताकार कक्षा में परिक्रमण करता है तथा सूर्य इसके एक फोकस पर स्थित होता है।
- **द्वितीय नियम** ग्रह को सूर्य से मिलाने वाली रेखा समान समय में समान क्षेत्रफल तय करती है अर्थात् ग्रह की क्षेत्रीय चाल नियत रहती है, अर्थात् $\frac{dA}{dt}$ = नियतांक
- **तृतीय नियम** किसी ग्रह के परिक्रमण काल का वर्ग, ग्रह की सूर्य से औसत दूरी के घन के अनुक्रमानुपाती होता है।

$$T^2 \propto r^3$$

जहाँ, r = ग्रह व सूर्य के बीच की दूरी है।

दोपहर के समय सूर्य, पृथ्वी के सबसे निकट होता है, जिससे पृथ्वी पर आपतित सूर्य का प्रकाश दोपहर में महत्तम होता है।

उपग्रह

ऐसे आकाशीय पिण्ड, जो किसी ग्रह के चारों ओर चक्कर लगाते हैं, उपग्रह (Satellite) कहलाते हैं। *ये दो प्रकार के होते हैं*

1. प्राकृतिक उपग्रह
2. कृत्रिम उपग्रह

उदाहरण– चन्द्रमा पृथ्वी का प्राकृतिक उपग्रह है। जबकि INSAT-B, INSAT-2B, INSAT-3C, पृथ्वी के कृत्रिम उपग्रह हैं।

- **कृत्रिम उपग्रह के प्रकार** *पृथ्वी के चारों ओर घूमने वाले कृत्रिम उपग्रह दो प्रकार के होते हैं*
- **भू-स्थिर उपग्रह** ऐसे उपग्रह जिनका परिक्रमण काल ठीक पृथ्वी के अक्षीय गति के परिक्रमण काल (24 घण्टे) के बराबर होता है, भू-स्थिर उपग्रह (Geostationary satellite) कहलाते हैं।
- भू-स्थिर उपग्रह पृथ्वी के सापेक्ष स्थिर प्रतीत होते हैं। INSAT-2B तथा INSAT-2C भू-स्थिर उपग्रह हैं।
- **ध्रुवीय उपग्रह** ऐसे उपग्रह, जो ध्रुवीय कक्षा में उत्तर से दक्षिण दिशा में परिक्रमण करते हैं, ध्रुवीय उपग्रह (Polar satellite) कहलाते हैं। इनका आवर्तकाल लगभग 84 मिनट होता है।
- PSLV श्रेणी के सभी उपग्रह ध्रुवीय उपग्रह हैं।

नोट भू-स्थिर उपग्रहों का उपयोग कम दूरी के लिए, जबकि ध्रुवीय उपग्रहों का उपयोग दीर्घकालिक पूर्वानुमान लगाने में किया जाता है।

उपग्रह का कक्षीय वेग

किसी उपग्रह को ग्रह के चारों ओर उसकी कक्षा में स्थापित करने के लिए आवश्यक वेग, उपग्रह का कक्षीय वेग (Orbital velocity of satellite) कहलाता है।

कक्षीय वेग, $v_o = \sqrt{\frac{GM}{R+h}}$

जहाँ, M = पृथ्वी का द्रव्यमान, R = पृथ्वी की त्रिज्या, h = उपग्रह की ऊँचाई

तथा $R + h$ = कक्षीय त्रिज्या (उपग्रह में)

पलायन वेग

वह न्यूनतम वेग, जिससे किसी वस्तु को ऊपर फेंके जाने पर वह पृथ्वी के गुरुत्वीय क्षेत्र से बाहर निकल जाती है तथा पृथ्वी पर कभी वापस लौटकर नहीं आती है, पलायन वेग (Escape velocity) कहलाता है।

पलायन वेग, $v_e = \sqrt{2gR_e} = \sqrt{\frac{2GM}{R}}$

- पृथ्वी तल के लिए इसका मान 11.2 किमी/से होता है।
- उपग्रह के कक्षीय वेग (v_o) तथा पलायन वेग (v_e) में निम्न सम्बन्ध होता है $v_e = \sqrt{2}v_o$

Exam Pattern Questions

1 न्यूटन का गुरुत्वाकर्षण का नियम लागू होता है
(a) केवल अनावेशित कणों के लिए
(b) केवल ग्रहों के लिए
(c) केवल आकाशीय पिण्डों के लिए
(d) सभी पिण्डों के लिए

2 दो द्रव्यमानों के बीच की दूरी दोगुनी करने पर द्रव्यमानों के बीच गुरुत्वाकर्षण बल
(a) अपरिवर्तित रहेगा (b) चौथाई हो जाएगा
(c) आधा रह जाएगा (d) दोगुना हो जाएगा

3 m व M द्रव्यमान के दो पिण्ड एक-दूसरे से r दूरी पर रखे हैं। m व M पिण्डों द्वारा लगाए गए गुरुत्वीय बलों का अनुपात होगा
(a) $\frac{m}{M}$ (b) $\frac{M}{m}$ (c) $\frac{m \times r}{M}$ (d) $1:1$

4 यदि पृथ्वी चन्द्रमा को 10^{20} न्यूटन बल से आकर्षित करती है, तो चन्द्रमा पृथ्वी को किस बल से आकर्षित करेगा?
(a) 10^{-20} न्यूटन (b) 10^{10} न्यूटन
(c) 10^{20} न्यूटन (d) 10^{-10} न्यूटन

5 गुरुत्वाकर्षण नियतांक का मात्रक है
(a) न्यूटन-मी/किग्रा^{2} (b) न्यूटन-मी^{2}/किग्रा
(c) न्यूटन-मी^{2}/किग्रा^{2} (d) मी/से^{2}

6 G का मान निर्भर करता है
(a) पिण्डों के द्रव्यमानों पर
(b) पिण्डों के बीच की दूरी पर
(c) समीप रखे अन्य पिण्डों के द्रव्यमान पर
(d) उपरोक्त में से कोई नहीं

7 यदि पृथ्वी की सतह पर G का मान 6.67×10^{-11} न्यूटन-मी^{2} किग्रा$^{-2}$ है, तो बृहस्पति ग्रह पर G का मान होगा
(a) $12 \times 6.67 \times 10^{-11}$ न्यूटन-मी^{2} किग्रा$^{-2}$
(b) $\frac{6.67}{12} \times 10^{-11}$ न्यूटन-मी^{2} किग्रा$^{-2}$
(c) 6.67×10^{-11} न्यूटन-मी^{2} किग्रा$^{-2}$
(d) $\frac{6.67}{6} \times 10^{-11}$ न्यूटन-मी^{2} किग्रा^{2}

8 पृथ्वी की सतह पर सार्वत्रिक गुरुत्वीय नियतांक का मान G_e तथा चन्द्रमा की सतह पर G_m है, तो
(a) $G_e = 6G_m$ (b) $G_e < G_m$
(c) $G_e > G_m$ (d) $G_e = G_m$

9 यदि पृथ्वी का द्रव्यमान M_e तथा त्रिज्या R_e है, तो गुरुत्वीय त्वरण g तथा गुरुत्वाकर्षण नियतांक G के बीच सम्बन्ध होगा
(a) $G = \frac{gM_e}{R_e^2}$ (b) $g = \frac{GM_e}{R_e^2}$
(c) $g = \frac{M_e^2}{R_e}$ (d) $g = \frac{GM_e}{R_e}$

10 किसी ग्रह की सतह पर g का मान निर्भर करता है
(a) केवल द्रव्यमान पर
(b) केवल ग्रह की त्रिज्या पर
(c) द्रव्यमान व त्रिज्या दोनों पर
(d) उपरोक्त में से कोई नहीं

11 निम्न में से सही कथन है
(a) पृथ्वी की सतह के प्रत्येक बिन्दु पर g का मान समान होता है
(b) विषुवत् रेखा पर g का मान अधिकतम होता है
(c) पृथ्वी की सतह के ऊपर अथवा सतह के नीचे g का मान कम होता है
(d) ध्रुवों पर g का मान, विषुवत् रेखा की तुलना में अधिक होता है

12 एक गेंद को ऊपर की ओर फेंकने पर g का मान होगा
(a) शून्य (b) धनात्मक
(c) ऋणात्मक (d) नगण्य

13 g_e तथा g_p क्रमशः पृथ्वी तल पर तथा अन्य ग्रह के तल पर गुरुत्वीय त्वरण हैं। यदि ग्रह का द्रव्यमान व त्रिज्या दोनों पृथ्वी की तुलना में दोगुने हैं, तब
(a) $g_e = g_p$ (b) $g_e = 2g_p$
(c) $g_p = 2g_e$ (d) $g_p = \frac{g_e}{\sqrt{2}}$

14 बढ़ती ऊँचाई के साथ गुरुत्वीय त्वरण
(a) बढ़ता है (b) घटता है
(c) स्थिर रहता है (d) इनमें से कोई नहीं

15 पृथ्वी की सतह से कितनी ऊँचाई पर जाने पर गुरुत्वीय त्वरण का मान पृथ्वी की सतह के गुरुत्वीय त्वरण से 36% कम हो जायेगा, यदि पृथ्वी की त्रिज्या 6400 किमी है?
(a) 1200 किमी (b) 1600 किमी
(c) 2000 किमी (d) 3200 किमी

16 पृथ्वी की सतह से पृथ्वी की त्रिज्या के एक-चौथाई गहराई नीचे जाने पर गुरुत्वीय त्वरण का मान होगा, यदि पृथ्वी की त्रिज्या 6400 किमी तथा पृथ्वी की सतह पर गुरुत्वीय त्वरण का मान 9.8 मी/से^{2} है
(a) 2.45 मी/से^{2} (b) 13 मी/से^{2}
(c) 3.27 मी/से^{2} (d) 7.35 मी/से^{2}

17 5 किग्रा के पिण्ड का भार होगा
(a) 69 न्यूटन (b) 79 न्यूटन
(c) 49 न्यूटन (d) 39 न्यूटन

18 जब हम किसी वस्तु को कमानीदार तुला से लटकाते हैं,तो हम क्या ज्ञात करते हैं?

(a) भार (b) बल (c) द्रव्यमान (d) त्वरण

19 यदि व्यक्ति का पृथ्वी पर द्रव्यमान 70 किग्रा है, तब उसका चन्द्रमा पर भार क्या होगा? (चन्द्रमा पर गुरुत्वीय त्वरण, पृथ्वी पर गुरुत्वीय त्वरण $g = 9.8$ मी/से^{2} का 1/6 गुना है।)

(a) 111.4 न्यूटन (b) 11.4 न्यूटन
(c) 14.14 न्यूटन (d) 114.1 न्यूटन

20 भौतिक राशि, जिसके संरक्षण पर केप्लर का द्वितीय नियम आधारित है, वह है

(a) ऊर्जा (b) द्रव्यमान
(c) रेखीय संवेग (d) कोणीय संवेग

21 ग्रहों की गति में निम्न में से कौन-सी भौतिक राशि संकलित रहती है?

(a) गतिज ऊर्जा (b) स्थितिज ऊर्जा
(c) रेखीय ऊर्जा (d) कोणीय संवेग

22 केप्लर के तृतीय नियमानुसार, सूर्य से ग्रह की दूरी r तथा ग्रह के परिक्रमणकाल T में सम्बन्ध होगा

(a) $\frac{T^3}{r^3} = k$ (b) $\frac{T^4}{r^3} = k$ (c) $\frac{r^3}{T^2} = k$ (d) $\frac{T^4}{r^2} = k$

23 यदि पृथ्वी व सूर्य के बीच की दूरी वर्तमान दूरी की आधी होती है, तो एक वर्ष में दिनों की संख्या होगी

(a) 64.5 (b) 129 (c) 182.5 (d) 730

24 एक उपग्रह s एक दीर्घवृत्ताकार कक्षा में पृथ्वी के चारों ओर घूम रहा है। यदि उपग्रह का द्रव्यमान पृथ्वी की तुलना में बहुत कम है, तो

(a) s का त्वरण सदैव पृथ्वी के केन्द्र की ओर होता है।
(b) पृथ्वी के अक्ष के सापेक्ष s के कोणीय संवेग की दिशा परिवर्तित होती रहती है, परन्तु इसका परिमाण अपरिवर्तित रहता है।
(c) s की कुल यान्त्रिक ऊर्जा समय के साथ आवर्ती रूप से बढ़ती है।
(d) s के रेखीय संवेग का परिमाण नियत रहता है।

25 R त्रिज्या की कक्षा में एक उपग्रह का आवर्तकाल 4 घण्टे है। $3R$ त्रिज्या की कक्षा में इस उपग्रह का आवर्तकाल होगा (घण्टे में)

(a) 16 (b) 4 (c) $4\sqrt{27}$ (d) $4\sqrt{8}$

26 एक भू-स्थिर उपग्रह, पृथ्वी की त्रिज्या के पाँच गुनी ऊँचाई पर पृथ्वी के चारों ओर परिक्रमण कर रहा है, तो भू-स्थिर उपग्रह के विषय में निम्न में से कौन-सा कथन सत्य हैं?

(a) भू-स्थिर उपग्रह का परिक्रमण काल 24 घण्टे से अधिक होगा
(b) भू-स्थिर उपग्रह का परिक्रमण काल 24 घण्टे से कम होगा
(c) भू-स्थिर उपग्रह का परिक्रमण काल 24 घण्टे के बराबर होगा
(d) उपरोक्त में से कोई नहीं

उत्तरमाला

1 (d)	2 (b)	3 (d)	4 (c)	5 (c)	6 (d)	7 (c)	8 (d)	9 (b)	10 (c)
11 (d)	12 (c)	13 (b)	14 (b)	15 (b)	16 (d)	17 (c)	18 (a)	19 (d)	20 (d)
21 (d)	22 (c)	23 (b)	24 (a)	25 (c)	26 (c)				

सॉल्यूशन्स

2 (b) गुरुत्वाकर्षण बल, $F \propto \frac{1}{r^2}$ ...(i)

$$F' \propto \frac{1}{r'^2} \quad \text{...(ii)}$$

समी (ii) को समी (i) द्वारा विभाजित करने पर,

$$\frac{F'}{F} = \frac{r^2}{r'^2} = \frac{r^2}{(2r)^2} = \frac{1}{4} \quad (\because r' = 2r)$$

$$F' = \frac{F}{4}$$

13 (b) पृथ्वी पर, $g_e = \frac{GM_e}{R_e^2}$

जहाँ, M_e = पृथ्वी का द्रव्यमान तथा R_e = पृथ्वी की त्रिज्या

ग्रह पर, $g_p = \frac{GM_p}{4R_p^2} = \frac{G\,(2M_e)}{4R_e^2}$

$[\because M_p = 2M_e, R_p = 2R_e]$

$\Rightarrow \quad 2g_p = \frac{GM_e}{R_e^2} \quad \Rightarrow \quad g_e = 2g_p$

15 (b) दिया है, पृथ्वी की त्रिज्या (R_e) = 6400 किमी $= 6.4 \times 10^6$ मी

माना कि h ऊँचाई पर गुरुत्वीय त्वरण का मान सतह के गुरुत्वीय त्वरण से 36% कम हो जायेगा, अर्थात् (100 – 36)% = 64% रह जायेगा।

अतः h ऊँचाई पर गुरुत्वीय त्वरण का मान,

$g_h = g$ का 64% $= \frac{64}{100} g$

परन्तु $g_h = \frac{g}{\left(1+\frac{h}{R_e}\right)^2} \Rightarrow \frac{64}{100} g = \frac{g}{\left(1+\frac{h}{R_e}\right)^2}$

$\Rightarrow \frac{8}{10} = \frac{1}{1+\frac{h}{R_e}} \Rightarrow 8 + \frac{8h}{R_e} = 10$

$\Rightarrow h = \frac{2R_e}{8} = \frac{2 \times 6.4 \times 10^6}{8} = 1.6 \times 10^6$ मी

$= 1600$ किमी

16 (d) दिया है, पृथ्वी की त्रिज्या, $R_e = 6400$ किमी

पृथ्वी की सतह पर गुरुत्वीय त्वरण, $g = 9.8$ मी/से^{2}

गहराई, $d = \frac{R_e}{4}$

अतः $g_d = g\left(1-\frac{d}{R_e}\right) = g\left(1-\frac{R_e/4}{R_e}\right)$

$= g \times \frac{3}{4} = 9.8 \times \frac{3}{4} = 7.35$ मी/से^{2}

17 (c) दिया है, $m = 5$ किग्रा

$\therefore \quad w = mg = 5 \times 9.8 = 49$ न्यूटन

19 (d) प्रश्नानुसार, चन्द्रमा पर गुरुत्वीय त्वरण,

$g_m = \frac{g}{6} = \frac{9.8}{6} = 1.63$ मी/से^{2}

$\because$ द्रव्यमान प्रत्येक स्थान पर समान रहता है।

$\therefore$ चन्द्रमा पर मनुष्य का द्रव्यमान = 70 किग्रा

अतः चन्द्रमा पर व्यक्ति का भार, $w = mg$

$= 70 \times 1.63 = 114.1$ न्यूटन

23 (b) माना पृथ्वी व सूर्य के बीच की दूरी R_1 तथा प्रश्नानुसार आधी होने के बाद दूरी R_2 हो, अर्थात् $R_2 = \frac{1}{2} R_1$

केप्लर के तृतीय नियम से, $T^2 \propto R^3 \Rightarrow T^2 = kR^3$

जहाँ, k एक नियतांक है।

प्रथम स्थिति में, $T_1^2 = kR_1^3$ ...(i)

द्वितीय स्थिति में, $T_2^2 = kR_2^3$ ...(ii)

समी (i) को समी (ii) से विभाजित करने पर,

$$\frac{T_1^2}{T_2^2} = \frac{kR_1^3}{kR_2^3} \Rightarrow \frac{T_1^2}{T_2^2} = \frac{R_1^3}{\frac{1}{8} R_1^3}$$

$$\Rightarrow T_2^2 = \frac{T_1^2}{8} \Rightarrow T_2 = \frac{T_1}{2\sqrt{2}}$$

चूँकि 1 वर्ष में दिनों की संख्या 365 होती है। अतः

$T_1 = 365$ दिन

$T_2 = \frac{365}{2\sqrt{2}} \approx 129$ दिन

25 (c) $\because T_2 = T_1 \left(\frac{R_2}{R_1}\right)^{3/2} = 4\left(\frac{3R}{R}\right)^{\frac{3}{2}} = 4\sqrt{27}$ घण्टे

अध्याय 04 कार्य, ऊर्जा तथा शक्ति

कार्य

बल तथा बल की दिशा में तय की गई दूरी के गुणनफल को कार्य (Work) कहते हैं।

यदि किसी पिण्ड पर बल (F) आरोपित हो तथा उसके परिणामस्वरूप पिण्ड अपने स्थान से s दूरी विस्थापित हो जाता हो, तो इस प्रक्रम में बल द्वारा कार्य (W) किया जाता है।

$$W = \mathbf{F} \cdot \mathbf{s}$$

नियत बल द्वारा किया गया कार्य

यदि कोई बल (**F**) किसी वस्तु पर कार्य करके उसे बल की दिशा में **s** दूरी तक विस्थापित कर दे, तो किया गया कार्य,

W = बल (**F**) $\times$ बल की दिशा में विस्थापन (s)

$W = \mathbf{F} \cdot \mathbf{s}$

$W = Fs \cos\theta$

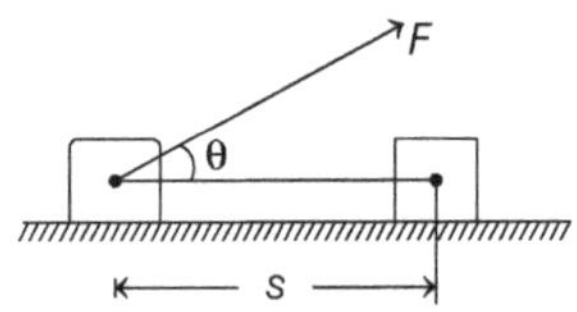

- कार्य एक अदिश राशि है। इसका SI मात्रक जूल तथा CGS मात्रक अर्ग होता है।

- $\theta = 0°$ पर किया गया कार्य अधिकतम व $\theta = 90°$ पर किया गया कार्य न्यूनतम (शून्य) होता है।

कार्य के प्रकार

कार्य मुख्य रूप से तीन प्रकार के होते हैं

1. **धनात्मक कार्य** यदि बल की दिशा तथा विस्थापन के बीच का कोण 0° या 0° से अधिक परन्तु 90° से कम होता है, तो बल द्वारा किया गया कार्य धनात्मक (Positive) होता है।

एक व्यक्ति द्वारा किसी वस्तु को ऊपर उठाने में किया गया कार्य धनात्मक होता है।

2. **ऋणात्मक कार्य** यदि बल की दिशा तथा विस्थापन के बीच का कोण 90° से अधिक परन्तु 180° या 180° से कम होता है, तो कार्य ऋणात्मक (Negative) होता है।

किसी वस्तु को ऊपर ले जाने में गुरुत्वीय बल द्वारा किया गया कार्य ऋणात्मक होता है।

3. **शून्य कार्य** यदि बल व विस्थापन, परस्पर लम्बवत् होते हैं, तो किया गया कार्य शून्य (Zero) होता है।

यदि कोई कुली सिर पर बोझ उठाकर प्लेटफॉर्म पर चल रहा है, तो वह कोई कार्य नहीं करता (क्योंकि उसका विस्थापन गुरुत्व बल के लम्बवत् है)।

जब एक वस्तु एकसमान चाल से वृत्ताकार पथ में गति करती है, तो अभिकेन्द्रीय बल हमेशा वस्तु के विस्थापन के लम्बवत् होता है, अर्थात् अभिकेन्द्रीय बल द्वारा किया गया कार्य शून्य होता है।

ऊर्जा

किसी व्यक्ति अथवा वस्तु के कार्य करने की क्षमता को ऊर्जा (Energy) कहते हैं। ऊर्जा के रूपान्तरण द्वारा ही कार्य किया जाता है, इसलिए कार्य व ऊर्जा के मात्रक समान होते हैं अर्थात् ऊर्जा का मात्रक भी जूल है तथा इसका बड़ा मात्रक किलोजूल होता है।

1 किलोजूल = 1000 जूल

यान्त्रिक ऊर्जा

वह ऊर्जा, जिसके कारण कोई वस्तु यान्त्रिक कार्य कर सकती है, यान्त्रिक ऊर्जा (Mechanical energy) कहलाती है।

उदाहरण गिरता हुआ पत्थर, खिंचा हुआ तीर, चाबी भरी हुई घड़ी की स्प्रिंग आदि।

यान्त्रिक ऊर्जा दो प्रकार की होती हैं

- **गतिज ऊर्जा** किसी वस्तु की गति के कारण उसमें जो कार्य करने की क्षमता उत्पन्न होती है, उसे उस वस्तु की गतिज ऊर्जा (Kinetic energy) कहते हैं।
- यदि m द्रव्यमान की कोई वस्तु v वेग से गतिमान है, तो गतिज ऊर्जा, $KE = \frac{1}{2}mv^2$

  उदाहरण गतिज ऊर्जा के कारण ही बन्दूक की गोली लक्ष्य को भेदती है।
- **स्थितिज ऊर्जा** किसी वस्तु की स्थिति के कारण उसमें जो कार्य करने की क्षमता उत्पन्न होती है, उसे उस वस्तु की स्थितिज ऊर्जा (Potential energy) कहते हैं।

  उदाहरण खिंची हुई रबर बैण्ड, स्प्रिंग आदि में स्थितिज ऊर्जा विद्यमान होती है।

  यदि m द्रव्यमान की वस्तु को पृथ्वी की सतह से h ऊँचाई तक ले जाया जाये, तो वस्तु में संचित स्थितिज ऊर्जा,

  $PE = mgh$ = द्रव्यमान × गुरुत्वीय त्वरण × ऊँचाई

कार्य-ऊर्जा प्रमेय

इस प्रमेय के अनुसार, किसी वस्तु पर आरोपित बल द्वारा किया गया कार्य इसकी गतिज ऊर्जा में परिवर्तन के बराबर होता है।

अतः किया गया कार्य = गतिज ऊर्जा में परिवर्तन

ऊर्जा संरक्षण का नियम

इस नियम के अनुसार, ऊर्जा को न तो उत्पन्न किया जा सकता है और न ही नष्ट किया जा सकता है, परन्तु ऊर्जा को एक रूप से दूसरे रूप में परिवर्तित किया जा सकता है।

अतः किसी वस्तु की यान्त्रिक ऊर्जा नियत रहती है।

ऊर्जा संरक्षण का नियम = गतिज ऊर्जा + स्थितिज ऊर्जा

= नियतांक (यान्त्रिक ऊर्जा)

$$\frac{1}{2}mv^2 + mgh = \text{नियतांक}$$

नोट
- *जब एक वस्तु को किसी ऊँचाई से गिराया जाता है, तो वस्तु की स्थितिज ऊर्जा लगातार गतिज ऊर्जा में बदलती रहती है।*
- *जब वस्तु को ऊर्ध्वाधर ऊपर की ओर फेंका जाता है, तो वस्तु की गतिज ऊर्जा लगातार स्थितिज ऊर्जा में परिवर्तित होती रहती है।*

आइन्सटीन का द्रव्यमान-ऊर्जा समीकरण

आइन्सटीन के अनुसार, प्रत्येक पदार्थ में उसके द्रव्यमान के कारण जो ऊर्जा उत्पन्न होती है, उसे द्रव्यमान ऊर्जा (Mass energy) कहते हैं।

यदि m द्रव्यमान को पूर्णतः ऊर्जा में परिवर्तित कर दिया जाये, तो कुल उत्पन्न ऊर्जा, $E = mc^2$

जहाँ, c प्रकाश की चाल है।

ऊर्जा का रूपान्तरण

विभिन्न उपकरणों में ऊर्जा का एक रूप से दूसरे रूप में रूपान्तरण निम्न प्रकार होता है

उपकरण	ऊर्जा का रूपान्तरण
डायनेमो	यान्त्रिक ऊर्जा को विद्युत ऊर्जा में
विद्युत मोटर	विद्युत ऊर्जा को यान्त्रिक ऊर्जा में
माइक्रोफोन	ध्वनि ऊर्जा को विद्युत ऊर्जा में
लाउडस्पीकर	विद्युत ऊर्जा को ध्वनि ऊर्जा में
विद्युत बल्ब	विद्युत ऊर्जा को प्रकाश व ऊष्मीय ऊर्जा में
सोलर सेल	सौर ऊर्जा को विद्युत ऊर्जा में
मोमबत्ती	रासायनिक ऊर्जा को प्रकाश व ऊष्मीय ऊर्जा में
विद्युत हीटर	विद्युत ऊर्जा को ऊष्मीय ऊर्जा में
प्रकाश विद्युत सेल	प्रकाश ऊर्जा को विद्युत ऊर्जा में
विद्युत सेल	रासायनिक ऊर्जा को विद्युत ऊर्जा में

शक्ति अथवा सामर्थ्य

कार्य करने की दर को शक्ति (Power) कहते हैं। यह एक अदिश राशि है। यदि t सेकण्ड में W कार्य किया जाए, तो

शक्ति, $P = \frac{W}{t}$

या $P = \frac{\mathbf{F} \cdot \mathbf{s}}{t}$ $(\because W = \mathbf{F} \cdot \mathbf{s})$

$P = \mathbf{F} \cdot \mathbf{v}$ $\left(\frac{\mathbf{s}}{t} = \mathbf{v}\right)$

- शक्ति का SI मात्रक वाट (W) या जूल/सेकण्ड होता है।
- साधारणतया मशीनों की शक्ति को अश्व शक्ति (Horse Power) से प्रदर्शित किया जाता है।
  1 अश्व शक्ति (HP) = 746 वाट
  1 किलोवाट (kW) = 10^3 वाट
  1 मेगावाट (MW) = 10^6 वाट

नोट *किलोवाट घण्टा* (kWh), *ऊर्जा का मात्रक है।*

Exam Pattern Questions

1 कार्य की
(a) केवल दिशा होती है
(b) केवल परिमाण होता है
(c) न दिशा होती है न परिमाण
(d) परिमाण व दिशा दोनों होते हैं

2 किसी पिण्ड पर किया गया कार्य निर्भर नहीं करता है
(a) विस्थापन पर (b) बल पर
(c) वेग पर (d) प्रारम्भिक वेग पर

3 जूल एवं अर्ग के मध्य सही सम्बन्ध है
(a) 1 जूल = 10^{-5} अर्ग
(b) 1 जूल = 10^{5} अर्ग
(c) 1 जूल = 10^{-7} अर्ग
(d) 1 जूल = 10^{7} अर्ग

4 एक भारोत्तोलक किसी भार को धरातल से उठाकर उसे ऊपर की ओर थामे हुए है, तब
(a) भार को उठाने में कार्य किया जाता है, जबकि उसे थामे रहने में किसी कार्य की आवश्यकता नहीं होती है।
(b) भार उठाने के साथ थामे रहने में भी कार्य करना पड़ता है।
(c) भार को उठाने व थामे रहने, दोनों में कोई कार्य नहीं करना पड़ता है।
(d) भार उठाने में कोई कार्य नहीं किया जाता, परन्तु उसे थामे रहने में कार्य की आवश्यकता होती है।

5 यदि कोई व्यक्ति किसी पिण्ड को पृथ्वी की सतह से ऊपर की ओर उठाता है, तो उसके द्वारा किया गया कार्य होगा
(a) धनात्मक (b) ऋणात्मक
(c) शून्य (d) इनमें से कोई नहीं

6 जब कोई वस्तु वृत्ताकार पथ पर एकसमान चाल से अभिकेन्द्र बल के अधीन गति करती है, तो वस्तु पर अभिकेन्द्र बल के द्वारा किया गया कार्य होगा
(a) शून्य (b) धनात्मक
(c) ऋणात्मक (d) इनमें से कोई नहीं

7 एक मनुष्य दीवार को धकेलता है, किन्तु इसे विस्थापित नहीं कर पाता है, तब उसका कार्य होगा
(a) अधिकतम
(b) ऋणात्मक
(c) धनात्मक
(d) कोई कार्य नहीं

8 किसी पिण्ड द्वारा कार्य किया जाता है, यदि
(a) इस पर बल लगता है
(b) यान्त्रिक प्रभाव के द्वारा इसकी ऊर्जा में वृद्धि होती है
(c) यह कुछ दूरी तय करता है
(d) उपरोक्त में से कोई नहीं

9 एक 5 न्यूटन परिमाण के बल को 20 मी की दूरी पर गति की दिशा में लगाते हैं, तो किया गया कार्य होगा
(a) 50 जूल (b) 80 जूल (c) 100 जूल (d) शून्य

10 एक 2 किग्रा द्रव्यमान का पिण्ड ऊर्ध्वाधर दिशा में 1.5 मी की दूरी पर फेंका जाता है, तो इस प्रक्रिया में किया गया कार्य होगा
(a) 29.4 जूल (b) 19.4 जूल
(c) 17.4 जूल (d) 20.4 जूल

11 50 न्यूटन के बल द्वारा किसी पिण्ड को 5 मी तक विस्थापित करने में 125 जूल कार्य करना पड़ता है, तब बल तथा विस्थापन के बीच का कोण ज्ञात कीजिए।
(a) 60° (b) 90° (c) 80° (d) 100°

12 यान्त्रिक ऊर्जा की SI इकाई है
(a) जूल (b) वाट
(c) न्यूटन-से (d) जूल-से

13 जूल मात्रक है
(a) कार्य और ऊर्जा का (b) कार्य और शक्ति का
(c) शक्ति और ऊर्जा का (d) बल और कार्य का

14 यदि गतिमान वस्तु की चाल को दोगुना कर दिया जाए, तो
(a) उसका त्वरण दोगुना हो जाएगा
(b) उसका भार दोगुना हो जाएगा
(c) उसकी गतिज ऊर्जा दोगुनी हो जाएगी
(d) उसकी गतिज ऊर्जा चार गुनी हो जाएगी

15 एक तोप का गोला बीच में ही फट जाता है। इसके लिए सही विकल्प है
(a) संवेग बढ़ जाता है (b) संवेग घट जाता है
(c) गतिज ऊर्जा बढ़ जाती है (d) गतिज ऊर्जा घट जाती है

16 एक स्प्रिंग की गतिज ऊर्जा, उसकी निम्नलिखित स्थिति में अधिकतम होती है
(a) खिंची स्थिति में (b) मध्यमान स्थिति में
(c) सम्पीडित स्थिति में (d) गतिहीन स्थिति में

17 यदि किसी गतिमान पिण्ड की गतिज ऊर्जा उसके रेखीय संवेग के बराबर है, तो उसके वेग की गणना कीजिए।
(a) 1 मी/से (b) 2 मी/से (c) 3 मी/से (d) 4 मी/से

18 1 किग्रा की वस्तु की गतिज ऊर्जा 1 जूल होगी, जब उसकी चाल होगी
(a) 45 मी/से (b) 1 मी/से
(c) 1.4 मी/से (d) 4.4 मी/से

19 समान द्रव्यमान के दो पिण्ड क्रमशः $3v$ और $2v$ के वेग से गतिशील हैं। उनकी गतिज ऊर्जाओं का अनुपात होगा
(a) 9 : 4 (b) 3 : 2 (c) 4 : 9 (d) 2 : 3

20 यदि m द्रव्यमान की वस्तु को h ऊँचाई तक उठाया जाता है, तो कृत कार्य का मान होगा
(a) mgh (b) mg
(c) $mg + h$ (d) $(m + g)h$

21 एक कार तथा ट्रक की गतिज ऊर्जाएँ समान हैं। यदि ट्रक का द्रव्यमान कार के द्रव्यमान का 16 गुना हो, तो ट्रक तथा कार के संवेगों का अनुपात होगा
(a) 1 : 16 (b) 16 : 1 (c) 1 : 4 (d) 4 : 1

22 25 मी/से के वेग से गति करती हुई 200 किग्रा की कार पर 1000 न्यूटन का बल लगाकर कार का वेग 30 मी/से कर दिया जाता है, तो कार पर किया गया कार्य होगा
(a) 2.5×10^4 जूल (b) 5.5×10^4 जूल
(c) 1.5×10^4 जूल (d) 4.5×10^4 जूल

23 1 ग्राम के रेडियोएक्टिव पदार्थ से प्राप्त कुल ऊर्जा होगी (दिया है, $c = 3 \times 10^8$ मी/से)
(a) 3×10^{13} जूल (b) 3×10^{16} जूल
(c) 9×10^{13} जूल (d) 9×10^{16} जूल

24 विद्युत मोटर परिवर्तित करता है
(a) यान्त्रिक ऊर्जा को विद्युत ऊर्जा में
(b) यान्त्रिक ऊर्जा को रासायनिक ऊर्जा में
(c) विद्युत ऊर्जा को यान्त्रिक ऊर्जा में
(d) विद्युत ऊर्जा को ध्वनि ऊर्जा में

25 शक्ति या सामर्थ्य राशि है
(a) अदिश (b) सदिश
(c) प्रदिश (d) इनमें से कोई नहीं

26 यदि एक बल F किसी पिण्ड पर लगाने पर पिण्ड v वेग से गति करे, तो उस पिण्ड की शक्ति होगी
(a) $\frac{F}{v}$ (b) Fv^2
(c) Fv (d) $\frac{F}{v^2}$

उत्तरमाला

1 (b)	2 (d)	3 (d)	4 (a)	5 (a)	6 (a)	7 (d)	8 (b)	9 (c)	10 (a)
11 (a)	12 (a)	13 (a)	14 (d)	15 (c)	16 (b)	17 (b)	18 (c)	19 (a)	20 (a)
21 (d)	22 (b)	23 (c)	24 (c)	25 (a)	26 (c)				

सॉल्यूशन्स

9 (c) दिया है, $F = 5$ न्यूटन, $s = 20$ मी

$\therefore \quad W = Fs\cos\theta$

$W = Fs\cos 0° \quad (\because \cos° = 1)$

$= 5 \times 20 \times 1 = 100$ जूल

10 (a) दिया है, $m = 2$ किग्रा, $s = 1.5$ मी

$\therefore \quad W = Fs\cos\theta$

$W = Fs\cos 0° = mgs \quad (\because F = mg)$

$= 2 \times 9.8 \times 1.5 = 29.4$ जूल

11 (a) दिया है, $F = 50$ न्यूटन, $s = 5$ मी तथा $W = 125$ जूल

$W = Fs\cos\theta$

$125 = 50 \times 5 \times \cos\theta$

$\Rightarrow \quad \cos\theta = \frac{1}{2} = \cos 60° \Rightarrow \theta = 60°$

17 (b) दिया है, गतिज ऊर्जा = रेखीय संवेग

$\frac{1}{2}mv^2 = mv \Rightarrow \frac{1}{2}v^2 = v$

$\frac{1}{2}v^2 - v = 0 \Rightarrow v\left(\frac{v}{2} - 1\right) = 0$

$v \neq 0$

$\therefore \quad \frac{v}{2} - 1 = 0$

$v = 2$ मी/से

18. (c) दिया है, $m = 1$ किग्रा, KE = 1 जूल

गतिज ऊर्जा, $\quad KE = \frac{1}{2}mv^2 \Rightarrow 1 = \frac{1}{2} \times 1 \times v^2$

$\Rightarrow \quad v^2 = 2 \Rightarrow v = \sqrt{2} = 1.4$ मी/से

19 (a) दिया है, $m_1 = m_2 = m$, $v_1 = 3v$ तथा $v_2 = 2v$

$$\because \quad \frac{K_1}{K_2} = \frac{\frac{1}{2}mv_1^2}{\frac{1}{2}mv_2^2} = \frac{\frac{1}{2}m(3v)^2}{\frac{1}{2}m(2v)^2} = \frac{9}{4}$$

21 (d) माना कार का भार, $w_1 = w$

तथा ट्रक का भार, $w_2 = 16w \quad$ (दिया है, $w_2 = 16w_1$)

कार की गतिज ऊर्जा, $K_1 = \frac{p_1^2}{2w_1}$

$\Rightarrow \quad p_1^2 = 2wK_1$

ट्रक की गतिज ऊर्जा, $K_2 = \frac{p_2^2}{2w_2} \Rightarrow K_2 = \frac{p_2^2}{2 \times 16w}$

$\Rightarrow \quad p_2^2 = 32wK_2$

ट्रक तथा कार के संवेगों का अनुपात,

$\therefore \quad \frac{p_2^2}{p_1^2} = \frac{32wK_2}{2wK_2}$

$\Rightarrow \quad \frac{p_2}{p_1} = \sqrt{\frac{16}{1}} \quad [\because K_1 = K_2]$

$p_2 : p_1 = 4 : 1$

22 (b) दिया है, कार का द्रव्यमान, $m = 200$ किग्रा

कार का प्रारम्भिक वेग, $u = 25$ मी/से

कार का अन्तिम वेग, $v = 30$ मी/से

कार्य-ऊर्जा प्रमेय से,

कार पर किया गया कार्य = कार की गतिज ऊर्जा में परिवर्तन

$= m(v^2 - u^2)$

$= 200(30^2 - 25^2)$

$= 200(275) = 5.5 \times 10^4$ जूल

23 (c) दिया है, द्रव्यमान, $m = 1$ ग्राम $= 10^{-3}$ किग्रा

$\therefore$ आइन्सटीन की द्रव्यमान-ऊर्जा समीकरण से,

ऊर्जा, $E = mc^2 = 10^{-3} \times (3 \times 10^8)^2$

$= 10^{-3} \times 9 \times 10^{16} = 9 \times 10^{13}$ जूल

26 (c) शक्ति, $P = \frac{W}{t} = \frac{Fs}{t} = F\frac{s}{t} = Fv \quad \left(\because v = \frac{s}{t}\right)$

अध्याय 05

ऊष्मा तथा इसके प्रभाव

ताप

किसी वस्तु की गर्माहट तथा ठण्डेपन की माप को ताप (Temperature) कहते हैं, अर्थात् ताप किसी वस्तु का वह भौतिक गुण है, जिससे यह पता चलता है कि वस्तु किसी अन्य वस्तु के साथ तापीय-साम्य में है या नहीं।

तापमापी

तापमापी (Thermometer) वे यन्त्र हैं, जिनकी सहायता से किसी वस्तु का ताप मापा जा सकता है।

ताप मापन के विभिन्न पैमाने

पैमाने का नाम	निम्न बिन्दु	उच्च बिन्दु	खानों की संख्या
सेल्सियस पैमाना (Celsius or centigrade scale)	0°C	100°C	100
फॉरेनहाइट पैमाना (Fahrenheit scale)	32°F	212°F	180
रियूमर पैमाना (Reaumur scale)	0°R	80°R	80
केल्विन पैमाना (Kelvin scale)	273K	373K	100
रेन्काइन पैमाना (Rankine scale)	492° Ra	672°Ra	180

ताप के विभिन्न पैमानों में सम्बन्ध

ताप के उपरोक्त पाँचों पैमानों में निम्न सम्बन्ध होता है

$$\frac{\text{C}}{100} = \frac{\text{F}-32}{180} = \frac{\text{K}-273}{100} = \frac{\text{R}}{80} = \frac{\text{Ra}-492}{180}$$

- मनुष्य के शरीर का सामान्य ताप 98.4°F या 37°C होता है।

ऊष्मा

ऊष्मा एक प्रकार की ऊर्जा है, जो एक वस्तु से दूसरी वस्तु में तापान्तर के कारण उत्पन्न होती है तथा सदैव ऊँचे ताप वाली वस्तु से, कम ताप वाली वस्तु की ओर प्रवाहित होती है।

इसका SI मात्रक जूल तथा प्रायोगिक मात्रक कैलोरी होता है।

1 कैलोरी = 4.18 जूल

विशिष्ट ऊष्मा

किसी पदार्थ की विशिष्ट ऊष्मा (Specific heat) उस पदार्थ के एकांक द्रव्यमान के ताप में 1°C की वृद्धि के लिए आवश्यक ऊष्मा की मात्रा के बराबर होती है।

यदि m द्रव्यमान के किसी पदार्थ द्वारा ΔT ताप परिवर्तन के लिए दी गई ऊष्मा की मात्रा Q हो, तब

$$Q \propto m\,\Delta T \Rightarrow Q = mc\,\Delta T$$

जहाँ, m = पदार्थ का द्रव्यमान तथा c = पदार्थ की विशिष्ट ऊष्मा।

इसका SI मात्रक जूल/किग्रा-°C होता है।

ऊष्माधारिता

किसी पदार्थ के ताप में एकांक परिवर्तन हेतु अवशोषित ऊष्मा को ऊष्माधारिता (Heat capacity) कहते हैं। इसे s से व्यक्त करते हैं। $s = \frac{\Delta Q}{\Delta T}$

जहाँ, ΔQ = आवश्यक ऊष्मा की मात्रा

तथा ΔT = ताप में परिवर्तन

इसका SI मात्रक जूल/केल्विन होता है।

गुप्त ऊष्मा

स्थिर ताप पर, किसी पदार्थ के एकांक द्रव्यमान की अवस्था में परिवर्तन के लिए दी गई मुक्त ऊष्मा, अवस्था परिवर्तन की गुप्त ऊष्मा (Latent heat) कहलाती है। इसे L से प्रदर्शित करते हैं, अर्थात् $Q = mL \Rightarrow L = \frac{Q}{m}$

जहाँ, m = पदार्थ का द्रव्यमान

तथा Q = आवश्यक ऊष्मा की मात्रा।

इसकी इकाई जूल/किग्रा है।

कैलोरीमिति का सिद्धान्त

जब दो भिन्न-भिन्न ताप की वस्तुओं को सम्पर्क में लाया जाता है, तो अधिक ताप वाली वस्तु से कम ताप वाली वस्तु में

ऊष्मा का स्थानान्तरण तब तक होता है, जब तक कि दोनों वस्तुओं का ताप समान न हो जाए, अर्थात्

दी गई ऊष्मा = ली गई ऊष्मा

ऊष्मा स्थानान्तरण

किसी एक वस्तु से दूसरी वस्तु में तापान्तर के कारण ऊष्मा संचरण की विधि को ऊष्मा स्थानान्तरण कहते हैं। ऊष्मा का स्थानान्तरण तीन विधियों से किया जाता है।

- **चालन** ऊष्मा स्थानान्तरण की वह विधि, जिसमें वस्तु के कण अपने स्थान से नहीं हटते हैं, चालन (Conduction) कहलाती है। यह मुख्यत: ठोसों में होती है।
- **संवहन** ऊष्मा संचालन की वह विधि, जिसमें ऊष्मा द्रव्य कणों की गति द्वारा स्थानान्तरित होती है, संवहन (Convection) कहलाती है।
  साधारणतया द्रवों तथा गैसों में ऊष्मा का संचरण संवहन प्रक्रम के द्वारा होता है।
- **विकिरण** ऊष्मा स्थानान्तरण की वह विधि, जिसमें ऊष्मा का संचरण वैद्युत चुम्बकीय तरंगों के रूप में माध्यम के ताप को परिवर्तित किए बिना होता है, विकिरण (Radiation) कहलाती है। यह ऊष्मा संचरण की सबसे तीव्र विधि होती है।
  सूर्य से पृथ्वी तक ऊष्मा, विकिरण विधि से पहुँचती है।

ऊष्मा के प्रभाव

- **काँच की बोतल में फँसी कॉर्क को निकालना** किसी काँच की बोतल में फँसी कॉर्क को निकालने के लिए बोतल की गर्दन को गर्म पानी में डालकर गर्म करते हैं, जिससे ताप बढ़ने पर बोतल की गर्दन का व्यास कुछ बढ़ जाता है और कॉर्क ढीली पड़कर बाहर निकल आती है।
- **कमरे का फर्श** कंकरीट-सीमेन्ट से बना कमरे का फर्श एक भाग में नहीं बनाया जाता, बल्कि उसे काँच की पट्टियों द्वारा कई भागों में बाँट दिया जाता है। इससे ऊष्मीय प्रसार के कारण फर्श के चटखने की सम्भावना कम हो जाती है।
- **विद्युत अथवा टेलीफोन के तार** विद्युत अथवा टेलीफोन के तारो को दो खम्भों के बीच कुछ ढीला रखा जाता है, जिससे सर्दियों में तार ठण्ड से सिकुड़कर टूट न जाएँ।
- **रेल की पटरियों के बीच रिक्त स्थान** रेल की पटरियों को बिछाते समय उनके जोड़ों पर कुछ रिक्त स्थान छोड़ा जाता है, ताकि गर्मियों के दिनों में ताप बढ़ने पर पटरियों को फैलने के लिए स्थान मिल सके। यदि पटरियों के जोड़ों के मध्य कुछ रिक्त स्थान नहीं छोड़ा जाए, तो गर्मियों में फैलने के कारण पटरियाँ टेढ़ी (तिरछी) हो जाएगी, जिससे दुर्घटना की सम्भावना अधिक हो सकती है।
- **लोहे का पुल बनाना** लोहे का पुल बनाते समय दो गर्डरों के सिरों के बीच में जगह छोड़ी जाती है तथा इनके सिरे, स्तम्भों पर दृढ़तापूर्वक कसे नहीं जाते, बल्कि ठोस बेलनों पर रखे जाते हैं, ताकि वे गर्मी में स्वतन्त्रतापूर्वक बढ़ सकें।
- **लकड़ी के पहिए पर हाल चढ़ाना** बैलगाड़ी या ताँगे में लकड़ी के पहिए पर लोहे की हाल को गर्म करके चढ़ाया जाता है। लोहे की हाल को गर्म करने पर यह कुछ फैल जाती है तथा पहिए पर आसानी से चढ़ जाती है तथा फिर ठण्डी होने पर हाल सिकुड़कर पहिए को अत्यन्त मजबूती से पकड़ लेती है।
- **घड़ी का पेण्डुलम** यह निष्क्रिय धातु (Inver metal) का बनाया जाता है, क्योंकि इसका रेखीय ताप प्रसार गुणांक कम होने से ताप के प्रभाव में निष्क्रिय धातु से बने पेण्डुलम की लम्बाई में कोई प्रभाव नहीं होता जिससे घड़ी के आवर्तकाल पर कोई प्रभाव नहीं पड़ता और घड़ी ठीक समय पर चलती है।
- **बर्तनों के हैण्डिल** खाना बनाने वाले बर्तनों पर लकड़ी के हैण्डिल लगाये जाते हैं, क्योंकि ये ऊष्मा के कुचालक होते हैं जिससे खाना बनाने वाले बर्तन ताप के प्रभाव में तो गर्म हो जाते हैं परन्तु लकड़ी के हैण्डिल गर्म नहीं होते हैं, जिन्हें आसानी से पकड़कर उठाया जा सकता हैं।

Exam Pattern Questions

1 सेल्सियस व फॉरेनहाइट पैमाने में सम्बन्ध है

(a) $C = \frac{9}{5}(F - 32)$ (b) $C = \frac{5}{9}(F - 32)$

(c) $C = \frac{9}{5}(F + 32)$ (d) $C = \frac{5}{9}(F + 32)$

2 न्यूनतम सम्भव ताप है

(a) 0°C (b) 0°F

(c) – 273°C (d) – 273 K

3 किस ताप पर सेन्टीग्रेड तथा फॉरेनहाइट स्केल/पैमाने के पाठ्यांक समान होंगे?

(a) – 40° (b) + 40° (c) 46.6 (d) – 37°

4 0°C, केल्विन पैमाने का मान होता है

(a) 272 (b) 273 (c) 274 (d) 275

5 निम्न में से किस ताप स्केल पर, तापमान ऋणात्मक नहीं होता है?

(a) सेल्सियस (b) फॉरेनहाइट (c) रियूमर (d) केल्विन

6 मनुष्य के शरीर का सामान्य ताप 98.4° F होता है, तो केल्विन स्केल पर मनुष्य के शरीर का ताप होगा
(a) 325 (b) 300 (c) 310 (d) 250

7 निम्न में से कौन-सा तापमापी स्केल में ऋणात्मक ताप का मापन सम्भव नहीं है?
(a) सेल्सियस स्केल (b) फॉरेनहाइट
(c) रियूमर (d) केल्विन

8 परम शून्य ताप का मान फॉरेनहाइट स्केल पर होता है
(a) –132 (b) –460 (c) –32 (d) –273

9 एक पानी से भरे बर्तन का सेल्सियस स्केल तथा फॉरेनहाइट स्केल में ताप का अनुपात 2 : 5 है, तो बर्तन का ताप (°C में) होगा
(a) 45.7 (b) –26.7
(c) 40 (d) 26.7

10 निम्न में से कौन-से तापमान स्केल के एक भाग का मान अधिकतम होता है?
(a) फॉरेनहाइट स्केल (b) सेल्सियस स्केल
(c) केल्विन स्केल (d) रियूमर स्केल

11 कार के तापनाशक यन्त्र (रेडिएटर) में पानी का उपयोग करते हैं, क्योंकि पानी की विशिष्ट ऊष्मा
(a) बहुत कम होती है (b) बहुत अधिक होती है
(c) लगातार बदलती रहती है (d) स्थिर रहती है।

12 1 किलोकैलोरी है
(a) 4.186 जूल (b) 4.186×10^3 जूल
(c) 41.86×10^3 जूल (d) 418.6×10^3 जूल

13 विशिष्ट ऊष्मा का SI मात्रक होता है
(a) जूल/किग्रा-°C (b) जूल/किग्रा-°F
(c) जूल ग्राम-°C (d) जूल/किग्रा

14 मोलर विशिष्ट ऊष्मा का सूत्र होता है
(a) $\frac{1}{\mu} \cdot \frac{\Delta Q}{\Delta m}$ (b) $\frac{1}{\mu} \cdot \frac{\Delta Q}{\Delta T}$ (c) $\frac{1}{\mu} \cdot \frac{\Delta m}{\Delta Q}$ (d) $\frac{\Delta Q}{\Delta T}$

15 द्रव A तथा B के ताप क्रमशः 30°C तथा 20°C हैं। यदि समान द्रव्यमान के दोनों द्रवों को मिश्रित किया जाए, तो मिश्रण का ताप 26°C हो जाता है। उनकी विशिष्ट ऊष्माओं का अनुपात क्या होगा?
(a) 2 : 4 (b) 3 : 2 (c) 4 : 2 (d) 6 : 1

16 खाने पकाने के बर्तनों के लिए सबसे उपयुक्त होगा
(a) उच्च विशिष्ट ऊष्मा तथा निम्न चालकता
(b) उच्च विशिष्ट ऊष्मा तथा उच्च चालकता
(c) निम्न विशिष्ट ऊष्मा तथा निम्न चालकता
(d) निम्न विशिष्ट ऊष्मा तथा उच्च चालकता

17 किसी वस्तु के ताप में वृद्धि किए बिना, इसकी अवस्था परिवर्तन के लिए आवश्यक ऊष्मा की मात्रा कहलाती है
(a) विशिष्ट ऊष्मा (b) समतापी ऊष्मा
(c) मुक्त ऊष्मा (d) गुप्त ऊष्मा

18 'ठण्डे प्रदेशों में झील तथा तालाब के जल का धीरे-धीरे जमना' उदाहरण है
(a) विशिष्ट ऊष्मा का (b) आन्तरिक ऊर्जा का
(c) गुप्त ऊष्मा का (d) इनमें से कोई नहीं

19 सूर्य से पृथ्वी तक ऊष्मा का संचरण होता है
(a) संवहन विधि द्वारा (b) चालन विधि द्वारा
(c) विकिरण विधि द्वारा (d) ये सभी

20 समुद्र समीर निम्न में से कौन-सी ऊष्मा संचरण की विधि पर आधारित है?
(a) संवहन (b) चालन
(c) विकिरण (d) (a) और (b) दोनों

21 चालकों में ऊष्मा का संचरण होता है
(a) चालन द्वारा (b) संवहन द्वारा
(c) विकिरण द्वारा (d) इनमें से कोई नहीं

22 विकिरण द्वारा ऊष्मा संचरण का मार्ग होता है
(a) वक्रीय (b) सरल रेखीय
(c) परवलयाकार (d) इनमें से कोई नहीं

23 ऊष्मा संचरण की दर किस विधि में अधिकतम होती है?
(a) चालन (b) संवहन
(c) विकिरण (d) सभी में बराबर

24 ऊष्मा संचरण का वह प्रक्रम जिसमें माध्यम की आवश्यकता नहीं होती है, वह प्रक्रम है
(a) संवहन (b) विकिरण
(c) चालन (d) क्वथन

25 जब जल जमता है, तो अणुओं के बीच की दूरी होती है
(a) कम (b) अधिक
(c) अपरिवर्तित (d) शून्य

उत्तरमाला

1 (b)	2 (c)	3 (a)	4 (b)	5 (d)	6 (c)	7 (d)	8 (b)	9 (a)	10 (d)
11 (b)	12 (b)	13 (a)	14 (b)	15 (b)	16 (d)	17 (d)	18 (c)	19 (c)	20 (a)
21 (a)	22 (b)	23 (c)	24 (b)	25 (a)					

सॉल्यूशन्स

3 (*a*) दिया है, C = F

चूँकि, $\frac{C}{5} = \frac{C-32}{9}$

$\Rightarrow \frac{C}{5} = \frac{C-32}{9} \Rightarrow \frac{9C}{5} = C - 32$

$\Rightarrow \left(\frac{9}{5} - 1\right) C = -32 \Rightarrow C = -40°$

6 (*c*) दिया है, मनुष्य के शरीर का ताप,

$F = 98.4° F$

$\therefore \frac{F-32}{180} = \frac{K-273}{100}$

$\Rightarrow \frac{98.4-32}{180} = \frac{K-273}{100}$

$\Rightarrow K - 273 = 36.88$

$\therefore K = 309.89 \approx 310$

8 (*b*) दिया है, परम शून्य ताप, K = 0

$\frac{F-32}{9} = \frac{K-273}{5} \Rightarrow F - 32 = \frac{9}{5}(0 - 273)$

$\Rightarrow F = -459.4°F \simeq 460°F$

9 (*a*) दिया है, C : F = 2 : 5

$\Rightarrow C = \frac{2F}{5} \Rightarrow F = \frac{5C}{2}$

$\Rightarrow \frac{C}{5} = \frac{F-32}{9} = \frac{5C-64}{18}$

$\Rightarrow \frac{C}{5} - \frac{5C}{18} = -\frac{64}{18}$

$\Rightarrow -\frac{7C}{90} = -\frac{64}{18} \Rightarrow C = 45.7°C$

15 (*b*) माना *A* तथा *B* की विशिष्ट ऊष्मा क्रमशः c_1 तथा c_2 हैं,
अतः दी गई ऊष्मा = ली गई ऊष्मा

$m_1 c_1 (30 - 26) = m_2 c_2 (26 - 20)$

$\because m_1 = m_2$

$\therefore c_1 \times 4 = c_2 \times 6$

$\because \frac{c_1}{c_2} = \frac{6}{4} = \frac{3}{2}$

$\Rightarrow c_1 : c_2 = 3 : 2$

अध्याय 06 ध्वनि तरंगें

तरंग

तरंग किसी भौतिक माध्यम में उत्पन्न होने वाली वह हलचल (विक्षोभ) है, जो बिना रूप परिवर्तित किए माध्यम में एक निश्चित वेग से आगे बढ़ती है। तरंग के माध्यम में आगे बढ़ने की प्रक्रिया को तरंग गति (Wave motion) कहते हैं।

तरंगों द्वारा केवल ऊर्जा तथा संवेग का संचरण होता है, द्रव्य का नहीं।

तरंग सम्बन्धी परिभाषाएँ

तरंग सम्बन्धी प्रमुख परिभाषाएँ निम्नलिखित हैं

- **तरंगदैर्ध्य** माध्यम के किसी कण द्वारा एक कम्पन पूरा करने में तरंग द्वारा तय की गई दूरी तरंगदैर्ध्य (Wavelength) कहलाती है।
- **आवृत्ति** माध्यम में उपस्थित किसी कण द्वारा प्रति सेकण्ड किए गए कम्पनों की संख्या को आवृत्ति (Frequency) कहते हैं, इसका मात्रक कम्पन/सेकण्ड या हर्ट्ज होता है।
- **आवर्तकाल** माध्यम के किसी कण द्वारा एक कम्पन पूरा करने में लगा समय आवर्तकाल (Time period) कहलाता है।
- **आयाम** माध्यम के किसी कण का इसकी साम्यावस्था से अधिकतम विस्थापन आयाम (Amplitude) कहलाता है।
- **चाल** तरंग द्वारा दूरी तय करने की दर को तरंग चाल (Wave speed) कहते हैं। तरंग की चाल (v), आवृत्ति (ν) तथा तरंगदैर्ध्य (λ) में सम्बन्ध निम्न प्रकार से है

तरंग चाल (v) = आवृत्ति (ν) × तरंगदैर्ध्य (λ)

$$v = \nu\lambda$$

ध्वनि

ध्वनि ऊर्जा का एक रूप है, जो हमारे कानों में सुनने की संवेदना उत्पन्न करती है। वायु में उत्पन्न ध्वनि तरंगें अनुदैर्ध्य तरंगें (Longitudinal waves) होती हैं।

ध्वनि का संचरण

ध्वनि एक यान्त्रिक तरंग है और इसके संचरण के लिए माध्यम (**जैसे** वायु, जल, स्टील आदि) की आवश्यकता होती है। यह निर्वात् में से होकर नहीं गुजर सकती।

ध्वनि के अभिलक्षण

ध्वनि के प्रमुख अभिलक्षण निम्न हैं

- **तारत्व अथवा पिच** तारत्व (Pitch) ध्वनि का वह गुण है, जिससे ध्वनि का मोटा या पतला होना ज्ञात होता है। स्त्रियों की आवाज की आवृत्ति, पुरुषों की आवाज की आवृत्ति से अधिक होती है, क्योंकि स्त्रियों की आवाज का तारत्व पुरुषों की आवाज के तारत्व से अधिक होता है
- **प्रबलता** ध्वनि का वह लक्षण, जिसके आधार पर ध्वनि कान को धीमी या तेज सुनाई पड़ती है, प्रबलता (Loudness) कहलाती है। ध्वनि की प्रबलता डेसीबल (dB) में मापी जाती है।

  एक ही तीव्रता की ध्वनि एक सामान्य व्यक्ति के लिए काफी प्रबल, किन्तु एक बहरे व्यक्ति के लिए उसकी प्रबलता शून्य होगी।
- **गुणता** ध्वनि का वह लक्षण, जिसके आधार पर हम दो भिन्न-भिन्न वाद्य यन्त्रों द्वारा उत्पन्न की गई समान आवृत्ति एवं समान तीव्रता की ध्वनियों में अन्तर करते हैं, गुणता (Quality) कहलाती है।
- **तीव्रता** किसी एकांक क्षेत्रफल से, प्रत्येक सेकण्ड में प्रवाहित ध्वनि ऊर्जा की मात्रा, ध्वनि तीव्रता (Sound intensity) कहलाती है।

ध्वनि की चाल

- ध्वनि की चाल विभिन्न माध्यमों में भिन्न-भिन्न होती है। यह उस माध्यम के गुणों पर निर्भर करती है, जिससे होकर यह गुजरती है। यह माध्यम के तापमान पर भी निर्भर करती है, यदि माध्यम के ताप में वृद्धि हो जाए, तो ध्वनि की चाल में भी वृद्धि हो जायेगी।

  उदाहरण 22°C पर वायु में ध्वनि की चाल 324 मी/से तथा 25°C पर 341 मी/से होती है।
- किसी माध्यम में ध्वनि की चाल माध्यम की प्रत्यास्थता (E) तथा घनत्व (d) पर निर्भर करती है,

  ध्वनि की चाल, $v = \sqrt{\frac{E}{d}}$

  ध्वनि की चाल का क्रम ठोस > द्रव > गैस।

ध्वनि की चाल को प्रभावित करने वाले कारक

ध्वनि की चाल को प्रभावित करने वाले कारक निम्नलिखित हैं

- ताप बढ़ाने पर ध्वनि की चाल बढ़ जाती है अर्थात् $v \propto \sqrt{T}$
- वायु में 1°C ताप बढ़ाने पर ध्वनि की चाल 0.61 मी/से बढ़ जाती है।
- ध्वनि की चाल पर दाब का कोई प्रभाव नहीं पड़ता है।
- आर्द्र-वायु में ध्वनि की चाल, शुष्क-वायु में ध्वनि की चाल से अधिक होती है।
- ध्वनि की चाल पर आवृत्ति का कोई प्रभाव नहीं पड़ता है। विभिन्न आवृत्तियों की ध्वनि तरंगें वायु में समान चाल से चलती हैं।

श्रव्यता का परिसर

आवृत्ति की परास के आधार पर तरंगें निम्नलिखित तीन प्रकार की होती हैं

- **श्रव्य तरंगें** 20 हर्ट्ज से 20000 हर्ट्ज के बीच की आवृत्ति वाली तरंगों को श्रव्य तरंगें (Audible waves) कहते हैं। इन तरंगों को मनुष्य सुन सकते हैं।
- **अपश्रव्य तरंगें** 20 हर्ट्ज से कम आवृत्ति वाली ध्वनि तरंगों को अपश्रव्य तरंगें (Infrasonic waves) कहते हैं। इन्हें मनुष्य सुन नहीं सकता।

  इन तरंगों को साँपों द्वारा सुना जा सकता है।
- **पराश्रव्य तरंगें** 20000 हर्ट्ज से अधिक आवृत्ति की तरंगों को पराश्रव्य तरंगें (Ultrasonic waves) कहते हैं। मनुष्य के कान इन्हें सुन नहीं सकते हैं, परन्तु बिल्ली, कुत्ता, मच्छर इन तरंगों को सुन सकते हैं। चमगादड़ इन तरंगों को उत्पन्न भी कर सकता है।

प्रतिध्वनि

- ध्वनि की पुनरावृत्ति के कारण ध्वनि का परावर्तन प्रतिध्वनि (Echo) कहलाता है। इसके लिए ध्वनि के स्रोत तथा अवरोधक के बीच की न्यूनतम दूरी 17.2 मी होती है।
- हमारे मस्तिष्क में ध्वनि की संवेदना लगभग 0.1 सेकण्ड तक बनी रहती है।

- बादलों के गड़गड़ाहट की ध्वनि कई परावर्तक पृष्ठों (बादल, भूमि) से बार-बार परावर्तन के फलस्वरूप उत्पन्न होती है।
- सिनेमा हॉल, कॉन्फ्रेंस हॉल की छतें इसलिए ढकी होती हैं, जिससे कि परावर्तन के बाद ध्वनि हॉल के सभी कोनों तक आसानी से पहुँच सके।

अनुनाद

जब किसी वस्तु के कम्पनों की स्वाभाविक आवृत्ति किसी चालक बल के कम्पनों की आवृत्ति के बराबर होती है, तो वस्तु बहुत अधिक आयाम से कम्पन करने लगती है। इस घटना को अनुनाद (Resonance) कहते हैं।

सोनार

सोनार शब्द Sound Navigation and Ranging (SONAR) से बना है। सोनार एक ऐसी युक्ति है, जिसमें जल में स्थित पिण्डों की दूरी, मछलियों के समुदाय, शत्रुओं की पनडुब्बी आदि का पता लगाने में पराश्रव्य तरंगों (Ultrasonic waves) का उपयोग किया जाता है।

ध्वनि में डॉप्लर प्रभाव

ध्वनि स्रोत व श्रोता के बीच होने वाली आपेक्षिक गति के कारण, ध्वनि स्रोत की आवृत्ति में होने वाले आभासी परिवर्तन को डॉप्लर प्रभाव (Doppler's effect) कहते हैं।

स्रोत एवं श्रोता के बीच ध्वनि की आवृत्ति में परिवर्तन तीन अलग-अलग सापेक्षिक गतियों पर निर्भर करता है

1. जब स्रोत गतिमान तथा श्रोता स्थिर हो।
2. जब श्रोता गतिमान तथा स्रोत स्थिर हो।
3. जब स्रोत तथा श्रोता दोनों गतिमान हो।

डॉप्लर प्रभाव के उपयोग

- उड़ते विमान के वेग का अनुमान लगाने में।
- जल के भीतर पनडुब्बी का वेग ज्ञात करने में।
- तारों तथा गैलेक्सियों की गति का अनुमान लगाने में।
- हवाई अड्डों पर वायुयानों को दिशा निर्देशित करने में।
- शरीर में रक्त के प्रवाह तथा हृदय की धड़कन का अध्ययन करने में।

Exam Pattern Questions

1 तरंग गमन वेग v, आवृत्ति n तथा तरंगदैर्ध्य λ में सम्बन्ध है

(a) $v = n\lambda$ (b) $n = \frac{\lambda}{v}$ (c) $n = \frac{v}{\lambda}$ (d) $n = \frac{1}{v}$

2 किसी माध्यम के किसी बिन्दु से 1 मिनट में 3600 तरंगें गुजर रही हों तथा तरंगदैर्ध्य का मान 10 मी हो, तब तरंग की चाल होगी

(a) 360 मी/से (b) 630 मी/से
(c) 600 मी/से (d) 300 मी/से

3 एक ध्वनि तरंग की आवृत्ति n तथा वेग v है। यदि आवृत्ति को बढ़ाकर $4n$ कर दिया जाए, तो तरंग की चाल होगी

(a) v (b) $2v$ (c) $4v$ (d) $v/4$

4 किसी माध्यम में ध्वनि तरंगें 3 सेकण्ड में 2 किमी तथा वायु में 10 सेकण्ड में 3 किमी दूरी तय करती हैं। ध्वनि तरंगों का इन दो माध्यमों में तरंगदैर्ध्य का अनुपात होगा

(a) 1 : 8 (b) 1 : 18 (c) 8 : 1 (d) 20 : 9

5 निम्नलिखित में से कौन-सी तरंगें विद्युत-चुम्बकीय तरंगें नहीं हैं?

(a) ध्वनि तरंगें (b) ऊष्मीय तरंगें
(c) γ-तरंगें (d) X-किरणें

6 ध्वनि तरंगें वायु में

(a) अनुदैर्ध्य होती हैं
(b) अनुप्रस्थ होती हैं
(c) अंशतः अनुप्रस्थ तथा अनुदैर्ध्य होती हैं
(d) कभी अनुप्रस्थ तथा कभी अनुदैर्ध्य होती हैं

7 किसी एकांक क्षेत्रफल से एक सेकण्ड में गुजरने वाली ध्वनि ऊर्जा को कहते हैं

(a) ध्वनि का तारत्व (b) ध्वनि की तीव्रता
(c) पराध्वनि (d) सोनार

8 यदि हम मृदु-ध्वनि को प्रबल ध्वनि में बदलते हैं, तो इसका क्या बढ़ता है?

(a) आवृत्ति (b) तरंगदैर्ध्य (c) आयाम (d) वेग

9 ध्वनि की चाल अधिकतम होती है

(a) जल में (b) वायु में
(c) ठोस में (d) इनमें से कोई नहीं

10 किसी माध्यम में ध्वनि का वेग निर्भर करता है

(a) आयाम पर (b) आवृत्ति पर
(c) तरंगदैर्ध्य पर (d) माध्यम के गुणों पर

11 निम्न में से ध्वनि की चाल का क्रम है

(a) ठोस > द्रव > गैस (b) द्रव > गैस > ठोस
(c) गैस > द्रव > ठोस (d) इनमें से कोई नहीं

12 किस माध्यम में ध्वनि का वेग अधिकतम होता है?
(a) धातु में (b) वायु में
(c) काँच में (d) ग्लिसरीन ने

13 डेसीबल किसकी तीव्रता मापने में उपयोग होता है?
(a) चुम्बकीय क्षेत्र (b) ध्वनि
(c) प्रकाश (d) ऊष्मा

14 साधारण बातचीत में ध्वनि की तीव्रता होती है
(a) 20-30 dB (b) 30-40 dB
(c) 50-60 dB (d) 90-100 dB

15 वायु में ध्वनि का वेग कैसे बदलता है?
(a) तापमान के बढ़ने से घटता है
(b) तापमान के घटने से बढ़ता है
(c) तापमान पर आश्रित नहीं होता है
(d) तापमान के घटने से घटता है

16 वायु के तापमान में परिवर्तन से ध्वनि का निम्नलिखित में से कौन-सा गुण प्रभावित होता है?
(a) तरंगदैर्ध्य (b) विस्तार
(c) आवृत्ति (d) तीव्रता

17 वायु में ध्वनि की चाल पर किस भौतिक राशि का प्रभाव नहीं पड़ता है?
(a) ताप (b) दाब (c) आर्द्रता (d) वायु

18 जब ध्वनि तरंगें वायु या जल में संचरण करती हैं, तो निम्न में से क्या स्थिर रहता है?
(a) आयाम (b) तरंगदैर्ध्य
(c) आवृत्ति (d) वेग

19 तरंग की चाल जिन दो राशियों के गुणनफल पर निर्भर करती है, उनमें से एक राशि तरंगदैर्ध्य है और दूसरी राशि होगी
(a) ध्वनि की गुणता (b) ध्वनि का तारत्व
(c) ध्वनि की आवृत्ति (d) ये सभी

20 एक 256 हर्ट्ज वाली ध्वनि तरंग की चाल एक माध्यम में 330 मी/से है तथा उसी माध्यम में 512 हर्ट्ज आवृत्ति वाली ध्वनि तरंग की चाल होगी
(a) 600 मी/से (b) 495 मी/से
(c) 330 मी/से (d) 165 मी/से

21 श्रव्य तरंगों की परास होती हैं
(a) 20 हर्ट्ज से 20000 हर्ट्ज
(b) 20 हर्ट्ज से 20000 हर्ट्ज कम
(c) 20 हर्ट्ज से 20000 हर्ट्ज अधिक
(d) उपरोक्त में से कोई नहीं

22 ध्वनि तरंगें किसके कारण प्रतिध्वनि उत्पन्न करती है?
(a) अपवर्तन (b) विवर्तन
(c) परावर्तन (d) इनमें से कोई नहीं

23. पराध्वनिक (Supersonic) विमान उड़ते हैं
(a) ध्वनि की चाल से (b) ध्वनि की कम चाल से
(c) ध्वनि की अधिक चाल से (d) प्रकाश की चाल से

24 अनुनाद की घटना में
(a) कम्पनों की स्वाभाविक आवृत्ति किसी चालक बल के कम्पनों की आवृत्ति के बराबर होती है।
(b) कम्पनों की स्वाभाविक आवृत्ति वस्तु से बहुत अधिक होती है।
(c) कम्पनों की स्वाभाविक आवृत्ति वस्तु से कम होती है।
(d) उपरोक्त में से कोई नहीं

25 अनुनाद के लिए बाह्य आवर्ती बल की आवृत्ति तथा कम्पन करने वाली वस्तु की स्वाभाविक आवृत्ति का अनुपात होगा
(a) 1 (b) शून्य
(c) 1 से अधिक (d) 1 से कम

26 समुद्र में डूबी वस्तु का पता लगाने के लिए किस यन्त्र का प्रयोग किया जाता है ?
(a) सोनार (b) राडार
(c) लेसर (d) मेसर

27 सोनार अधिकांशत: प्रयोग में लाया जाता है
(a) डॉक्टरों द्वारा (b) अन्तरिक्ष यात्रियों द्वारा
(c) इन्जीनियरों द्वारा (d) नौ संचालकों द्वारा

28 राडार की कार्य प्रणाली निम्न सिद्धान्त पर आधारित है
(a) रेडियो तरंगों का परावर्तन
(b) रेडियो तरंगों का अपवर्तन
(c) डॉप्लर प्रभाव
(d) रमन प्रभाव

29 जब स्रोत एवं प्रेक्षक दोनों गतिमान हैं, तो आवृत्ति में आभासी परिवर्तन ज्ञात करने सम्बन्धी नियम है
(a) डॉप्लर का नियम (b) हाइगेन्स का नियम
(c) न्यूटन का नियम (d) गैलीलियो का नियम

30 जल के भीतर पनडुब्बी का वेग ज्ञात किया जाता है
(a) डॉप्लर प्रभाव से (b) प्रतिध्वनि से
(c) अनुनाद से (d) इनमें से कोई नहीं

उत्तरमाला

1 (a)	2 (c)	3 (c)	4 (d)	5 (a)	6 (a)	7 (b)	8 (c)	9 (c)	10 (d)
11 (a)	12 (a)	13 (b)	14 (b)	15 (d)	16 (c)	17 (b)	18 (c)	19 (c)	20 (c)
21 (a)	22 (c)	23 (c)	24 (a)	25 (a)	26 (a)	27 (d)	28 (a)	29 (a)	30 (a)

अध्याय 07 प्रकाश

प्रकाश ऊर्जा का एक रूप है, जो हमारी आँखों में संवेदना उत्पन्न करता है, अर्थात् हमें देखने में सहायता करता है तथा निर्वात् में प्रकाश की चाल 3×10^8 मी/से होती है।

प्रकाश का परावर्तन

जब प्रकाश की एक किरण पॉलिश की गई सतह; **जैसे** दर्पण पर पड़ती है, तो यह सतह से टकराकर समान माध्यम से पुन: वापस लौट जाती है, यह परिघटना प्रकाश का परावर्तन (Reflection of light) कहलाती है।

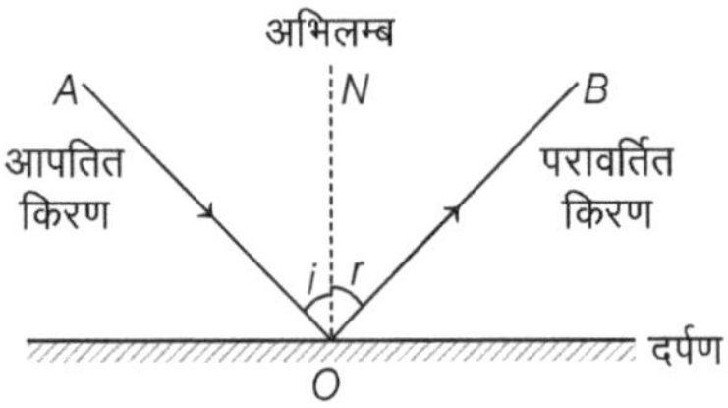

परावर्तन के नियम

परावर्तन के मुख्य नियम हैं

- आपतन कोण ($\angle i$) का मान सदैव परावर्तन कोण ($\angle r$) के मान के बराबर होता है।
- आपतित किरण, अभिलम्ब व परावर्तित किरण तीनों एक ही तल में स्थित होते हैं।

प्रकाश का अपवर्तन

जब प्रकाश की किरणें, एक माध्यम से दूसरे माध्यम में जाती हैं, तो दोनों माध्यमों को अलग करने वाले तल पर प्रकाश की किरण अपने मार्ग से विचलित हो जाती है। इस घटना को प्रकाश का अपवर्तन (Refraction of light) कहते हैं।

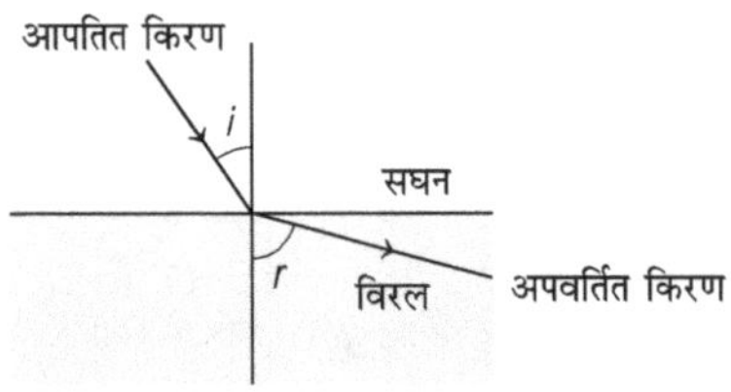

अपवर्तन के नियम

अपवर्तन के दो नियम हैं

- आपतित किरण, अपवर्तित किरण व आपतन बिन्दु पर खींचा अभिलम्ब तीनों एक ही तल में होते हैं।
- आपतन कोण की ज्या ($\sin i$) व अपवर्तन कोण की ज्या ($\sin r$) का अनुपात एक नियतांक होता है, जिसे दूसरे माध्यम का पहले माध्यम के सापेक्ष अपवर्तनांक कहते हैं।

$$\mu = \frac{\sin i}{\sin r}$$

जहाँ, μ प्रथम माध्यम के सापेक्ष द्वितीय माध्यम का

अपवर्तनांक, $\mu = \dfrac{\mu_2}{\mu_1} = \dfrac{\frac{c}{v_2}}{\frac{c}{v_1}} \Rightarrow \dfrac{v_1}{v_2} = {}_1\mu_2$

जहाँ, v_1 = प्रथम माध्यम में प्रकाश की चाल

तथा v_2 = द्वितीय माध्यम में प्रकाश की चाल

प्रकाश के अपवर्तन के कुछ व्यावहारिक उदाहरण

- अपवर्तन के कारण ही किसी गिलास अथवा बीकर में डूबी हुई छड़ अथवा पेन्सिल टूटी हुई (मुड़ी हुई) प्रतीत होती है।
- रात्रि में ताप परिवर्तन के कारण वायुमण्डल की विभिन्न परतों का घनत्व बदलता है, जिसके कारण वायु का अपवर्तनांक बदलता रहता है। इसी कारण तारे टिमटिमाते हुए प्रतीत होते हैं, क्योंकि उनसे आने वाले प्रकाश का लगातार अपवर्तन होता रहता है। चन्द्रमा तारों की अपेक्षा आँख पर बड़ा कोण बनाता है। अत: यह टिमटिमाता हुआ प्रतीत नहीं होता।

दर्पण

एक चमकदार पृष्ठ, जो स्वयं पर आपतित प्रकाश के अधिकांश भाग को परावर्तित कर देता है, दर्पण (Mirror) कहलाता है।

दर्पण के प्रकार

दर्पण मुख्य रूप से दो प्रकार के होते हैं

1. **समतल दर्पण** वे दर्पण, जिसका परावर्तक पृष्ठ समतल होता है, समतल दर्पण (Plane mirror) कहलाते हैं।
   - समतल दर्पण द्वारा निर्मित प्रतिबिम्ब का आकार, वस्तु के आकार के बराबर होता है।
   - यदि दो समतल दर्पण एक-दूसरे से θ कोण पर झुके हों तथा वस्तु उनके बीच स्थित हो, तो दर्पणों द्वारा बने प्रतिबिम्बों की संख्या (n) होगी

     $n = \frac{360}{\theta}$, यदि $\frac{360}{\theta}$ विषम है।

     $n = \frac{360}{\theta} - 1$, यदि $\frac{360}{\theta}$ सम है।
2. **गोलीय दर्पण** ये वे दर्पण हैं, जिनकी परावर्तक सतह गोलीय होती है। *गोलीय दर्पण* (Spherical mirror) *दो प्रकार के होते हैं*

   (i) **अवतल दर्पण** वह गोलीय दर्पण, जिसका परावर्तक पृष्ठ अन्दर की ओर दबा होता है अर्थात् जिसका परावर्तन दबे हुए पृष्ठ से होता है, अवतल दर्पण (Concave mirror) कहलाता है।

   (ii) **उत्तल दर्पण** वह गोलीय दर्पण, जिसका परावर्तक पृष्ठ बाहर की ओर उभरा होता है अर्थात् जिसका परावर्तन उभरे हुए पृष्ठ से होता है, उत्तल दर्पण (Convex mirror) कहलाता है।

गोलीय दर्पण से सम्बन्धित कुछ महत्त्वपूर्ण परिभाषाएँ

- **वक्रता केन्द्र** किसी गोलीय दर्पण का वक्रता केन्द्र (Centre of curvature), उस काल्पनिक खोखले गोले का केन्द्र होता है, जिसके कटे हुए भाग से वह बना होता है।
- **वक्रता त्रिज्या** गोलीय दर्पण काँच के जिस गोले का भाग होता है उसकी त्रिज्या को गोलीय दर्पण की वक्रता त्रिज्या (Radius) कहते हैं।
- **मुख्य अक्ष** दर्पण के ध्रुव तथा वक्रता केन्द्र को मिलाने वाली रेखा गोलीय दर्पण की मुख्य अक्ष (Principal axis) कहलाती हैं।
- **ध्रुव या प्रकाशिक केन्द्र** गोलीय दर्पण के परावर्तक सतह के मध्य बिन्दु को ध्रुव (Pole) कहते हैं।
- **मुख्य फोकस** गोलीय दर्पण के मुख्य अक्ष के समान्तर आने वाली प्रकाश की किरणें दर्पण से परावर्तन के पश्चात् जिस बिन्दु पर मिलती है या मिलती हुई प्रतीत होती हैं, वह बिन्दु गोलीय दर्पण का मुख्य फोकस (Principal focus) कहलाता है।
- **फोकस दूरी** गोलीय दर्पण के ध्रुव तथा फोकस के बीच की दूरी को फोकस दूरी (Focus distance) कहते हैं।

गोलीय दर्पणों द्वारा भिन्न-भिन्न स्थितियों में प्रतिबिम्ब का बनना

दर्पण के प्रकार	वस्तु की स्थिति	प्रतिबिम्ब की स्थिति	प्रतिबिम्ब की प्रकृति एवं आकार	किरण आरेख
उत्तल दर्पण	अनन्त पर	दर्पण के पीछे तथा मुख्य फोकस पर	आभासी, सीधा तथा वस्तु से अत्यन्त छोटा	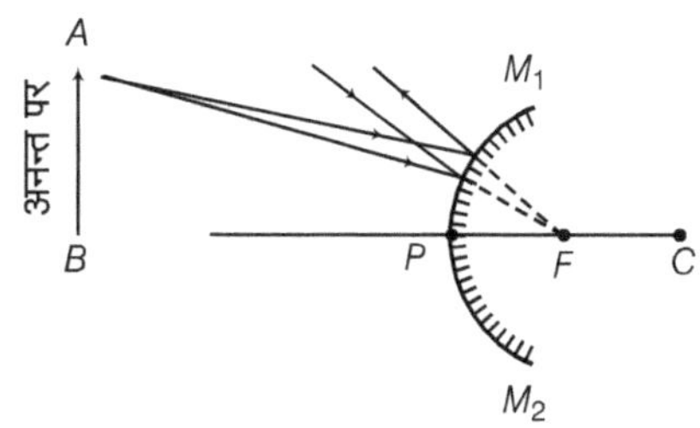
	अनन्त व ध्रुव के बीच	मुख्य फोकस तथा ध्रुव के बीच	आभासी, सीधा तथा वस्तु से छोटा	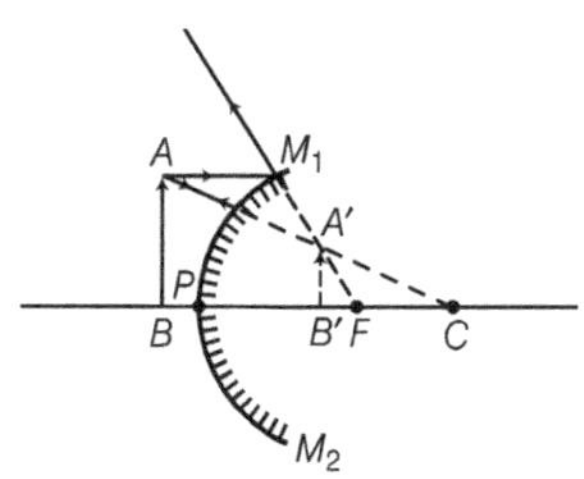

दर्पण के प्रकार	वस्तु की स्थिति	प्रतिबिम्ब की स्थिति	प्रतिबिम्ब की प्रकृति एवं आकार	किरण आरेख
अवतल दर्पण	अनन्त पर	फोकस तल में	वास्तविक, उल्टा तथा वस्तु से छोटा	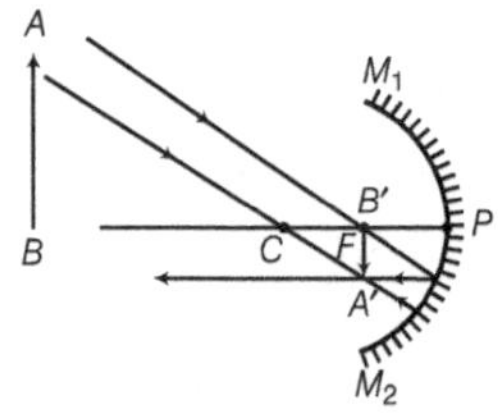
	अनन्त तथा वक्रता केन्द्र के बीच	फोकस तथा वक्रता केन्द्र के बीच	वास्तविक, उल्टा तथा वस्तु से छोटा	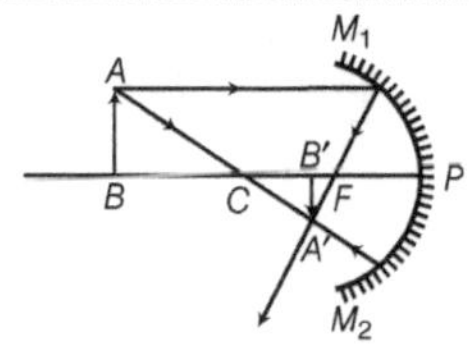
	वक्रता केन्द्र पर	वक्रता केन्द्र पर	वास्तविक, उल्टा तथा वस्तु के बराबर	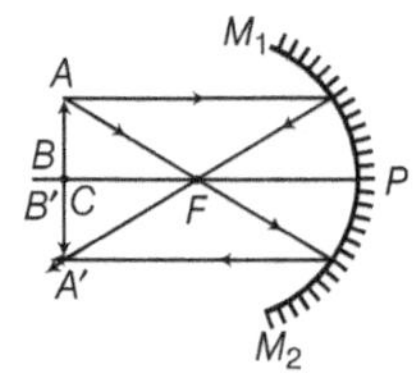
	वक्रता केन्द्र तथा मुख्य फोकस के बीच	वक्रता केन्द्र तथा अनन्त के बीच	वास्तविक, उल्टा तथा वस्तु से बड़ा	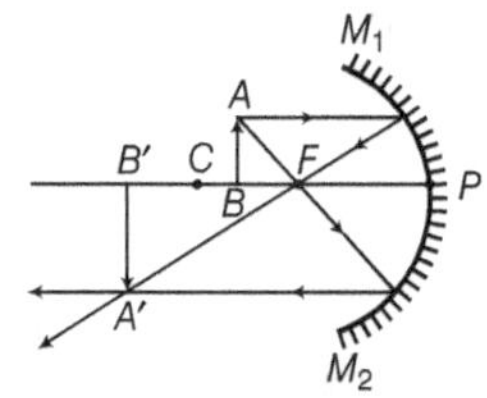
	फोकस पर	अनन्त पर	वास्तविक, उल्टा तथा वस्तु से बहुत बड़ा	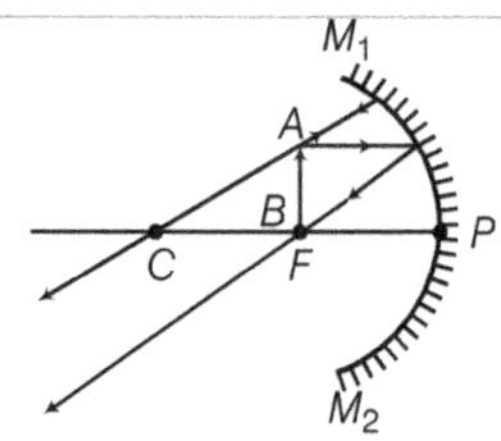
	मुख्य फोकस तथा ध्रुव के बीच	दर्पण के पीछे अनन्त तथा ध्रुव के बीच	आभासी, सीधा तथा वस्तु से बड़ा	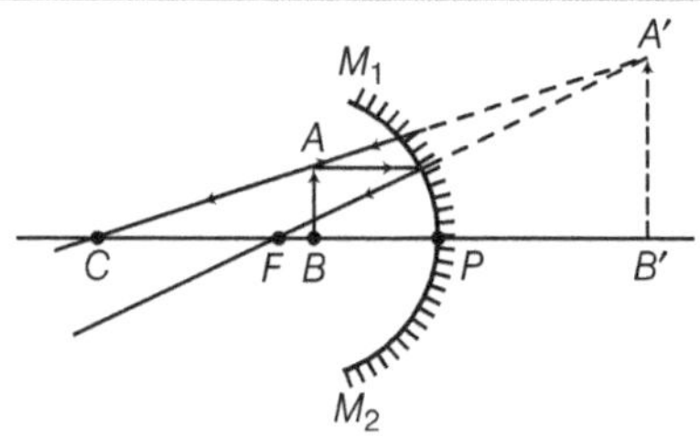

गोलीय दर्पण द्वारा परावर्तन के लिए चिन्ह परिपाटी

गोलीय दर्पण द्वारा परावर्तन के लिए चिन्ह परिपाटी निम्न विधि से लेते हैं।

- इसी परिपाटी में दर्पण के ध्रुव को मूल बिन्दु मानते हैं और दर्पण के मुख्य अक्ष को निर्देशांक पद्धति का X-अक्ष लिया जाता है।
- वस्तु सदैव दर्पण के बायीं ओर रखी जाती है अर्थात् वस्तु से प्रकाश सदैव बायीं ओर से आपतित होता है।
- मुख्य अक्ष के समान्तर, ध्रुव से बायीं ओर मापी गई दूरी ऋणात्मक तथा दायीं ओर मापी गई दूरी धनात्मक होती है।
- मुख्य अक्ष के लम्बवत्, ध्रुव के ऊपर की ओर मापी गई दूरी धनात्मक तथा नीचे की ओर मापी गई दूरी ऋणात्मक होती है। **दर्पण सूत्र** दर्पण सूत्र निम्न है

$$\frac{1}{v}+\frac{1}{u}=\frac{1}{f}=\frac{2}{R} \qquad \left[\because f=\frac{R}{2}\right]$$

जहाँ, v = दर्पण से प्रतिबिम्ब की दूरी,
u = दर्पण से वस्तु की दूरी,
f = दर्पण की फोकस दूरी तथा R = वक्रता त्रिज्या

रेखीय आवर्धन

- प्रतिबिम्ब की लम्बाई (h_i) तथा वस्तु की लम्बाई (h_o) के अनुपात को रेखीय आवर्धन (Linear magnification) कहते हैं। इसे (m) से प्रदर्शित करते हैं।

$$m=\frac{h_i}{h_o}=\frac{-v}{u}$$

$$=\frac{f}{f-u}=\frac{f-v}{f}$$

जहाँ, h_i = प्रतिबिम्ब की लम्बाई तथा h_o = वस्तु की लम्बाई।

- यदि आवर्धन ऋणात्मक होता है, तो प्रतिबिम्ब वास्तविक तथा उल्टा बनता है।
- जब आवर्धन धनात्मक होता है, तब प्रतिबिम्ब आभासी तथा सीधा बनता है।

गोलीय दर्पणों के उपयोग

- **अवतल दर्पण** मोटरकारों, रेल के इन्जनों, स्टीमरों तथा सर्चलाइट, आदि के लैम्पों में परावर्तक के रूप में अवतल दर्पण का उपयोग किया जाता है।
- बड़ी फोकस दूरी तथा बड़े द्वारक के अवतल दर्पण का उपयोग दाढ़ी (Shaving) बनाने में किया जाता है।
- छोटे अवतल दर्पण द्वारा डॉक्टर प्रकाश की किरणों को परावर्तित करके आँख, दाँत, नाक, गले आदि का निरीक्षण करते हैं।
- **उत्तल दर्पण** उत्तल दर्पण का उपयोग स्कूटर, मोटरकारों, आदि वाहनों में साइड दर्पण के रूप में किया जाता है, जिससे पीछे की ओर के काफी बड़े क्षेत्र का स्पष्ट व सीधा प्रतिबिम्ब दिखाई देता है।

लेन्स

लेन्स दो गोलीय सतहों से एक घिरा पारदर्शी माध्यम (Transparent medium) होता है। *लेन्स दो प्रकार के होते हैं*

1. **उत्तल लेन्स** दोनों ओर से उभरी हुई सतहों से घिरे पारदर्शी माध्यम को उत्तल लेन्स (Convex lens) कहते हैं।
2. **अवतल लेन्स** दोनों ओर से दबी हुई सतहों से घिरे पारदर्शी माध्यम को अवतल लेन्स (Concave lens) कहते हैं।

लेन्स से सम्बन्धित कुछ महत्त्वपूर्ण परिभाषाएँ

- **वक्रता केन्द्र** दो गोलीय पृष्ठ जिनमें से प्रत्येक पृष्ठ एक गोले का भाग होता है। इन गोलों के केन्द्रों को लेन्स का वक्रता केन्द्र कहते हैं।
- **वक्रता त्रिज्या** लेन्स जिस गोलीय पृष्ठ का भाग होता है, उसकी त्रिज्या को लेन्स की वक्रता त्रिज्या कहते है।
- **मुख्य अक्ष** लेन्स के दोनों वक्रता केन्द्र को मिलाने वाली रेखा को मुख्य अक्ष (Principal axis) कहते हैं।
- **ध्रुव या प्रकाशिक केन्द्र** लेन्स के भीतर प्रकाशिक अक्ष पर वह बिन्दु जहाँ से परावर्तित किरण बिना विचलित हुए सीधे निकल जाती है, प्रकाशिक केन्द्र (Optical centre) कहलाता है।
- **मुख्य फोकस** लेन्स के मुख्य अक्ष के समान्तर आने वाली प्रकाश की किरणें लेंस से अपवर्तन के पश्चात् जिस बिन्दु पर मिलती है या जिस बिन्दु से आती हुई प्रतीत होती हैं, लेन्स का मुख्य फोकस (Principal focus) कहते हैं।
- **फोकस दूरी** लेन्स के प्रकाशिक केन्द्र तथा फोकस के बीच की दूरी को फोकस दूरी (Focus distance) कहते हैं।

लेन्सों द्वारा भिन्न-भिन्न स्थितियों में प्रतिबिम्ब का बनना

लेन्स के प्रकार	वस्तु की स्थिति	प्रतिबिम्ब की स्थिति	प्रतिबिम्ब का आकार	प्रतिबिम्ब की प्रकृति	किरण आरेख
उत्तल लेन्स	अनन्त पर	F_2 पर	वस्तु से बहुत छोटा	वास्तविक व उल्टा	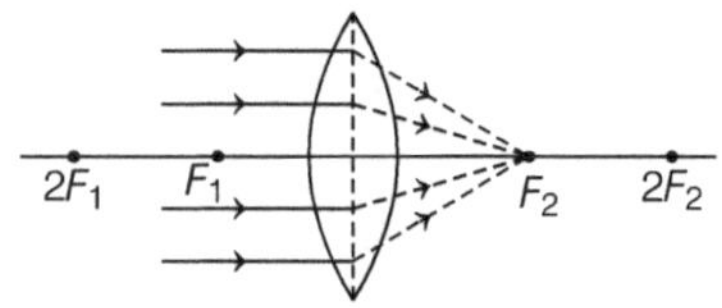
	$2F_1$ के पीछे	F_2 व $2F_2$ के बीच	वस्तु से छोटा	वास्तविक व उल्टा	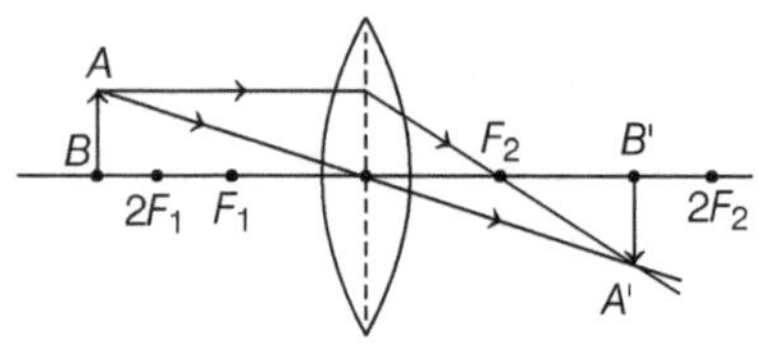
	$2F_1$ पर	$2F_2$ पर	समान आकार	वास्तविक व उल्टा	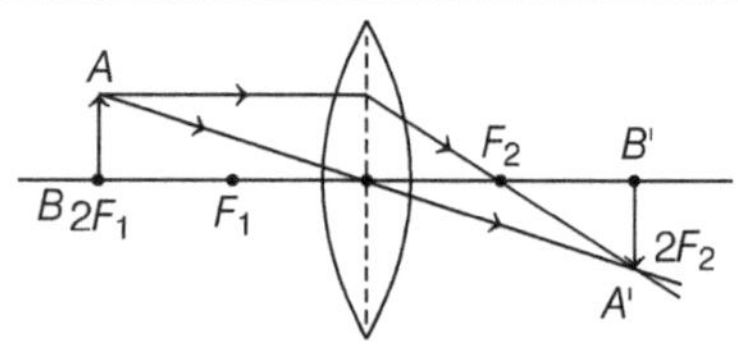
	F_1 व $2F_1$ के बीच	$2F_2$ के पीछे	वस्तु से बड़ा	वास्तविक व उल्टा	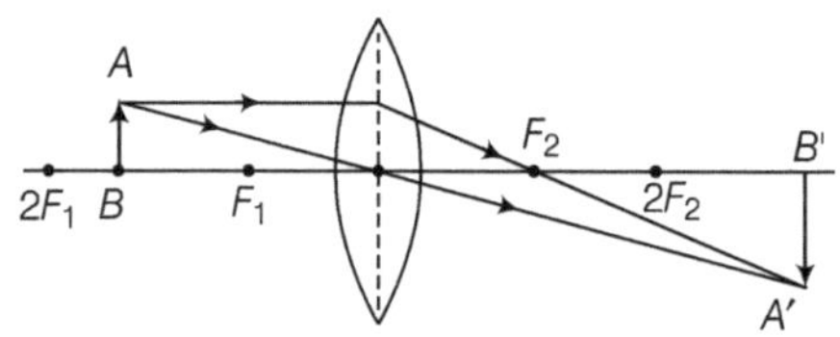
	F_1 पर	अनन्त पर	वस्तु से बहुत बड़ा	वास्तविक व उल्टा	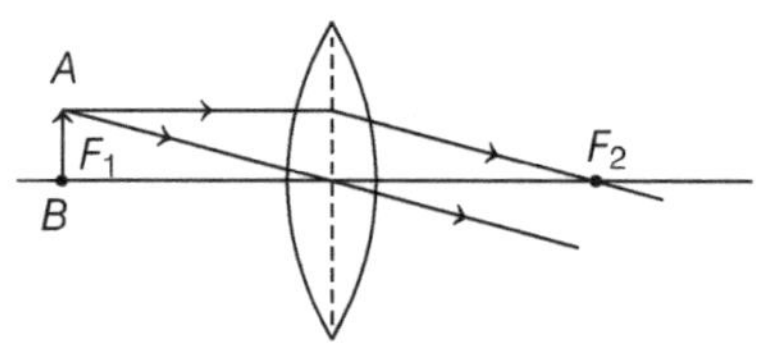
	लेन्स व F_1 के बीच	वस्तु के पीछे	वस्तु से बड़ा	आभासी व सीधा	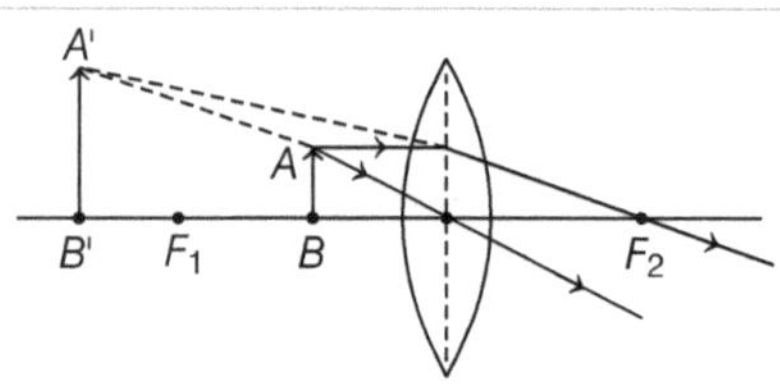

लेन्स के प्रकार	वस्तु की स्थिति	प्रतिबिम्ब की स्थिति	प्रतिबिम्ब का आकार	प्रतिबिम्ब की प्रकृति	किरण आरेख
अवतल लेन्स	अनन्त पर	फोकस पर (वस्तु की ओर)	वस्तु से बहुत छोटा	आभासी व सीधा	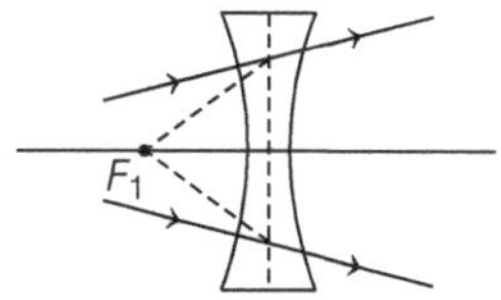
	अनन्त व प्रकाशिक केन्द्र के बीच कहीं भी	फोकस व प्रकाशिक केन्द्र के बीच (वस्तु की ओर)	वस्तु से छोटा	आभासी व सीधा	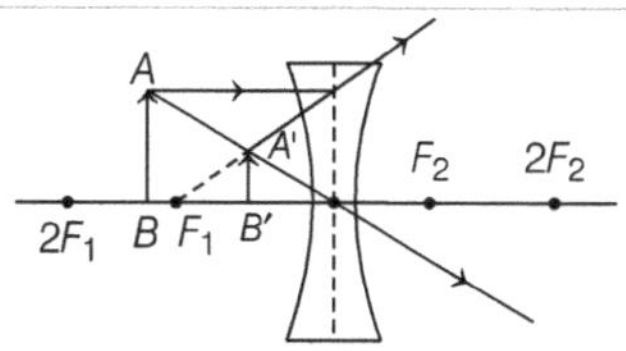

लेन्स द्वारा अपवर्तन के लिए चिन्ह परिपाटी *लेन्स द्वारा अपवर्तन के लिए चिन्ह परिपाटी निम्न विधि से लेते हैं*

- इस चिन्ह परिपाटी में लेन्स के प्रकाशिक केन्द्र को मूल बिन्दु मानते हैं और लेन्स के मुख्य अक्ष को निर्देशांक पद्धति में X-अक्ष मानते हैं।
- वस्तु सदैव लेन्स के बायीं ओर रखी जाती है अर्थात् प्रकाश सदैव बायीं ओर से आपतित होता है। मुख्य अक्ष के समान्तर, प्रकाशिक बिन्दु से बायीं ओर मापी गई दूरी ऋणात्मक तथा दायीं ओर मापी गयी दूरी धनात्मक होती है।
- मुख्य अक्ष के लम्बवत्, प्रकाशिक बिन्दु के ऊपर मापी गई दूरी धनात्मक तथा नीचे मापी गई दूरी ऋणात्मक होती है।

लेन्स सूत्र $\frac{1}{v} - \frac{1}{u} = \frac{1}{f}$

जहाँ, u = प्रकाशिक केन्द्र से वस्तु की दूरी,

v = प्रकाशिक केन्द्र से प्रतिबिम्ब की दूरी

तथा f = फोकस दूरी

संयुक्त लेन्स की फोकस दूरी का सूत्र $\frac{1}{F} = \frac{1}{f_1} + \frac{1}{f_2}$

जहाँ F = संयुक्त फोकस दूरी

f_1 व f_2 = सम्पर्क में रखे लेन्सों की क्रमशः फोकस दूरियाँ

लेन्स की क्षमता

- लेन्स द्वारा प्रकाश किरणों को अभिसारित (एकत्रित) व अपसारित (फैलाने) करने की सामर्थ्य को लेन्स की क्षमता (Power) कहते हैं।
- यह लेन्स की फोकस दूरी (f) के प्रतिलोम (Reciprocal) के बराबर होती है, जबकि फोकस दूरी मीटर में नापी गई हो अर्थात्

$$\text{लेन्स की क्षमता } (P) = \frac{1}{f \text{ (मी में)}} \text{ या } P = \frac{100}{f \text{ (सेमी में)}}$$

लेन्स की क्षमता का मात्रक डायोप्टर (Dioptre) होता है।

- उत्तल लेन्स की फोकस दूरी धनात्मक होती है। अतः इसकी क्षमता सदैव धनात्मक (+ ve) होती है व अवतल लेन्स की फोकस दूरी ऋणात्मक होती है। अतः इसकी क्षमता सदैव ऋणात्मक (– ve) होती है।

लेन्सों के उपयोग

- उत्तल लेन्स का उपयोग घड़ीसाज घड़ी के छोटे पुर्जों को देखने के लिए करते हैं। डॉक्टर आँख व कान के अन्दर देखने के लिए उत्तल लेन्स का उपयोग करते हैं।
- उत्तल लेन्स का उपयोग विभिन्न प्रकाशिक यन्त्रों; **जैसे** दूरदर्शी, सूक्ष्मदर्शी, फोटोग्राफिक कैमरे, आदि में किया जाता है। मानव नेत्र में उत्पन्न दृष्टि दोष के निवारण हेतु चश्मे में उचित फोकस दूरी के उत्तल एवं अवतल लेन्सों का प्रयोग किया जाता है

रेखीय आवर्धन

लेन्स का रेखीय आवर्धन निम्न सूत्र से ज्ञात किया जा सकता है।

$$\text{रेखीय आवर्धन } (m) = \frac{\text{प्रतिबिम्ब की लम्बाई } (I)}{\text{वस्तु की लम्बाई } (O)} = \frac{\text{लेन्स से प्रतिबिम्ब की दूरी } (v)}{\text{लेन्स से वस्तु की दूरी } (u)}$$

मानव नेत्र

मानव नेत्र एक कैमरे की भाँति प्रकाशिक यन्त्र है। नेत्र की वह क्षमता जिसके कारण नेत्र लेन्स फोकस दूरी में परिवर्तन कर दूर और निकट की वस्तुओं का स्पष्ट प्रतिबिम्ब रेटिना पर बनाता है, नेत्र की समंजन क्षमता (Rectification power) कहलाती है।

नेत्र दृष्टि दोष व निवारण

दृष्टि दोष	विवरण	कारण	निवारक लेन्स
निकट दृष्टि दोष	इस दोष से पीड़ित व्यक्ति निकट की वस्तुओं को स्पष्ट देख सकता है परन्तु दूर की वस्तुओं को स्पष्ट नहीं देख पाता है।	• नेत्र लेन्स की वक्रता बढ़ना • नेत्र के गोलक का व्यास बढ़ना	अवतल लेन्स
दूर दृष्टि दोष	इस दोष से पीड़ित व्यक्ति दूर की वस्तुओं को स्पष्ट देख सकता है, परन्तु निकट की वस्तुओं को स्पष्ट नहीं देख पाता है।	• नेत्र लेन्स की वक्रता का कम होना • नेत्र गोलक का व्यास कम होना	उत्तल लेन्स
जरा-दूर दृष्टिता	आयुवृद्धि के कारण नेत्र की माँसपेशियाँ दुर्बल हो जाती हैं, जिससे व्यक्ति निकट तथा दूर स्थित वस्तुओं को ठीक से नहीं देख पाता है।	पक्ष्माभी माँसपेशियों की शक्ति में कमी	द्वि-फोकसी लेन्स
अबिन्दुकता	समान दूरी पर स्थित क्षैतिज व ऊर्ध्वाधर वस्तुएँ एक-साथ दिखाई नहीं देती हैं।	कॉर्निया की गोलाई में अनियमितता	बेलनाकार लेन्स
वर्णान्धता	इस दोष में मनुष्य के नेत्र कुछ निश्चित रंगों के प्रति ही सुग्राही होते हैं।	नेत्र शंक्वाकार कोशिकाओं में कमी	—

प्रकाशिक यन्त्र

प्रकाशिक यन्त्र (Optical instrument) एक युक्ति है, जो दर्पणों, प्रिज्मों तथा लेन्सों के उपयुक्त संयोग से बनी होती है तथा इसका कार्य सिद्धान्त प्रकाश के परावर्तन तथा अपवर्तन के नियमों पर निर्भर करता है।

कुछ मुख्य प्रकाशिक यन्त्र निम्नलिखित हैं

1. सूक्ष्मदर्शी

सूक्ष्मदर्शी की सहायता से सूक्ष्म वस्तुओं को आसानी से देखा जा सकता है, क्योंकि सूक्ष्मदर्शी, वस्तु द्वारा आँख पर बने दर्शन कोण को बढ़ा देती है *सूक्ष्मदर्शी मुख्यतः दो प्रकार के होते है*

सरल सूक्ष्मदर्शी

यह एक कम फोकस दूरी का उत्तल लेन्स होता है, जो अपने निकट स्थित वस्तु का सीधा, बड़ा व आभासी प्रतिबिम्ब बनाता है।

संयुक्त सूक्ष्मदर्शी

यह एक ऐसा प्रकाशिक यन्त्र है, जिसके द्वारा अत्यधिक छोटी वस्तुओं के बड़े प्रतिबिम्ब देखे जाते हैं इसकी आवर्धन क्षमता सरल सूक्ष्मदर्शी की तुलना में बहुत अधिक होती है।

2. दूरदर्शी (खगोलीय दूरदर्शी)

दूरदर्शी एक ऐसा प्रकाशिक यन्त्र है, जिसकी सहायता से आकाशीय पिण्डों (**जैसे** तारे, ग्रह आदि) अथवा बहुत अधिक दूरी पर स्थित वस्तुओं को आसानी से स्पष्ट रूप से देखा जाता है।

Exam Pattern Questions

1 निर्वात् में प्रकाश की चाल होती है
(a) 3×10^7 मी/से (b) 2×10^8 मी/से
(c) 3×10^8 मी/से (d) 3×10^{10} मी/से

2 प्रकाश की तरंगदैर्ध्य परास होती है
(a) 4000 Å से 8000 Å (b) 3000 Å से 4500 Å
(c) 3500 Å से 5500 Å (d) 5000 Å से 9000 Å

3 किसी पृष्ठ से परावर्तित प्रकाश की मात्रा निर्भर करती है
(a) प्रकाशिक माध्यम पर (b) प्रकाश स्रोत पर
(c) पृष्ठ की प्रकृति पर (d) इनमें से कोई नहीं

4 समतल दर्पण द्वारा बने प्रतिबिम्ब की आवर्धन क्षमता होती है
(a) + 1 (b) − 1
(c) 0 (d) 0 से ∞ के बीच

5 एक वस्तु 60° पर झुके दो समतल दर्पणों के बीच रखी है, तो दर्पण द्वारा वस्तु के बने प्रतिबिम्बों की संख्या होगी
(a) 6 (b) 5
(c) 4 (d) 7

6 एक वस्तु के 3 प्रतिबिम्ब प्राप्त करने के लिए दो समतल दर्पण के बीच का झुकाव होगा
(a) 45° (b) 30° (c) 60° (d) 90°

7 परावर्तन का द्वितीय नियम है
(a) $\angle i = \angle r$ (b) $\angle i \neq \angle r$
(c) $\angle i > \angle r$ (d) $\angle i < \angle r$

8 एक उत्तल दर्पण की फोकस दूरी 10 सेमी है। दर्पण के उत्तल पृष्ठ की वक्रता त्रिज्या होगी
(a) 5 सेमी (b) 10 सेमी
(c) 15 सेमी (d) 20 सेमी

9 एक उत्तल दर्पण की फोकस दूरी 20 सेमी है। एक वस्तु दर्पण के सामने ध्रुव से 20 सेमी की दूरी पर रखे जाने पर प्रतिबिम्ब की ध्रुव से दूरी होगी
(a) 40 सेमी (b) 10 सेमी
(c) 20 सेमी (d) अनन्त

10 24 सेमी वक्रता त्रिज्या वाले अवतल दर्पण के सामने 3 सेमी की दूरी पर एक मोमबत्ती रखी है। मोमबत्ती के प्रतिबिम्ब की स्थिति ज्ञात कीजिए।
(a) 1 सेमी (b) 2 सेमी
(c) 3 सेमी (d) 4 सेमी

11 किसका दृष्टि क्षेत्र सबसे अधिक है?
(a) समतल दर्पण (b) उत्तल दर्पण
(c) अवतल दर्पण (d) उत्तल लेन्स

12 यदि दो माध्यमों के पृथक्कारी पृष्ठ पर प्रकाश की एक किरण लम्बवत् आपतित होती है, तो अपवर्तन कोण का मान होगा
(a) 0° (b) 45° (c) 60° (d) 80°

13 प्रकाश के अपवर्तन में यदि दोनों माध्यमों के अपवर्तनांक समान हों, तो अपवर्तन के पश्चात् प्रकाश की किरण
(a) अभिलम्ब से दूर हट जाती है
(b) अभिलम्ब की ओर झुक जाती है
(c) बिना विचलित हुए सीधी निकल जाती है
(d) उपरोक्त में से कोई नहीं

14 प्रकाश के अपवर्तन के लिए, आपतन कोण (i) तथा अपवर्तन कोण (r) में सही सम्बन्ध है
(a) $\angle i = \angle r$ (b) $\angle i \neq \angle r$
(c) $\angle i > \angle r$ (d) इनमें से कोई नहीं

15 वायु के सापेक्ष काँच का अपवर्तनांक $\frac{3}{2}$ है, तो काँच के सापेक्ष वायु का अपवर्तनांक होगा
(a) $\frac{1}{3}$ (b) $\frac{1}{2}$
(c) $\frac{2}{3}$ (d) $\frac{3}{4}$

16 एक उत्तल लेन्स के मुख्य अक्ष पर रखी वस्तु पर वास्तविक प्रतिबिम्ब बनता है। यदि लेन्स के ऊपरी अर्द्धभाग को काला कर दिया जाए, तो
(a) प्रतिबिम्ब नीचे की ओर खिसक जाएगा
(b) प्रतिबिम्ब ऊपर की ओर खिसक जाएगा
(b) प्रतिबिम्ब की लम्बाई आधी हो जाएगी
(d) प्रतिबिम्ब की तीव्रता घट जाएगी

17 लेन्स की फोकस दूरी अधिकतम है
(a) लाल रंग के लिए (b) पीले रंग के लिए
(c) हरे रंग के लिए (d) बैंगनी रंग के लिए

18 सम्पर्क में रखे उत्तल एवं अवतल लेन्स की फोकस दूरियाँ क्रमश: 12 सेमी और 18 सेमी हैं। संयुक्त लेन्स की फोकस दूरी होगी
(a) 50 सेमी (b) 45 सेमी
(c) 36 सेमी (d) 18 सेमी

19 दो लेन्स, जिनकी क्षमताएँ 5 डायोप्टर तथा – 3 डायोप्टर हैं, सम्पर्क में रखे हैं। संयुक्त लेन्स की फोकस दूरी है
(a) 50 सेमी (b) 75 सेमी
(c) 25 सेमी (d) 20 सेमी

20 निम्न में से किसके सामने रखी वस्तु का प्रतिबिम्ब सदैव सीधा, आभासी तथा छोटा बनता है?
(a) उत्तल लेन्स (b) अवतल लेन्स
(c) अवतल दर्पण (d) समतल दर्पण

21 किसी उत्तल लेन्स द्वारा बना प्रतिबिम्ब उल्टा व वस्तु के बराबर होता है, तो वस्तु स्थित होगी
(a) F_1 व $2F_1$ के मध्य (b) $2F_1$ से आगे
(c) F_1 व C के मध्य (d) $2F_1$ पर

22 प्रिज्म से गुजरने पर निम्नलिखित में से किस रंग के प्रकाश का विचलन अधिकतम होगा?
(a) लाल रंग (b) बैंगनी रंग
(c) नीला रंग (d) हरा रंग

23 किसी 15 सेमी फोकस दूरी वाले उत्तल लेन्स से 10 सेमी की दूरी पर एक पेन्सिल ऊर्ध्वाधर रखी गई है। पेन्सिल के प्रतिबिम्ब की प्रकृति क्या होगी?
(a) वास्तविक, उल्टा और आवर्धित
(b) वास्तविक, सीधा और आवर्धित
(c) आभासी, सीधा और लघुकृत
(d) आभासी, सीधा और आवर्धित

24 दोपहर में सूर्य श्वेत दिखाई देता है, क्योंकि
(a) प्रकाश का प्रकीर्णन कम होता है
(b) श्वेत प्रकाश में सभी रंगों का प्रकीर्णन हो जाता है
(c) नीले रंग का प्रकीर्णन बहुत अधिक होता है
(d) लाल रंग का प्रकीर्णन बहुत अधिक होता है

25 आसमान का रंग नीला दिखाई देता है
(a) प्रकाश के परावर्तन के कारण
(b) प्रकाश के अपवर्तन के कारण
(c) प्रकाश के प्रकीर्णन के कारण
(d) पूर्ण आन्तरिक परावर्तन के कारण

26 मनुष्य के स्वस्थ नेत्र में प्रतिबिम्ब बनता है
(a) रेटिना पर (b) रेटिना से आगे
(c) रेटिना के पीछे (d) अनन्त पर

27 मानव नेत्र में रेटिना पर बनने वाला प्रतिबिम्ब
(a) सीधा होता है, परन्तु उल्टा दिखाई देता है
(b) उल्टा होता है, परन्तु सीधा दिखाई देता है
(c) सीधा होता है, सीधा ही दिखाई देता है
(d) उल्टा होता है, उल्टा ही दिखाई देता है

28 सामान्य आँख के लिए स्पष्ट दृष्टि की न्यूनतम दूरी होती है।
(a) 20 सेमी (b) 25 सेमी
(c) 30 सेमी (d) 15 सेमी

29 एक सूक्ष्मदर्शी के अभिदृश्यक लेन्स और नेत्र लेन्स की फोकस दूरी क्रमशः 4 सेमी और 8 सेमी है तथा स्पष्ट दृष्टि की न्यूनतम दूरी 24 सेमी है। यदि वस्तु अभिदृश्यक लेन्स से 4.5 सेमी की दूरी पर रखी हो, तो सूक्ष्मदर्शी की आवर्धन क्षमता होगी
(a) 16 (b) 24
(c) 20 (d) 32

30 एक खगोलीय दूरदर्शी के अभिदृश्यक लेन्स तथा नेत्र लेन्स की फोकस दूरी क्रमशः 100 सेमी तथा 2 सेमी है। जब दूरदर्शी द्वारा दूरस्थ वस्तु का अन्तिम प्रतिबिम्ब अनन्त पर बने, तो दूरदर्शी की आवर्धन क्षमता होगी
(a) – 50 (b) 50
(c) 100 (d) 200

उत्तरमाला

1 (c)	2 (a)	3 (c)	4 (a)	5 (b)	6 (d)	7 (a)	8 (d)	9 (b)	10 (d)
11 (b)	12 (a)	13 (c)	14 (b)	15 (c)	16 (d)	17 (a)	18 (c)	19 (a)	20 (b)
21 (d)	22 (b)	23 (d)	24 (a)	25 (c)	26 (a)	27 (b)	28 (b)	29 (d)	30 (a)

सॉल्यूशन्स

4 (a) समतल दर्पण द्वारा बने प्रतिबिम्ब की लम्बाई, वस्तु के लम्बाई के बराबर होती है तथा प्रतिबिम्ब वस्तु की दिशा में बनता है। अत: समतल दर्पण का आवर्धन + 1 होता है।

5 (b) दिया है, दोनों दर्पणों के बीच का कोण, $\theta = 60^\circ$

$\therefore \quad \frac{360}{\theta} = \frac{360}{60} = 6$ (सम सख्या)

अत: प्रतिबिम्बों की संख्या $= \frac{360}{60} - 1 = 6 - 1 = 5$

6 (d) दिया है, प्रतिबिम्बों की संख्या, $n = 3$

$\therefore \quad n = \frac{360}{\theta} - 1$ या $3 = \frac{360}{\theta} - 1$

या $\quad 4 = \frac{360}{\theta} \Rightarrow \theta = \frac{360}{4} = 90^\circ$

8 (d) फोकस दूरी, $f = 10$ सेमी

वक्रता त्रिज्या, $r = 2f$

$r = 2 \times 10 = 20$ सेमी

15 (c) ${}_an_g = \frac{3}{2}, {}_gn_a = ?$

अपवर्तन के सूत्र,

$${}_gn_a = \frac{1}{{}_an_g} = \frac{1}{\frac{3}{2}} = \frac{2}{3}$$

18 (c) दिया है, $f_1 = +12$ सेमी तथा $f_2 = -18$ सेमी

हम जानते हैं, $\quad \frac{1}{f} = \frac{1}{f_1} + \frac{1}{f_2}$

$\Rightarrow \quad \frac{1}{f} = \frac{1}{12} + \frac{1}{(-18)}$

$= \frac{1}{12} - \frac{1}{18} = \frac{3-2}{36} = \frac{1}{36}$

$\Rightarrow \quad f = 36$ सेमी

19 (a) दिया है, $P_1 = 5$ डायोप्टर तथा $P_2 = -3$ डायोप्टर

$P = P_1 + P_2 = 5 + (-3) = 2$ डायोप्टर

$P = \frac{1}{f} \Rightarrow 2 = \frac{1}{f}$

$\Rightarrow \quad f = \frac{1}{2}$ मी $= 50$ सेमी

29 (d) दिया है, स्पष्ट दृष्टि की न्यूनतम दूरी, $D = 24$ सेमी, $f_o = 4$ सेमी, $f_e = 8$ सेमी $u_o = -4.5$ सेमी

अभिदृश्यक लेन्स के लिए,

$$\frac{1}{f_o} = \frac{1}{v_o} - \frac{1}{u_o}$$

$$\frac{1}{4} = \frac{1}{v_o} - \frac{1}{(-4.5)}$$

$\Rightarrow \quad |v_o| = 36$ सेमी

$\therefore$ आवर्धन क्षमता, $m = \frac{v_o}{u_o}\left(1 + \frac{D}{f_e}\right) = \frac{36}{4.5}\left(1 + \frac{24}{8}\right) = 32$

30 (a) दिया है, अभिदृश्यक लेन्स की फोकस दूरी, $f_o = 100$ सेमी

नेत्र लेन्स की फोकस दूरी, $f_e = 2$ सेमी

$\therefore$ खगोलीय दूरदर्शी की आवर्धन क्षमता,

$$m = -\frac{f_o}{f_e}$$

$$= \frac{-100}{2} = -50$$

अध्याय 08

वैद्युत तथा चुम्बकत्व

स्थिर विद्युतिकी

विद्युतिकी की वह शाखा, जिसमें स्थिर आवेशों तथा उनके मध्य होने वाली अन्योन्य क्रियाओं का अध्ययन किया जाता है, स्थिर वैद्युतिकी (Electrostatic) कहलाती है।

विद्युत आवेश

"किसी पदार्थ का वह गुण, जिसके कारण उसमें विद्युत तथा चुम्बकीय प्रभाव उत्पन्न होते हैं, विद्युत आवेश (Electric charge) कहलाता है।" इसे q से प्रदर्शित करते हैं। यह एक अदिश राशि है। इसका मात्रक कूलॉम (C) होता है।

अत: $q = ne$

जहाँ, n = पदार्थ में इलेक्ट्रॉनों की संख्या

तथा e = इलेक्ट्रॉन पर आवेश

जिसका मान 1.6×10^{-19} कूलॉम होता है।

आवेश दो प्रकार के होते हैं

1. **धनावेश** किसी पिण्ड अथवा कण पर पदार्थ में इलेक्ट्रॉन की कमी को धनावेश (Positive charge) कहते हैं। धनावेश पर पिण्ड का कुछ द्रव्यमान घट जाता है।
2. **ऋणावेश** किसी पिण्ड अथवा कण पर पदार्थ में इलेक्ट्रॉन की अधिकता को ऋणावेश (Negative charge) कहते हैं। ऋणावेश पर इसका द्रव्यमान कुछ बढ़ जाता है।

कूलॉम का नियम

किन्हीं दो आवेशों के बीच लगने वाला आकर्षण या प्रतिकर्षण बल, उन दोनों आवेशों की मात्राओं के गुणनफल के समानुपाती तथा दोनों आवेशों के बीच की दूरी के वर्ग के व्युत्क्रमानुपाती होता है, अर्थात्

$$F \propto \frac{|q_1 q_2|}{r^2}$$

$$\Rightarrow \quad F = k\frac{|q_1 q_2|}{r^2}$$

जहाँ, k = समानुपाती नियतांक $= \frac{1}{4\pi\varepsilon_0 K} = 9 \times 10^9$

ε_0 = निर्वात् की विद्युतशीलता,

K = माध्यम का परावैद्युतांक

- निर्वात् की विद्युतशीलता (Dielectric constant) ε_0 का मान $= 8.85 \times 10^{-12}$ कूलॉम^2/न्यूटन-मीटर^2 होता है। निर्वात् के लिए $K = 1$, जल के लिए $K = 81$ तथा धातु के लिए $K = \infty$ होता है।

विद्युत क्षेत्र

प्रत्येक आवेश के चारों ओर का वह क्षेत्र, जिसमें किसी दूसरे आवेश को रखने पर वह आकर्षण या प्रतिकर्षण के बल का अनुभव करता है, विद्युत क्षेत्र (Electric field) कहलाता है।

किसी बिन्दु आवेश q के कारण r दूरी पर वैद्युत क्षेत्र की तीव्रता,

$$E = \frac{1}{4\pi\varepsilon_0} \cdot \frac{q}{r^2}$$

गतिक विद्युतिकी

विद्युतिकी की वह शाखा, जिसमें आवेशों की गतिक अवस्था का अध्ययन किया जाता है, गतिक विद्युतिकी (Electrodynamics) कहलाती है।

विद्युत धारा

आवेश के प्रवाह को विद्युत धारा (Electric current) कहते हैं। आवेश के प्रवाह की दर, विद्युत धारा की माप के बराबर होती है।

$$\text{विद्युत धारा } (i) = \frac{\text{आवेश } (q)}{\text{समय } (t)}$$

- विद्युत धारा एक अदिश राशि है, इसका मात्रक ऐम्पियर या कूलॉम/सेकण्ड होता है। विद्युत धारा को अमीटर नामक यन्त्र से नापा जाता है।
- धारा प्रवाह की दिशा सदैव इलेक्ट्रॉन प्रवाह की विपरीत दिशा में होती है।

चालक

वे पदार्थ, जिनमें आवेश का प्रवाह सुगमता से होता है, चालक (Conductors) अथवा सुचालक कहलाते हैं।

उदाहरण अम्लीय जल, लवण, धातुएँ—चाँदी, कॉपर, ऐल्युमीनियम आदि।

धातुओं में चाँदी सर्वोत्तम चालक है।

अचालक

वे पदार्थ, जिनमें आवेश का प्रवाह नहीं होता है, अचालक (Non-conductors) अथवा कुचालक कहलाते हैं।

उदाहरण सूखी लकड़ी, काँच, रबर आदि।

विद्युत विभव

एकांक धनावेश को अनन्त से विद्युत क्षेत्र में स्थित किसी बिन्दु तक लाने में क्षेत्र के विरुद्ध किए गए कार्य को उस बिन्दु का विद्युत विभव (Electric potential) कहते हैं। इसे V से प्रदर्शित करते हैं।

यदि q कूलॉम आवेश को अनन्त से किसी बिन्दु तक लाने में क्षेत्र के विरुद्ध किया गया कार्य W जूल हो, तो उस बिन्दु पर कार्यरत् विद्युत विभव, $V = \frac{W}{q}$

विद्युत विभव का मात्रक जूल/कूलॉम या वोल्ट होता है। विद्युत विभव को वोल्टमीटर नामक यन्त्र द्वारा नापा जाता है।

विद्युत विभवान्तर

किसी धारावाही विद्युत परिपथ में दो बिन्दुओं के बीच विद्युत विभवान्तर (Electric potential difference) वह कार्य है, जो एकांक आवेश को एक बिन्दु (W_A) से दूसरें बिन्दु (W_B) तक लाने में किया जाता है

$$V = \frac{W_A - W_B}{q}$$

सरल विद्युत परिपथ

विद्युत अवयवों (वोल्टेज स्रोत, प्रतिरोध, प्रेरकत्व, संधारित्र एवं कुंजियों आदि) एवं विद्युत यान्त्रिक अवयवों (स्विच, मोटर, स्पीकर आदि) का परस्पर संयोजन सरल विद्युत परिपथ (Simple electric circuit) अथवा विद्युत नेटवर्क (Electric network) कहलाता है।

एक या एक से अधिक बन्द लूप वाले नेटवर्क ही विद्युत परिपथ (Electric circuit) कहलाते हैं।

- अत्यन्त लघु आकार के विद्युत परिपथ एकीकृत परिपथ कहलाते हैं।
- जब किसी परिपथ में डायोड, ट्रांजिस्टर या आई.सी. आदि लगे होते हैं, तो उसे इलेक्ट्रॉनिक परिपथ भी कहा जाता है, जोकि विद्युत परिपथ का ही एक रूप है।

उपरोक्त चित्र एक सरल विद्युत परिपथ, जोकि एक वोल्टेज स्रोत एवं एक प्रतिरोध से मिलकर बना है।

विद्युत परिपथों में सामान्यतः उपयोग होने वाले कुछ अवयवों के प्रतीक

अवयव	प्रतीक	अवयव	प्रतीक
विद्युत सेल	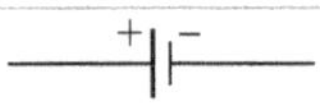	विद्युत बल्ब	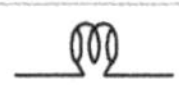 या 
बैटरी अथवा सेलों का संयोजन	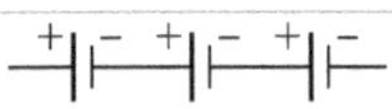	प्रतिरोध	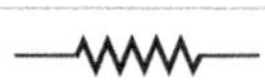
(खुली) प्लग कुंजी अथवा स्विच	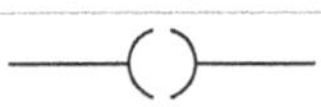	परिवर्ती प्रतिरोध अथवा धारा नियन्त्रक	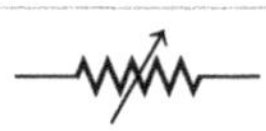 या 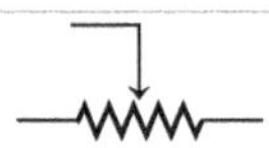
(बन्द) प्लग कुंजी अथवा स्विच	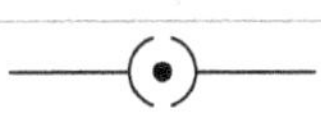	अमीटर	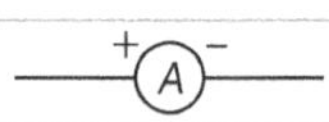
तार सन्धि	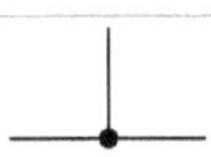	वोल्टमीटर	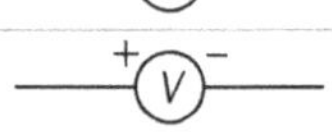
(बिना सन्धि के) तार क्रॉसिंग	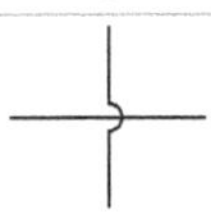		

ओम का नियम

ओम के नियम के अनुसार, किसी धातु के तार में प्रवाहित होने वाली विद्युत धारा (I) उस तार के सिरों के मध्य उत्पन्न विद्युत विभवान्तर (V) के अनुक्रमानुपाती होती है, जबकि तार का ताप निश्चित हो $V \propto I$

$$\frac{V}{I} = R \text{ (नियतांक) अथवा } V = IR$$

जहाँ, V = विद्युत विभवान्तर,
I = तार में प्रवाहित विद्युत धारा
तथा R = अनुक्रमानुपाती नियतांक

R को चालक का विद्युत प्रतिरोध (Electric resistance) कहते हैं, जिसका मान चालक के पदार्थ, ताप, क्षेत्रफल आदि पर निर्भर करता है।

प्रतिरोध

चालक का वह गुण, जिसके कारण वह उसमें प्रवाहित होने वाली विद्युत धारा के प्रवाह का विरोध करता है, चालक का विद्युत प्रतिरोध (Electric resistance) कहलाता है तथा इसका मात्रक ओम (Ω) होता है।

विशिष्ट प्रतिरोध

एकांक लम्बाई व एकांक अनुप्रस्थ-परिच्छेद के क्षेत्रफल वाले तार के प्रतिरोध को, तार के पदार्थ का विशिष्ट प्रतिरोध (Specific resistance) कहते हैं। तार का प्रतिरोध,

$$R = \rho\frac{l}{A}$$

जहाँ, ρ = तार का विशिष्ट प्रतिरोध, R = तार का प्रतिरोध,
l = तार की लम्बाई
तथा A = तार की अनुप्रस्थ-काट का क्षेत्रफल

इसका मात्रक ओम-मीटर (Ω-m) होता है।

प्रतिरोधकता या विशिष्ट प्रतिरोध को प्रभावित करने वाले कारक निम्नलिखित हैं

- धातुओं की प्रतिरोधकता ताप बढ़ाने पर बढ़ती है।
- अशुद्धि व यान्त्रिक प्रतिबल बढ़ने से प्रतिरोधकता बढ़ती है।
- अतिचालक की प्रतिरोधकता शून्य होती है।

प्रतिरोधों के संयोजन

प्रतिरोधों को निम्न दो प्रकार से जोड़ा जा सकता है

1. **श्रेणीक्रम संयोजन** प्रतिरोधों का ऐसा संयोजन, जिसमें प्रत्येक प्रतिरोध का दूसरा सिरा अगले प्रतिरोध के पहले सिरे से जुड़ा हो, तो इस प्रकार बने क्रम को श्रेणीक्रम (Series combination) कहते हैं।

श्रेणीक्रम में तुल्य प्रतिरोध,

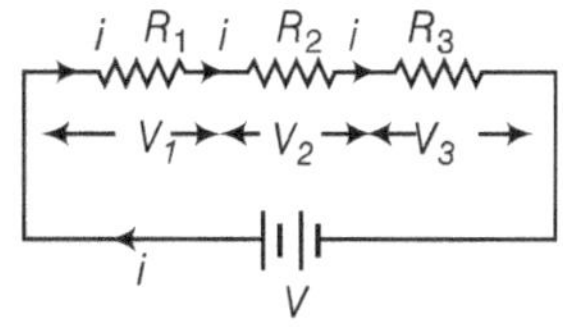

$$R = R_1 + R_2 + R_3 + ...$$

श्रेणीक्रम में सभी प्रतिरोधों में धारा का मान समान व विभवान्तर का मान अलग-अलग होता है, अर्थात् परिपथ में बहने वाली धारा विभिन्न प्रतिरोधों की स्थिति पर निर्भर नहीं करती है।

2. **समान्तर क्रम संयोजन** प्रतिरोधों का ऐसा संयोजन, जिसमें सभी प्रतिरोधों के प्रथम सिरों को एक बिन्दु से व द्वितीय सिरों को दूसरे बिन्दु से जोड़ा जाता है, समान्तर क्रम (Parallel combination) कहलाता है।

   समान्तर क्रम में तुल्य प्रतिरोध,

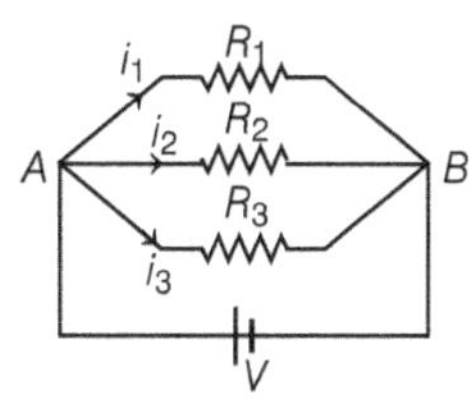

$$\frac{1}{R} = \frac{1}{R_1} + \frac{1}{R_2} + \frac{1}{R_3} + ...$$

समान्तर क्रम में, सभी प्रतिरोधों में धारा का मान अलग-अलग होता है, परन्तु सभी प्रतिरोधों के सिरों पर विभवान्तर समान होता है। परिपथ में लगने वाला वोल्टेज विभिन्न प्रतिरोधों की स्थिति पर निर्भर नहीं करता है।

विद्युत धारा का ऊष्मीय प्रभाव

विद्युत धारा के प्रवाह के कारण किसी चालक के ताप में वृद्धि की घटना को विद्युत धारा का ऊष्मीय प्रभाव (Heating effect of electric current) कहते हैं

$$\text{ऊष्मा } (H) = \frac{VIt}{4.2} \text{ कैलोरी}$$
$$= \frac{V^2t}{4.2R} \text{ कैलोरी}$$
$$= \frac{I^2RT}{4.2} \text{ कैलोरी}$$

यह जूल के ऊष्मीय उत्पादन का नियम भी कहलाता है।

विद्युत शक्ति

किसी विद्युत परिपथ में विद्युत ऊर्जा के व्यय होने की दर को विद्युत सामर्थ्य (Electric power) अथवा विद्युत शक्ति (P) कहते हैं।

$$P = \frac{W}{t} = VI = I^2R = \frac{V^2}{R}$$

इसका मात्रक जूल/सेकण्ड या वाट होता है।

वाट विद्युत सामर्थ्य का बहुत छोटा मात्रक है। इसके बड़े मात्रक किलोवाट, मेगावाट व अश्व शक्ति होते हैं।

अत: 1 किलोवाट = 10^3 वाट

1 मेगावाट = 10^6 वाट

1 अश्व शक्ति = 746 वाट

विद्युत ऊर्जा

- किसी चालक में विद्युत आवेश प्रवाहित होने से, जो ऊर्जा व्यय होती है, उसे विद्युत ऊर्जा (Electric energy) कहते हैं।
- यदि किसी चालक के सिरों के बीच विभवान्तर V हो, तो q आवेश को चालक के एक सिरे से दूसरे सिरे तक ले जाने में किया गया कार्य या व्यय विद्युत ऊर्जा,

$$W = V \times q = VIt = I^2Rt = \frac{V^2t}{R} \text{ जूल}$$

इसका मात्रक जूल (Joule) होता है।

- विद्युत ऊर्जा की इकाई किलोवाट-घण्टा भी होती है।

$$1 \text{ kWh} = 3.6 \times 10^6 \text{ जूल}$$

$$\text{यूनिटों की संख्या} = \frac{\text{वाट} \times \text{घण्टे}}{1000}$$

- विद्युत उत्पादन केन्द्रों (Power houses) में उत्पादित ऊर्जा को मेगावाट-घण्टा में व्यक्त करते हैं।

1 मेगावाट घण्टा = 10^6 वाट घण्टा =1000 किलोवाट घण्टा

घरेलू विद्युत परिपथ

घरेलू वायरिंग घरों में पावर हाउस से विद्युत धारा दो मोटे तारों द्वारा प्रवाहित होती है, जिसे सर्विस लाइन कहते हैं।

- इन तारों में से एक तार उच्च विभव (220 वोल्ट) का होता है, जिसे **गर्म तार** (Live wire or phase wire) कहा जाता है तथा दूसरा तार शून्य विभव का होता है, जिसे **ठण्डा** या **उदासीन तार** (Neutral wire) कहा जाता है।
- इन तारों को वाट-घण्टा-मीटर के दो टर्मिनलों, जिन पर IN लिखा होता है, से जोड़ दिया जाता है तथा मीटर के अन्य दो टर्मिनलों, जिन पर OUT लिखा होता है, को घर के मेन स्विच से जोड़ देते हैं।
- मेन स्विच से आगे निकलने वाले दोनों तारों के श्रेणीक्रम में मेन फ्यूज लगा दिया जाता है। इन दोनों तारों के माध्यम से घर के अलग-अलग भागों में कई ब्रांच लाइनें समान्तर क्रम में ली जाती हैं, जिनका सम्बन्ध घर के विभिन्न उपकरणों से कर दिया जाता है तथा उपकरणों में धारा प्रवाहित होने लगती है।

फ्यूज तार विद्युत फ्यूज कम गलनांक वाली मिश्र धातु (ताँबा, टिन और सीसा) के बनाए जाते हैं। अधिक धारा बहने पर फ्यूज तार (Fuse wire) पिघलकर विद्युत परिपथ को भंग कर देता है तथा विद्युत धारा बन्द हो जाती है, अर्थात् परिपथ लघुपथित (Short circuit) हो जाता है। इस प्रकार परिपथ में लगे उपकरण सुरक्षित बच जाते हैं।

चुम्बक

यह एक ऐसा पदार्थ है, जो लोहा, निकिल, कोबाल्ट और अयस्कों को अपनी ओर आकर्षित करता है। किसी चुम्बक द्वारा लोहे के टुकड़ों को अपनी ओर आकर्षित करने के गुण को चुम्बकत्व (Magnetism) कहते हैं।

चुम्बक के प्रकार

चुम्बक निम्नलिखित दो प्रकार के होते हैं

1. **प्राकृतिक चुम्बक** ऐसे पत्थर या खनिज, जिनमें स्वाभाविक रूप से चुम्बकीय गुण विद्यमान रहते हैं, प्राकृतिक चुम्बक (Natural magnet) कहलाते हैं। प्राकृतिक चुम्बक वास्तव में लोहे तथा ऑक्सीजन के यौगिक होते हैं, जिसका रासायनिक सूत्र Fe_3O_4 है।
   उदाहरण लोडस्टोन की चुम्बक एक प्राकृतिक चुम्बक होती है।
2. **कृत्रिम चुम्बक** वे चुम्बक, जिन्हें कृत्रिम ढंग से बनाया जाता है, कृत्रिम चुम्बक (Artificial magnet) कहलाते हैं। अधिकांश कृत्रिम चुम्बक लोहे, इस्पात व निकिल के बनाए जाते हैं।

   उदाहरण छड़ चुम्बक, घोड़ा नाल चुम्बक, चुम्बकीय सुईं, वैद्युत चुम्बक आदि।

चुम्बक के ध्रुव

चुम्बक के दोनों सिरों के निकट वे बिन्दु जिन पर चुम्बकत्व सबसे अधिक होता है, चुम्बक के ध्रुव (Poles of magnet) कहलाते हैं।

चुम्बक के दो ध्रुव होते हैं

1. उत्तरी ध्रुव 2. दक्षिणी ध्रुव

चुम्बक के गुण

चुम्बक के गुण निम्न हैं

- चुम्बक के ध्रुवों पर चुम्बकत्व सबसे अधिक होता है तथा मध्य की ओर कम होता जाता है। चुम्बक के ठीक मध्य में चुम्बकत्व शून्य होता है।
- किन्हीं दो चुम्बक के समान ध्रुव एक-दूसरे को प्रतिकर्षित करते हैं तथा असमान ध्रुव एक-दूसरे को आकर्षित करते हैं।
- किसी चुम्बक को बीच से तोड़ने पर इसके ध्रुव अलग नहीं होते, बल्कि टूटे हुए भाग पुनः पूर्ण चुम्बक बन जाते हैं तथा प्रत्येक भाग में उत्तरी तथा दक्षिणी ध्रुव उत्पन्न हो जाते हैं। यदि इन भागों को पुनः तोड़ दिया जाए तब भी प्रत्येक भाग एक पूर्ण चुम्बक होगा। अतः चुम्बक के ध्रुवों को कभी भी अलग नहीं किया जा सकता।

चुम्बकीय क्षेत्र

चुम्बक के चारों ओर का वह क्षेत्र, जिसमें उसके चुम्बकीय प्रभाव का अनुभव होता है, चुम्बकीय क्षेत्र (Magnetic field) कहलाता है।

चुम्बकीय क्षेत्र की तीव्रता

किसी स्थान पर चुम्बकीय क्षेत्र के लम्बवत् रखे एकांक लम्बाई के तार में एकांक धारा प्रवाहित करने पर तार पर कार्यरत् बल, उस स्थान पर चुम्बकीय क्षेत्र की तीव्रता (Intensity of electric field) कहलाती है।

यह एक सदिश राशि है तथा इसका मात्रक न्यूटन/ऐम्पियर-मी या वेबर/मी^{2} होता है।

Exam Pattern Questions

1 एक इलेक्ट्रॉन पर आवेश होता है

(a) -9.1×10^{-19} कूलॉम (b) -1.6×10^{-19} कूलॉम
(c) $+9.1\times10^{-19}$ कूलॉम (d) $+1.6\times10^{-19}$ कूलॉम

2 विद्युत आवेश का मात्रक है

(a) जूल (b) कूलॉम (c) वोल्ट (d) ऐम्पियर

3 ऐम्पियर-सेकण्ड किसका मात्रक है?

(a) विद्युत ऊर्जा का (b) विद्युत वाहक बल का
(c) आवेश का (d) विद्युत धारा का

4 यदि आवेश q को दो बराबर आवेशों Q, को जोड़ने वाली रेखा के मध्य बिन्दु पर रखा जाता है, तो इन आवेशों का यह निकाय साम्य में होगा, यदि q है

(a) $-4Q$ (b) $-\frac{Q}{4}$ (c) $-\frac{Q}{2}$ (d) $+\frac{Q}{2}$

5 एक बिन्दु आवेश q अपने से 0.25 मी दूर स्थित बिन्दु पर 2 न्यूटन/कूलॉम का वैद्युत बल आरोपित करता है। इस आवेश का मान क्या है?

(a) 1.39×10^{-9} कूलॉम (b) 1.39×10^{9} कूलॉम
(c) 1.39×10^{-11} कूलॉम (d) 1.39×10^{11} कूलॉम

6 किसी चालक तार में विद्युत धारा का प्रवाह होता है

(a) मुक्त इलेक्ट्रॉनों द्वारा (b) प्रोटॉनों द्वारा
(c) आयनों द्वारा (d) न्यूट्रॉनों द्वारा

7 विद्युत धारा का SI मात्रक है

(a) कूलॉम (b) ऐम्पियर
(c) जूल (d) ओम

8 निम्नलिखित में से विद्युत का चालक है

(a) अम्लीय जल (b) लवण
(c) धातुएँ (d) ये सभी

9 विभवान्तर के मापन हेतु प्रयुक्त मापक यन्त्र है

(a) अमीटर (b) वोल्टमीटर
(c) ओम-मीटर (d) इनमें से कोई नहीं

10 ओम का नियम सत्य है

(a) केवल धात्विक चालकों के लिए
(b) केवल अधात्विक चालकों के लिए
(c) केवल अर्द्धचालकों के लिए
(d) उपरोक्त सभी के लिए

11 ओम के नियम का सही सूत्र है

(a) $I = V \times R$
(b) $R = V \times I$
(c) $V = I \times R$
(d) उपरोक्त में से कोई नहीं

12 प्रतिरोध का मात्रक होता है

(a) ओम (b) ओम/सेमी
(c) ओम-सेमी (d) वोल्ट

13 किसी धातु के तार की विद्युत प्रतिरोधकता निम्न में से किस पर निर्भर करती है?

(a) इसकी लम्बाई पर
(b) इसके अनुप्रस्थ-काट के क्षेत्रफल पर
(c) इसके पदार्थ की प्रकृति पर
(d) उपरोक्त सभी

14 यदि पाँच प्रतिरोध, जिनमें प्रत्येक का मान $\frac{1}{5}$ ओम है, श्रेणीक्रम में संयोजित हैं, तो उनके द्वारा प्राप्त होने वाला अधिकतम प्रतिरोध है

(a) $\frac{1}{5}$ ओम (b) 10 ओम (c) 5 ओम (d) 1 ओम

15 4 ओम के चार प्रतिरोध एक-दूसरे के समान्तर क्रम में जोड़े गए हैं, तो तुल्य प्रतिरोध होगा

(a) 4 ओम (b) 2 ओम
(c) 3 ओम (d) 1 ओम

16 R_1 व R_2 दो प्रतिरोधक तार समान्तर क्रम में जोड़े गए हैं। इनका तुल्य प्रतिरोध होगा

(a) $R_1 + R_2$ (b) $R_1 \times R_2$ (c) $\frac{R_1R_2}{R_1 + R_2}$ (d) $\frac{R_1 + R_2}{R_1R_2}$

17 ध्रुवों को मिलाने वाली रेखा कहलाती है

(a) चुम्बकीय अक्ष (b) चुम्बकीय ध्रुव
(c) सरल रेखा (d) इनमें से कोई नहीं

18 किन्हीं दो चुम्बकों के समान ध्रुव एक-दूसरे को

(a) आकर्षिक करते हैं (b) प्रतिकर्षित करते हैं
(c) कोई प्रतिक्रिया नहीं करते (d) इनमें से कोई नहीं

19 तीन समान प्रतिरोधों को श्रेणीक्रम में संयोजित करने पर तुल्य प्रतिरोध 90 ओम है, इन्हें समान्तर क्रम में संयोजित करने पर उनका तुल्य प्रतिरोध क्या होगा?

(a) 10 ओम (b) 30 ओम (c) 270 ओम (d) 810 ओम

20 जूल के नियम के लिए असत्य कथन है

(a) उत्पन्न ऊष्मा धारा के वर्ग के अनुक्रमानुपाती होती है
(b) उत्पन्न ऊष्मा प्रतिरोध के वर्ग के अनुक्रमानुपाती होती है
(c) उत्पन्न ऊष्मा समय के अनुक्रमानुपाती होती है
(d) उपरोक्त में से कोई नहीं

21 सामर्थ्य P, विभवान्तर V तथा धारा I में सम्बन्ध होता है

(a) $P = VI$ (b) $P = \frac{V}{I}$
(c) $P = \frac{I}{V}$ (d) $P = VI^2$

22 एक विद्युत बल्ब 200 वोल्ट के स्रोत से जलाने पर 1 ऐम्पियर की धारा लेता है। विद्युत बल्ब की शक्ति है

(a) 100 वाट (b) 200 वाट (c) 50 वाट (d) 400 वाट

23 विद्युत ऊर्जा का मात्रक होता है

(a) वाट (b) जूल
(c) वाट/जूल (d) इनमें से कोई नहीं

24 किलोवाट-घण्टा किस भौतिक राशि का मात्रक है?

(a) समय (b) द्रव्यमान
(c) ऊर्जा (d) शक्ति

25 एक चालक में 2 ऐम्पियर की धारा 10 वोल्ट पर 1 मिनट तक प्रवाहित की गई। तार में व्यय हुई विद्युत ऊर्जा का मान होगा

(a) 5 जूल (b) 10 जूल (c) 20 जूल (d) 1200 जूल

26 विद्युत फ्यूज को परिपथ के क्रम में लगाया जाता है

(a) श्रेणीक्रम में (b) समान्तर क्रम में
(c) (a) व (b) दोनों (d) निश्चित नहीं है

27 मेन स्विच से निकलने वाले तारों को जोड़ा जाता है

(a) मेन फ्यूज से (b) वाट-घण्टा-मीटर से
(c) युक्ति से (d) इनमें से कोई नहीं

28 ऐसा पदार्थ, जो लोहे के छोटे-छोटे टुकड़ों को अपनी ओर आकर्षित करता है, कहलाता है

(a) चुम्बक (b) चालक
(c) अचालक (d) इनमें से कोई नहीं

29 निम्न में से कौन-सा प्राकृतिक चुम्बक है?

(a) लोहा (b) कोबाल्ट
(c) मैग्नेटाइट के पत्थर (d) इस्पात

30 कृत्रिम चुम्बक बने होते हैं

(a) लोहे के (b) कोबाल्ट के
(c) इस्पात के (d) ये सभी

31 चुम्बकत्व सबसे अधिक होता है

(a) ध्रुवों पर (b) मध्य में
(c) नीचे की ओर (d) इनमें से कोई नहीं

32 चुम्बक को स्वतन्त्रतापूर्वक लटकाने पर वह किस दिशा में ठहरती है?

(a) पूर्व-पश्चिम (b) उत्तर-दक्षिण
(c) पश्चिम-पूर्व (d) दक्षिण-पश्चिम

उत्तरमाला

1 (b)	2 (b)	3 (c)	4 (b)	5 (c)	6 (a)	7 (b)	8 (d)	9 (b)	10 (a)
11 (c)	12 (a)	13 (d)	14 (d)	15 (d)	16 (c)	17 (a)	18 (b)	19 (a)	20 (b)
21 (a)	22 (b)	23 (b)	24 (c)	25 (d)	26 (a)	27 (a)	28 (a)	29 (c)	30 (d)
31 (a)	32 (b)								

सॉल्यूशन्स

4 (b)

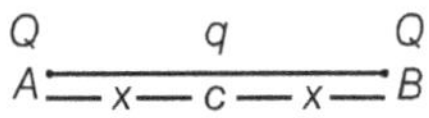

साम्य के लिए, नेट बल, $F = 0$

बिन्दु B पर, $\frac{kQQ}{(2x)^2} + \frac{kqQ}{x^2} = 0$

$\therefore \quad q = -Q/4$

5 (c) हम जानते हैं, $E = \frac{kq}{r^2}$

$\Rightarrow \quad E = \frac{q}{4\pi\varepsilon_0 r^2}$

या $\quad q = 4\pi\varepsilon_0 r^2 E$

$\because \quad k = \frac{1}{4\pi\varepsilon_0} = 9\times10^9$ न्यूटन-मी^{2}/कूलॉम^2

$r = 0.25$ मी, $E = 2$ न्यूटन/कूलॉम

$\Rightarrow \quad q = \frac{(0.25)^2 \times 2}{9\times10^9} = 1.39\times10^{-11}$ कूलॉम

14 (d) यदि पाँच प्रतिरोध R_1, R_2, R_3, R_4 व R_5 श्रेणीक्रम में संयोजित हैं, तो तुल्य प्रतिरोध,

$$R_{eq} = R_1 + R_2 + R_3 + R_4 + R_5$$
$$= \frac{1}{5} + \frac{1}{5} + \frac{1}{5} + \frac{1}{5} + \frac{1}{5} = \frac{5}{5} = 1 \text{ ओम}$$

15 (d) यदि चार प्रतिरोध R_1, R_2, R_3 व R_4 एक-दूसरे के समान्तर क्रम में जोड़े गए हैं, तो तुल्य प्रतिरोध,

$$\frac{1}{R_{eq}} = \frac{1}{R_1} + \frac{1}{R_2} + \frac{1}{R_3} + \frac{1}{R_4}$$

दिया है, $\quad R_1 = R_2 = R_3 = R_4 = 4$ ओम

$$\frac{1}{R_{eq}} = \frac{1}{4} + \frac{1}{4} + \frac{1}{4} + \frac{1}{4}$$
$$= \frac{1+1+1+1}{4} = \frac{4}{4}$$
$$= 1 \text{ ओम}$$

$\Rightarrow \quad R_{eq} = 1$ ओम

19 (a) माना कि प्रतिरोध R है।

प्रश्नानुसार,

श्रेणीक्रम में तुल्य प्रतिरोध,

$$R = R + R + R = 90\,\Omega$$

$\Rightarrow \quad R = 30\,\Omega$

समान्तर क्रम में संयोजित करने पर तुल्य प्रतिरोध,

$$\frac{1}{R'_{eq}} = \frac{1}{R} + \frac{1}{R} + \frac{1}{R}$$

$\Rightarrow \quad R'_{eq} = \frac{R}{3} = \frac{30}{3} = 10\,\Omega$

22 (b) दिया है, विद्युत बल्ब का विभवान्तर, $V = 200$ वोल्ट,

बल्ब में प्रवाहित धारा, $I = 1$ ऐम्पियर

विद्युत बल्ब की सामर्थ्य, $P = V \times I$

$= 200 \times 1 = 200$ वाट

25 (d) दिया है, धारा, $I = 2$ ऐम्पियर

विभवान्तर, $V = 10$ वोल्ट

समय, $t = 1$ मिनट

$= 60$ सेकण्ड

$\therefore$ विद्युत ऊर्जा $(W) = VIt = 10 \times 2 \times 60 = 1200$ जूल

जीव विज्ञान

अध्याय 01 जीव विज्ञान का आधार

जीव विज्ञान का परिचय

- विज्ञान की वह शाखा, जिसमें जीवों की सम्पूर्ण क्रियाओं का अध्ययन किया जाता है, जीव विज्ञान (Biology) कहलाती है।
- जीव विज्ञान शब्द का प्रयोग सर्वप्रथम **लैमार्क** एवं **ट्रेविरेनस** (Lamarck and Treviranus) नामक वैज्ञानिकों ने सन् 1802 में किया था।
- जन्तुओं का अध्ययन, जीव विज्ञान की शाखा, **जन्तु विज्ञान** (Zoology) में तथा पादपों का अध्ययन, **वनस्पति विज्ञान** (Botany) में किया जाता है।
- जन्तुओं की रचना, स्वभाव व जनन आदि का अध्ययन **अरस्तू** (Aristotle) ने किया था। इसी कारण इन्हें विज्ञान, जीव विज्ञान तथा जन्तु विज्ञान का जनक कहा जाता है।
- **थियोफ्रेस्टस** (Theophrastus) ने ईसा पूर्व में पादपों के क्षेत्र में लगभग 500 पादपों की आयु तथा आकार का अध्ययन किया था, इसलिए इन्हें वनस्पति विज्ञान का जनक कहा जाता है।

कोशिका

- प्रत्येक जीव का शरीर सूक्ष्म, स्वतन्त्र रूप से जीवित रह सकने वाली इकाइयों से बना होता है, इन्हें **कोशिका** (Cell) कहते हैं। कोशिका समस्त जीवों की आधारभूत, संरचनात्मक एवं क्रियात्मक इकाई है।
- कोशिका की खोज सर्वप्रथम **रॉबर्ट हुक** (Robert Hooke) ने सन् 1665 में की। इन्होंने कॉर्क के टुकड़े (Piece of cork) में अपने सूक्ष्मदर्शी द्वारा मधुमक्खी के छत्ते जैसी संरचनाएँ देखीं, जो मृत पादप कोशिका की कोशिका भित्ति से बनी संरचनाएँ थीं।
- **श्लाइडेन** व **श्वान** (Schleiden and Schwann) ने सन् 1838-1839 में कोशिका सिद्धान्त दिया। इस सिद्धान्त के अनुसार, सभी पौधे तथा जन्तु, कोशिकाओं से बने हैं और कोशिका जीवन की मूलभूत इकाई है।
- कोशिका वह सरलतम संरचना है, जिसमें एक झिल्ली जैसे आवरण के भीतर तरल आधारद्रव्य एवं कुछ विशेष संरचनाएँ होती हैं। इन विशेष संरचनाओं को **कोशिकांग** (Cell organelles) कहते हैं।

कोशिका की विभिन्न संगठनात्मक इकाइयों को निम्न प्रवाह आरेख द्वारा समझाया जा सकता है

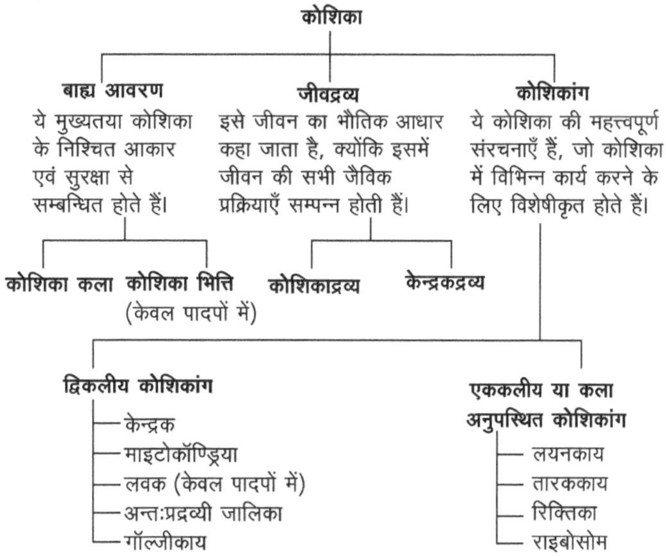

बाह्य आवरण

सभी कोशिकाओं में जीवद्रव्य के चारों ओर एक लिपिड, प्रोटीन एवं कार्बोहाइड्रेट की बनी पतली झिल्ली पाई जाती है, जिसे **कोशिका कला** (Cell membrane) कहते हैं। पादप कोशिका में कोशिका कला के बाहर एक मृत एवं सुरक्षात्मक सेलुलोस की बनी झिल्ली या आवरण पाया जाता है, जिसे **कोशिका भित्ति** (Cell wall) कहते हैं।

जीवद्रव्य

कोशिकाओं में एक अर्द्धतरल जैलीनुमा द्रव्य भरा रहता है, जिसे जीवद्रव्य (Protoplasm) कहते हैं। जीवद्रव्य शब्द का सर्वप्रथम प्रयोग **पुरकिन्जे** (1840) ने किया। **मैक्स शुल्ज** ने 1861 में जीवद्रव्य सिद्धान्त प्रतिपादित किया। इनके अनुसार, कोशिका सजीव पदार्थों का संचय है, जो एक बाह्य कला से घिरी होती है तथा इसमें एक केन्द्र
उपस्थित होता है, जीवद्रव्य की उपस्थिति सजीवों का एक महत्त्वपूर्ण लक्षण है। इसी में जीवन की समस्त क्रियाएँ सम्पन्न होती हैं। **हक्सले** ने जीवद्रव्य को जीवन का भौतिक आधार कहा।

कोशिकांग

पादप व जन्तु कोशिकाओं में पाए जाने वाले कोशिकांग निम्न हैं

1. **केन्द्रक** (Nucleus) यह कोशिका की सभी जैविक क्रियाओं का नियन्त्रण करता है। इसमें केन्द्रकद्रव्य, केन्द्रिका एवं गुणसूत्र उपस्थित होते हैं। इसे कोशिका का **नियन्त्रण कक्ष** (Control chamber) भी कहते हैं।
2. **माइटोकॉण्ड्रिया** (Mitochondria) यह दोहरी प्लाज्मा झिल्ली युक्त कोशिकांग है। इनमें श्वसन प्रक्रिया द्वारा ऊर्जा (ATP) का उत्पादन होता है। इसे कोशिका का ऊर्जा गृह (Power house) भी कहा जाता है।
3. **लवक** (Plastids) ये कवक, जीवाणु एवं नील-हरित शैवालों को छोड़कर सभी पादप कोशिकाओं में पाए जाते हैं। रंग के आधार पर लवक तीन प्रकार के होते हैं
   - **हरितलवक** (Chloroplast) यह हरे रंग का लवक है। इसमें प्रकाश-संश्लेषण की क्रिया द्वारा भोजन व ऑक्सीजन का निर्माण होता है।
   - **वर्णी लवक** (Chromoplasts) यह पादप के ऊपरी व रंगीन भागों में पाए जाते हैं। उदाहरण– फल, फूल आदि।
   - **अवर्णी लवक** (Leucoplasts) यह रंगहीन होते है। उदाहरण– जड़ भूमिगत तना, आदि।
4. **अन्त:प्रद्रव्यी जालिका** (Endoplasmic Reticulum) यह नलिकाओं एवं थैलेनुमा संरचनाओं का जटिल जाल है, जो वसा, ग्लाइकोजन व प्रोटीन संश्लेषण से सम्बन्धित है।
5. **गॉल्जीकाय** (Golgi Body) यह अन्त:प्रद्रव्यी जालिका से जुड़ी महीन, कणहीन व चिकनी नलिकाओं का एक गुच्छा है, जो पदार्थों के स्थानान्तरण, रूपान्तरण, आदि कार्यों के लिए उत्तरदायी है।
6. **लयनकाय** (Lysosomes) इनमें जल-अपघटनी एन्जाइम होते हैं, जिनसे मृत, हानिकारक बाहरी तत्वों का पाचन होता है।
7. **तारककाय** (Centrosomes) ये झिल्ली युक्त संरचनाएँ हैं, जिनमें जल-अपघटनी एन्जाइम उपस्थित होते हैं, जो अम्लीय pH पर कार्य करते हैं।
8. **रिक्तिका/रसधानी** (Vacuole) पादपों में पाई जाने वाली यह संरचना एकल कला से बनी होती है, जिसे टोनोप्लास्ट व इसमें भरे द्रव को कोशिका रस कहते हैं। इसका मुख्य कार्य वसा, कार्बोहाइड्रेट, प्रोटीन, जल, आदि का संग्रहण करना है।
9. **राइबोसोम** (Ribosome) इसे प्रोटीन की फैक्ट्री या कारखाना कहते हैं, क्योंकि यहाँ प्रोटीन का निर्माण होता है। ये झिल्ली रहित कोशिकांग केन्द्रिका में निर्मित होते हैं।

ऊतक

समान उत्पत्ति एवं समान कार्य को करने वाली कोशिकाओं का ऐसा समूह जिसकी मूलभूत संरचना भी समान हो, **ऊतक** (Tissue) कहलाता है। पादप ऊतक व जन्तु ऊतक क्रमश: पादप व जन्तुओं में विशिष्ट कार्यों के सम्पादन के लिए आवश्यक होते हैं।

पादप ऊतक

पादप ऊतक दो प्रकार के होते हैं

1. **विभज्योतक ऊतक** (Meristematic Tissue) ये ऊतक अपरिपक्व एवं निरन्तर विभाजित होने वाली कोशिकाओं के बने होते हैं। *ये तीन प्रकार के होते हैं*
   (i) **शीर्षस्थ विभज्योतक** (Apical meristem) ये तने एवं जड़ के शीर्ष भाग में उपस्थित होते हैं तथा पादपों की लम्बाई बढ़ाने में सहायक होते हैं।
   (ii) **अन्तर्वेशी विभज्योतक** (Intercalary meristem) ये पत्तियों के आधार व टहनी के पर्व के दोनों ओर उपस्थित होते हैं। ये ऊतक भी लम्बाई बढ़ाने में सहायक होते हैं।
   (iii) **पार्श्व विभज्योतक** (Lateral meristem) ये तने एवं मूल (जड़) की परिधि में उपस्थित होते हैं। ये ऊतक तने एवं मूल की चौड़ाई बढ़ाने में सहायक होते हैं।
2. **स्थायी ऊतक** (Permanent Tissue) ये ऊतक विभज्योतक ऊतक द्वारा ही बनते हैं तथा पादपों के मुख्य कार्यकारी ऊतकों की तरह जाने जाते हैं। इनकी कोशिकाओं में विभाजन की क्षमता नहीं होती है।
   ये दो प्रकार के होते हैं
   (i) **सरल ऊतक** (Simple Tissue) ये एक ही प्रकार की कोशिकाओं से निर्मित होते हैं। *ये तीन प्रकार के होते हैं*
   (a) **मृदूतक** (Parenchyma) इसका मुख्य कार्य जल व खाद्य पदार्थों को संचित करना है।

(b) **स्थूलकोण ऊतक** (Collenchyma) ये पादपों में यान्त्रिक सहायता प्रदान करते हैं।

(c) **दृढ़ोतक** (Sclerenchyma) यह पादपों की बाहरी परतों में रक्षात्मक ऊतक के रूप में कार्य करता है।

(ii) **जटिल ऊतक** (Complex Tissue) ये ऊतक एक से अधिक प्रकार की कोशिकाओं से मिलकर बने होते हैं। *ये दो प्रकार के होते हैं*

(a) **दारु या जाइलम** (Xylem) यह जल संवाहक ऊतक कहलाता है।

(b) **पोषवाह या फ्लोएम** (Phloem) यह भोज्य पदार्थों के स्थानान्तरण का कार्य करता है।

जन्तु ऊतक

जन्तु ऊतक चार प्रकार के होते हैं

1. **उपकला ऊतक** (Epithelial Tissue) यह शरीर एवं शरीर के अंगों के रक्षात्मक आवरण व स्रावण से सम्बन्धित ऊतक है। *इसके दो प्रकार हैं*

(i) **आच्छादी उपकला ऊतक** (Covering epithelium tissue) यह शरीर व अन्तरांगों की बाह्य और भीतरी सतहों पर रक्षात्मक आवरण बनाती है।

(ii) **ग्रन्थिल उपकला ऊतक** (Glandular epithelium tissue) इनमें उपस्थित कोशिकाएँ हॉर्मोन्स, एन्जाइम्स व पाचक रस आदि का स्रावण करती हैं।

2. **संयोजी ऊतक** (Connective Tissue) यह ऊतक शरीर के विभिन्न अंगों अथवा ऊतकों को परस्पर जोड़ने या बाँधने का कार्य करता है। *यह तीन प्रकार का होता है*

(i) **वास्तविक ऊतक** (Proper tissue) ये विभिन्न ऊतकों के बीच का स्थान भरने एवं उन्हें जोड़ने में सहायता करते हैं।

(ii) **कंकालीय ऊतक** (Skeletal tissue) ये शरीर को आधार प्रदान करते हैं। *इसके दो भाग हैं;* (a) अस्थि, (b) उपास्थि

(iii) **संवहनीय ऊतक** (Vascular tissue) ये विभिन्न ऊतकों एवं अंगों के मध्य भिन्न-भिन्न प्रकार के पदार्थों का स्थानान्तरण करते हैं। *इसके दो भाग हैं;* (a) रुधिर, (b) लसीका

3. **पेशीय ऊतक** (Muscular Tissue) यह शरीर की विभिन्न संरचनाओं को अवलम्बन प्रदान करने वाला ऊतक है, जो साथ ही जन्तु चलन में भी सहायक होता है।

इसके तीन प्रकार हैं

(i) **रेखित पेशियाँ** (Striped muscles) ये शरीर के विभिन्न बाह्य अंगों को गति प्रदान करती हैं।

(ii) **अरेखित पेशियाँ** (Unstriped muscles) ये पेशियाँ शरीर के आन्तरिक अंगों को गति प्रदान करती हैं।

(iii) **हृद पेशियाँ** (Cardiac muscles) ये पेशियाँ हृदय की विभिन्न गतियों से सम्बन्धित होती हैं।

4. **तन्त्रिका ऊतक** (Nervous Tissue) यह जन्तु शरीर की संवेदनशीलता, उत्तेजनशीलता एवं नियन्त्रण/समन्वय से सम्बन्धित है।

वर्गिकी एवं वर्गीकरण

- **वर्गिकी** जीव विज्ञान की वह शाखा है, जिसमें जीवधारियों की पहचान तथा वर्गीकरण से सम्बन्धित अध्ययन किया जाता है। वर्गिकी शब्द का सर्वप्रथम प्रयोग **ए.पी.डी. कण्डोले** ने किया।
- एक निश्चित पद्धति के अनुसार, समानता तथा पारस्परिक सम्बन्धों के आधार पर जीवधारियों को अलग-अलग समूहों में रखने की व्यवस्था वर्गीकरण (Classification) कहलाती है। वर्गीकरण की सबसे छोटी इकाई जाति (Species) कहलाती है।

वर्गीकरण की निम्न तीन पद्धतियाँ दी गईं

(i) **कृत्रिम पद्धति** (Artificial system) यह पद्धति **थियोफ्रेस्टस** ने दी। यह बाह्य लक्षित समानताओं; जैसे-आवास, स्वभाव, आदि पर आधारित है।

(ii) **प्राकृतिक पद्धति** (Natural system) यह पद्धति **बेन्थम** एवं **हुकर** ने दी। यह अनेक लक्षणों के तुलनात्मक वर्गीकरण पर आधारित है।

(iii) **जातिवृत्तीय पद्धति** (Phylogenetic system) आनुवंशिक, जननिक तथा विकासीय गुणों के आधार पर जीवों का वर्गीकरण, जातिवृत्तीय वर्गीकरण कहलाता है।

पाँच जगत प्रणाली

आर.एच. व्हिटेकर ने सन् 1969 में सम्पूर्ण जीव-जगत को पाँच जगतों में विभाजित कर पाँच जगत वर्गीकरण पद्धति प्रस्तुत की, जो सर्वमान्य सिद्ध हुई। इस पद्धति के अन्तर्गत पाँच जगत—मोनेरा, प्रोटिस्टा, कवक, पादप तथा जन्तु हैं, *जिनका विवरण निम्न प्रकार है*

मोनेरा

- ये एककोशिकीय प्रोकैरियोटिक जीव हैं, जिनमें केन्द्रक तथा अन्य कोशिकांग नहीं पाए जाते हैं। आनुवंशिक पदार्थ न्यूक्लिऑइड में होता है।

- ये दो प्रकार के होते हैं- आर्किबैक्टीरिया तथा यूबैक्टीरिया। यूबैक्टीरिया सत्य जीवाणु हैं।
- ये स्वपोषी (नील-हरित शैवाल) या विषमपोषी *(स्यूडोमोनास)* हो सकते हैं। अधिकांश बैक्टीरिया अपघटक (Decomposers) होते हैं।
- इनमें जनन, विभाजन, विखण्डन बीजाणुओं द्वारा होता है।

प्रोटिस्टा

- इस जगत में सभी यूकैरियोटिक एककोशिकीय जीव आते हैं, जिनमें कुछ प्रकाश-संश्लेषी भी होते हैं। उदाहरण— *यूग्लीना*, डायनोफ्लैजिलेट्स।
- कुछ एककोशिकीय यूकैरियोटिक जीव मृत सड़े-गले पदार्थों पर जीवित रहते हैं, इन्हें अपघटनी प्रोटिस्ट कहते हैं। उदाहरण— स्लाइम मोल्ड (कवक)।
- प्रोटोजोआ प्रोटिस्ट इस जगत के वे जन्तु हैं, जो मृदा में या जलीय आवासों में पाए जाते हैं। उदाहरण— *अमीबा, पैरामीशियम* आदि।
- डायनोफ्लैजिलेट्स जीवों में सेलुलोस, प्रोटीन तथा सिलिका की बनी कोशिका भित्ति पाई जाती है। इनमें विकसित, झिल्ली युक्त कोशिकांग 80S राइबोसोम्स, पक्ष्माभ तथा कशाभिका (Cilia and flagella) पाए जाते हैं।

कवक

- इस जगत में वे जीव सम्मिलित हैं जिनकी कोशिकाओं में केन्द्रक एवं अन्य झिल्लीयुक्त कोशिकांग एवं काइटिन युक्त कोशिका भित्ति पाई जाती है।
- ये एककोशिकीय या बहुकोशिकीय यूकैरियोटिक जीव हैं, जिनमें हरितलवक (Chloroplast) नहीं पाया जाता है तथा शरीर थैले के समान होता है। इनमें संचित भोज्य पदार्थ ग्लाइकोजन अथवा तेल होता है।
- ये सभी जीव विषमपोषी (Heterotrophic) होते हैं। अधिकांश जीव मृतोपजीवी (Saprophytic) तथा कुछ परजीवी (Parasite) होते हैं।
- मृतोपजीवी कवक अपघटक (Decomposers) भी कहलाते हैं। उदाहरण— *राइजोपस, पेनिसिलियम*, आदि।

पादप जगत (Plant Kingdom)

विल्हेल्म आइकलर (Wilhelm Eichler) ने पादप जगत को बीजों की उपस्थिति एवं अनुपस्थिति के आधार पर मुख्य रूप से दो उपजगतों में विभाजित किया, *जो निम्न प्रकार हैं*

- अपुष्पोद्भिद
- पुष्पोद्भिद

1. अपुष्पोद्भिद

इन पादपों में पुष्पों एवं बीजों का निर्माण नहीं होता है तथा लैंगिक अंग स्पष्ट रूप से नहीं बनते हैं। *इस उपजगत को तीन भागों में विभाजित किया जाता है*

(i) **थैलोफाइटा या शैवाल** (Thalophyta or Algae) कैरोलस लिनियस (Carolus Linnaeus) ने सर्वप्रथम 'एल्गी' शब्द का प्रयोग किया था। इनकी संरचना अत्यन्त सरल होती है, जिसे सूकाय (Thallus) कहते हैं। यह जड़, तना व पत्ती में विभेदित नहीं होता। लाइकेन में कवक एवं शैवाल दोनों घटक, सहजीविता प्रदर्शित करते हैं।

(ii) **ब्रायोफाइटा** (Bryophyta) ये निम्न वर्ग के पादप हैं, इनमें मूलाभास पाए जाते हैं, जिससे ये भूमि में स्थिर रहते हैं। ये प्रथम स्थलीय पादप हैं, जिन्हें थैलोफाइटा तथा टेरिडोफाइटा के मध्य की कड़ी माना जाता है। ये पादप जगत के उभयचर के रूप में जाने जाते हैं।

(iii) **टेरिडोफाइटा** (Pteridophyta) ये सुविकसित संवहन तन्त्र युक्त क्रिप्टोगेम्स हैं। इन्हें **संवहनी अपुष्पोद्भिद** (Vascular cryptogams) भी कहते हैं। इस समूह के पादपों में बीजाणु बनते हैं, परन्तु बीज और पुष्प नहीं बनते, इसलिए इन्हें पुष्प एवं बीजरहित पादप भी कहते हैं। टेरिडोफाइट्स **वानस्पतिक सर्प** (Botanical snakes) भी कहलाते हैं।

2. पुष्पोद्भिद

इनको दो भागों में विभाजित किया गया है

(i) **अनावृतबीजी** (Gymnosperms) यह बीजीय पादपों का एक उपसंघ है, जिसमें बीज तो बनते हैं, परन्तु वे बीज नग्न रूप से पादपों पर ही लगे रहते हैं।
उदाहरण— चीड़, देवदार, आदि।

(ii) **आवृतबीजी** (Angiosperms) ये पादप प्रायः पुष्पीय पादपों के नाम से भी जाने जाते हैं। 'आवृतबीजी' पादपों का ऐसा समूह है, जिसमें बीजाण्ड या बीज, खोखले अण्डाशय के द्वारा घिरे रहते हैं। उदाहरण— गेहूँ, सेम, चना, मक्का, आदि।

जन्तु जगत (Animal Kingdom)

लक्षणों के आधार पर जन्तु जगत को निम्न 11 संघों (Phylums) में बाँटा गया है

1. संघ-पोरीफेरा

नालतन्त्र का पाया जाना इस संघ के जीवों की प्रमुख विशेषता है। इसके अन्तर्गत स्पंजों को रखा गया है।
उदाहरण— *साइकॉन।*

2. संघ-निडेरिया या सीलेन्ट्रेटा

ये एकल या निवही जीव हैं, जो प्रायः समुद्र तथा जलाशयों में पाए जाते हैं।
उदाहरण— सी. एनीमॉन, *हाइड्रा*, आदि।

3. संघ-टीनोफोरा

ये एकल, समुद्री तथा स्वतन्त्र रूप से जल की सतह पर तैरने वाले प्राणी हैं। उदाहरण—*टीनोप्लाना* ।

4. संघ-प्लैटीहेल्मिन्थीज (चपटे कृमि)

ये त्रिस्तरीय, अगुहिक व द्विपार्श्वसममित जीव होते हैं। इनका शारीरिक संगठन अंग-स्तर का होता है।
उदाहरण— *टीनिया सोलियम, फैशियोला हिपेटिका,* आदि।

5. संघ-एस्केहैल्मिन्थीज या निमैटोडा (गोलकृमि)

ये जन्तु कृमिनुमा नुकीले सिरे युक्त, त्रिस्तरीय, द्विपार्श्वसममित व कूटगुहीय होते हैं।
उदाहरण— *एस्कैरिस, वुचेरेरिया, एन्साइलोस्टोमा,* आदि।

6. संघ-ऐनेलिडा

ये प्रायः बिलकारी, बेलनाकार, द्विपार्श्वसममित, त्रिस्तरीय तथा रेंगने वाले जन्तु हैं।
उदाहरण—*नेरीस,* जोंक, केंचुआ।

7. संघ-आर्थ्रोपोडा

इनका अंगतन्त्र स्तर शारीरिक संगठन प्रकार का होता है। शरीर द्विपार्श्वीय सममिति का होता है।
उदाहरण— मच्छर, मक्खी, कॉकरोच, आदि।

8. संघ-मोलस्का

यह जन्तु जगत का दूसरा सबसे बड़ा संघ है। इसमें कोमल शरीर वाले जन्तु आते हैं। इनके चारों ओर ($CaCO_3$) का एक कठोर खोल या कवच होता है।
उदाहरण— *पाइला,* सीपिया, आदि।

9. संघ-इकाइनोडर्मेटा

ये काँटेदार त्वचा वाले जन्तु हैं।
उदाहरण— तारामीन, *एकाइनस* (समुद्री अर्चिन), आदि।

10. संघ-हेमीकॉर्डेटा

ये कृमि के समान पूर्णतया समुद्री जीव होते हैं, जो बिलों में रहते हैं। उदाहरण—*बैलेनोग्लॉसस, सिफैलोडिस्कस,* आदि।

11. संघ-कॉर्डेटा

कॉर्डेटा में पृष्ठरज्जु, पृष्ठ खोखली तन्त्रिका रज्जु तथा ग्रसनीय क्लोम दरारें पाई जाती हैं। संघ—कॉर्डेटा को तीन उपसंघों-यूरोकॉर्डेटा, सिफैलोकॉर्डेटा व वर्टीब्रेटा में बाँटा गया है। *वर्टीब्रेटा के अन्तर्गत चार वर्ग आते हैं, जो निम्न हैं*

(i) **उभयचर या एम्फीबिया** शीत रुधिर, द्विस्थलीय, (जल व स्थल दोनों पर आवास करने वाले), बाह्य कंकाल अनुपस्थित; जैसे—मेंढक।

(ii) **सरीसृप या रेप्टीलिया** रेंगने वाले जन्तु, कशेरुकी; जैसे-सर्प।

(iii) **पक्षी या एवीज** सभी पक्षी, अग्रपाद पंखों में रूपान्तरित; जैसे-कबूतर, चिड़िया, आदि।

(iv) **स्तनधारी या मैमेलिया** स्तन ग्रन्थि, रोम, आदि उपस्थित; जैसे—मनुष्य एवं व्हेल।

Exam Pattern Questions

1 जीव विज्ञान की वह शाखा, जिसके अन्तर्गत वर्गीकरण एवं इसके मूल सिद्धान्तों का अध्ययन किया जाता है, कहलाती है
(a) नामकरण (b) वर्गिकी
(c) जैविकी (d) इनमें से कोई नहीं

2 निम्नलिखित में से जीवन की इकाई है
(a) जीन (b) DNA
(c) जीव (d) कोशिका

3 'जीवद्रव्य' शब्द का सर्वप्रथम प्रयोग किया था
(a) हक्सले ने (b) डुजार्डिन ने
(c) पुरकिन्जे ने (d) ह्यूगो वॉन मॉल ने

4 कोशिका सिद्धान्त किसने प्रतिपादित किया था?
(a) श्लाइडेन तथा श्वान ने (b) विरकोव ने
(c) रॉबर्ट हुक ने (d) हेकल ने

5 कोशिका कला निम्न में से किससे मिलकर बनती है,
(a) लिपिड (b) प्रोटीन
(c) कार्बोहाइड्रेट (d) ये सभी

6 केन्द्रक कला का निर्माण किस कोशिकांग द्वारा होता है?
(a) अन्तःप्रद्रव्यी जालिका (b) हरितलवक
(c) माइटोकॉण्ड्रिया (d) गॉल्जीकाय

7 निम्नलिखित में से कोशिका का ऊर्जा गृह है
(a) माइटोकॉण्ड्रिया (b) अन्तःप्रद्रव्यी जालिका
(c) केन्द्रक (d) कोशिका भित्ति

8 निम्नलिखित में से लाइसोसोम का निर्माण होता है
(a) अन्तःप्रद्रव्यी जालिका में (b) गॉल्जी उपकरण में
(c) केन्द्रक में (d) माइटोकॉण्ड्रिया में

9 माइटोकॉण्ड्रिया का सम्बन्ध है
(a) श्वसन से (b) उपापचय से
(c) प्रकाश-संश्लेषण से (d) वृद्धि से

10 निम्नलिखित में से कौन-से जन्तु ऊतक हैं?
(a) एपिथीलियम, शल्की, पेशीय, संयोजी
(b) एपिथीलियम, संयोजी, पेशीय, कार्डियक
(c) संयोजी, पेशीय, एपिथीलियम, तन्त्रिका
(d) घनाकार, पक्ष्माभी, ग्रन्थिल, शल्की

11 कोशिकाओं का वह समूह, जो एक निश्चित कार्य, एक निश्चित स्थान पर करता है, कहलाता है
(a) ऊतक (b) अंगक
(c) घटक (d) इनमें से कोई नहीं

12 सिकुड़ने वाली प्रोटीन किस ऊतक में पाई जाती है?
(a) अस्थि (b) रुधिर
(c) पेशीय (d) उपास्थि

13 वर्गीकरण की पाँच-जगत प्रणाली में सायनोबैक्टीरिया को किस जगत में रखा गया है?
(a) पादप (b) कवक
(c) प्रोटिस्टा (d) मोनेरा

14 वर्गीकरण की सबसे छोटी इकाई कहलाती है
(a) जाति (b) संघ
(c) वर्ग (d) वंश

15 'वर्गिकी' (Taxonomy) शब्द किसने दिया था?
(a) थियोफ्रेस्टस ने (b) जॉन रे ने
(c) ए.पी.डी. कण्डोले ने (d) डार्विन ने

16 कृत्रिम वर्गीकरण सर्वप्रथम प्रस्तुत किया
(a) थियोफ्रेस्टस ने (b) लिनियस ने
(c) डी. कण्डोले ने (d) बेन्थम एवं हुकर ने

17 पाँच जगत वर्गीकरण किसने प्रस्तुत किया?
(a) लिनियस ने (b) व्हिटेकर ने
(c) एंग्लर एवं प्रॉन्टल ने (d) हक्सले ने

18 जीवधारियों को सर्वप्रथम पादप तथा जन्तुओं में किसने विभाजित किया था?
(a) अरस्तू ने (b) लिनियस ने
(c) चरक ने (d) जॉन रे ने

19 वास्तविक केन्द्रक किसमें नहीं पाया जाता है?
(a) हरे शैवाल में (b) *ट्रिपैनोसोमा* में
(c) जीवाणु में (d) *एण्टअमीबा* में

20 निम्नलिखित में से कौन-सा लक्षण मोनेरा जगत के प्राणियों में नहीं पाया जाता है?
(a) बहुकोशिका (b) पूर्वकेन्द्रक
(c) क्रोमोसोम्स (d) राइबोसोम्स

21 सबसे सरलतम संरचना वाले जीव हैं
(a) शैवाल (b) कवक
(c) ब्रायोफाइट्स (d) जीवाणु

22 अपुष्पोद्भिद पादपों में
(a) पुष्प उत्पन्न होते भी हैं और नहीं भी होते हैं
(b) पुष्प एवं फल में बीज बनते हैं
(c) पुष्प उत्पन्न नहीं होते हैं
(d) पुष्प, फल एवं बीज नहीं बनते हैं

23 वे पादप, जिनका शरीर जड़, तना एवं पत्तियों में विभाजित नहीं होता, कहलाते हैं
(a) सूकायी (b) कवकजाल
(c) नग्नबीजी (d) अपुष्पोद्भिद

24 कवकों की कोशिका में अनुपस्थित होता है
(a) जीवद्रव्य (b) केन्द्रक
(c) पर्णहरिम (d) कोशिका भित्ति

25 लाइकेन में शामिल हैं
(a) कवक एवं शैवाल
(b) जीवाणु एवं शैवाल
(c) कवक एवं जीवाणु
(d) विषाणु एवं कवक

26 संवहन ऊतक अनुपस्थित होता है
(a) आवृतबीजी में (b) ट्रैकियोफाइटा में
(c) अनावृतबीजी में (d) ब्रायोफाइटा में

27 निम्नलिखित में से किसमें जल के संवहन के लिए विशेष ऊतक पाए जाते हैं?
(a) थैलोफाइटा में (b) ब्रायोफाइटा में
(c) अनावृतबीजी में (d) 'b' व 'c' दोनों

28 टेरिडोफाइट्स में नहीं पाए जाते हैं
(a) जड़ (b) तना
(c) पत्ती (d) पुष्प

29 निम्न में से किस वर्ग में बीज उत्पन्न होते हैं?
(a) थैलोफाइटा में (b) ब्रायोफाइटा में
(c) टेरिडोफाइटा में (d) अनावृतबीजी में

30 फर्न सम्बन्धित हैं
(a) ट्रैकियोफाइटा से (b) टेरिडोफाइटा से
(c) थैलोफाइटा से (d) इन सभी से

31 किस वर्ग के पादपों के दारु में वाहिकाओं और पोषवाह में सह-कोशिकाओं का अभाव होता है?
(a) अनावृतबीजी (b) आवृतबीजी
(c) ब्रायोफाइटा (d) टेरिडोफाइटा

32 निम्न में से अनावृतबीजी का/के उदाहरण है/हैं
(a) *पाइनस* (b) सरु
(c) मोरपंखी (d) ये सभी

33 द्विबीजपत्री का उदाहरण है
(a) चना (b) गेहूँ (c) मक्का (d) धान

34 स्पंजों को किस संघ में रखा गया है?
(a) पोरीफेरा (b) मोलस्का
(c) आर्थ्रोपोडा (d) सीलेन्ट्रेटा

35 चपटे कृमि किस संघ को कहा जाता है?
(a) एस्केहैल्मिन्थीज (b) ऐनेलिडा
(c) टीनोफोरा (d) प्लेटीहैल्मिन्थीज

36 मोलस्का संघ के प्राणियों में किसका कवच मिलता है?
(a) NaCl (b) $CaCO_3$
(c) H_2SO_4 (d) CaO

37 मानव को किस वर्ग में रखा गया है?
(a) एवीज (b) पिसीज
(c) स्तनधारी (d) सरीसृप

38 पृष्ठरज्जु धारक जन्तु किस संघ के अन्तर्गत आते हैं?
(a) नॉन-कॉर्डेटा
(b) कॉर्डेटा
(c) दोनों (a) व (b)
(d) उपरोक्त में से कोई नहीं

39 निम्नलिखित में से वह जन्तु कौन-सा है, जो मत्स्य वर्ग में आता है?
(a) रजतमीन (b) तारामीन
(c) समुद्री घोड़ा (d) कटल मछली

40 मेंढक को वर्ग-एम्फीबिया में रखा गया है, क्योंकि
(a) इसकी त्वचा लसलसी और नमदार होती है
(b) यह जल और स्थल दोनों पर निवास कर सकता है
(c) यह उछल-उछल कर चलता है
(d) यह कीटों को खाता है

41 घरों में पाया जाने वाला सरीसृप है
(a) छिपकली (b) मेंढक (c) गौरैया (d) चूहा

42 स्तन ग्रन्थि किस वर्ग के प्राणियों में पायी जाती है?
(a) उभयचर (b) सरीसृप (c) स्तनधारी (d) एवीज

उत्तरमाला

1 (b)	2 (d)	3 (c)	4 (a)	5 (d)	6 (d)	7 (a)	8 (b)	9 (a)	10 (c)
11 (a)	12 (c)	13 (d)	14 (a)	15 (c)	16 (a)	17 (b)	18 (a)	19 (c)	20 (a)
21 (d)	22 (d)	23 (a)	24 (c)	25 (a)	26 (d)	27 (c)	28 (d)	29 (d)	30 (b)
31 (a)	32 (a)	33 (a)	34 (a)	35 (d)	36 (b)	37 (c)	38 (b)	39 (c)	40 (b)
41 (a)	42 (c)								

अध्याय 02 पक्षी विज्ञान

- पक्षियों के अध्ययन को **पक्षी विज्ञान** (Ornithology) कहा जाता है। ऑर्निथोलॉजी जन्तु विज्ञान (Zoology) की ही एक शाखा है।
- पक्षियों को वर्ग-एवीज (Aves) में रखा गया है।

एवीज (पक्षी) वर्ग के सामान्य लक्षण

- पक्षी वर्ग के जन्तुओं के शरीर का तापमान मछलियों, उभयचरों और सरीसृपों के विपरीत तथा स्तनियों के समान होता है अर्थात् ये **समतापी** (Stenothermal/endothermal or homoisothermal) या **गर्म रुधिर** (Warm-blooded) वाले होते हैं।
- पक्षियों की त्वचा पर कोमल परों (Feathers) का आवरण तथा उड़ने के लिए अग्रपादों (Forelimbs) का पंखों (Wings) में रूपान्तरण पक्षियों के दो महत्त्वपूर्ण लक्षण होते हैं।
- इनकी त्वचा पर शल्क केवल पश्चपादों के निचले भाग पर उपस्थित होते हैं। इनकी त्वचा शुष्क एवं ग्रन्थिविहीन होती हैं, लेकिन पुच्छ, जिसे **यूरोपाइजियम** (Uropygium) कहते हैं, पर तेल ग्रन्थियाँ (Oil glands) या प्रीन ग्रन्थियाँ (Preen glands) पाई जाती हैं। ये ग्रन्थियाँ तोते तथा ऑस्ट्रिच में अनुपस्थित होती हैं।
- इनके पश्चपाद, पेड़ों पर या भूमि पर बैठने या चलने तथा जल में तैरने के लिए भी सहायक होते हैं।
- उड़ने में सुविधा हेतु इनका शरीर **धारारेखित** (Streamlined), सिर छोटा, गर्दन स्पष्ट एवं लचीली तथा पुच्छ भी बहुत छोटी होती है। इनके जबड़े दाँतरहित तथा कठोर **हॉर्न** (Horn) के आवरणसहित **चोंच** (Beak) उपस्थित होती है।
- इनके नेत्र बड़े तथा पार्श्वों में उपस्थित होते हैं। प्रत्येक नेत्र के चारों ओर स्क्लेरोटिक प्लेट्स (Sclerotic plates) का बना अस्थिल छल्ला पाया जाता है।

- इनकी अस्थियाँ अर्द्ध खोखली (पूर्णरूप से खोखली नहीं होती, ये अनेक तन्तुओं द्वारा जुड़ी रहती हैं) एवं बहुत मजबूत होती हैं, जिसके कारण शरीर का भार कम हो जाता है, जो उड़ने में सहायक है। करोटि में केवल एक ऑक्सीपिटल कोन्डायल उपस्थित होता है। इनमें **उरोस्थि** (Sternum) पूर्ण विकसित होती है।
- इनकी आहारनाल में दो विशेष संरचनाएँ **क्रॉप** (Crop) तथा **पेषणी** (Gizzard) उपस्थित होती हैं। क्रॉप भोजन संग्रह का कार्य करती है तथा पेषणी भोजन को कोमल टुकड़ों में विभक्त करती है। अधिकांश पक्षियों में **पित्ताशय** (Gall bladder) अनुपस्थित होता है।
- इनमें श्वसन तन्त्र में फेफड़े बड़े वायुकोषों से सम्बन्धित होते हैं, जिसकी सहायता से शरीर को हल्का बनाया जा सकता है। इनमें तन्तुपट (Diaphragm) अनुपस्थित होता है।
- इनमें कर्णपल्लव रहित बाह्य कर्ण उपस्थित होते हैं।
- पक्षियों के स्वर तन्त्र को **सिरिंक्स** (Syrinx) कहते हैं, जो श्वासनली के पुच्छीय छोर पर उपस्थित होता है।
- पक्षियों का हृदय चार कक्षीय (दो अलिन्द एवं दो निलय) होता है। बिना शिरानाल, वयस्कों में केवल दाहिनी दैहिक चाप (Systemic arch) उपस्थित होता है। अल्पविकसित वृक्क निर्वाहिका तन्त्र और इनकी लाल रुधिर कणिकाओं (RBCs) में केन्द्रक पाया जाता है।
- पक्षी वर्ग के सदस्य **यूरिक अम्ल उत्सर्जी** (Urecotalic) होते हैं। इनमें वृक्क मेटानेफ्रिक प्रकार के होते हैं तथा मूत्राशय (Urinary bladder) अनुपस्थित होता है।
- इनमें 12 जोड़ी **कपाल तन्त्रिकाएँ** (Cranial nerves) उपस्थित होती हैं।
- इनमें **लैंगिक द्विरूपता** (Sexual dimorphism) पाई जाती है तथा निषेचन आन्तरिक (Internal) होता है, लेकिन गिद्ध, बत्तख, आदि को छोड़कर पक्षियों में जनन अंग अविकसित होते हैं।
- पक्षियों में जनन छिद्र एवं गुदा छिद्र एक ही होता है। कुछ जातियों के नर पक्षियों में मैथुन अंग होता है और मादाओं में प्राय: केवल बायाँ अण्डाशय पाया जाता है। ये घोंसलों में अण्डे देती हैं और अण्डों को प्राय: **सेती** (Incubate) हैं। इनके अण्डे पीतयुक्त होते हैं।
- इनमें पैतृक संरक्षण (Parental care) का गुण पाया जाता है।

पक्षियों में उड़ने की अनुकूलताएँ

पक्षियों का लगभग सम्पूर्ण तन्त्र उनके उड़ने में सहायता करता है। यह तन्त्र धीरे-धीरे विकसित हुआ है। *इससे सम्बन्धित कुछ बिन्दु निम्नलिखित हैं*

- नाव के आकार का इनका शरीर (Streamlined body) हवा में उड़ने के लिए प्रेरित करता है। इनके शरीर पर उपस्थित कोमल व चिकने पर (Feathers) हवा के घर्षण को कम करते हैं और ऊष्मा के कुचालक होने के कारण शरीर का तापमान बनाए रखते हैं।
- पक्षियों की सबसे मजबूत पेशियाँ पंखों (Wings) में पाई जाती हैं, जो पंखों को उड़ाने (फैलाने व सिकोड़ने) का कार्य करती हैं। ये पेशियाँ **वृहत्** और **लघु अंस** (Pectoralis major and minor), सुप्राकोराकॉइड्स पेशियाँ हैं।
- इनकी अस्थियाँ हल्की एवं अर्द्ध खोखली होती हैं, जिन पर जालिकावत् तन्तु पाए जाते हैं, जो अस्थि को मजबूती प्रदान करते हैं। अस्थियों का बाह्य क्षेत्र बड़ा होने के कारण पेशियाँ आसानी से जुड़ी रहती हैं। अस्थियों के अन्दर अस्थि मज्जा तो पाई जाती है, परन्तु मनुष्यों की तरह अस्थि के मध्य में नहीं पाई जाती अर्थात् बिखरी रहती है।
- इनमें खोपड़ी की अस्थियाँ समेकित होती हैं तथा बहुत हल्की एवं अधिकांशतया पतली होती हैं। इनकी चोंच दाँतरहित होती है।
- इनमें प्रथम, चार वक्षीय कशेरुकाएँ समेकित होकर पंख के कार्य करने के लिए **आलम्बक** (Fulcrum) बनाती हैं, ना उड़ने वाले पक्षियों में यह मुक्त रहती है। इनमें उरोस्थि (Sternum) पूर्णतया विकसित होती है और उड़ने वाली पेशियों को जुड़ने (Attachment) के लिए सतह उपलब्ध कराती है।
- पक्षियों में **पश्चपाद** (Hindlimbs) से पेड़ों की शाखा पर बैठने/लटकने (Perching) की प्रक्रिया होती है तथा इससे ये शरीर को पूर्णतया सन्तुलित करते हैं।
- इनमें अन्तिम चार पुच्छीय कशेरुकाएँ समेकित होकर पुच्छ-फाल (Pygostyle) बनाती हैं। **फरकुला** (Wishbone), पक्षियों में अंसमेखला से निकलती है, जो उड़ने में सहायक होती है।
- पक्षियों के फेफड़े स्पंजी एवं प्रत्यास्थ होते हैं, क्योंकि उड़ने के लिए उच्च उपापचयी दर के कारण, इनमें ऑक्सीजन की आवश्यकता अधिक होती है। पक्षियों का हृदय चार कक्षीय होता है। यह **दोहरा परिसंचरण** प्रदर्शित करता है तथा शरीर के तापमान को उच्च बनाए रखता है।
- पक्षियों में **मूत्राशय** और **मूत्रमार्ग** की अनुपस्थिति के कारण इनका भार भी कम होता है।

कुछ सामान्य पक्षी

हमारे आस-पास पाए जाने वाले पक्षियों में सामान्यतया कबूतर एवं घरेलू चिड़ियाँ हैं, *जिनका विवरण निम्न प्रकार है*

कबूतर *(Columba livia)*

यह लगभग 20-25 सेमी लम्बा, सलेटी व सफेद रंग के परों से ढका, सर्वाहारी पक्षी है। इसका शरीर सिर, गर्दन, धड़ और छोटी-सी पुच्छ में विभाजित होता है। इसकी चोंच छोटी, दाँतरहित और मुड़ी हुई होती है। इनमें अग्रपाद पंखों में रूपान्तरित हो जाते हैं। पश्चपादों में 4-4 पंजेदार अंगुलियाँ उपस्थित होती हैं। ये एकलिंगी (Unisexual) और अण्डयुज (Oviparous) होते हैं।

घरेलू चिड़िया या गौरैया *(Passer domesticus)*

यह सभी जगह, घरों में पाई जाने वाली सामान्य चिड़िया है। इसका शरीर 10-12 सेमी तक लम्बा तथा भूरे रंग के परों से ढका होता है।

नर तथा मादा दोनों में उदरीय भाग सफेद होता है। नर के सिर का ऊपरी भाग, ग्रीवा, वक्ष क्षेत्र तथा चोंच काले रंग की होती है। चोंच छोटी व मजबूत होती है।

पक्षी वर्ग के अन्य उदाहरण हैं— *कार्वस* (कौआ), *सिट्टेकुला* (तोता), *स्ट्रुथिओ* (शुतुरमुर्ग), *पैवो* (मोर), *एप्टीनोडायटीज* (पेंग्विन), *स्यूडोगायपस* (गिद्ध)

Exam Pattern Questions

1 पक्षियों को किस वर्ग में रखा गया है?
(a) एवीज (b) सरीसृप (c) स्तनधारी (d) मत्स्य

2 पक्षियों के अध्ययन को क्या कहा जाता है?
(a) जन्तु विज्ञान (b) वनस्पति विज्ञान
(c) पक्षी विज्ञान (d) जीव विज्ञान

3 निम्नलिखित में से जन्तुओं का कौन-सा समूह स्तनधारियों के समान शरीर के तापमान को उच्च एवं स्थिर बनाए रखता है?
(a) सरीसृपों का (b) उभयचरों का
(c) पक्षियों का (d) मछलियों का

4 पक्षियों के किस भाग का रूपान्तरण पंखों के रूप में हुआ है?
(a) पश्चपादों का (b) अग्रपादों का
(c) पुच्छ का (d) शल्कों का

5 पक्षियों में पाइगोस्टाइल का निर्माण होता है
(a) अन्तिम दो पुच्छीय कशेरुकाओं से
(b) अन्तिम तीन पुच्छीय कशेरुकाओं से
(c) अन्तिम चार पुच्छीय कशेरुकाओं से
(d) अन्तिम पाँच पुच्छीय कशेरुकाओं से

6 पक्षियों की अस्थियाँ किस प्रकार की होती हैं?
(a) लचीली (b) कैल्शियम रहित
(c) ठोस और मजबूत (d) छिद्रयुक्त और वायु से भरी

7 निम्न में से कौन-सा कथन उरोस्थि (स्टर्नम) के लिए सही नहीं है?
(a) यह अनुपस्थित होती है
(b) यह कम विकसित होती है
(c) यह पूर्णतया विकसित होती है
(d) उपरोक्त में से कोई नहीं

8 पक्षियों में वायु कोष सहायक होते हैं
(a) रुधिर परिसंचरण में (b) ताप नियन्त्रण में
(c) शरीर भार को कम करने में
(d) शरीर को गर्म रखने में

9 पक्षियों के स्वर तन्त्र को कहते हैं
(a) लैरिंक्स (b) थाइरिंक्स
(c) सिरिंक्स (d) इनमें से कोई नहीं

10 पक्षियों का हृदय होता है
(a) तीन कक्षीय (b) चार कक्षीय
(c) दो कक्षीय (d) एक कक्षीय

11 पक्षियों के पश्चपादों में कितनी अँगुलियाँ होती हैं?
(a) 2 (b) 3 (c) 4 (d) 5

12 पक्षियों के पाचन तन्त्र में पाया जाता है
(a) आहारनाल (b) पाचक ग्रन्थियाँ
(c) दोनों (a) और (b) (d) इनमें से कोई नहीं

13 पक्षियों का आमाशय कितने भागों में विभाजित होता है?
(a) दो भागों में (b) तीन भागों में
(c) चार भागों में (d) पाँच भागों में

14 पक्षियों में वृक्क पाए जाते हैं
(a) एक (b) दो (c) तीन (d) चार

15 पक्षी वर्ग उत्सर्जित करते हैं
(a) अमोनिया (b) यूरिक अम्ल
(c) यूरिया (d) जल

16 निम्न में से कौन-सा अंग पक्षियों में अनुपस्थित होता है?
(a) प्लीहा (b) मूत्राशय
(c) वृक्क (d) इनमें से कोई नहीं

17 पक्षियों के नर जनन तन्त्र में उपस्थित होते हैं?
(a) एक जोड़ी वृषण (b) एक जोड़ी शुक्रवाहक
(c) दोनों (a) और (b) (d) इनमें से कोई नहीं

18 वयस्क मादा पक्षियों में मादा जनन तन्त्र स्थित होते हैं
(a) बाईं ओर (b) दाईं ओर
(c) दोनों (a) और (b) (d) अनुपस्थित

19 पक्षी होते हैं
(a) एकलिंगी (b) द्विलिंगी
(c) अलिंगी (d) उभयलिंगी

20 पक्षियों में निषेचन होता है
(a) आन्तरिक निषेचन
(b) बाह्य निषेचन
(c) दोनों (a) और (b)
(d) उपरोक्त में से कोई नहीं

21 निम्न में से कौन-सा पक्षी का उदाहरण नहीं है?
(a) मोर (b) पेंग्विन
(c) तोता (d) ऑस्ट्रिच

22 पक्षियों के अण्डे होते हैं
(a) जल युक्त (b) पीतयुक्त
(c) अमोनिया युक्त (d) यूरिक अम्ल युक्त

23 पक्षियों में मजबूत पेशियाँ पाई जाती हैं
(a) पैरों में (b) पशचपादों में
(c) पंखों में (d) चोंच में

24 पक्षियों की अस्थियों में अस्थि मज्जा किस स्थिति में पाई जाती है?
(a) अस्थियों के सिरों पर (b) अस्थियों के मध्य में
(c) बिखरी होती हैं
(d) किसी-किसी अस्थि में पाई जाती हैं

उत्तरमाला

1 (a)	2 (c)	3 (c)	4 (b)	5 (c)	6 (d)	7 (c)	8 (c)	9 (c)	10 (b)
11 (c)	12 (c)	13 (a)	14 (b)	15 (b)	16 (b)	17 (c)	18 (a)	19 (a)	20 (a)
21 (b)	22 (b)	23 (c)	24 (c)						

अध्याय 03 जैविक प्रक्रम

जीवन जटिल अणुओं का वह विशिष्ट संगठन है, जो रासायनिक अभिक्रियाओं (उपापचय) के द्वारा प्रकट होता है। इन अभिक्रियाओं के परिणामस्वरूप वृद्धि, विकास, संवेदनशीलता, अनुकूलता, जनन क्षमता, आदि सजीव लक्षण सजीवों में प्रदर्शित होते हैं।

उपापचयी अभिक्रियाएँ दो प्रकार की होती हैं

1. **उपचयी क्रियाएँ** (Anabolic Reactions) इनमें सरल पदार्थों से जटिल पदार्थों का निर्माण होता है। ये रचनात्मक होती हैं। उदाहरण—प्रकाश-संश्लेषण।
2. **अपचयी क्रियाएँ** (Catabolic Reactions) इनमें जटिल जैविक पदार्थों के विघटन से सरल पदार्थों का निर्माण होता है। ये विनाशात्मक होती हैं। उदाहरण—श्वसन, पाचन।

जन्तुओं एवं पादपों में कुछ मूलभूत जैविक उपापचयी क्रियाएँ; जैसे—पोषण, पाचन, श्वसन, परिवहन, उत्सर्जन, नियन्त्रण एवं समन्वय आदि को जैविक प्रक्रम (Life process) कहते हैं, *जिनका वर्णन निम्न प्रकार से है*

पोषण

वह क्रिया, जिसके द्वारा जीव (मनुष्य सहित सभी जन्तु) कार्य करने हेतु ऊर्जा, वृद्धि के लिए आवश्यक पदार्थों तथा शरीर की विभिन्न आवश्यकताओं की पूर्ति करते हैं, पोषण (Nutrition) कहलाती है।

पोषण के प्रकार

यह दो प्रकार का होता है

1. **स्वपोषी पोषण** (Autotrophic Nutrition) स्वपोषण का शाब्दिक अर्थ है 'स्वयं को पोषित करना; जैसे-हरे पादप कार्बन डाइऑक्साइड और जल से प्रकाश तथा पर्णहरिम की उपस्थिति में प्रकाश-संश्लेषण की क्रिया द्वारा अपने भोज्य पदार्थों का निर्माण स्वयं कर लेते हैं। इस प्रकार वे जीव, जो अपने भोजन का निर्माण स्वयं करते हैं, स्वपोषी कहलाते हैं।
   - प्रकाश-संश्लेषण का अन्तिम उत्पाद ग्लूकोस होता है। *यह प्रक्रिया निम्न प्रकार से प्रदर्शित की जा सकती है।*

$$6CO_2 + 12H_2O \xrightarrow[\text{सूर्य का प्रकाश (ऊर्जा)}]{\text{पर्णहरिम / एन्जाइम्स}} C_6H_{12}O_6 + 6H_2O + 6O_2 \uparrow$$

   - प्रकाश-संश्लेषण एवं उपचयन-अपचयन क्रिया (Oxidation-reduction process) है, जिसमें जल का अपचयन O_2 में तथा CO_2 का अपचयन शर्करा के निर्माण में होता है। पौधों पर पड़ने वाले प्रकाश के कुछ अंश को प्रकाश-संश्लेषी वर्णक (Photosynthetic pigments) अवशोषित कर लेते हैं।
   - पर्णहरिम द्वारा अवशोषित ऊर्जा का प्रयोग पादप वातावरण की कार्बन डाइऑक्साइड का अपचयन करने के लिए करते हैं। इसके लिए हाइड्रोजन जल के विघटन से प्राप्त होता है तथा अन्त में ग्लूकोस का निर्माण होता है।
   - प्रकाश-संश्लेषण की प्रक्रिया को प्रकाश, जल, तापमान एवं ऑक्सीजन प्रभावित करती है।
   - लाल प्रकाश में प्रकाश-संश्लेषण सबसे अधिक तथा हरे प्रकाश में प्रकाश-संश्लेषण सबसे कम होता है।
2. **विषमपोषी पोषण** (Heterotrophic Nutrition) स्वपोषी के विपरीत कुछ जीवधारी अपने भोज्य पदार्थों का निर्माण स्वयं नहीं कर पाते हैं तथा भोजन के लिए अन्य जीवों या स्वपोषियों पर निर्भर होते हैं। ऐसे जीव **विषमपोषी** या **परपोषी** कहलाते हैं तथा पोषण की यह प्रक्रिया **विषमपोषी पोषण** या **परपोषण** कहलाती है।

पाचन

जन्तुओं द्वारा ग्रहण किया गया भोजन ठोस या तरल अवस्था में होता है तथा जल में अविलेय होता है। इन पोषक पदार्थों को सम्पूर्ण शरीर में संचरित कराने हेतु विभिन्न भौतिक तथा रासायनिक अभिक्रियाओं द्वारा विलेय अवस्था में लाया जाता है। अत: जटिल व अघुलनशील खाद्य पदार्थों को भौतिक एवं रासायनिक क्रियाओं द्वारा घुलनशील पदार्थों में बदलने की क्रिया पाचन (Digestion) कहलाती है।

- **एककोशिकीय जन्तुओं** (Unicellular Animals) में पाचन एक ही कोशिका के भीतर पाचन खाद्य रिक्तिकाओं में सम्पन्न होता है, इसे अन्त:कोशिकीय पाचन (Intracellular digestion) कहते हैं; जैसे—*अमीबा, पैरामीशियम, यूग्लीना,* आदि में पाचन।
- **बहुकोशिकीय जन्तुओं** (Multicellular Animals) में पाचन एक नलिकाकार आहारनाल में सम्पन्न होता है। इसमें अनेक पाचक ग्रन्थियों से स्रावित पाचक रस की सहायता से भोजन का पाचन किया जाता है। इसे बाह्यकोशिकीय पाचन (Extracellular digestion) कहते हैं; जैसे—मेंढक, बन्दर, मनुष्य, आदि में पाचन।

श्वसन

इस उपापचयी प्रक्रिया से जीवों को ऊर्जा की प्राप्ति होती है। इस प्रक्रिया में खाद्य पदार्थों का ऑक्सीकरण ऑक्सीजन की उपस्थिति में होता है। इसको हम निम्न समीकरण द्वारा भी प्रदर्शित कर सकते हैं

$$C_6H_{12}O_6 + 6O_2 \rightarrow 6CO_2 + 6H_2O + ATP$$

ग्लूकोस + ऑक्सीजन → कार्बन डाइऑक्साइड + जल + ऊर्जा

श्वसन के प्रकार

ऑक्सीजन की आवश्यकता के अनुसार, श्वसन दो प्रकार का होता है

1. **ऑक्सी श्वसन** (Aerobic Respiration) यह आण्विक ऑक्सीजन की उपस्थिति में होता है। ऑक्सीजन, भोजन (ग्लूकोस अणु) को पूर्णतया ऑक्सीकृत करके कार्बन डाइऑक्साइड (CO_2) और जल (H_2O) में बदल देती है।
2. **अनॉक्सी श्वसन** (Anaerobic Respiration) यह ऑक्सीजन (O_2) की अनुपस्थिति में होता है। इस प्रकार के श्वसन में भोज्य पदार्थ केवल आंशिक रूप से ऑक्सीकृत होता है।
   - **पादपों में श्वसन** पादपों में श्वसन जड़, तना, पत्ती द्वारा होता है।
   - **जन्तुओं में श्वसन** निम्न वर्गीय जन्तुओं में श्वसन त्वचा द्वारा होता है, जबकि उच्च वर्गीय जन्तुओं में श्वसन के लिए विशिष्ट अंग (फेफड़े, क्लोम) होते हैं। वे अंग, जो विभिन्न जीवों में श्वसन में सहायक होते हैं। **श्वसन अंग** कहलाते हैं और श्वसन अंगों से मिलकर ही **श्वसन तन्त्र** का निर्माण होता है।

परिवहन या परिसंचरण

जटिल प्राणियों के शरीर में विभिन्न भोज्य पदार्थों का आवश्यकतानुसार आवागमन या परिवहन अत्यधिक महत्त्वपूर्ण है और इसे सफलतापूर्वक सम्पन्न करने के लिए जन्तुओं में एक विशेष तन्त्र उपस्थित होता है, जिसे परिसंचरण तन्त्र या परिवहन तन्त्र कहते हैं। *यह दो प्रकार का होता है*

1. **खुला परिसंचरण तन्त्र** इस तन्त्र में ऊतकों की कोशिकाएँ सदैव रुधिर जैसे परिवहन पदार्थ के सीधे सम्पर्क में रहती हैं; जैसे- केंचुआ, खरगोश, मनुष्य, आदि।
2. **बन्द परिसंचरण तन्त्र** इस तन्त्र में रुधिर सदैव निश्चित वाहिनियों में बहता है तथा शरीर के ऊतकों के साथ सीधे सम्पर्क में रहता है; जैसे- कीट, सिफैलोपोड्स, आदि।

पादपों में परिवहन पादपों में मृदा द्वारा अवशोषित जल एवं खनिज लवणों का परिवहन **दारु या जाइलम** द्वारा होता है, जबकि पत्तियों द्वारा निर्मित भोज्य पदार्थ का सुक्रोस के रूप में परिवहन **पोषवाह** या **फ्लोएम** द्वारा होता है।

उत्सर्जन

शरीर में होने वाली विभिन्न उपापचयी क्रियाओं के परिणामस्वरूप हानिकारक तथा विषाक्त अपशिष्ट पदार्थों का निर्माण होता है। इन पदार्थों को शरीर से बाहर निष्कासित करने की जैव-प्रक्रिया को उत्सर्जन कहते हैं। नाइट्रोजनी अपशिष्ट पदार्थ (अमोनिया, यूरिया, आदि) जल में घुलित अवस्था में उत्सर्जन तन्त्र की सहायता से शरीर के बाहर निष्कासित कर दिए जाते हैं।

उत्सर्जन के प्रकार

- **जन्तुओं में उत्सर्जन** जन्तुओं के उत्सर्जी पदार्थ विभिन्न प्रकार के होते हैं, जिनके आधार पर इन्हें निम्नलिखित तीन वर्गों में बाँटा गया है
  - (i) अमोनिया उत्सर्जी (अस्थिल मछली, अभयचर)
  - (ii) यूरिया उत्सर्जी (स्तनधारी, मेंढक)
  - (iii) यूरिक अम्ल उत्सर्जी (पक्षी, सरीसृप, कीट)
- **पादपों में उत्सर्जन** पादपों में अपशिष्ट उत्पादों का उत्सर्जन तीन प्रकार से होता है

(a) गैसीय अपशिष्ट उत्पाद (b) जलीय अपशिष्ट उत्पाद
(c) ठोस अपशिष्ट उत्पाद

उपयोगी पादप अपशिष्ट विभिन्न पादप अपशिष्टों; जैसे—टेनिन, वाष्पीकृत तेल, गोंद, रेजिन और रबर आदि का विभिन्न उद्योगों, सौन्दर्य प्रसाधनों, खिलौनों, आदि में उपयोग किया जाता है।

नियन्त्रण एवं समन्वयन

जैविक क्रियाएँ प्रत्येक जीव का अथवा अभिन्न जीव के अभिन्न अंग हैं व जीवों के लिए जैविक प्रक्रियाओं का नियन्त्रण एवं समन्वयन (Control and coordination) अतिआवश्यक है।

जन्तुओं में नियन्त्रण व समन्वयन के लिए तन्त्रिका (Neuron) एवं अन्त:स्रावी तन्त्र (Endocrine system) पाए जाते हैं, परन्तु पादप गतिशील नहीं होते हैं। अत: पादपों में तन्त्रिका तन्त्र नहीं होता है। ये अन्त:स्रावी तन्त्र अर्थात् हॉर्मोन्स के द्वारा ही अपनी जैविक क्रियाओं का नियन्त्रण एवं समन्वयन करते हैं।

तन्त्रिका तन्त्र

शरीर की प्रत्येक प्रतिक्रिया में भाग लेने वाले विविध ऊतकों तथा अंगों की क्रियाओं के समन्वयन हेतु केवल जन्तुओं में एक विशेष तन्त्र पाया जाता है, जिसे तन्त्रिका तन्त्र (Nervous system) कहते हैं।

तन्त्रिका कोशिका तन्त्रिका तन्त्र के मुख्य घटक अथवा मुख्य कोशिका को तन्त्रिका कोशिकाएँ या **न्यूरॉन** कहते हैं। यह तन्त्रिका तन्त्र की संरचनात्मक एवं क्रियात्मक इकाई होती है।

तन्त्रिका कोशिका के तीन भाग होते हैं—कोशिकाय, द्रुमिका एवं तन्त्रिकाक्ष।

गति एवं संचलन

संचलन जीवों की एक महत्वपूर्ण विशेषता है, जन्तुओं एवं पादपों में अनेक प्रकार के संचलन होते हैं। कुछ संचलनों में स्थान या अवस्थिति परिवर्तन होता है, ऐसे ऐच्छिक संचलनों को गमन कहते हैं। टहलना, दौड़ना, चढ़ना, उड़ना, तैरना, आदि सभी गमन या संचलन के ही रूप हैं। जन्तुओं के चलन के तरीके परिस्थितियों की माँग और आवास के अनुरूप बदलते हैं; जैसे चलन की प्रक्रिया प्राय: भोजन, आश्रय, अनुकूलन, प्रजनन स्थल, प्राकृतिक स्थिति की तलाश या शत्रुओं/भक्षियों से प्लायन के लिए की जाती है।

गति के प्रकार

जीवों की कोशिकाएँ मुख्यतया तीन प्रकार की गति दर्शाती हैं

(i) **अमीबीय** (Amoeboid) मैक्रोफेजेज और ल्यूकोसाइट में अमीबीय गति प्रदर्शित होती है।

(ii) **पक्ष्माभी** (Flagellated) नलिकाकार अंगों में, जो पक्ष्माभ उपभित्ति से आस्तरित होते हैं, उनमें पक्ष्माभी गति होती है।

(iii) **पेशीय** (Muscular) हमारे पैर, जबड़े, जिह्वा, आदि के लिए पेशीय गति आवश्यक है।

चलन और अन्य प्रकार की गतियों के लिए समन्वित पेशीय क्रियाओं की आवश्यकता होती है।

पादपों में वृद्धि के कारण गति पादप किसी दिशा में विशेष रूप से बढ़ते हुए उद्दीपन के प्रति अनुक्रिया दर्शाते हैं। *इसके अन्तर्गत दो प्रकार की गतियाँ प्रदर्शित होती हैं*

(i) **अनुवर्तनी गतियाँ** ये गतियाँ पौधे के किसी अंग में एक पार्श्वीय दिशा से प्रभावित उद्दीपन के कारण होती हैं।

(ii) **अनुकुंचन गतियाँ** इन गतियों की उद्दीपन दिशा का प्रभाव पादप गति की दिशा पर नहीं पड़ता है; जैसे— कम्पानुकुंचन गति। (छुई-मुई के पत्रक को छूने से होने वाली गति)।

जनन

किसी जीवधारी द्वारा अपनी जाति की निरन्तरता बनाए रखने हेतु अपने जैसी सन्तति उत्पन्न करना, जनन कहलाता है। *यह दो प्रकार का होता है*

(i) **अलैंगिक जनन** (Asexual reproduction) इसमें बिना निषेचन के ही एक जनक द्वारा नई सन्तति का निर्माण होता है। *अलैंगिक जनन निम्न प्रकार का होता है*

(a) **विखण्डन**; उदाहरण-जीवाणु, *युग्लीना* ।

(b) **खण्डन**; उदाहरण-*स्पाइरोगायरा, राइजोपस* ।

(c) **मुकुलन**; उदाहरण-यीस्ट, *हाइड्रा* ।

(d) **पुनरुद्भवन**; उदाहरण-*हाइड्रा, प्लेनेरिया* ।

(e) **बीजाणुओं द्वारा**; उदाहरण-*म्यूकर, राइजोपस* ।

(f) **कायिक प्रजनन**; उदाहरण-गुलाब, अंगूर।

(ii) **लैंगिक जनन** (Sexual reproduction) इसमें दो भिन्न जनकों के अगुणित युग्मकों के संयोजन से नई सन्तति का निर्माण होता है, जो अपने जनकों से भिन्न होती है। यह विकास का आधार है।

पादपों में लैंगिक जनन उच्च पादपों (आवृतबीजी) में लैंगिक जनन की प्रक्रिया के लिए विशेष संरचनाए पाई जाती हैं, जिन्हें **पुष्प** कहते हैं। यह एक रूपान्तरित प्ररोह है, जो पादप का लैंगिक भाग बनाता है। एक पूर्ण पुष्प में बाह्य दलपुँज, दलपुँज, पुमंग एवं जायांग उपस्थित होते हैं।

पादपों में होने वाले लैंगिक जनन के चरण निम्न हैं

- **युग्मकजनन** (Gametogenesis) अर्द्धसूत्री विभाजन द्वारा अगुणित युग्मकों का निर्माण ही युग्मकजनन कहलाता है। नर कोशिकाएँ या परागकण के निर्माण को **नर युग्मक जनन** कहते हैं, जबकि अण्ड कोशिका के निर्माण को मादा युग्मक जनन कहते हैं।
- **परागण** (Pollination) परागकणों के वतिकाग्र तक पहुँचने की प्रक्रिया।
- **निषेचन** (Fertilisation) नर तथा मादा युग्मक केन्द्रकों का संलयन।
- **बीज तथा फलों का निर्माण** (Development of Seeds and Fruits)।

जन्तुओं में लैंगिक जनन

जन्तुओं में लैंगिक जनन मुख्य जनन होता है। *जन्तुओं में जनन मुख्यतया तीन चरणों में पूर्ण होता है*

- **युग्मकजनन** (Gametogenesis) युग्मकों के निर्माण की प्रक्रिया युग्मकजनन कहलाती है। युग्मकजनन में जनन कोशिका में अर्द्धसूत्री विभाजन द्वारा अगुणित कोशिकाओं का निर्माण होता है, जो युग्मक कहलाते हैं। नर युग्मक से शुक्राणु के बनने की क्रिया शुक्राणुजनन तथा मादा युग्मक से अण्डाणु बनने की क्रिया अण्डजनन कहलाती है।
- **निषेचन** (Fertilisation) *जन्तुओं में निषेचन दो प्रकार का होता है*

  (a) **बाह्य निषेचन;** उदाहरण-मत्स्य एवं उभयचर में।

  (b) **आन्तरिक निषेचन;** उदाहरण-सरीसृप, पक्षियों एवं स्तनियों में।
- **युग्मनज का परिवर्धन** (Development of embryo) युग्मनज एककोशिकीय द्विगुणित संरचना होती है। इसमें समसूत्री विभाजन होता है, जिसके फलस्वरूप यह बहुकोशिकीय भ्रूण में बदल जाता है। युग्मनज में इस प्रक्रिया को विदलन कहते हैं।

Exam Pattern Questions

1 जीवों में वृद्धि किस क्रिया का परिणाम है?
(a) उपचय (b) अपचय
(c) उपापचय (d) इनमें से कोई नहीं

2 उपापचयी अभिक्रिया के फलस्वरूप ऊर्जा
(a) का अवशोषण होता है (b) निष्कासित होती है
(c) न तो ली जाती है और न ही छोड़ी जाती
(d) पहले ली जाती है बाद में छोड़ी जाती है

3 अपचयी क्रिया में ऊर्जा
(a) निष्कासित होती है (b) अवशोषित होती है
(c) दोनों (a) व (b) (d) इनमें से कोई नहीं

4 अपचयी अभिक्रिया है
(a) रचनात्मक (b) विनाशात्मक
(c) क्रियात्मक (d) इनमें से कोई नहीं

5 श्वसन उदाहरण है
(a) उपापचय का (b) अपचय का
(c) उपचय का (d) इनमें से कोई नहीं

6 प्रकाश-संश्लेषण है
(a) उपचयी क्रिया (b) अपचयी क्रिया
(c) उपापचयी क्रिया (d) रेडॉक्स क्रिया

7 पोषण की आवश्यकता होती है
(a) वृद्धि के लिए (b) श्वसन के लिए
(c) विकास के लिए (d) ये सभी

8 जन्तु अपना भोजन प्राप्त करते हैं
(a) पादपों से (b) जन्तुओं से
(c) दोनों (a) व (b) (d) अपघटकों से

9 परजीवी भोजन के लिए निर्भर रहते हैं
(a) सजीव जन्तुओं पर
(b) सजीव पादपों पर
(c) दोनों (a) व (b)
(d) सजीवों एवं निर्जीवों पर

10 पौधे प्रकाश-संश्लेषण के दौरान निर्माण करते हैं
(a) प्रोटीन का (b) वसा का
(c) कार्बोहाइड्रेट का (d) ये सभी

11 पौधों में भोजन संचित होता है
(a) कार्बोहाइड्रेट के रूप में (b) प्रोटीन के रूप में
(c) वसा के रूप में (d) इन सभी रूपों में

12 प्रकाश-संश्लेषण के लिए आवश्यक परिस्थितियाँ क्या हैं?
(a) प्रकाश और अनुकूल ताप (b) पर्णहरिम और जल
(c) CO_2 (d) ये सभी

13 प्रकाश-संश्लेषण के लिए कौन-सा समीकरण सर्वाधिक मान्य है?
(a) $6CO_2 + 6H_2O \xrightarrow[\text{पर्णहरिम}]{\text{प्रकाश}} C_6H_{12}O_6 + 6O_2$
(b) $6CO_2 + 12H_2O \xrightarrow[\text{पर्णहरिम}]{\text{प्रकाश}} C_6H_{12}O_6 + 6H_2O + 6O_2$
(c) $12CO_2 + 6H_2O \xrightarrow[\text{पर्णहरिम}]{\text{प्रकाश}} 2C_6H_{12}O_6 + 6O_2$
(d) उपरोक्त में से कोई नहीं

14 निम्न में से कौन-सी विधि स्वपोषण की विधि है?
(a) अपने हाथों से भोजन पकाना
(b) हरे पौधों में प्रकाश-संश्लेषण
(c) अमरबेल का परीजीवी पोषण
(d) उपरोक्त में से कोई नहीं

15 जन्तुओं में किस प्रकार का पोषण मिलता है?
(a) स्वपोषण (b) विषमपोषण
(c) दोनों (a) व (b) (d) इनमें से कोई नहीं

16 पादपों में प्रकाश-संश्लेषण द्वारा भोजन का निर्माण किसमें होता है?
(a) जड़ में (b) पत्ती में
(c) तने में (d) फूल में

17 श्वसन क्रिया होती है
(a) केवल हरित कोशिकाओं में
(b) केवल रंगहीन कोशिकाओं में
(c) कुछ अजीवित जीवों में
(d) सभी जीवित जीवों में

18 निम्नलिखित में से श्वसन के दौरान उत्पाद बनता है
(a) O_2 (b) CO_2
(c) NO_2 (d) SO_2

19 निम्न में से कौन-सा वक्तव्य श्वसन क्रिया के लिए अधिक सही है?
(a) श्वसन में O_2 सदैव प्रयोग होती है
(b) श्वसन में O_2 कार्बन से क्रिया करके CO_2 बनाती है
(c) श्वसन में O_2 हाइड्रोजन से क्रिया करके जल बनाती है
(d) श्वसन गैसों का विनिमय सरन्ध्रों से होता है

20 अनुकुंचन गति, अनुवर्तन गति से भिन्न है, क्योंकि अनुकुंचन गति
(a) उद्दीपन की दिशा की ओर होती है
(b) स्वप्रेरित होती है
(c) उद्दीपन की दिशा से प्रभावित नहीं होती है
(d) अचानक होती है

21 निम्न में से किस जन्तु में खुला रुधिर परिसंचरण तन्त्र पाया जाता है
(a) केंचुए में (b) कीट में
(c) खरगोश में (d) मनुष्य में

22 जब रुधिर स्पष्ट नलिकाओं में ना बहकर छोटी-छोटी अनियमित गुफाओं में होकर बहता है, तो इस प्रकार का परिसंचरण कहलाता है
(a) खुला (b) बन्द
(c) दोहरा परिसंचरण (d) इनमें से कोई नहीं

23 अनुवर्तन गतियाँ होती हैं
(a) वक्रण, जैव तथा प्रेरित प्रकार की
(b) वक्रण, यान्त्रिक तथा स्वत: प्रकार की
(c) चलन, स्वत: तथा उत्सर्जनी प्रकार की
(d) वक्रण, स्वत: तथा वृद्धि प्रकार की

24 बन्द प्रकार के परिसंचरण तन्त्र में, रुधिर पाया जाता है
(a) ट्यूब्स में (b) नलिकाओं में
(c) कपाट में (d) वाहिकाओं में

25 जल तथा खनिज लवणों को कौन-सा ऊतक पादप के विभिन्न भागों में पहुँचता है?
(a) मृदूतक (b) जाइलम (c) फ्लोएम (d) कैम्बियम

26 पत्तियों में बने हुए खाद्य-पदार्थों का स्थानान्तरण होता है
(a) जाइलम द्वारा (b) फ्लोएम द्वारा
(c) कैम्बियम द्वारा (d) ये सभी

27 नाइट्रोजन युक्त कौन-सा पदार्थ अत्यन्त विषैला होता है?
(a) यूरिया (b) यूरिक अम्ल
(c) अमीनो अम्ल (d) अमोनिया

28 अमीनोटेलिक जन्तु है
(a) सीपी (b) *अमीबा*
(c) *हाइड्रा* (d) ये सभी

29 यूरिक अम्ल किसका मुख्य नाइट्रोजनी उत्सर्जी पदार्थ है?
(a) मानव (b) केंचुआ
(c) तिलचट्टा (d) मेंढक

30 पक्षियों एवं सरीसृपों का उत्सर्जी वर्ज्य पदार्थ होता है
(a) यूरिया (b) यूरिया एवं यूरिक अम्ल
(c) यूरिक अम्ल (d) अमोनिया एवं यूरिक अम्ल

31 केंचुएँ कैसे उत्सर्जन करते हैं?
(a) यूरिया-उत्सर्जी, जब जल भरपूर उपलब्ध होता है
(b) यूरिक अम्ल-उत्सर्जी, जब जल भरपूर उपलब्ध होता है
(c) यूरिक अम्ल-उत्सर्जी, जब जल की कमी की स्थिति हो
(d) अमोनिया-उत्सर्जी, जब जल भरपूर उपलब्ध होता है

32 यूरियोटेलिज्म पाया जाता है
(a) स्तनियों में (b) जलीय कीटों में
(c) टेडपोलो में (d) पक्षियों में

33 वृक्क उत्सर्जी अंग होते हैं
(a) सभी कॉर्डेट्स में
(b) केवल स्तनियों में
(c) केवल स्तनियों, सरीसृपों एवं उभयचरों में
(d) स्तनियों, सरीसृपों एवं पक्षियों में

34 पादपों में जलीय अपशिष्ट उत्पाद का उदाहरण है
(a) रबड़ (b) लौंग का तेल
(c) गोंद (d) ये सभी

35 तन्त्रिका तन्त्र का कार्य होता है
(a) संवेदना ग्रहण करना
(b) रसायनों द्वारा नियमन
(c) एन्जाइम का संवहन
(d) आपातकालीन स्थिति में शरीर को तैयार करना

36 *स्पाइरोगायरा* में, अलैंगिक प्रजनन होता है
(a) तन्तुओं का छोटे-छोटे टुकड़ों में टूटने से
(b) एक कोशिका का दो कोशिकाओं में विभाजन से
(c) एक कोशिका का अनेक कोशिकाओं में विभाजन से
(d) पुरानी कोशिका से वयस्क कोशिका के निर्माण से

37 मुकुलन द्वारा जनन होता है
(a) *अमीबा* में (b) *यीस्ट* में
(c) *प्लाज्मोडियम* में (d) *लीशमानिया* में

38 एककोशिकीय पादप *क्लैमाइडोमोनास* में अलैंगिक जनन किसके द्वारा होता है?
(a) मुकुलन द्वारा (b) चलबीजाणु द्वारा
(c) अचलबीजाणु द्वारा (d) युग्मक द्वारा

39 प्रजनन का वह लक्षण, जो *स्पाइरोगायरा* और यीस्ट में समान है
(a) इनमें अलैंगिक प्रजनन होता है
(b) ये सभी एककोशिकीय होते हैं
(c) इनमें केवल लैंगिक प्रजनन होता है
(d) ये सभी बहुकोशिकीय होते हैं

40 कायिक प्रजनन में नए पादप का निर्माण होता है
(a) तना, जड़ और फूल से (b) तना, जड़ और पत्तियों से
(c) तना, फूल और फल से (d) तना, पत्तियों और फूल से

41 निम्न में से किन पादपों में सामान्यतया कायिक जनन ही सम्भव होता है?
(a) केला (b) बाँस (c) इलायची (d) ये सभी

42 निम्न में से किसमें दाब के द्वारा कायिक जनन होता है?
(a) नींबू (b) चमेली
(c) अंगूर (d) ये सभी

43 लैंगिक जनन के लिए आवश्यक है
(a) अर्द्धसूत्री विभाजन (b) असूत्री विभाजन
(c) कलिकोत्पादन (d) इनमें से कोई नहीं

44 जीवों में विभिन्नताएँ उत्पन्न होती हैं
(a) वर्धी (कायिक) जनन द्वारा
(b) अलैंगिक जनन द्वारा
(c) लैंगिक जनन द्वारा
(d) बीजाणु निर्माण द्वारा

45 प्रकाश की ओर पादप अंगों का झुकना किस प्रकार की गति है?
(a) पोषण अनुक्रिया (b) अनुवर्तन
(c) स्फीति (d) अनुचलन

46 छुई-मुई के पत्रक को छूने से उत्पन्न होने वाली गति है
(a) कम्पानुकुंचन
(b) प्रकाशानुकुंचन
(c) तापानुकुंचन
(d) निशानुकुंचन

47 जीवों का एक स्थान से दूसरे स्थान पर जाना कहलाता है
(a) गति (b) गमन
(c) स्फीति (d) अनुचलन

उत्तरमाला

1 (c)	2 (d)	3 (b)	4 (b)	5 (b)	6 (a)	7 (a)	8 (a)	9 (c)	10 (d)
11 (a)	12 (d)	13 (b)	14 (b)	15 (b)	16 (b)	17 (d)	18 (b)	19 (b)	20 (c)
21 (b)	22 (a)	23 (a)	24 (d)	25 (b)	26 (b)	27 (d)	28 (a)	29 (c)	30 (c)
31 (d)	32 (a)	33 (a)	34 (d)	35 (a)	36 (a)	37 (b)	38 (b)	39 (a)	40 (b)
41 (d)	42 (d)	43 (a)	44 (c)	45 (b)	46 (a)	47 (b)			

अध्याय 04 मानव शरीर एवं उसकी विशिष्टताएँ

- मानव शरीर में विभिन्न प्रकार के तन्त्र पाए जाते हैं; जैसे- पाचन तन्त्र, श्वसन तन्त्र, परिवहन तन्त्र, उत्सर्जन तन्त्र, पेशीय तन्त्र, कंकाल तन्त्र, तन्त्रिका तन्त्र, रासायनिक नियन्त्रण तथा जनन तन्त्र, आदि।
- मानव शरीर के ये सभी तन्त्र सुचारु (Proper) रूप से क्रियान्वयन हेतु एक-दूसरे पर निर्भर होते हैं; जैसे रुधिर परिवहन तन्त्र ऑक्सीजन की पूर्ति के लिए श्वसन तन्त्र पर निर्भर होता है।
- रोग प्रतिरोधक तन्त्र के अन्तर्गत भक्षक कोशिकाओं का परिवहन रुधिर द्वारा होता है। इस प्रकार लगभग सभी तन्त्र परिवहन हेतु रुधिर परिवहन तन्त्र पर तथा नियन्त्रण हेतु तन्त्रिका तन्त्र पर निर्भर होते हैं अर्थात् एक-दूसरे से सम्बन्धित होते हैं या जुड़े रहते हैं।

1. पाचन तन्त्र

भोजन के जटिल व अघुलनशील पोषक पदार्थों को भौतिक एवं रासायनिक क्रियाओं द्वारा सरल एवं घुलनशील पदार्थों में परिवर्तित करने की क्रिया पाचन (Digestion) कहलाती है।

मानव पाचन तन्त्र में भोजन को ग्रहण करने, पचाने तथा अपचित भोजन के निष्कासन हेतु विभिन्न अंग तथा ग्रन्थियाँ पाई जाती हैं।

मानव पाचन तन्त्र में मुख्यतया आहारनाल तथा पाचन ग्रन्थियाँ होती हैं *जिनका विस्तारपूर्वक वर्णन निम्न प्रकार से है*

आहारनाल

मानव की आहारनाल (Alimentary canal) लगभग 8-10 मीटर लम्बी होती है। इसका विस्तार मुख से मलद्वार तक होता है।

आहारनाल में निम्नलिखित भाग पाए जाते हैं

- **मुख एवं मुख गुहिका** (Mouth and buccal cavity) मुख दो मांसल होठों से घिरा अनुप्रस्थ दरार के रूप में होता है, जो मुख गुहिका में खुलता है। इसके ऊपरी तथा निचले जबड़ों पर मजबूत दाँत पाए जाते हैं।
  मानव में विभिन्न प्रकार के दाँत पाए जाते हैं। *इनके लक्षण व कार्य इस प्रकार हैं*
  - **4 कृन्तक** (4 Incisor) ये आगे की तरफ लगे, चपटे, धारदार दाँत होते हैं, जो भोजन को काटने का कार्य करते हैं।
  - **2 रदनक** (2 Canine) ये कृन्तक से सटे नुकीले धारदार दाँत होते हैं, जो भोजन को फाड़ने का कार्य करते हैं।
  - **4 अग्रचर्वणक तथा 6 चर्वणक** (4 Premolar and 6 molar) ये मोटे दाँत होते हैं, जो भोजन को पीसने का कार्य करते हैं।

  मानव का दन्त-सूत्र

  $$I\frac{2}{2}, C\frac{1}{1}, Pm\frac{2}{2}, M\frac{3}{3} \times 2 = 32$$

  (I–Incisor, C–Canine, Pm– Premolar, M– Molar)
- **जिह्वा** (Tongue) चपटी व मांसल होती है, जिसकी सतह पर स्वाद कलिकाएँ पायी जाती हैं। यह मुखगुहा में स्थित होती है। इसका कार्य भोजन में लार मिलाना, भोजन को निगलना तथा बोलने में सहायता करना है।
- **ग्रसनी** (Pharynx) यह मुखगुहा के पीछे का भाग है। यह 12-14 सेमी लम्बी कीपाकार तथा वायु और आहारनाल से संयुक्त नली होती है।
- **ग्रासनली** (Oesophagus) यह भोजन को मुखग्रासन गुहा से आमाशय में पहुँचाने का कार्य करती है। इसमें पाचक ग्रन्थि ना होकर श्लेष्म ग्रन्थियाँ होती हैं, जिनसे स्रावित श्लेष्म व क्रमाकुंचन गति (Peristaltic movement) के कारण भोजन आसानी से फिसलकर आमाशय में पहुँच जाता है।
- **आमाशय** (Stomach) यह लगभग, 25 सेमी लम्बा, आहारनाल का सबसे चौड़ा थैलीनुमा भाग होता है, जोकि 'J' आकार का होता है। यह भोजन को अम्लीय (HCl का स्रावण) माध्यम प्रदान करता है।
- **छोटी आँत** (Small intestine) यह भोजन के पाचन तथा अवशोषण का मुख्य कार्य करती है। यह 6-7 मीटर लम्बी तथा 2.5 सेमी चौड़ी अत्यधिक कुण्डलित नली होती है।
- **बड़ी आँत** (Large intestine) यह लगभग 1.5 मीटर लम्बी तथा 4.7 सेमी चौड़ी लम्बी नलिका होती है। बड़ी आँत का मुख्य कार्य खाद्य पदार्थों से जल का पुनरावशोषण करना है। यहाँ से शेष अपचित भोजन (मल) मलाशय में चला जाता है।
- **मलाशय** (Rectum) यह बड़ी आँत का अन्तिम भाग है। यह लगभग 7-8 सेमी लम्बा होता है। इसमें अपशिष्ट भोजन एकत्रित होता है।
- **गुदा** (Anal) मलाशय का अन्तिम भाग है, जो छल्लेदार माँसपेशियों का बना होता है। इसके बाहर खुलने वाले छिद्र को गुदा-द्वार (Anal aperture) कहते हैं। इसके द्वारा मल का परित्याग किया जाता है।

पाचन ग्रन्थियाँ

ये ग्रन्थियाँ भोजन के पाचन के लिए पाचक रस (Digestive juice) स्रावित करती हैं। *ये चार प्रकार की होती हैं*

- **लार ग्रन्थियाँ** (Salivary glands) ये लार उत्पन्न करती हैं। लार में लाइसोजाइम, एमाइलेज तथा टायलिन नामक एन्जाइम होते हैं, जो मण्ड (Starch) को पचाने में सहायक होते हैं। *ये तीन जोड़ी होती हैं*
  - कर्णपूर्व ग्रन्थियाँ (Parotid glands)
  - अधोहनु ग्रन्थियाँ (Submaxillary glands)
  - अधोजिह्वा ग्रन्थियाँ (Sublingual glands)
- **जठर ग्रन्थियाँ** (Gastric glands) ये ग्रन्थियाँ आमाशय में उपस्थित होती हैं तथा तीन प्रकार की होती हैं
  - कार्डियक ग्रन्थियाँ (Cardiac glands)
  - पाइलोरिक ग्रन्थियाँ (Pyloric glands)
  - फण्डिक ग्रन्थियाँ (Fundic glands)
- **यकृत** (Liver) यह शरीर की सबसे बड़ी ग्रन्थि है। इसका भार लगभग 1500 ग्राम होता है। यकृत का कार्य पित्तरस (Bile juice) का स्रावण, हिपैरिन प्रतिस्कन्दन (anticoagulating) कारक का स्रावण, यूरिया का संश्लेषण, विषैले पदार्थों का विषहरण (Detoxification) तथा ग्लूकोस को ग्लाइकोजन में परिवर्तित कर उसका संचय करना है।
- **अग्न्याशय** (Pancreas) यह मिश्रित ग्रन्थि अग्न्याशयी रस में वसा, प्रोटीन तथा कार्बोहाइड्रेट का पाचन करने वाले एन्जाइमों का स्रावण करती है तथा इन्सुलिन एवं ग्लूकैगॉन हॉर्मोन का संश्लेषण व स्रावण भी करती है।

2. श्वसन तन्त्र

श्वसन एक जैव-रासायनिक ऑक्सीकरण अभिक्रिया है, जिसमें ऊर्जा के उत्पादन हेतु पोषक पदार्थों का विघटन या ऑक्सीकरण होता है।

मानव श्वसन तन्त्र

मानव श्वसन तन्त्र के निम्नलिखित अंग हैं

- **फेफड़े** (Lungs) फेफड़े मानव के प्रमुख श्वसन अंग हैं। ये संख्या में दो, हल्के गुलाबी रंग के, कोमल तथा लचीले अंग होते हैं, जो वक्ष गुहा (Buccal cavity) में हृदय को घेरे हुए उपस्थित होते हैं। जबकि नासिका, नासामार्ग, ग्रसनी, वायुनाल (स्वरयन्त्र एवं श्वासनाल), श्वसनी, श्वसनिका, वायुकूपिका एवं वायुकोष श्वसन पथ का निर्माण करते हैं।
- **श्वसन अंगों** (Respiratory organs) का प्रथम भाग नासिका कहलाता है, यह दो बाह्य **नासाछिद्रों** के द्वारा बाहर खुलता है। नासिका के प्रारम्भ में छोटे-छोटे बाल होते हैं, जो धूल, आदि के कणों को वायु के साथ अन्दर जाने से रोकते हैं। नासामार्ग ग्रसनी में खुलता है। ग्रसनी का अग्रभाग नासाग्रसनी कहलाता है।
- **वायुनाल** (Respiratory tubule) यह 10-12 सेमी लम्बी उपास्थिल छल्लेनुमा नली होती है। यह निम्न दो भागों में विभाजित होती है
  - **स्वरयन्त्र या कण्ठ द्वार** (Larynx) यह ग्रसनी में पीछे, किन्तु निगल द्वार से पहले एक छिद्र होता है। यह वायु को ग्रसनी से घाँटीद्वार की सहायता से श्वासनाल में पहुँचाता है।
  - **श्वासनली** (Trachea) यह लगभग 10-12 सेमी लम्बी तथा लगभग 1.5-2.5 सेमी व्यास की नली है, जो कण्ठ से लेकर पूर्ण ग्रीवा में उपस्थित होती है। यह 16-20 उपास्थि से निर्मित अधूरे छल्लों की बनी होती है। ये छल्ले श्वासनली में वायु न होने पर इसे पिचकने से रोकते हैं।

श्वसन की क्रियाविधि

श्वसन की क्रियाविधि में निम्नलिखित चरण सम्मिलित होते हैं

- **श्वासोच्छ्वास** (Breathing) फुफ्फुसीय संवातन (Pulmonary ventilation), जिससे वायुमण्डलीय वायु अन्दर खींची जाती है और कार्बन डाइऑक्साइड (CO_2) से भरी कूपिका की वायु को बाहर मुक्त कर दिया जाता है।
- **बाह्य श्वसन** (External respiration) में वायुकोषों (फेफड़ों) की झिल्ली के आर-पार गैसों (O_2 और CO_2) का आदान-प्रदान (गैसीय विनिमय) होता है।
- **आन्तरिक श्वसन** (Internal respiration) में रुधिर एवं ऊतकों के बीच ऑक्सीजन (O_2) और कार्बन डाइऑक्साइड (CO_2) का विनिमय होता है।
- **कोशिकीय श्वसन** (Cellular respiration) अपचयी क्रियाओं के लिए कोशिकाओं द्वारा O_2 का उपयोग, खाद्य-पदार्थों का ऑक्सीकरण और उसके फलस्वरूप CO_2 तथा ऊर्जा का उत्पन्न होना। इसमें वे सभी रासायनिक क्रियाएँ सम्मिलित हैं, जिनके द्वारा कोशिकाओं में उपस्थित खाद्य-पदार्थों का ऑक्सीजन (O_2) की उपस्थिति में ऑक्सीकरण होता है।

श्वसन तन्त्र में वायु का प्रवाह निम्न प्रकार से होता है

नासामार्ग → ग्रसनी (गला) → कण्ठ → श्वासनाल → श्वसनी → वायुकोष्ठक → रुधिर कोशिका नली → ऊतक

3. परिसंचरण तन्त्र

कोशिकाओं तक भोजन तथा ऑक्सीजन (O_2) को पहुँचाने के लिए, कोशिकाओं में उपापचय के फलस्वरूप बने उत्सर्जी पदार्थों को उत्सर्जी अंगों तक पहुँचाने के लिए एवं हॉर्मोन्स आदि के वितरण के लिए परिसंचरण तन्त्र की आवश्यकता होती है। मानव में यह तन्त्र रुधिर, रुधिर वाहिनियों तथा हृदय से निर्मित होता है।

रुधिर

रुधिर एक तरल संयोजी ऊतक है। मानव शरीर में यह 5-7 लीटर तक होता है। रुधिर में प्लाज्मा (55%) तथा कोशिकाएँ (45%) होती हैं। *रुधिर कोशिकाएँ तीन प्रकार की होती हैं*

- **लाल रुधिर कणिकाएँ** (RBC) ये कोशिकाएँ हीमोग्लोबिन की उपस्थिति के कारण लाल रंग की होती हैं। हीमोग्लोबिन एक ऑक्सीजन वाहक प्रोटीन वर्णक है। ये उभयावतल (Biconcave) तथा केन्द्रकरहित कणिकाएँ होती हैं। ये ऑक्सीजन के परिवहन का कार्य करती हैं। ये 120 दिन तक जीवित रहती हैं।
- **श्वेत रुधिर कणिकाएँ** (WBC) ये रंगहीन, गमनशील (Motile) केन्द्रक युक्त रुधिराणु हैं। इनका प्राथमिक कार्य शरीर की रोगाणुओं से रक्षा करना है। *ये पाँच प्रकार की होती हैं*- लिम्फोसाइट (20-25%), मोनोसाइट (2-10%), इओसिनोफिल्स (2-3%), बैसोफिल्स (0-1%) तथा न्यूट्रोफिल्स (60-65%) कुल मिलाकर ये 1 mm^3 रुधिर में 6000-10000 होती हैं।
- **प्लेटलेट्स** (Platelets) ये केवल स्तनधारियों के रुधिर में पायी जाती हैं। ये चोट लगने पर रुधिर का थक्का जमने की क्रिया में सहायक होती हैं।

रुधिर वर्ग

सभी जीवों का रुधिर एकसमान होता है, परन्तु वह संघटन में भिन्न होता है। *मानव में मुख्यतया दो प्रकार के रुधिर वर्ग पाए जाते हैं*

1. **ABO रुधिर वर्ग** रुधिर में दो प्रकार की प्रोटीन (प्रतिजन तथा प्रतिरक्षी) होती हैं। प्रतिजन (Antigens) लाल

रुधिराणु की, जबकि प्रतिरक्षी (Antibodies) प्लाज्मा में पाए जाते हैं। प्रतिजन विशेष ग्लाइकोप्रोटीन्स होती हैं, *जो दो प्रकार की होती हैं*

(i) प्रतिरक्षी A (ii) प्रतिजन B

अत: प्रतिजनों की उपस्थिति के आधार पर मानव रुधिर को मुख्यतया चार वर्गों में बाँटा गया है—A, B, AB तथा O रुधिर वर्ग।

2. **Rh रुधिर वर्ग** Rh प्रतिजन (रीसस बन्दर के प्रतिजन के समान) भी लाल रुधिराणुओं के सतह पर मिलता है। लगभग 85% लोगों में, जिनमें Rh प्रतिजन होता है, उन्हें Rh^+ तथा जिनमें Rh प्रतिजन नहीं होता है, उन्हें Rh^- कहते हैं।

   Rh^+ रुधिर, Rh^- रुधिर वाले व्यक्ति को नहीं दिया जा सकता है, परन्तु Rh^- रुधिर Rh^+ वाले व्यक्ति को दिया जा सकता है।

   ORh^- रुधिर वर्ग के लोग **सार्वजनिक दाता** (Universal donor) तथा AB Rh^+ वाले लोग **सार्वजनिक ग्राही** (Universal recipient) होते हैं।

रुधिर वाहिनियाँ

ये शरीर में रुधिर का परिसंचरण करने में सहायक होती हैं। *ये तीन प्रकार की होती हैं*

- **धमनियाँ** (Arteries) यह ऑक्सीकृत रुधिर को हृदय से शरीर के विभिन्न अंगों तक ले जाती हैं।
- **शिराएँ** (Veins) यह अनॉक्सीकृत रुधिर को शरीर के विभिन्न अंगों से एकत्र करके हृदय तक लाती हैं।
- **केशिकाएँ** (Capillaries) ये अत्यन्त पतली होती हैं तथा ऊतकों में ऑक्सीजन एवं कार्बन डाइऑक्साइड का विनिमय करती हैं।

हृदय

- यह मानव शरीर का महत्वपूर्ण अंग है। यह रुधिर को सम्पूर्ण शरीर में परिवहन हेतु पम्प करता है। मानव हृदय में दो अलिन्द (Atrium) एवं दो निलय (Ventricles) कक्ष (chamber) होते हैं।
- दाएँ अलिन्द में पूरे शरीर का अनॉक्सीकृत रुधिर आता है और फिर दाएँ निलय में आकर पल्मोनरी धमनी द्वारा फेफड़ों में ऑक्सीकरण के लिए जाता है।
- दाएँ अलिन्द में रुधिर फेफड़ों से ऑक्सीकरण होने के बाद पल्मोनरी शिरा द्वारा आता है, जो फिर बाएँ निलय द्वारा महाधमनी चाप में पम्प कर दिया जाता है, जहाँ से यह विभिन्न धमनियों द्वारा पूरे शरीर में वितरित किया जाता है।
- हृदय में उपस्थित SA नोड प्राकृतिक पेसमेकर होती है।
- हृदय की ध्वनि **लब** एवं **डब** होती है, जोकि हृदय में उपस्थित वाल्व के खुलने एवं बन्द होने के कारण उत्पन्न होती है।
- लिम्फ एक रंगहीन तरल है, जिसका संगठन ऊतक द्रव्य तथा रुधिर प्लाज्मा के समान होता है। इसमें पोषक पदार्थ व ऑक्सीजन कम मात्रा में होते हैं तथा कार्बन डाइऑक्साइड (CO_2) एवं उपापचयी अपशिष्ट पदार्थ अधिक मात्रा में होते हैं।

4. उत्सर्जन तन्त्र

- वह जैव-प्रक्रम, जिसमें हानिकारक उपापचयी अपशिष्ट पदार्थों का निष्कासन होता है, उत्सर्जन (Excretion) कहलाता है।
- शरीर की कोशिकाओं में उपापचय (Metabolism) के फलस्वरूप कार्बन डाइऑक्साइड (CO_2) जल, अमोनिया, यूरिया, यूरिक अम्ल, आदि अपशिष्ट पदार्थ (Waste materials) उत्पन्न होते हैं, जिनका शरीर से उत्सर्जन होता है तथा इन सभी पदार्थों को उत्सर्जी पदार्थ (Excretory substances) कहते हैं।

मानव उत्सर्जन तन्त्र

मानव के उत्सर्जी तन्त्र में निम्नलिखित अंग होते हैं

- **वृक्क** (Kidney) मानव में एक जोड़ी वृक्क मुख्य उत्सर्जी अंग होते हैं, जो भूरे लाल रंग के राजमा के दाने के आकार जैसे, मेरुरज्जु के दोनों ओर उदर भाग में पाए जाते हैं। वृक्क अन्तिम थोरेसिक (Thoracic) एवं तीसरी कटि (Lumbar) मेरुदण्ड के बीच स्थिर होते हैं। प्रत्येक वृक्क का औसत भार 120-170 ग्राम होता है। नेफ्रॉन वृक्क की संरचनात्मक एवं कार्यात्मक इकाई होती है।
- **मूत्रवाहिनी** (Ureters) प्रत्येक वृक्क के नीचे से मूत्रवाहिनी निकलती है, जो लम्बी, पेशीय नलिका है। ये दोनों वृक्कों से निकलकर नीचे की ओर मूत्राशय तक जाती है।
- **मूत्राशय** (Urinary bladder) ये पतली दीवार वाली, नाशपाती के आकार की सफेद एवं पारदर्शी थैली है, जो श्रोणि गुहा में स्थिर होती है। इसमें मूत्र का कुछ समय के लिए संचय होता है।
- **मूत्रमार्ग** (Urethra) यह एक झिल्लीमय नलिका है, जो मूत्र को बाहर ले जाती है। मूत्र के निष्कासन के समय मूत्रमार्ग के स्फिन्क्टर (Sphincter) इसे खोलते हैं।

मूत्र

- मूत्र (Urine) हल्के पीले रंग का तरल है, जिसमें मुख्यतया नाइट्रोजन युक्त अपशिष्ट पदार्थ (यूरिया) पाए जाते हैं।
- मूत्र का हल्का पीला रंग उसमें पाए जाने वाले यूरोक्रोम रंजक के कारण होता है, जो मृत लाल रुधिराणुओं के हीमोग्लोबिन के विघटन से बनता है।

कृत्रिम वृक्क

- वृक्क के निष्क्रिय होने की अवस्था में कृत्रिम वृक्क का उपयोग किया जा सकता है।
- अत: वृक्क सम्बन्धी रोगों से बचाव हेतु कृत्रिम वृक्क बनाए गए हैं, जो शरीर से डायलिसिस (Dialysis) द्वारा हानिकारक पदार्थों को बाहर निकालते हैं।
- ये प्राकृतिक वृक्क से भिन्न होते हैं, क्योंकि इनमें पुन: अवशोषण नहीं होता है।

अन्य उत्सर्जी अंग

मानव में वृक्क मुख्य उत्सर्जी अंग होते हैं, परन्तु कुछ अन्य अंग भी उत्सर्जन का कार्य करते हैं *जो निम्नलिखित हैं*

- त्वचा (Skin)
- फेफड़े (Lungs)
- यकृत (Liver)

5. कंकाल तन्त्र

मानव शरीर का ढाँचा हड्डियों द्वारा बना होता है, जिसे कंकाल तन्त्र या अस्थि तन्त्र कहते हैं।

कंकाल तन्त्र निम्न दो प्रकार का होता है

1. **बाह्य कंकाल** (Exoskeleton) ये त्वचा की बाहरी सतह पर पाई जाने वाली संरचनाएँ होती हैं
   जैसे—सींग, खुर, आदि।
2. **अन्त: कंकाल** (Endoskeleton) यह कठोर सहारा देने वाला संरचनात्मक ढाँचा है, जो जीवधारी के शरीर के अन्दर होता है। यह उपास्थियों (Cartilages) तथा अस्थियों (Bones) से बना होता है।

अस्थियाँ (हड्डियाँ)

- मानव के शरीर में कुल हड्डियों की संख्या लगभग 206 है। बाल्यावस्था में कुल हड्डियों की संख्या 213 होती है।
- सिर की कुल हड्डियों की संख्या 29 (कपाल 8, चेहरा 14 और कर्ण 6), रीढ़ की हड्डियों की कुल संख्या विकसित होने पर 26 तथा पसलियों की कुल हड्डियों की संख्या 24 होती है।
- शरीर की सबसे बड़ी हड्डी फीमर (जाँघ की हड्डी) व शरीर की सबसे छोटी हड्डी स्टेपीस (कान की हड्डी) होती है।
- माँस और हड्डियों के योजक तन्तुओं को टेन्डन कहते हैं। हड्डी से हड्डी के योजक तन्तुओं को लिगामेण्ट्स कहते हैं।

कंकाल तन्त्र से सम्बन्धित महत्त्वपूर्ण तथ्य

- एटलस को हाँ अस्थि, जबकि एक्सिस को ना अस्थि कहते हैं।
- बच्चों की अस्थियों में कार्बनिक पदार्थ अधिक मात्रा में होते हैं।
- हड्डियों का एक-दूसरे के साथ जुड़ना सन्धि (जोड़) कहलाता है।

कंकाल तन्त्र के प्रमुख कार्य

- यह शरीर को निश्चित आकार प्रदान करता है।
- यह शरीर के कोमल अंगों को सुरक्षा प्रदान करता है।
- यह पेशियों को जुड़ने का आधार प्रदान करता है।
- यह लाल रुधिर कणिकाओं का निर्माण करता है।

6. पेशीय तन्त्र

मानव शरीर में तीन प्रकार की पेशियाँ पाई जाती हैं

- **अरेखित पेशियाँ** (Unstriated muscles) ये हमारी इच्छा के अनुसार कार्य नहीं करती हैं। ये स्वयं आन्तरिक अंगों को आवश्यकतानुसार गति कराती रहती हैं।
- **रेखित पेशियाँ** (Striated muscles) इन पेशियों की गति मानव इच्छा के अनुसार होती है। इन्हें रेखीय पेशीय ऊतक भी कहते हैं।
- **हृद पेशियाँ** (Cardiac muscles) ये विशिष्ट प्रकार की अनैच्छिक पेशियाँ हृदय में ही पाई जाती हैं तथा हृदय के जीवन भर लयबद्ध रहने, प्रसार एवं संकुचन में सहायक होती हैं।

7. तन्त्रिका तन्त्र

यह तन्त्र मानव शरीर में होने वाली समस्त क्रियाओं का नियमन एवं नियन्त्रण करता है। *इसके निम्न भाग होते हैं*

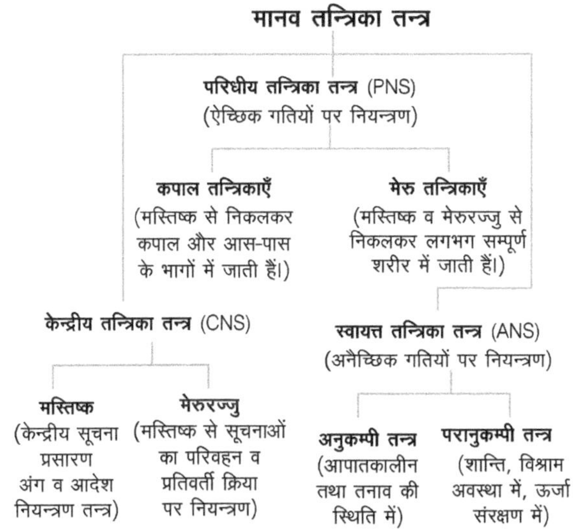

मस्तिष्क

मानव मस्तिष्क (Brain) को तीन भागों में बाँटा जा सकता है

(i) **अग्रमस्तिष्क** (Forebrain) इसके अन्तर्गत घ्राण पिण्ड, प्रमस्तिष्क तथा डाइएनसिफैलॉन आते हैं। प्रमस्तिष्क (सेरेब्रम) मस्तिष्क का सबसे बड़ा विकसित भाग बनाता है। प्रमस्तिष्क गोलार्द्ध (सेरेब्रल हेमीस्फीयर) समृति, चेतना, ज्ञान, तर्क, सोच-विचार, सीखना, आदि क्रियाओं का केन्द्र होता है। घ्राण पिण्ड गन्ध का ज्ञान कराते हैं। डाइएनसिफैलॉन प्रमस्तिष्क के ठीक नीचे स्थित होता है, इसमें स्थित हाइपोथैलेमस भूख, प्यास, थकान, नींद, शरीर के ताप नियन्त्रण, आदि क्रियाओं का नियमन एवं नियन्त्रण करता है।

(ii) **मध्यमस्तिष्क** (Midbrain) इसका अधिकांश भाग अनुमस्तिष्क से ढका होता है। इसमें अर्द्ध चेतना की अवस्था में पेशीय क्रियाओं, नेत्र गोलकों का नियन्त्रण, आदि होता है।

(iii) **पश्चमस्तिष्क** (Hindbrain) इसके अन्तर्गत अनुमस्तिष्क, पोन्स तथा मस्तिष्क पुच्छ (मेड्यूला ऑब्लोंगेटा) तथा पोन्स बैरोलाई आते हैं। अनुमस्तिष्क शरीर का सन्तुलन बनाए रखता है। यह पेशियों को नियन्त्रित करके प्रचलन को नियन्त्रित करता है।

मेड्यूला ऑब्लोंगेटा श्वसन, हृदय स्पन्दन, रुधिर परिसंचरण, उल्टी आना, खाँसना, छींकना व निगलना जैसी अनैच्छिक क्रियाओं का नियन्त्रण तथा नियमन करता है।

मेरुरज्जु

मस्तिष्क पुच्छ कपालीय गुहा के बाहर एक लम्बी, खोखली व बेलनाकार रचना के रूप में मानव की देहगुहा में रूपान्तरित होता है, इस रचना को **मेरुरज्जु** (Notochord) कहते हैं। इसकी केन्द्रीय अक्ष में **प्रमस्तिष्क मेरुद्रव्य** (Cerebrospinal fluid) से भरी संकरी गुहा न्यूरोसील होती है। शरीर की प्रतिवर्ती क्रियाएँ इसके द्वारा ही सम्पन्न होती हैं।

8. अन्त:स्रावी तन्त्र

इस तन्त्र में मुख्यतया अन्त:स्रावी ग्रन्थियाँ (Endocrine glands), हॉर्मोन्स तथा इनकी कार्यिकी सम्मिलित है। इसमें हॉर्मोन्स के द्वारा विभिन्न शारीरिक क्रियाएँ समन्वित की जाती हैं।

शरीर की विभिन्न अन्त:स्रावी ग्रन्थियाँ इस प्रकार हैं

- **पिट्यूटरी ग्रन्थि** (Pituitary gland) इसको मास्टर ग्रन्थि भी कहते हैं। यह अन्य अन्त:स्रावी ग्रन्थियों के स्राव को नियन्त्रित करती है। पिट्यूटरी ग्रन्थि से स्रावित वृद्धि हॉर्मोन (GH) शारीरिक वृद्धि को उत्तेजित करता है। इसकी कमी से बौनापन (Dwarfism) तथा अधिकता से भीमकायता (Gigantism) रोग होता है।
- **थायरॉइड ग्रन्थि** (Thyroid gland) यह सबसे बड़ी अन्त: स्रावी ग्रन्थि होती है। यह श्वासनली के दोनों ओर स्थित होती है। यह थायरॉक्सिन नामक हॉर्मोन स्रावित करती है। इसकी कमी से हाइपोथायरॉडिज्म तथा अधिकता से हाइपोथायरॉडिज्म होता है। दोनों ही दशाओं में शरीर की उपापचयी कार्यिकी पर प्रतिकूल प्रभाव पड़ता है।
- **पैराथायरॉइड ग्रन्थि** (Parathyroid gland) यह थायरॉइड ग्रन्थि के पश्च भाग में स्थित होती है तथा पैराथायरॉइड हॉर्मोन स्रावित करती है। ये रुधिर में कैल्शियम के स्तर को नियन्त्रित करती है।
- **अग्न्याशय** (Pancreas) यह एक मिश्रित ग्रन्थि है, जिससे एन्जाइम एवं हॉर्मोन दोनों स्रावित होते हैं। इससे स्रावित इन्सुलिन एवं ग्लूकैगॉन हॉर्मोन रुधिर में शर्करा के स्तर को नियन्त्रित करते हैं। इन्सुलिन के कम स्रावण से मानव में मधुमेह (Diabetes) रोग हो जाता है।
- **एड्रीनल ग्रन्थि** (Adrenal gland) इस ग्रन्थि के दो भाग होते हैं—मेड्यूला एवं कॉर्टेक्स। मेड्यूला से एपीनेफ्रिन, नॉर-एपीनेफ्रिन तथा कॉर्टेक्स से मिनरलो-ग्लूकोकॉर्टिकॉइड हॉर्मोनों का स्रावण होता है।

- **वृषण एवं अण्डाशय** (Testis and Ovary) ये नर एवं मादा जननांग हैं, इनसे स्रावित टेस्टोस्टीरॉन एवं एस्ट्रोजन हॉर्मोनों से क्रमश: शुक्राणु एवं अण्ड कोशिका का निर्माण होता है।

9. जनन तन्त्र

मानव सजीव (जरायुज) प्रजक होते हैं, जिनमें नर व मादा क्रमश: शुक्राणु एवं अण्डाणु युग्मक अपने जनन तन्त्रों में उत्पन्न करते हैं, जो अगुणित होते हैं।

नर व मादा जनन तन्त्रों का विवरण निम्न प्रकार से है

नर जनन तन्त्र

- वृषण, वृषणकोष (Scrotal sacs) में उपस्थित रहते हैं।
- एपिडिडाइमिस, शुक्रजनन नलिकाओं (Seminiferous tubules) के जुड़ने से बनी कुण्डलित नलिका है।
- सेमिनिफेरस नलिकाओं में स्पर्मेटोजेनेसिस (Spermatogenesis) की क्रिया द्वारा शुक्राणुओं का निर्माण होता है।
- शिश्न (Penis) पेशीय अंग है, जिसमें रुधिर आपूर्ति अत्यधिक होती है।
- नर में स्पर्मेटोजोआ (Spermatozoa) 13-14 वर्ष की आयु में बनने प्रारम्भ हो जाते हैं तथा पूरी आयु बनते रहते हैं।
- शरीर पर बालों का उगना नर लिंग हॉर्मोन (Male sex hormone) के कारण होता है।

मादा जनन तन्त्र

- वयस्कता के पश्चात् अण्डाशय में प्रत्येक 28 दिन के अन्तराल पर अण्डाणु (Ovum or egg cell) बनता है।
- विकसित हो रहा भ्रूण माता से ऑवल या अपरा (Placenta) द्वारा जुड़ा होता है। यह भ्रूण को रुधिर आदि की आपूर्ति करता है।
- गर्भाशय में भ्रूण 9 महीने तक विकास करता है। यह काल गर्भावस्था (Gestation period) कहलाता है।

मादा जनन तन्त्र से सम्बन्धित महत्त्वपूर्ण तथ्य

मादा जनन अंग	संख्या	कार्य
अण्डाशय (Ovary)	2	हॉर्मोन स्रावण एवं अण्ड निर्माण
अण्डवाहिनी (Oviduct)	2	अण्डाणु (Ova) को गर्भाशय में पहुँचाना
गर्भाशय (Uterus)	1	गर्भस्थ शिशु हेतु स्थान प्रदान करना
फैलोपियन ट्यूब (Fallopian tube)	2	शुक्राणु द्वारा अण्डे का निषेचन होना

परखनली शिशु (Test Tube Baby)

यह एक तकनीक है, जिसके द्वारा अण्डाणु का शुक्राणु द्वारा शरीर के बाहर निषेचन करवाया जाता है। तत्पश्चात् भ्रूण को विकास हेतु मादा के गर्भाशय में प्रत्यारोपित कर दिया जाता है।

मानव शरीर से सम्बन्धित महत्वपूर्ण तथ्य

तथ्य	स्थिति/मात्रा
कशेरुकाओं की कुल संख्या	33
पेशियों की कुल संख्या	639
यकृत का भार (महिला में)	1.2-1.4 किग्रा
यकृत का भार (पुरुष में)	1.2-1.5 किग्रा
सर्वाधिक पुनरुद्भवन की क्षमता	यकृत में
सबसे कम पुनरुद्भवन की क्षमता	मस्तिष्क में
शरीर का सबसे कठोर भाग	दाँत का इनेमल
सबसे बड़ी लार ग्रन्थि	पैरोटिड ग्रन्थि
शरीर का सामान्य तापमान	98.4°F (37°C)
हीमोग्लोबिन की औसत मात्रा (पुरुष में)	13.16 g/dl
हीमोग्लोबिन की औसत मात्रा (महिला में)	11.5-14 g/dl
सबसे छोटी श्वेत रुधिर कोशिका	लिम्फोसाइट
सबसे बड़ी श्वेत रुधिर कोशिका	मोनोसाइट
रुधिर का थक्का बनने का समय	3-8 मिनट
सामान्य रुधिर दाब	120/80 Hg
वयस्क में हृदय गति	72 बार प्रति मिनट
मस्तिष्क का भार	1220 से 1400 ग्राम
क्रेनियल तन्त्रिकाओं की संख्या	12 जोड़ी
स्पाइनल तन्त्रिकाओं की संख्या	31 जोड़ी
सबसे बड़ी कोशिका	तन्त्रिका कोशिका (न्यूरॉन)

मानव शरीर की विशिष्टताएँ

लगभग 10000 वर्ष पूर्व आधुनिक मानव (*होमो सैपियन्स*) का विकास अफ्रीका के पुरातन मानव से हुआ है। इस विकास क्रम में मानव शरीर में हुए कई संरचनात्मक परिवर्तनों ने आधुनिक मानव शरीर को एक विशिष्ट जीव बनाया।

इन परिवर्तनों का उल्लेख निम्न प्रकार से है

1. **द्विपाद चलन** (Bipedal locomotion) मानव में द्विपाद चलन विकसित होने से अग्रपाद (भुजाएँ) विभिन्न कार्यों को करने हेतु मुक्त हो गए, जिससे उनकी कार्य क्षमता का विकास हुआ। मानव में सीधे चलने हेतु पादों की लम्बाई बढ़ी तथा धड़ का भाग छोटा हुआ, जिससे आधुनिक मानव सीधे खड़े होकर चलने लगे।

2. **मस्तिष्क एवं कपाल गुहा** (Brain and cranial cavity) आधुनिक मानव की कपाल गुहा का आयतन लगभग 1450 घन सेमी है। मानव में प्रमस्तिष्क एवं अनुमस्तिष्क का विकास अधिक हुआ। इस कारण ही मनुष्य अन्य जीवों की तुलना में अधिक बुद्धि वाले एवं कौशलपूर्ण हैं।

3. **द्विनेत्री दृष्टि** मानव नेत्र बड़े एवं सामने की ओर होते हैं। इनमें द्विनेत्री (Binocular) एवं त्रिविम दर्शी (Stereoscopy) दृष्टि होती है अर्थात् दोनों नेत्र साथ-साथ एक ही वस्तु को देख सकते हैं। नेत्र की रेटिना में प्रकाश संवेदी कोशिकाओं, शलाकाओं (rods) तथा रंग भेद हेतु दृष्टि शंकुओं (Cones) का विकास हुआ है।

Exam Pattern Questions

1 मानव पाचन नाल के किस भाग में क्रमाकुंचन गतियाँ नहीं होती हैं?
(a) ग्रासनली (b) आमाशय
(c) छोटी आँत (d) बड़ी आँत

2 ग्लूकोस को जब भोजन के रूप में लिया जाता है, तब निम्न में से कौन-सी क्रिया नहीं होती है?
(a) अन्तर्ग्रहण (b) पाचन
(c) अवशोषण (d) स्वांगीकरण

3 मानव शरीर का सबसे कठोर भाग कौन-सा है?
(a) दाँत का इनेमल (b) हड्डियाँ
(c) पेशियाँ (d) इनमें से कोई नहीं

4 मानव आहारनाल में भागों का सही क्रम कौन-सा है?
(a) मुख → आमाशय → छोटी आँत → ग्रसिका → बड़ी आँत
(b) मुख → ग्रसिका → आमाशय → बड़ी आँत → छोटी आँत
(c) मुख → आमाशय → ग्रसिका → छोटी आँत → बड़ी आँत
(d) मुख → ग्रसिका → आमाशय → छोटी आँत → बड़ी आँत

5 मानव में उपस्थित लार ग्रन्थि नहीं है
(a) पैरोटिड ग्रन्थि
(b) इन्फ्राऑर्बिटल ग्रन्थि
(c) सबमैण्डिबुलर ग्रन्थि
(d) सबलिंगुअल ग्रन्थि

6 आहारनाल का कौन-सा भाग यकृत से पित्त रस प्राप्त करता है?
(a) आमाशय (b) छोटी आँत
(c) बड़ी आँत (d) ग्रसनी

7 आहारनाल के किस भाग में भोजन अन्तिम रूप में पच जाता है?
(a) आमाशय (b) मुख गुहा
(c) बड़ी आँत (d) छोटी आँत

8 बड़ा नासामार्ग, मुख मार्ग से किसके द्वारा अलग होता है?
(a) टेटुआ (b) पैलेट
(c) ग्रसनी (d) नासिका कक्ष

9 वयस्क मानव में श्वासनली की लम्बाई होती है, लगभग
(a) 30 सेमी (b) 12 सेमी (c) 45 सेमी (d) 5 सेमी

10 अन्त: श्वसन के समय, वायु के गमन का सही क्रम निम्नलिखित में से कौन-सा है?
(a) नासाद्वार → कण्ठ → ग्रसनी → श्वासनली → फुफ्फुस
(b) श्वासनली → ग्रसनी → कूपिका → कण्ठ → फुफ्फुस
(c) कण्ठ → नासाद्वार → ग्रसनी → फुफ्फुस
(d) नासाद्वार → ग्रसनी → कण्ठ → श्वासनली → कूपिकाएँ

11 वायुकोष किन कोशिकाओं से बनता है?
(a) शल्की उपकला से (b) स्तम्भी उपकला से
(c) घनाकार उपकला से (d) ग्रन्थिल उपकला से

12 मानव हृदय में कक्षों की संख्या होती है
(a) दो (b) तीन
(c) चार (d) इनमें से कोई नहीं

13 हृदय में ध्वनि लब एवं डब उत्पन्न होती है
(a) अलिन्द के कारण (b) निलय के कारण
(c) वाल्व के कारण (d) SA नोड के कारण

14 हृदय पेशी तन्तु होते हैं
(a) शाखान्वित (b) रेखित
(c) अनैच्छिक (d) ये सभी

15 बाएँ अलिन्द तथा निलय के बीच कौन-से कपाट होते हैं?
(a) त्रिवलन (b) मिट्रल
(c) महाधमनी (d) फुफ्फुस

16 ऊतकों से बाहर आने वाले रुधिर में किसकी मात्रा अपेक्षाकृत अधिक हो जाती है?
(a) कार्बन डाइऑक्साइड (b) जल
(c) हीमोग्लोबिन (d) ऑक्सीजन

17 मानव का हृदय एक मिनट में धड़कता है
(a) 72-75 बार (b) 60-70 बार
(c) 72-80 बार (d) 75-78 बार

18 पल्मोनरी शिरा खुलती है या रुधिर लाती है
(a) दाएँ अलिन्द में (b) बाएँ अलिन्द में
(c) बाएँ निलय में (d) दाएँ निलय में

19 दाएँ निलय से अशुद्ध रुधिर किस अंग में जाता है?
(a) फेफड़ों में (b) आहारनाल में
(c) हृदय में (d) त्वचा में

20 मानव के वृक्क की संरचना में कौन-सा भाग सम्मिलित नहीं है?
(a) मेड्यूला (b) मूत्रमार्ग
(c) पेल्विस (d) वल्कुट

21 वृक्कों की निस्यंदक इकाइयों को कहते हैं
(a) मूत्रनली (b) मूत्रमार्ग
(c) न्यूरॉन (d) नेफ्रॉन

22 हमारे शरीर में मूत्र का सही मार्ग चुनिए
(a) वृक्क → मूत्रनली → मूत्रमार्ग → मूत्राशय
(b) वृक्क → मूत्राशय → मूत्रमार्ग → मूत्रनली
(c) वृक्क → मूत्रनलियाँ → मूत्राशय → मूत्रमार्ग
(d) मूत्राशय → वृक्क → मूत्रनली → मूत्रमार्ग

23 मानव शरीर में कुल हड्डियों की संख्या होती है
(a) 206 (b) 200
(c) 201 (d) 220

24 मानव के शरीर में पाई जाने वाली पेशियों की संख्या कितनी होती है?
(a) 409 (b) 439 (c) 539 (d) 639

25 पेशियाँ किस संरचना के द्वारा अस्थियों से जुड़ी रहती हैं?
(a) एरीओलर ऊतक (b) स्नायु
(c) इलास्टिन (d) कण्डरा

26 विकास के दौरान मस्तिष्क के कौन-से भाग ने आकार में सर्वाधिक वृद्धि की है?
(a) अग्रमस्तिष्क (b) मध्यमस्तिष्क
(c) पश्चमस्तिष्क (d) इनमें से कोई नहीं

27 व्यक्ति के सामान्य मस्तिष्क का भार कितना होता है?
(a) 1.4 kg (b) 3.5 kg
(c) 4.0 kg (d) 4.5 kg

28 अन्त:स्रावी ग्रन्थियाँ कार्य करती हैं
(a) एन्जाइम द्वारा (b) विटामिन द्वारा
(c) हॉर्मोन द्वारा (d) खनिज लवण द्वारा

29 ग्रन्थि जिसमें वृद्धि हॉर्मोन बनता है
(a) पीयूष (b) थाइमस
(c) थायरॉइड (d) एड्रीनल

30 पीयूष ग्रन्थि कहाँ स्थित होती है?
(a) हृदय के पास (b) मस्तिष्क में
(c) श्वासनाल के पास (d) अग्न्याशय में

31 पैराथायरॉइड द्वारा स्रावित कैल्सिटोनिन किसका सन्तुलन नियन्त्रित करता है?
(a) पोटैशियम (b) आयोडीन
(c) कैल्शियम (d) लोहा

32 निम्नलिखित में से किस संरचना द्वारा मूत्र तथा वीर्य शरीर के बाहर आते हैं?
(a) स्खलन वाहिनी (b) शुक्रवाहिनी
(c) मूत्रमार्ग (d) एपिडिडाइमिस

33 निम्न में से कौन मानव में मादा जनन तन्त्र का भाग नहीं है?
(a) अण्डाशय (b) गर्भाशय
(c) शुक्रवाहिनी (d) योनि

34 यदि भ्रूण का विकास मादा शरीर के अन्दर होता है, तो वह कहलाता है
(a) जरायुज (b) अण्डप्रजक
(c) दोनों (a) एवं (b) (d) इनमें से कोई नहीं

35 नर में द्वितीयक लैंगिक लक्षणों के लिए अनिवार्य हॉर्मोन है
(a) प्रोजेस्टेरॉन (b) टेस्टोस्टीरॉन
(c) रिलेक्सिन (d) एस्ट्रोजन

36 शुक्राणुजनन कहाँ होता है?
(a) एपिडिडाइमिस में (b) सेमिनिफेरस नलिका में
(c) वास डिफरेन्स (d) शिश्न में

37 नर तथा मादा युग्मक होते हैं
(a) अगुणित (b) द्विगुणित
(c) बहुगुणित (d) इनमें से कोई नहीं

38 अण्डजनन के फलस्वरूप निर्माण होता है
(a) अण्डाणु का (b) युग्मनज का
(c) शुक्राणु का (d) बीज का

39 मादा लिंग हॉर्मोन को कहा हाता है
(a) एण्ड्रोजन (b) एड्रीनैलिन
(c) इन्सुलिन (d) एस्ट्रोजन

40 किस संरचना द्वारा गर्भस्थ भ्रूण माता से पोषण प्राप्त करता है?
(a) रुधिर वाहिनी (b) ऑवल
(c) आमाशय (d) अण्डवाहिनी

41 परखनली शिशु का अभिप्राय है
(a) निषेचन तथा विकास दोनों गर्भाशय में
(b) निषेचन और विकसित भ्रूण परखनली में
(c) निषेचन *इन विट्रो* और फिर गर्भाशय में प्रतिरोपण
(d) परखनली में वृद्धित शिशु

42 मानव का कौन-सा लक्षण विकास की दृष्टि से आवश्यक नहीं है?
(a) कपाल गुहा का अधिक आयतन
(b) आगे खिसका हुआ महारन्ध्र
(c) ऑर्थोग्नैथस चेहरा
(d) वायवीय निवास

43 आधुनिक मानव का वैज्ञानिक नाम है
(a) *होमो हैबिलिस* (b) *होमो इरैक्टस*
(c) *होमो सैपियन्स* (d) *होमो निएण्डरथल*

44 मानव जाति के सबसे करीब है
(a) चिम्पैंजी (b) वानर
(c) कपि (d) गौरिल्ला

45 आधुनिक मानव के लिए असत्य कथन है
(a) प्रोग्नैथस मुख
(b) कपालीय गुहा का आयतन 1450cc
(c) ठोडी का पूर्ण विकसित होना
(d) सर्वाहारी

उत्तरमाला

1 *(a)*	2 *(b)*	3 *(a)*	4 *(d)*	5 *(b)*	6 *(b)*	7 *(d)*	8 *(b)*	9 *(b)*	10 *(d)*
11 *(a)*	12 *(c)*	13 *(c)*	14 *(c)*	15 *(b)*	16 *(a)*	17 *(a)*	18 *(b)*	19 *(a)*	20 *(b)*
21 *(d)*	22 *(c)*	23 *(a)*	24 *(d)*	25 *(d)*	26 *(a)*	27 *(c)*	28 *(c)*	29 *(a)*	30 *(b)*
31 *(c)*	32 *(c)*	33 *(c)*	34 *(a)*	35 *(b)*	36 *(b)*	37 *(a)*	38 *(a)*	39 *(d)*	40 *(b)*
41 *(c)*	42 *(d)*	43 *(c)*	44 *(a)*	45 *(a)*					

अध्याय 05 खाद्य पोषण, स्वास्थ्य एवं मानव रोग

खाद्य पोषण एवं भोजन

जीवों द्वारा भोजन ग्रहण करने तथा खाद्य पदार्थों से पोषक तत्वों को प्राप्त करने की क्रिया को पोषण (Nutrition) कहते हैं, जबकि भोजन वह पोषक पदार्थ है, जो किसी जीव द्वारा वृद्धि, कार्य, मरम्मत और जीवन की क्रियाओं के संचालन हेतु ग्रहण किया जाता है। इसकी मात्रा एवं अवयव भिन्न हो सकते हैं।

भोजन के सात मुख्य अवयव निम्नलिखित हैं

1. कार्बोहाइड्रेट 2. वसा 3. प्रोटीन
4. विटामिन 5. खनिज लवण 6. जल
7. रुक्षांश

सन्तुलित भोजन एवं उसकी अनिवार्यता

- वह भोजन, जिसमें सभी पोषक तत्व मानव की आवश्यकता के अनुसार उचित अनुपात में सम्मिलित होते हैं, सन्तुलित भोजन (Balanced diet) कहलाता है।
- सन्तुलित भोजन प्रत्येक व्यक्ति की उम्र, स्वास्थ्य एवं कार्य के अनुसार होता है।
- सन्तुलित भोजन ग्रहण नहीं करने से अल्पता रोग (Deficiency disease) हो सकता है। अत: सन्तुलित भोजन में भोजन के सभी आवश्यक अवयव होना अतिआवश्यक है; जैसे—कार्बोहाइड्रेट्स, वसा, प्रोटीन्स, विटामिन्स, खनिज तत्व, आदि।

1. कार्बोहाइड्रेट

कार्बोहाइड्रेट, पॉलीहाइड्रॉक्सी एल्डिहाइड अथवा कीटोन होते हैं, जो C, H एवं O से बने होते हैं। इनमें C, H एवं O का अनुपात सामान्यतया 1 : 2 : 1 होता है। 1 ग्राम कार्बोहाइड्रेट के ऑक्सीकरण से 17 किलोजूल ऊर्जा अथवा 4.1 किलो कैलोरी ऊर्जा निकलती है। हमारे भोजन की कुल ऊर्जा में से लगभग 60-80% ऊर्जा कार्बोहाइड्रेट से आती है।

कार्बोहाइड्रेट हमारे शरीर का लगभग 1% भाग बनाते हैं।

शर्करा अणुओं के आधार पर इन्हें तीन भागों में बाँटा जा सकता है

(i) **मोनोसैकेराइड्स** ये सबसे सरल कार्बोहाइड्रेट हैं। ये केवल एक शर्करा अणु के बने होते हैं; जैसे—ग्लूकोस, फ्रक्टोस, गेलैक्टोस।

(ii) **डाइसैकेराइड्स** ये मोनोसैकेराइड्स की दो इकाइयों से बने होते हैं; जैसे— सुक्रोस (चीनी), माल्टोस, लैक्टोस (दुग्ध शर्करा)।

(iii) **पॉलीसैकेराइड्स** ये बहुत-सी मोनोसैकेराइड इकाइयों के ग्लाइकोसाइडिक बन्ध द्वारा जुड़ने से बनते हैं; जैसे—सेलुलोस, स्टार्च (आलू में), ग्लाइकोजन (जन्तु के यकृत में), काइटिन (आर्थ्रोपोड्स के कवक में), हैलुरिक अम्ल।

कार्बोहाइड्रेट के स्रोत

इसके मुख्य स्रोत आलू, फल (केला, आम), अनाज (चावल, मक्का), शर्करा (शहद, गन्ना, चुकन्दर, जैम) रोटी, दूध, आदि हैं।

2. वसा

वसा, वसीय अम्लों एवं ग्लिसरॉल से बना यौगिक है, जो कार्बन (C), हाइड्रोजन (H) एवं ऑक्सीजन (O) का बना होता है।

इसमें अत्यधिक कैलोरी ऊर्जा होती है और ये आवश्यक वसा अम्लों के मुख्य स्रोत हैं।

1 ग्राम वसा के ऑक्सीकरण द्वारा 37 किलोजूल ऊर्जा या 9 किलो कैलोरी ऊर्जा उत्पन्न होती है, जो कार्बोहाइड्रेट की तुलना में दोगुनी होती है।

वसा के स्रोत

- घी, मक्खन, बादाम, पनीर, अण्ड योक, माँस, सोयाबीन और सभी वनस्पति तेल वसा के मुख्य स्रोत हैं।
- वसा की अल्पता से त्वचा सूखी हो जाती है।
- वसा की कमी के कारण वसा में घुलनशील विटामिनों की भी कमी हो जाती है।
- शरीर में अतिरिक्त कार्बोहाइड्रेट्स वसा के रूप में संचित रहते हैं, जो ऊर्जा प्रदान करने में सहायक होते हैं।
- ये ताप नियन्त्रक होते हैं तथा प्रोटीन्स के साथ मिलकर कोशिका कला का निर्माण करते हैं।

3. प्रोटीन

- प्रोटीन शब्द **जे. बर्जीलियस** ने वर्ष 1930 में प्रतिपादित किया था।
- प्रोटीन अमीनो अम्लों का बहुलक है।
- प्रोटीन, कार्बन (C), हाइड्रोजन (H), ऑक्सीजन (O) एवं नाइट्रोजन (N) से बनी होती है। कुछ प्रोटीनों में गन्धक (S), फॉस्फोरस (P) और लौह तत्व (Fe) भी पाया जाता है।
- प्रोटीनों में लगभग 20 प्रकार के अमीनो अम्ल पाए जाते हैं।

प्रोटीन के स्रोत

- प्रोटीन के मुख्य स्रोत दालें, मछली, अण्डा, पत्तीदार सब्जियाँ, दूध, फल, सोयाबीन, मटर, सेम, पनीर, दही, आदि हैं।
- प्रोटीन की कमी से बच्चों में सूखा रोग एवं क्वाशियोरकोर रोग उत्पन्न हो जाते हैं।
- ये जीवद्रव्य का निर्माण करने वाले प्रमुख पदार्थ हैं। ये शरीर में हुई टूट-फूट की मरम्मत करते हैं।
- ये पौधों और जन्तुओं में विकरों या एन्जाइम्स (Enzymes) के रूप में कार्य करते हैं। ये बाल, माँसपेशियों तथा त्वचा के मुख्य घटक हैं।
- ये हॉर्मोन्स की तरह भी कार्य करते हैं; जैसे—इन्सुलिन, वैसोप्रेसिन, आदि।

4. विटामिन

ये जटिल कार्बनिक पदार्थ होते हैं, जो शरीर को प्रतिरक्षा प्रदान करते हैं। इनकी कमी से अपूर्णता रोग (Deficiency diseases) हो जाते हैं। ये शरीर की उपापचयिक क्रियाओं के लिए भी अतिआवश्यक होते हैं।

इन्हें वृद्धिकारक (Growth factors) भी कहते हैं।

विटामिन शब्द **फुंक** ने प्रतिपादित किया था।

विटामिन्स को घुलनशीलता के आधार पर दो भागों में विभाजित किया जाता है

(i) **जल में घुलनशील विटामिन**
विटामिन-B-कॉम्पलैक्स एवं विटामिन-C।

(ii) **वसा में घुलनशील विटामिन**
विटामिन-A, विटामिन-D, विटामिन-E एवं विटामिन-K।

विटामिनों के कार्य और महत्त्वपूर्ण स्रोत

विटामिन का नाम	कार्य	मुख्य स्रोत	कमी से प्रभाव
A (रेटिनॉल)	वृद्धि, आँखों की निरोगता, त्वचा और श्लेष्मिक झिल्ली की कोशिकाओं की क्रियाओं के लिए आवश्यक।	मछली के यकृत का तेल, यकृत, गुर्दा, फल, टमाटर, गाजर, मक्खन, अण्डे की जर्दी, आदि।	वृद्धि रुकना, रतौंधी व जीरोफ्थैल्मिया, संक्रमणों के प्रति प्रभाविता, त्वचा और झिल्लियों में परिवर्तन का आना, आदि ।
B_1 (थायमीन)	वृद्धि, कार्बोहाइड्रेट उपापचय नियन्त्रण, हृदय, तन्त्रिका और पेशियों की सक्रियता के लिए आवश्यक।	माँस, दूध, सोयाबीन, मुर्गा, अंकुरित अनाज, अण्डा, यीस्ट, आदि।	वृद्धि का रुकना, भूख और वजन घटना, तन्त्रिका विकास, बेरी-बेरी, थकान का होना, बदहजमी, पेट की खराबी, आदि।
B_2 (राइबोफ्लेविन)	वृद्धि, त्वचा और मुख की निरोगता, आँखों की सक्रियता।	माँस, सोयाबीन, दूध, हरी सब्जियाँ, अण्डे, मुर्गा, आदि।	वृद्धि का रुकना, धुँधली दृष्टि का होना, जीभ पर छाले पड़ जाना, असमय बुढ़ापा आना, प्रकाश न सह पाना, आदि।
B_3 (पेन्टोथेनिक अम्ल)	कोएन्जाइम-A तथा एसीटिकोलीन के संश्लेषण के लिए आवश्यक ।	यीस्ट, माँस, यकृत, गुर्दा, दूध, अण्डे, आदि।	पेशियों में लकवा एवं पैरों में जलन महसूस होना।
B_5 (नियासिन या निकोटिनिक अम्ल)	वृद्धि, कार्बोहाइड्रेट उपापचय, आमाशय और आँतों की सक्रियता, तन्त्रिका तन्त्र की सक्रियता के लिए आवश्यक।	माँस, मूँगफली का मक्खन (पीनट बटर), आलू, साबुत अनाज, टमाटर, पत्ते वाली सब्जियाँ, आदि।	जीभ का चिकनापन, त्वचा पर फोड़े-फुंसी (पेलाग्रा) का होना, पाचन क्रिया में गड़बड़ी होना, मानसिक विकारों का होना।
B_6 (पाइरीडॉक्सिन)	अमीनो अम्ल का उपापचय।	यकृत, माँस, अनाज, आदि।	त्वचा रोग, मस्तिष्क का ठीक से कार्य न करना। शरीर का भार कम होना, एनीमिया।
B_7 (बायोटिन)	कार्बोहाइड्रेट उपापचय, त्वचा व बालों की रक्षा।	माँस, अण्डा, यकृत, गिरीदार फल, दूध, आदि।	लकवा, शरीर में दर्द, बालों का गिरना तथा वृद्धि में कमी, आदि।
B_9 (फॉलिक अम्ल)	रुधिर कोशिकाओं का निर्माण तथा वृद्धि, न्यूक्लिक अम्ल के उपापचय में सहायक।	गिरीदार फल, हरी सब्जियाँ, यकृत, सेम, यीस्ट, अण्डा, आदि।	पर्निशियस, एनीमिया तथा पेचिश रोग हो जाता है।
B_{12} (साइनोकोबालैमीन)	रुधिराणु बनाना, न्यूक्लिक अम्ल के संश्लेषण के लिए, नाइट्रोजन उपापचय, आदि।	यकृत, गुर्दे, माँस, अण्डे, आदि।	रुधिर की कमी (एनीमिया) होना, आदि।
C (एस्कॉर्बिक अम्ल)	वृद्धि, दाँतों का विकास तथा मजबूती, मसूड़ों की निरोगता, घाव भरना, आदि।	नींबू, सन्तरा, नारंगी, टमाटर, पत्तेदार सब्जियाँ, आँवला, खट्टे पदार्थ, आदि।	मसूड़े फूलना, अस्थियों के चारों ओर स्राव, मामूली चोट पर रुधिर निकलने लगना (स्कर्वी), अस्थियाँ कमजोर होना।
D (कैल्सीफेरॉल)	वृद्धि तथा अस्थियों और दाँतों का निर्माण।	मछली के यकृत का तेल, दूध, अण्डे, सूर्य का प्रकाश।	(रिकेट्स) सूखा रोग, कमजोर दाँत, दाँतों के रोग, दाँतों का सड़ना, आदि।
E (टोकोफेरॉल)	सामान्य जनन।	हरी पत्तेदार सब्जियाँ, दूध, मक्खन, अंकुरित गेहूँ, वानस्पतिक तेल, आदि।	जनन-शक्ति का कम होना।
K (फिल्लोक्विनोन)	रुधिर के सामान्य थक्के जमना एवं यकृत की सामान्य क्रियाओं के लिए आवश्यक।	हरी पत्तेदार सब्जियाँ, सोयाबीन का तेल, टमाटर, आँतों के जीवाणु भी संश्लेषण करते हैं।	रुधिर स्राव का होना, ऐंठन, आदि।

5. खनिज लवण

धातु, अधातु एवं इनके लवण खनिज लवण कहलाते हैं। ये हमारे शरीर का लगभग 4% भाग बनाते हैं।

खनिज लवण दो प्रकार के होते हैं

(i) **वृहत् पोषक तत्व** (Macro Nutrient Elements) इन तत्वों की शरीर को अधिक मात्रा में आवश्यकता होती है; उदाहरण— Ca, P, K, S, Na, Cl और Mg

(ii) **सूक्ष्म पोषक तत्व** (Micro Nutrient Elements) इन तत्वों की शरीर को बहुत कम मात्रा में आवश्यकता होती है; उदाहरण— I, Fe, Co, F, Mo और Fe

प्रमुख खनिज लवणों के महत्त्व, स्रोत तथा अभावजनित रोग

खनिज लवण	महत्त्व	स्रोत	अभावजनित रोग
कैल्शियम	अस्थियों तथा दाँतों का निर्माण, हृदय एवं पेशियों का नियन्त्रण, रुधिर का थक्का जमने में सहायक।	दूध, अण्डा, हरी पत्तेदार सब्जियाँ।	अस्थिभंगुरता, अनियन्त्रित हृदय स्पन्दन तथा पेशियों में गति।
फॉस्फोरस	कोशिकाओं को ऊर्जा प्रदान करना, अस्थियों तथा दाँतों का निर्माण।	अनाज, दाल, दूध, अण्डा, मछली।	शारीरिक कमजोरी, कमजोर दाँत एवं अस्थियाँ।
लोहा	कोशिकाओं में ऑक्सीजन तथा कार्बन डाइऑक्साइड का आदान-प्रदान। गर्भवती महिलाओं के लिए अतिआवश्यक।	अनाज, दाल, माँस, हरी पत्तेदार सब्जियाँ, केला, सेब, अमरूद।	रुधिर की कमी (एनीमिया) रुधिर द्वारा ऑक्सीजन अवशोषित करने की क्षमता में कमी।
मैग्नीशियम	पेशियों एवं तन्त्रिकाओं पर नियन्त्रण, कुछ एन्जाइमों के लिए आवश्यक।	हरी पत्तेदार सब्जियाँ, अनाज।	पेशियों तथा तन्त्रिकाओं के कार्य में कमी।
आयोडीन	भोजन के ऑक्सीकरण का नियन्त्रण।	मछली, समुद्री नमक, आयोडाइज्ड नमक।	घेंघा रोग, असामान्य उपापचय।
क्लोरीन	एन्जाइम, तन्त्रिका तथा आमाशय के कार्यों में सहायक।	नमक, अनाज, फल।	निर्जलीकरण, अत्यधिक कमजोरी।
सोडियम एवं पोटैशियम	शरीर की सभी कोशिकाओं को उचित स्थिति में रखने में सहायक।	नमक, प्राय: सभी भोजन।	रुधिर-दाब में कमी, निर्जलीकरण, शारीरिक कमजोरी।

6. जल

मानव शरीर का लगभग 60-80% भाग जल होता है। जल शरीर में होने वाली सभी जैविक क्रियाओं में भाग लेता है तथा सभी भोज्य पदार्थों के लिए विलायक का कार्य करता है। जल की कमी से निर्जलीकरण (Dehydration) की समस्या उत्पन्न हो जाती है। जल शरीर के तापमान को नियन्त्रित रखता है तथा पोषक पदार्थों के स्थानान्तरण में सहायता करता है।

7. रुक्षांश

अधिकांश रूप से रेशेदार फल एवं सब्जियाँ रुक्षांश (Roughage) के रूप में प्रयुक्त किए जाते हैं। यह कब्ज (constipation) को रोकने हेतु अधिक मात्रा में भोजन में मिलाया जाता है।

स्वास्थ्य एवं रोग

स्वास्थ्य शरीर की वह अवस्था है, जिसमें मानव का शरीर सुचारु रूप से अपने कार्यों को पूरा करता है। स्वस्थ होना केवल शारीरिक ही नहीं अपितु मानसिक तथा सामाजिक रूप से ठीक होना भी है। जीव की शारीरिक या मानसिक संरचना को यदि किसी कारण से अवरुद्ध होना पड़ता है, तो वह रोगग्रस्त अवस्था कही जाती है।

रोग शरीर की एक ऐसी अवस्था है, जिसमें शरीर की कार्यिकी (Anatomy) में अवरोध उत्पन्न हो जाता है तथा जिससे शरीर की सामान्य कार्यिकी का सन्तुलन बिगड़ जाता है। रोग की पहचान रोगी के शरीर में दिखने वाले कुछ असामान्य लक्षणों (Signs) से होती है।

रोग को उनकी प्रकृति, उत्पन्नता तथा लक्षणों के आधार पर दो वर्गों में विभाजित किया गया है। उदाहरण—जन्मजात रोग व उपार्जित रोग।

1. जन्मजात रोग

जो रोग जन्म के साथ ही उत्पन्न होते हैं, उन्हें जन्मजात (Congenital) रोग कहते हैं। इन रोगों में शरीर में संरचनात्मक तथा क्रियात्मक व्याधियाँ (Abnormalities) उत्पन्न हो जाती हैं। जन्मजात रोग मुख्यतया आनुवंशिक (Genetic) कारणों से होते हैं।

2. उपार्जित रोग

रोग जो शरीर में जन्म के पश्चात् उत्पन्न होते हैं, उन्हें उपार्जित (Acquired) रोग कहते हैं तथा इन्हें जन्मोपरान्त उपार्जित (Post-foetally acquired) रोग भी कहते हैं, ये विभिन्न कारणों, जैसे—चोट लगना, संक्रमण होना या पोषण की कमी से हो सकते हैं। ये दो प्रकार के होते हैं-संक्रामक रोग (Communicable disease) एवं असंक्रामक रोग।

संक्रामक रोग

ये रोग एक व्यक्ति से दूसरे व्यक्ति में फैलते हैं। इन रोगों के कारकों को संक्रमण रोगाणु (Infectious agent or Pathogen) कहते हैं, जो विषाणु, जीवाणु, कवक, शैवाल, आदि सूक्ष्मजीव होते हैं तथा गोलकृमि; जैसे—निमेटोड, मच्छर, मक्खी, जूँ, आर्थ्रोपोडा भी हो सकते हैं। ये सूक्ष्मजीव वायु, जल, भोजन, मिट्टी के द्वारा एक स्थान से दूसरे स्थान पर जाकर रोग को फैलाते हैं। इनके कारक प्रोटोजोअन तथा फीताकृमि भी होते हैं।

विषाणुजनित रोग

विषाणुओं के संक्रमण द्वारा होने वाले रोगों को विषाणुजनित रोग कहते हैं। विषाणु परजीवी होते हैं तथा बहुत से रोगों के कारक होते हैं।

हिपेटाइटिस (Hepatitis) यह मुख्यतया यकृत व अन्य अंगों के ऊतकों, कोशिकाओं में सूजन आने से होता है, जिससे यकृत को अत्यधिक क्षति पहुँचती है। इसके लक्षण कभी-कभी प्रकट नहीं होते, परन्तु अधिकांशतया पीलिया व एनोरेक्सिया रोग उत्पन्न कर देते हैं।

हिपेटाइटिस मुख्यतया तीन प्रकार का होता है; हिपेटाइटिस-A, B एवं C।

- **हिपेटाइटिस-A** यह गम्भीर यकृत रोग है, जो हिपेटाइटिस-**A** विषाणु (HAV) द्वारा होता है। इसके मुख्य लक्षण बुखार, अकड़न व बेचैनी है।
- **हिपेटाइटिस-B** यह रोग हिपेटाइटिस-B विषाणु (HBV) द्वारा होता है, जो शरीर के तरल पदार्थों के संचरण के माध्यम द्वारा फैलता है, परन्तु यह लार व आँसू द्वारा नहीं फैलता है।
- **हिपेटाइटिस-C** यह हिपेटाइटिस-C विषाणु (HCV) द्वारा फैलता है तथा रुधिर आधान (Blood transfusion) द्वारा व रोगी व्यक्ति से सम्बन्ध होने पर फैलता है।

विषाणुजनित संक्रामक रोग

कुछ अन्य विषाणुजनित संक्रामक रोग निम्नलिखित हैं

रोग	विषाणु	संक्रमण माध्यम	लक्षण	रोकथाम
एड्स	एच.आई.वी. (HIV) RNA विषाणु, जो रिट्रो विषाणु है	लैंगिक सम्बन्धों से, संक्रमित रुधिर चढ़ाने से या संक्रमित सुई से इन्जेक्शन लगाने से	लसीका ग्रन्थियाँ सूज जाती हैं, ज्वर, अतिसार, भार में कमी अन्त में मृत्यु हो जाती है।	प्रतिरिट्रो विषाणु दवाइयों का उपयोग
इन्फ्लुएन्जा	इन्फ्लुएन्जी	खाँसने या छींकने से	सिर व पूरे शरीर में दर्द, सर्दी, खाँसी एवं तेज ज्वर	टेरामाइसीन, टेट्रासाइक्लिन प्रतिजैविक से, साफ-सफाई रखने पर एवं टीकाकरण करने से।
चेचक	वेरियोला विषाणु	खाँसने या छींकने से	सिर, पीठ, कमर में दर्द एवं लाल दाने	टीकाकरण, रोगी व्यक्ति से उचित दूरी रखने पर।
पोलियो	एण्ट्रो विषाणु	मल, संक्रमित भोजन, मच्छरों से।	यह रीढ़ की हड्डी, आँत पर संक्रमण करता है।	टीकाकरण, पोलियो के टीके में मृत रोगाणु होते हैं, जिससे शरीर की प्रतिरोधक क्षमता बढ़ जाती हैं।
रेबीज	रैहब्डो विषाणु	पागल कुत्ते, भेड़िए, लोमड़ी के काटने से	केन्द्रिका, तन्त्रिका तन्त्र प्रभावित होता है, पक्षाघात, तेज ज्वर, सिरदर्द एवं वमन	रेबीजरोधी टीकाकरण, कुत्ते के काटने पर घाव को कार्बोक्सिलिक या नाइट्रिक अम्ल से धोना चाहिए।
छोटी माता	वेरीसेला हर्पीज	संक्रमित व्यक्ति के छूने तथा कपड़े के उपयोग द्वारा	हल्का ज्वर, शरीर पर पित्तिकाएँ, जलस्फोट	टीकाकरण, सफाई रखना एवं संक्रमित व्यक्ति से पृथक् रहना चाहिए।
डेंगू या हड्डी तोड़ बुखार	डेंगू विषाणु	मच्छर जैसे—*एडीज एजिप्टी, एडीज एल्बोपिक्टस* व *क्यूलेक्स फेरिगनसस* के काटने से	तेज ज्वर, चेहरे व हाथ पर लाल चकते, आँखों में दर्द, कमजोरी, हड्डियों व जोड़ों में दर्द, खाँसी	पूरा आराम, मच्छरों से सुरक्षा साफ-सफाई एवं उपयुक्त दवाइयाँ।
खसरा (Measles)	रूबेला विषाणु	वायु के द्वारा, नाक के स्राव द्वारा	आँख व नाक से पानी बहना, शरीर में दर्द, ज्वर एवं लाल दाने यकृत खराब होने से पीलिया गम्भीर रोगावस्था में मृत्यु	गामा ग्लोब्युलिन (γ-globulin) का टीका, पूरा आराम, हल्का भोजन एवं उबला पानी पीना चाहिए, टीकाकरण।
हर्पीज	हर्पीज विषाणु	रोगी की त्वचा द्वारा, रोगी से शारीरिक सम्बन्ध बनाने पर	शरीर की त्वचा पर खुजली एवं फफोले	विषाणुरोधी दवाइयाँ जैसे—एसाइक्लोवीर, वेलेसाइक्लोवीर का उपयोग करना चाहिए।
चिकनगुनिया	चिकनगुनिया विषाणु	*एडीज एजिप्टी* मच्छरों के काटने से	अचानक ज्वर एवं जोड़ों में दर्द	पूरा आराम तथा भोजन में तरल पदार्थ लेने चाहिए।

जीवाणुजनित संक्रामक रोग

जीवाणुओं द्वारा विभिन्न संक्रामक रोग फैलते हैं, जो निम्न हैं

कुछ सामान्य जीवाणु जनित रोग

रोग	संक्रमण माध्यम	लक्षण	रोकथाम
कोढ़	रोगी व्यक्ति के सम्पर्क में लम्बे समय तक रहने से	शरीर पर चकते, ऊतकों का अपक्षय एवं तन्त्रिकाएँ प्रभावित	एमडीटी (MDT) दवाई के प्रयोग द्वारा, जिसमें तीन दवाइयाँ आती है जैसे— डेपसोन, क्लोफाजीमीन तथा रिफैमिसीन
तपेदिक (TB) या यक्ष्मा	वायु द्वारा तथा सीधे सम्पर्क द्वारा	फेफड़े, अस्थियाँ या शरीर के किसी भी भाग को प्रभावित कर सकती है। ज्वर, खाँसी, बलगम में रुधिर, भार में कमी।	BCG का टीका लगवाना चाहिए।
टायफॉइड	संदूषित जल व भोजन द्वारा	उच्च ज्वर तथा आँत में पाचन प्रभावित।	विडाल परीक्षण TAB का टीका।
टिटनेस	जख्मों द्वारा या जंग लगे ब्लेड या कैंची या कील द्वारा	ऐच्छिक पेशियों का संकुचन तथा जबड़ा अटक जाता है।	एन्टीटिटेनस टॉक्साइड का इन्जेक्शन लगवाना चाहिए।
हैजा	रोगग्रस्त भोजन अथवा पानी से एवं घरेलू मक्खी से	रोगी के शरीर में जल की कमी, धीमा रुधिर संचार, उल्टी, दस्त, माँसपेशियों में खिंचाव	पूरी तरह से पका हुआ भोजन तथा उबला पानी पीना चाहिए, हैजा का टीकाकरण कराना चाहिए।
डिफ्थीरिया	रोगी व्यक्ति के द्वारा खाँसने या छींकने से फैले रोगाणुओं द्वारा तथा संक्रमित दूध के माध्यम द्वारा	श्वासावरोध, हल्का ज्वर, गले में कृत्रिम झिल्ली का निर्माण हो जाता है।	डिफ्थीरिया एण्टीटॉक्सिन का टीकाकरण करना चाहिए, रोगी से उचित दूरी रखनी चाहिए।
आँत ज्वर	पानी की गन्दगी द्वारा फैलता है तथा संक्रमित भोजन द्वारा भी फैलता है।	प्लीहा तथा आँत की ग्रन्थियों में सूजन, ज्वर, लाल चकते पड़ना।	पूरी तरह से साफ-सफाई रखनी चाहिए, भोजन तथा पानी शुद्ध लेना चाहिए। क्लोरोमाइसिटिन दवाई का प्रयोग किया जाता है।
प्लेग	इसका संक्रमण चूहों पर पाए जाने वाले पिस्सुओं द्वारा होता है। *जेनोप्सला केऑपिस* प्लेग का भयानक पिस्सू है।	शारीरिक दर्द, गिल्टी, काँख तथा गर्दन की ग्रन्थियों में सूजन आ जाती है। न्यूमोनिक प्लेग में हल्का ज्वर तथा सेप्टीसिमिक प्लेग में रुधिर में जीवाणु फैल जाता है।	सल्फाड्रग्स तथा स्ट्रेप्टोमाइसीन दवाइयों के प्रयोग द्वारा, चूहों को घर में प्रवेश करने से रोकना चाहिए।
निमोनिया	रोगी व्यक्ति द्वारा खाँसने या छींकने से फैले जीवाणुओं द्वारा	तेज ज्वर, साँस लेने में कठिनाई, फेफड़ों में सूजन	ठण्ड से बचाव तथा प्रतिजैविकी दवाइयों का प्रयोग किया जाता है।
काली खाँसी	हवा में फैले रोगाणुओं द्वारा। यह प्रमुख तौर पर बच्चों को होती है।	रात्रि में खाँसी	इसके बचाव के लिए बच्चों को DPT का टीका लगवाना चाहिए।

फफूँद जनित संक्रामक रोग

फफूँद द्वारा शरीर में निम्न संक्रामक रोग होते हैं

रोग	संक्रमण माध्यम	लक्षण	रोकथाम
दाद	वायु में फैले फफूँद के बीजाणुओं द्वारा	त्वचा पर लाल चकते, त्वचा पर जलन	रोगी व्यक्ति से पूरी तरह पृथक् रहना चाहिए।
एथलीट फुट	संक्रमित जमीन द्वारा फैलता है।	त्वचा के मुलायम हिस्से पर संक्रमण	नंगे पैर नहीं रहना चाहिए।
खाज	–	त्वचा में खुजली एवं सफेद दाग	एण्टीबायोटिक ऑइंटमेंट का प्रयोग

प्रोटोजोअन जनित संक्रामक रोग

ये एककोशिकीय जीव होते हैं, जो मानव में बहुत से रोग उत्पन्न करते हैं

रोग	संक्रमण माध्यम	लक्षण	बचाव
काला-अजार	बालू मक्खी के काटने से फैलता है।	प्लीहा, यकृत आकार में बढ़ जाते हैं, ज्वर एवं पीलिया हो जाता है।	तुरन्त डॉक्टर से परामर्श लेना चाहिए।
निद्रा रोग	सी-सी मक्खियों के काटने से फैलता है।	लसीका ग्रन्थियाँ बढ़ जाती हैं, शारीरिक तथा मानसिक निष्क्रियता बढ़ जाती है, शरीर में दर्द तथा कमजोरी।	कीटनाशक दवाइयों का छिड़काव करना चाहिए। ट्रिपर्समाइड इन्जेक्शन का पूरा कोर्स करना चाहिए।
पेचिश	यह परजीवी मानव की बड़ी आँत में रहता है। रोगी के मल द्वारा फैलता है।	दस्त में रुधिर आना एवं पेट में मरोड़।	शुद्ध वातावरण रखना चाहिए तथा शुद्ध पानी पीना चाहिए।
पायरिया	चुम्बन द्वारा फैलता है।	दाँतों के मसूड़ों से पस का आना, कभी-कभी दाँतों की जड़ों में जख्म होना।	दाँतों व मसूड़ों की लगातार साफ-सफाई, एण्टिसेप्टिकों से मुँह की सफाई। माउथवाश का प्रयोग।
मलेरिया	यह प्रोटोजोअन मादा *एनॉफिलीज* मच्छर द्वारा फैलता है।	कमजोरी, ठण्ड लगना, सिरदर्द, पेशियों में दर्द, बेचैनी, उल्टी व दस्त।	यदि इसका तुरन्त इलाज न हो तो जीवन को खतरा हो सकता है, क्योंकि शारीरिक अंगों को रुधिर की कमी हो जाती है।

असंक्रामक रोग

रोग जो एक व्यक्ति से दूसरे व्यक्ति तक नहीं फैलते हैं, उन्हें असंक्रामक रोग (Non-communicable disease) कहते हैं। ये निम्न होते हैं; जैसे—प्रोटीन की कमी (क्वाशियोरकोर), विटामिन-B की कमी (पेलाग्रा), विटामिन-C (स्कर्वी), विटामिन-D (रिकेट्स), आयोडीन की कमी (ग्वाइटर) से होने वाले रोग।

असंक्रामक रोग निम्न प्रकार के हो सकते हैं; जैसे—हीनताजन्य रोग, ह्रासित रोग, आनुवंशिक रोग तथा मानसिक रोग।

(i) कैंसर

कैंसर रोग में सामान्य कोशिकाएँ अपनी वृद्धि नियन्त्रक क्षमता खो देती हैं तथा अनियन्त्रित व असामान्य कोशिकाओं का गुच्छा बन जाता है, जिसे नियोप्लाज्म (Neoplasm) कहते हैं। कैंसर, वृद्ध व्यक्तियों में अधिक सामान्य होता है, क्योंकि उनमें उत्परिवर्तन अधिक सामान्य होते हैं।

कैंसर के लक्षण घाव का न भरना, अत्यधिक रुधिर स्राव, स्त्रियों के वक्षों में गाँठ या अन्य किसी अंग में गाँठ, खाँसी, अपाचन, निगलने में परेशानी, आदि।

कैंसर का इलाज

- **कीमोथैरेपी** करके प्रभावित कैंसर कोशिकाओं को मृत कर दिया जाता है।
- कैंसर कोशिकाओं को सर्जरी द्वारा भी निकाल कर अन्य अंगों एवं कोशिकाओं को बचाया जाता है।
- रेडियोथैरेपी में ट्यूमर कोशिकाओं को अधिक ऊर्जा वाली विकिरण के उपयोग से नष्ट कर दिया जाता है।
- प्रतिरक्षी α इण्टरफेरॉन के उपयोग से भी कैंसर नियन्त्रित हो जाता है।

(ii) हृदयाघात

हृदयाघात में हृदय धमनी में रुधिर का थक्का बन जाने के कारण हृदय पेशियों को पर्याप्त रुधिर प्राप्त नहीं हो पाता है, जिससे रुधिर परिसंचरण रुक जाता है।

(iii) मधुमेह

जब रुधिर में ग्लूकोस (शर्करा) की मात्रा अधिक हो जाती है, तब मधुमेह रोग होता है, जो लम्बे समय तक चलता है। इन्सुलिन की शरीर में कमी होने से रुधिर में शर्करा की मात्रा बढ़ जाती है, इन्सुलिन हॉर्मोन अग्न्याशय की लैंगरहेन्स की द्वीपिकाओं की β-कोशिकाओं द्वारा स्रावित होता है। यह हॉर्मोन रुधिर की अत्यधिक शर्करा को संचित ग्लाइकोजन में परिवर्तित कर देता है।

(iv) गठिया

यह जोड़ों से सम्बन्धित रोग है, जिसमें एक या अधिक जोड़ों में सूजन आ जाती है। गठिया से अन्य कई रोग भी जुड़े होते हैं, जिसमें जोड़ों में दर्द जैसे—ऑस्टियोअर्थराइटिस, रिह्यूमेटॉइड अर्थराइटिस, सेप्टिक अर्थराइटिस, गाउट रोग मुख्य हैं।

Exam Pattern Questions

खाद्य पोषण एवं भोजन

1 भोजन की आवश्यकता क्यों होती है?
(a) ऊर्जा के लिए (b) रोगों से रक्षा के लिए
(c) शरीर की वृद्धि के लिए (d) ये सभी

2 कार्बोहाइड्रेट्स में कार्बन, हाइड्रोजन, ऑक्सीजन का अनुपात होता है
(a) 1 : 2 : 1 (b) 2 : 1 : 1
(c) 1 : 2 : 2 (d) 1 : 1 : 1

3 शरीर हेतु ऊर्जा का मुख्य स्रोत है
(a) वसा (b) प्रोटीन
(c) लिपिड (d) कार्बोहाइड्रेट

4 निम्न में कौन-सी शर्करा मोनोसैकेराइड नहीं है?
(a) लैक्टोस (b) गेलैक्टोस (c) ग्लूकोस (d) फ्रक्टोस

5 निम्न में से कौन एक पॉलीसैकेराइड नहीं है?
(a) सेलुलोस (b) ग्लाइकोजन (c) सुक्रोस (d) स्टार्च

6 निम्न में से किस पदार्थ को जन्तु स्टार्च कहा जाता है?
(a) काइटिन को (b) ग्लाइकोजन को
(c) सेलुलोस को (d) लिपिड को

7 वसा का संग्रह होता है
(a) रुधिर में (b) यकृत में
(c) पेशियों में (d) एडिपोज ऊतक में

8 सर्वाधिक ऊर्जा उत्पन्न होती है
(a) कार्बोहाइड्रेट से (b) वसा से
(c) प्रोटीन से (d) ग्लूकोस से

9 मानव शरीर की घातक अवशोषण परत बनी होती है
(a) प्रोटीन की (b) वसा की
(c) कार्बोहाइड्रेट की (d) विटामिन की

10 निम्न में से कौन-से वनस्पतिक तेल में आवश्यक वसीय अम्ल नहीं होते हैं?
(a) सूरजमुखी का तेल (b) सरसों का तेल
(c) नारियल का तेल (d) मूँगफली का तेल

11 प्रोटीन की कमी से होने वाला रोग कौन-सा है?
(a) मलेरिया (b) हिपेटाइटिस
(c) टायफॉइड (d) क्वाशियोरकोर

12 विटामिन शब्द प्रतिपादित किया गया था
(a) लुनिन ने (b) फुंक ने (c) एडीसन ने (d) डुरुमण्ड ने

13 विटामिन-C अन्य किस नाम से जाना जाता है?
(a) अमीनो एसिड (b) एस्कॉर्बिक एसिड
(c) एसीटिक एसिड (d) एजेलेइक एसिड

14 निम्नलिखित में से किस मूल तत्व/मूल तत्वों की हीनता, हड्डियों की कमजोरी के लिए उत्तरदायी है?
(a) कैल्शियम (b) फॉस्फोरस
(c) नाइट्रोजन (d) दोनों (a) व (b)

15 सूची I (विटामिन) को सूची II (रासायनिक यौगिक) से सुमेलित कीजिए तथा नीचे दिए गए कूट से सही विकल्प का चयन कीजिए।

	सूची I		सूची II
A.	विटामिन-A	1.	थायमिन
B.	विटामिन-B	2.	रेटिनॉल
C.	विटामिन-C	3.	एस्कॉर्बिक अम्ल
D.	विटामिन-D	4.	टोकोफेरॉल

कूट

	A	B	C	D		A	B	C	D
(a)	4	1	3	2	(b)	2	3	1	4
(c)	4	3	1	2	(d)	2	1	3	4

16 किस विटामिन को अपनी सक्रियता के लिए कोबाल्ट की आवश्यकता होती है?
(a) विटामिन-B_{12} (b) विटामिन-D_2
(c) विटामिन-B_2 (d) विटामिन-A

17 निम्नलिखित में से कौन-से विटामिन्स का जोड़ा जल में घुलनशील है?
(a) विटामिन्स-A तथा B (b) विटामिन्स-B तथा C
(c) विटामिन्स-C तथा K (d) विटामिन्स-D तथा B

18 मनुष्य में फॉलिक अम्ल की कमी से उत्पन्न होने वाला रोग है
(a) पेलाग्रा (b) मेगालोब्लास्टिक एनीमिया
(c) बेरी-बेरी (d) डर्मेटाइटिस

19 स्कर्वी रोग होता है
(a) विटामिन-A की कमी से (b) विटामिन-B की कमी से
(c) विटामिन-C की कमी से (d) विटामिन-D की कमी से

20 रुधिर स्कन्दन हेतु आवश्यक विटामिन है
(a) विटामिन-A (b) विटामिन-B
(c) विटामिन-E (d) विटामिन-K

21 पालक में सबसे अधिक पाया जाता है
(a) विटामिन-A (b) विटामिन-B
(c) विटामिन-C (d) विटामिन-D

22 बेरी-बेरी रोग किसकी कमी से होता है?
(a) विटामिन-A (b) विटामिन-B_1 की
(c) विटामिन-B_{12} (d) विटामिन-K की

23 कॉपर की कमी से होता है
(a) पेलाग्रा (b) एनीमिया तथा CNS को हानि
(c) इन्फ्लुएन्जा (d) जीरोफ्थैल्मिया

24 सूची-I को सूची II से सुमेलित कीजिए तथा नीचे दिए गए कूट से सही विकल्प का चयन कीजिए।

सूची I (तत्व)	सूची II (मानव शरीर में कार्य)
A. आयोडीन	1. पेशी संकुचन
B. आयरन	2. थायरॉक्सिन का निर्माण
C. कैल्शियम	3. रुधिर हीमोग्लोबिन का निर्माण

कूट

	A	B	C		A	B	C
(a)	2	3	1	(b)	2	1	3
(c)	1	3	2	(d)	3	2	1

स्वास्थ्य एवं रोग

25 वे जीव, जो पौधों व जन्तुओं में रोग उत्पन्न करते हैं, कहलाते हैं
(a) रोगजनक (b) वाहक (c) कीट (d) कृमि

26 संक्रामक रोग हैं
(a) खसरा, कृष्ठ, कैंसर (b) कुष्ठ, खसरा
(c) वर्णान्धता, खसरा (d) कुष्ठ, एल्बीनिज्म

27 विषाणुजनित रोगों का समूह है
(a) चेचक, पीतज्वर, कुकर खाँसी
(b) चेचक, पीतज्वर, रेबीज
(c) कुकर खाँसी, एड्स, कैंसर
(d) रेबीज, हैजा, एड्स

28 इन्फ्लुएन्जा का विषाणु है
(a) आर्थोमिक्सोविषाणु (b) रिट्रोविषाणु
(c) टोगा विषाणु (d) रेहैब्डोविषाणु

29 जुकाम का रोगजनक है
(a) राइनोविषाणु (b) कोरोना विषाणु
(c) दोनों (a) व (b) (d) इनमें से कोई नहीं

30 AIDS वाइरस है
(a) टोगा वाइरस (b) रिट्रो वाइरस
(c) एन्टेरो वाइरस (d) रहैब्डो वाइरस

31 निम्न में से कौन-से एक कारण से एड्स फैलता है?
(a) संक्रमित सुइयों तथा इन्जेक्शनों द्वारा
(b) मच्छरों के काटने पर
(c) एड्स ग्रसित व्यक्ति की देखभाल करने से
(d) हाथ मिलाने छींकने व खाँसने पर

32 एड्स उत्पन्न होता है
(a) कवक द्वारा (b) विषाणु द्वारा
(c) हेल्मिन्थ द्वारा (d) जीवाणु द्वारा

33 इसमें से कौन-सा टेस्ट एड्स हेतु नहीं है?
(a) वेस्टर्न ब्लॉट
(b) विडाल टेस्ट
(c) एन्जाइम प्रतिरक्षा अमापन
(d) पॉलीमरेज श्रृंखला अभिक्रिया

34 वाइरस जनित रोग है
(a) टिटेनस (b) हैजा
(c) टीबी (d) हिपेटाइटिस

35 हिपेटाइटिस-B का आनुवंशिक पदार्थ होता है
(a) वृत्ताकार द्विसूत्री DNA
(b) रेखीय द्विसूत्री DNA
(c) वृत्ताकार एकसूत्री DNA
(d) वृत्ताकार एकसूत्री RNA

36 किस रोग का विषाणु सबसे छोटा होता है?
(a) पोलियोमाइलिटिस का (b) रेबीज का
(c) कर्णफोर का (d) खसरा का

37 पोलियो के टीके का निर्माण सर्वप्रथम किसके द्वारा किया गया?
(a) जे. साल्क के द्वारा (b) लुईस पाश्चर के द्वारा
(c) जी. जे. मेण्डल के द्वारा (d) वाटसन के द्वारा

38 पोलियो विषाणु का संक्रमण होता है
(a) सी-सी मक्खी के काटने से
(b) मच्छर के काटने से
(c) भोजन तथा जल के संदूषण से
(d) टीकाकरण से

39 हाइड्रोफोबिया या रेबीज का रोगजनक है
(a) निमेटोड्स (b) विषाणु
(c) जीवाणु (d) हेल्मिन्थ

40 चेचक का रोगजनक है
(a) *वेरियोला* वाइरस (b) एडिनोवाइरस
(c) बैक्टीरियोफेज-T_2 (d) इनमें से कोई नहीं

41 रुबेला वाइरस के कारण कौन-सा रोग होता है?
(a) छोटी चेचक (b) खसरा
(c) चेचक (d) कण्ठमाला का रोग

42 इन्फ्लुएन्जा रोग होता है
(a) विषाणु से (b) कवक से
(c) शैवाल से (d) जीवाणु से

43 डेंगू का रोगजनक है
(a) *प्लाज्मोडियम* (b) जीवाणु
(c) विषाणु (d) *एण्टअमीबा*

44 डेंगू या अस्थि-तोड़ ज्वर का वाहक है
(a) *एनॉफिलीज* (b) *क्यूलेक्स*
(c) *एडीज* (d) दोनों (a) व (c)

45 निम्नलिखित में से कौन-सा विकल्प वाइरस द्वारा मनुष्य को होने वाले रोगों के समूह को दर्शाता है?
(a) खसरा, पोलियो, टायफॉइड
(b) खसरा, टायफॉइड, क्षयरोग
(c) खसरा, चिकनपॉक्स, हिपेटाइटिस-A
(d) चिकनपॉक्स, मलेरिया, हिपेटाइटिस-B

46 पागल कुत्ते के काटने से एक विषाणुजनित रोग फैलता है, इसे कहते हैं
(a) रुबिओला (b) पोलियोमायलिटिस
(c) हाइड्रोफोबिया (d) रुबेला

47 टायफॉइड का रोगजनक है
(a) विषाणु (b) *बैसिलस डिप्लोकॉकस*
(c) *साल्मोनेला टाइफी* (d) *ट्राइकोमोनास*

48 विडाल टेस्ट का सम्बन्ध किस रोग से है?
(a) टायफॉइड (b) मलेरिया (c) पीत ज्वर (d) हैजा

49 पायरिया रोग का संक्रमण किससे होता है?
(a) फफूँद (b) प्रोटोजोआ (c) विषाणु (d) जीवाणु

50 BCG वैक्सीन का प्रयोग किस रोग के बचाव में किया जाता है?
(a) तपेदिक (b) टिटेनस (c) डिफ्थीरिया (d) काली खाँसी

51 कोढ़ का रोगजनक है
(a) *साल्मोनेला टाइफी* (b) *माइकोबैक्टीरियम लेप्री*
(c) TMV विषाणु (d) *मोनोसिस्टिस परप्यूरियस*

52 डिफ्थीरिया का लक्षण है
(a) बेहोशी (b) गला घुटना
(c) तेज ज्वर (d) रुधिर स्रावण

53 डिफ्थीरिया का काफी सीमा तक उन्मूलन हो चुका है इसका कारण है
(a) एण्टीबायोटिक्स (b) निर्जमीकरण
(c) एण्टीसेप्टिक्स (d) प्रतिरक्षीकरण

54 शिशुओं को दिया जाने वाले ट्रिपल वैक्सीन (DPT) किन रोगों से प्रतिरक्षा प्रदान करता है?
(a) टिटेनस, डिफ्थीरिया, टयूबरकुलोसिस
(b) बलगम, सर्दी, टयूबरकुलोसिस
(c) काली खाँसी, टिटेनस, डिफ्थीरिया
(d) टिटेनस, चेचक, रुबेला

55 उपदंश एक लैंगिक संसर्ग द्वारा फैलने वाला रोग है, इसका रोगजनक है
(a) *लेप्टोस्पाइरा* (b) *पाश्चुरेला*
(c) *विब्रियो* (d) *ट्रिपोनीमा पैलीडम*

56 सिफिलिस का कारण है
(a) जीवाणु (b) विषाणु
(c) फंजाई (d) दोनों (a) व (b)

57 निम्नलिखित में से जीवाणुओं द्वारा फैलने वाले रोगों का समूह चुनिए।
(a) मलेरिया, पोलियो और मियादी बुखार (टायफॉइड)
(b) छोटी माता, तानिकाशोध (मेनिनजाइटिस) और तपेदिक (ट्यूबरकुलोसिस)
(c) तपेदिक (ट्यूबरकुलोसिस) न्यूमोनिया और मियादी बुखार (टायफॉइड)
(d) छोटी माता, इन्फ्लुएन्जा और पोलियो

58 प्रतिजैविक ...... के उपचार में प्रभावी है।
(a) इन्फ्लुएन्जा (b) हिपेटाइटिस
(c) डेंगू बुखार (d) हैजा

59 निम्न सूचियों का सही मिलान कर रोगजनकों एवं रोगों के युग्म बनाइए।

सूची I	सूची II
A. *विब्रियो कोलेरी*	1. सुजाक
B. *साल्मोनेला टाइफी*	2. मोतीझरा
C. *शिजेला*	3. हैजा
D. *निसेरिया गोनोरी*	4. अतिसार

कूट

	A	B	C	D		A	B	C	D
(a)	1	2	4	3	(b)	2	1	3	4
(c)	3	2	4	1	(d)	4	1	2	3

60 *निसेरिया गोनोरी* द्वारा उत्पन्न रोग है
(a) डिफ्थीरिया (b) सर्दी जुकाम
(c) गोनोरिया (सुजाक) (d) सिफिलिस

61 अमीबीय पेचिश का रोगजनक है
(a) *शिजेला* (b) *साल्मोनेला*
(c) *एण्टअमीबा* (d) उपरोक्त में से कोई नहीं

उत्तरमाला

1 (d)	2 (a)	3 (d)	4 (a)	5 (c)	6 (b)	7 (d)	8 (b)	9 (b)	10 (a)
11 (d)	12 (b)	13 (b)	14 (d)	15 (d)	16 (a)	17 (b)	18 (b)	19 (c)	20 (d)
21 (a)	22 (b)	23 (b)	24 (a)	25 (a)	26 (b)	27 (b)	28 (a)	29 (c)	30 (b)
31 (a)	32 (b)	33 (b)	34 (d)	35 (a)	36 (a)	37 (a)	38 (c)	39 (b)	40 (a)
41 (b)	42 (a)	43 (c)	44 (c)	45 (c)	46 (c)	47 (c)	48 (a)	49 (b)	50 (a)
51 (b)	52 (b)	53 (b)	54 (c)	55 (d)	56 (a)	57 (c)	58 (d)	59 (c)	60 (c)
61 (c)									

अध्याय 06 जीवों का आवास व अनुकूलन

- प्रकृति में सभी जीव प्राय: समूहों में पाए जाते हैं तथा ये समूह ऐसे स्थानों पर पाए जाते हैं, जहाँ जीवन की सभी आवश्यकताएँ; जैसे-भोजन तथा वातावरण दशाएँ पर्याप्त मात्रा में उपस्थित हों।
- इस प्रकार समान जाति के जीवों का स्थानीय समूह समष्टि कहलाता है। कई समष्टियाँ मिलकर समुदाय (Community) तथा कई जैव समुदाय मिलकर बायोम एवं बायोम मिलकर जैवमण्डल (Biosphere) बनाते हैं।
- कुछ जीव एककोशिकीय (जैसे-*यूग्लीना, अमीबा, पैरामीशियम,* आदि) तथा कुछ बहुकोशिकीय (जैसे-पादप, मछलियाँ, मानव, आदि) होते हैं।
- जैवमण्डल पृथ्वी का वह भाग होता है, जहाँ सजीव निवास करते हैं। यह स्थलमण्डल, जलमण्डल तथा वायुमण्डल में सम्मिलित रूप से विद्यमान होता है।

आवास

- वह प्राकृतिक स्थल जहाँ कोई जीव या पादप जीवनयापन करता है, वह उस जन्तु या पादप का आवास (Habitat) कहलाता है।
- प्रत्येक जन्तु व पादप किसी विशेष आवास के प्रति अनुकूलित होता है। अत: जन्तु व पादप उसी विशेष आवास में निवास करने में सक्षम होते हैं जिनके प्रति वे अनुकूलित होते हैं अन्यथा उनकी मृत्यु हो जाती है।

आवास तीन प्रकार के हो सकते हैं

1. **स्थलीय आवास** (Terrestrial Habitat) भूमि पर उगने वाले पादप या जन्तु, जो भूमि पर अपना जीवन यापन करते हैं, स्थलीय आवास पर रहने वाले जन्तु या पादप कहलाते हैं। कुछ अजैविक कारक; जैसे-ताप, जल की उपस्थिति, मृदा का प्रकार, आदि जीवों को प्रभावित करते हैं।
2. **जलीय आवास** (Aquatic Habitat) कुछ पादप एवं जन्तु अपने जीवन का सम्पूर्ण काल जल में व्यतीत करते हैं। यह जल समुद्री अथवा स्वच्छ हो सकता है। दोनों ही प्रकार के जलकायों (Water bodies) में रहने वाले जीवों में भिन्नताएँ पाई जाती हैं, क्योंकि समुद्री जल खारा (Saline) होता है।
3. **वायवीय आवास** (Arboreal Habitat) पेड़ों की शाखाओं पर रहने वाले कुछ पादप; जैसे—अधिपादप तथा जन्तु (वानर, लंगूर, चिड़ियाएँ, आदि) वायवीय आवास बनाती हैं।

पारिस्थितिक अनुकूलन

- जीवों का ऐसा गुण (आकारिकीय, कार्यिकीय, व्यवहारिक), जो उन्हें अपने पर्यावरण में जीवित बने रहने और जनन करने योग्य बनाता है, अनुकूलन (Adaptation) कहलाता है।
- मछली जल में तथा ऊँट मरुस्थल में रहने के लिए अनुकूलित है अर्थात् इन्होंने अपने शरीर की कार्यिकी को इन परिस्थितियों में रहने के लिए बदला है तथा कुछ परिवर्तन किए हैं।

पादपों में पारिस्थितिकीय अनुकूलन

पादपों में उपस्थित पारिस्थितिकीय अनुकूलनों (जल एवं लवणों की उप्लब्धता) के आधार पर *इन्हें निम्न समूहों में वर्गीकृत करते हैं*

1. जलोद्भिद

ऐसे पादप, जो जल में संतृप्त स्थानों पर पाए जाते हैं तथा पूर्णरूप या आंशिक रूप से जल में डूबे रहते हैं, जलोद्भिद (Hydrophytes) पादप कहलाते हैं।

जलोद्भिद पादपों के पारिस्थितिकीय अनुकूलन

- इन पादपों का शरीर जल के सम्पर्क में रहता है, जिसके कारण जल अवशोषण की आवश्यकता कम होती है। अत: जड़ें बहुत कम विकसित या अनुपस्थित होती हैं, उदाहरण—*सिरैटोफिल्लम* (*Ceratophyllum*), *वॉल्फिया* (*Wolffia*), आदि। *लेम्ना* में अशाखित व रेशेदार जड़ें होती हैं।
- जलनिमग्न पादपों के तने पतले, कोमल तथा स्पंजी होने के कारण जल के बहाव में सुरक्षित रहते हैं।
- जलनिमग्न पादपों; जैसे—*सिरैटोफिल्लम* में पत्तियाँ महीन व कटी-फटी होती हैं। *वैलिसनेरिया* (*Vallisneria)* में पत्तियाँ लम्बी तथा फीतेनुमा (Ribbon-shaped) होती हैं। जलकुम्भी की पत्तियों में सड़न से बचने हेतु मोम जैसे पदार्थ की पतली परत होती है।
- जो पत्तियाँ जल की सतह पर तैरती हैं, वे बड़ी होती हैं तथा इनकी ऊपरी सतह पर मोम सदृश पदार्थ की परत पाई जाती है।
- जलीय पादपों की बाह्यत्वचा मृदूतकीय होती है।
- जलनिमग्न पादपों पर रन्ध्र अनुपस्थित होते हैं, प्लावी पादपों में रन्ध्र ऊपरी सतह पर मिलते हैं तथा तने कोमल पतले होते हैं।
- यान्त्रिक ऊतक अनुपस्थित होता है।
- जलनिमग्न पादपों में दारु व पोषवाह अविकसित होते हैं।
- जड़ों व तनों में मृदूतकों का बना वल्कुट (Cortex) सुविकसित अवस्था में पाया जाता है। वल्कुट में वायूतकों (Aerenchyma) की बनी बड़ी-बड़ी वायु गुहिकाएँ (Air cavities) उपस्थित होती हैं। इनकी उपस्थिति गैसीय विनिमय (Gaseous exchange) में सहायक है, साथ ही साथ पादप को हल्का भी बनाती है, जिससे वे आसानी से तैर सकें।
- *यूट्रिकुलेरिया* जलोद्भिद कीटभक्षी पादप है।

2. समोद्भिद या मध्योद्भिद

समोद्भिद (Mesophytes) ऐसे स्थानों पर उगने वाले पादप हैं, जहाँ औसत जल तथा ताप उपस्थित होता है। ये जलोद्भिद व मरुद्भिद के मध्य की स्थिति को प्रदर्शित करते हैं।

समोद्भिद पादपों के पारिस्थितिकीय अनुकूलन

- इनका मूलतन्त्र या जड़ तन्त्र सुविकसित प्रकार का होता है। इनकी जड़ों में मूलगोप (Root cap) व मूलरोम (Root hair) प्राय: उपस्थित होते हैं।
- तना वायवीय, ठोस व स्वतन्त्र रूप से शाखायुक्त (Branched) होता है।
- इन पादपों की पत्तियाँ बड़ी, पतली, चौड़ी, कई आकार की व सामान्यतया मुलायम होती हैं। इन पर उपत्वचा की पतली परत पाई जाती है। शुष्क अवस्था में इनमें म्लानि (Wilting) आ जाती है तथा ये मुरझा जाते हैं।
- पत्तियों की निचली सतह पर अधिक रन्ध्र, जबकि ऊपरी सतह पर अपेक्षाकृत कम रन्ध्र पाए जाते हैं; उदाहरण—आम, पुदीना, गेहूँ, आदि।

3. शुष्कोद्भिद या मरुद्भिद

- ऐसे स्थान जहाँ पर जल की कमी होती है तथा शुष्कता की स्थिति बनी रहती है, वहाँ शुष्कोद्भिद (Xerophytes) पादप पाए जाते हैं।

शुष्कोद्भिद पादपों के पारिस्थितिकीय अनुकूलन

- इन पादपों में मूलतन्त्र अत्यधिक विकसित प्रकार का पाया जाता है।
- जड़ें लम्बी शाखित व अधिक मूलरोम युक्त होती हैं। अधिक मूलरोमों व गहराई तक जाने के कारण जड़ों में जल अवशोषण की क्षमता अधिक होती है।
- इन पादपों का तना छोटा, काष्ठीय (Woody) व मोटी छाल युक्त होता है।
- तनों पर रोम व कंटक पाए जाते हैं, जो वाष्पोत्सर्जन को कम करते हैं।
- कुछ पादपों में तना रूपान्तरित होकर चौड़ा व मांसल होकर पत्ती का कार्य करता है। ऐसे तने को **पर्णाभस्तम्भ** (Phylloclade) कहते हैं।
- अनेक पादपों; जैसे—घीक्वार (*Aloe*), *यक्का* (*Yucca*) व जंगली केवड़े (*Agave*) की पत्तियाँ मांसल, सरस व मोटी होकर जल संग्रहण का कार्य करती हैं। ऐसी मांसल पत्तीयुक्त पादपों को **मृदुपर्णी मरुद्भिद** (Malacophyllous xerophytes) कहते हैं।
- नागफनी में पत्तियाँ काँटों में रूपान्तरित हो जाती हैं, जिससे वाष्पोत्सर्जन की दर को मन्द कर जल की हानि को कम किया जा सके।
- इन पादपों के तनों व पत्तियों की बाह्यत्वचा (Epidermis) पूर्ण विकसित प्रकार की होती है। कनेर (*Nerium*) की बाह्यत्वचा अपवादस्वरूप बहुस्तरीय (Multilayered) होती है।
- रन्ध्र संख्या में कम तथा सम्भवतया निचली बाह्यत्वचा पर पाए जाते हैं।
- यान्त्रिक ऊतक दृढ़ोतक कोशिकाओं का बना होने के कारण अत्यधिक विकसित प्रकार का होता है।

4. लवणोद्भिद

ऐसे स्थान जहाँ की मृदा में सोडियम क्लोराइड (NaCl), मैग्नीशियम क्लोराइड ($MgCl_2$) तथा मैग्नीशियम सल्फेट

($MgSO_4$) की सान्द्रता औसत से अधिक होती है, **लवणीय मृदा** (Saline soil) कहलाती है तथा इस मृदा में उगने वाले पादप लवणोद्भिद (Halophytes) कहलाते हैं।

लवणोद्भिद पादपों में पारिस्थितिकीय अनुकूलन

- अनेक पादपों में दो प्रकार की जड़े पाई जाती हैं-भूमिगत तथा वायवीय। **वायवीय जड़ों** (Aerial roots) का निर्माण भूमिगत जड़ों से होता है। अनेक पादपों में **भूमिगत जड़ों** (Subterranean roots) से विशेष प्रकार की जड़ें विकसित होकर ऋणात्मक गुरुत्वानुवर्ती (Negatively geotropic) दर्शाते हुए दलदली भूमि से ऊपर वायु में निकल आती हैं।
- इन खूँटी समान मूलों को **श्वसन जड़** (मूल) (Respiratory root) या **न्यूमेटोफोर** (Pneumatophore) कहते हैं; जैसे—*राइजोफोरा (Rhizophora), सोनेरेशिया (Sonneratia), एवीसीनिया (Avicinia) में। इन श्वसन मूल पर सूक्ष्म वातरन्ध्र (Lenticels) पाए जाते हैं, जो श्वसन में सहायक होते हैं।*
- पादपों का तना मोटा व मांसल होता है। तने की बाह्यत्वचा मोटी होती है तथा इसके ऊपर उपचर्म (Epidermis) का मोटा स्तर पाया जाता है। बाह्यत्वचा की कोशिकाएँ तेल व टैनिन से भरी होती हैं।
- इन पादपों की पत्तियाँ गूदेदार (Succulent) होती हैं तथा पत्तियों पर उपत्वचा (Cuticle) का मोटा आवरण पाया जाता है।
- मैन्ग्रोव पादपों में **पितृस्थ अंकुरण** या **जरायुजता** (Vivipary) का गुण उपस्थित होता है, इस प्रकार के पादपों में प्रायः पादपों पर लगे फलों में ही बीज अंकुरित होकर नए पादप का निर्माण प्रारम्भ कर देते हैं; उदाहरण— *राइजोफोरा (Rhizophora)* में।

जन्तुओं में पारिस्थितिकीय अनुकूलन

अलग-अलग पर्यावरणीय परिस्थितियों में जीवित रहने के लिए जन्तुओं में विभिन्न प्रकार के पारिस्थितिकीय अनुकूलन पाए जाते हैं, जोकि कार्यात्मक एवं व्यवहारीय अनुकूलन होते हैं। जन्तुओं में पाए जाने वाले अनुकूलन निम्न हैं

जलीय जन्तुओं में अनुकूलन

- इनके शरीर के ऊपर कण्टकों एवं शल्कों का बना बाह्य कंकाल पाया जाता है व शरीर नौकाकार होता है, जो तैरने में सहायक होता है; जैसे-मछली।
- इनमें युग्मित उपांग (पंखों के रूप में) पाए जाते हैं, जो तैरने में सहायता करते हैं।
- ये **क्लोमों** द्वारा श्वसन करते हैं, जो जल में घुलनशील ऑक्सीजन लेते हैं।
- इनमें वायु कोष अथवा वाताशय (Air bladder) पाया जाता है, जो जल-दाब नियन्त्रित कर जल की गहराई में मछलियों की रक्षा करता है।
- ये अनियततापी (Cold-blooded) जन्तु होते हैं।

ठण्डे वातावरण में जन्तुओं में अनुकूलन

- कुछ जीव अत्यधिक ठण्ड से बचने के लिए 'शीत दृढ़ीकरण' (Cold hardening) की क्रिया दर्शाते हैं, क्योंकि ये जीव ग्रीष्मनिद्रा या शीतनिद्रा नहीं दर्शाते हैं; उदाहरण—ठण्डे प्रदेशों के कई कीट व मकड़ियाँ हैं।
- पारिस्थितिक वैज्ञानिक ऐलन के अनुसार, ठण्डी जलवायु में रहने वाले स्तनधारियों के कान एवं पाद आमतौर पर छोटे होते हैं, ताकि ऊष्मा का क्षय कम हो।
- ध्रुवीय समुद्रों में सील जैसे स्तनधारियों में त्वचा के नीचे वसा की मोटी परत होती है, जो ऊष्मारोधी (Insulator) का काम करती है और शरीर की ऊष्मा हानि को कम करती है।
- शरीर पर घने बालों का होना जिससे ऊष्मा की हानि कम होती है। उदाहरण—ध्रुवीय भालू।
- ठण्डे प्रदेशों के कुछ जीवों में शीत निष्क्रियता पाई जाती है। जैसे—भालू, लीमर्स, चमगादड़, सर्प, स्नेल, आदि।

मरुस्थलीय/मरुद्भिद जन्तुओं में अनुकूलन

- मरुस्थल या रेगिस्तानी या बंजर क्षेत्रों में रहने वाले जन्तुओं में दो प्रकार का अनुकूलन पाया जाता है, प्रथम जल के प्रयोग की कमी कम करके और दूसरी मरुस्थलीय परिस्थितियों के प्रति सहनशीलता दर्शाकर।
- मरुस्थलीय जन्तुओं को कम जल की आवश्यकता होती है, क्योंकि ये जल की आवश्यकता की पूर्ति आन्तरिक वसा के ऑक्सीकरण से पूरी करते हैं।
- कंगारु चूहा अपने उपापचय द्वारा बने जल पर निर्भर करता है, यह कभी जल नहीं पीता है, इनमें उत्सर्जी पदार्थों को हटाने के लिए जल के बहुत कम आयतन की आवश्यकता होती है।
- कई जन्तुओं में मूत्र को सान्द्रित करने की क्षमता होती है; जैसे—ऊँट अपने मूत्र को पानी की उपलब्धता नहीं होने पर रोक लेता है, जिससे वह कई दिनों तक बिना जल पिए रह सकता है।
- मरुस्थलीय प्रदेशों में पाए जाने वाले कुछ जीव ग्रीष्म निष्क्रियता दर्शाते हैं; जैसे—मगरमच्छ, मेंढक, सरिसृप, आदि।

Exam Pattern Questions

1 जैवमण्डल किनसे बना होता है?
(a) जीवों से
(b) जीव + स्थलमण्डल + वायुमण्डल + जलमण्डल के उस भाग से जिसमें जीवों का निवास हो
(c) जीव + स्थलमण्डल + वायुमण्डल से
(d) जीव + स्थलमण्डल से

2 जीव का निवास स्थान कहलाता है
(a) आवास (b) निकेत (c) पारिज (d) इकोटॉन

3 जलवायु के अनुसार पादप संरचना में होने वाले बाह्य तथा आन्तरिक परिवर्तनों को कहते हैं
(a) भिन्नता (b) उत्परिवर्तन
(c) अनुकूलन (d) इनमें से कोई नहीं

4 जलनिमग्न पादपों में कौन-सा ऊतक अनुपस्थित होता है?
(a) मृदूतकीय (b) यान्त्रिक
(c) संवहन (d) स्थूलकोण ऊतक

5 निम्न में से किसमें कम विकसित जड़ तन्त्र और अनेक संख्या में वायु छिद्र होते हैं?
(a) शुष्कोद्भिद (b) लवणोद्भिद
(c) जलोद्भिद (d) समोद्भिद

6 किन पादपों की पत्तियों पर रन्ध्र अनुपस्थित होते हैं?
(a) जलनिमग्न (b) प्लावी
(c) जलस्थलीय (d) ये सभी

7 किस जलोद्भिद पादप में रेशेदार व अशाखित जड़ें पाई जाती हैं?
(a) *हाइड्रिला* (b) *वैलिसनेरिया*
(c) आम (d) *लेम्ना*

8 स्वतन्त्र प्लावी पादपों के तने कैसे होते हैं?
(a) मोटे व कठोर (b) शाखित व कठोर
(c) प्रकन्द (d) पतले व कोमल

9 निम्न में से कौन-सा पादप जलोद्भिद नहीं है?
(a) *हाइड्रिला* (b) *वैलिसनेरिया*
(c) *टाइफा* (d) घीक्वार

10 *यूट्रिकुलेरिया (Utricularia)* कीटभक्षी पादप किस प्रवृत्ति का होता है?
(a) जलोद्भिद (b) मरुद्भिद
(c) समोद्भिद (d) लवणमृदोद्भिद

11 निम्नलिखित में से जलोद्भिद है
(a) *हाइड्रिला* (b) *सिरैटोफिल्लम*
(c) *वैलिसनेरिया* (d) ये सभी

12 पूर्णतया जल निमग्न पौधा/पौधे (Submerged plant) हैं
(a) *हाइड्रिला* (b) *वोल्फिया*
(c) *पिस्टिया* (d) ये सभी

13 निमग्न जलीय पादप अवशोषण किस प्रकार करते हैं?
(a) मूलरोम द्वारा (b) मूल द्वारा
(c) स्तम्भ द्वारा (d) सम्पूर्ण पादप सतह द्वारा

14 जलनिमग्न जलोद्भिदों में सक्रिय रन्ध्र पाए जाते हैं
(a) पर्ण की ऊपरी सतह पर (b) पर्ण की निचली सतह पर
(c) पर्ण की दोनों सतह पर (d) कहीं भी नहीं

15 जलनिमग्न पादपों के निम्न में से कौन-से विशिष्ट लक्षण हैं?
(a) पादप शरीर कोमल, पीले व प्रायः मूल रहित होते हैं
(b) उपत्वचा विकसित व मोटी होती है
(c) यान्त्रिक ऊतक विकसित होता है
(d) रन्ध्र व बाह्य त्वचा मोमीय होती है

16 निमग्न पत्तियों में प्रमुख अनुकूलन होता है
(a) पत्तियाँ फीते की आकृति की होती हैं
(b) केवल स्पंजी मृदूतक उपस्थित होता है
(c) पत्तियाँ कटी-फटी होती हैं
(d) उपरोक्त सभी

17 पादप प्लवक (Phytoplankton) होते हैं
(a) स्वपोषी (b) परपोषी (c) अपघटक (d) रसायनपोषी

18 *वॉल्फिया* किसका उदाहरण है?
(a) एक जलोद्भिद का (b) एक परजीवी का
(c) एक अभिपादप का (d) एक मरुद्भिद का

19 वे पादप, जो औसत जल में उगते हैं, कहलाते हैं
(a) समोद्भिद (b) बालूकोद्भिद
(c) शुष्कोद्भिद (d) जलोद्भिद

20 समोद्भिद पादपों की पत्तियों पर रन्ध्र किस सतह पर अधिक होते हैं?
(a) ऊपरी सतह (b) निचली सतह
(c) रन्ध्र अनुपस्थित (d) दोनों पर बराबर

21 अधिक शुष्कता के कारण किन पादपों में म्लानि आ जाती है?
(a) समोद्भिद (b) प्लावी (c) जलनिमग्न (d) ये सभी

22 कार्यिकी शुष्क भूमि में पाए जाने वाले पादपों को कहते हैं
(a) लवणमृदोद्भिद (b) कच्छ-वनस्पति
(c) जलोद्भिद (d) मरुद्भिद

23 मरुद्भिद पादपों में मूल संस्थान किस प्रकार का होता है?
(a) सामान्य (b) अल्पविकसित
(c) अत्यधिक सुविकसित (d) अनुपस्थित

24 जल संग्रहण करने वाली पत्तियाँ विशेषता है
(a) शुष्कोद्भिद (b) जलोद्भिद
(c) समोद्भिद (d) बालूकोद्भिद

25 गर्तीय (Sunken) रन्ध्र तथा बहुपर्तीय बाह्य त्वचा पत्ती का लक्षण पाया जाता है
(a) मक्का में (b) नीम में
(c) नागफनी में (d) नीलम्बियम में

26 मरुद्भिदों में पत्तियों का प्रकाश-संश्लेषण कार्य किसके द्वारा किया जाता है?
(a) शल्की पर्ण (b) स्तम्भ (c) मूल (d) शूल

27 पर्णाभ स्तम्भ विशेषता है
(a) नागफनी की (b) *टाइफा* की
(c) बबूल की (d) घीक्वार की

28 खण्डित पत्तियाँ निम्न में से किसकी विशेषता है?
(a) नागफनी की (b) बबूल की
(c) *हाइड्रिला* की (d) केवड़े की

29 नागफनी पर स्थित कण्टक रूपान्तरण है
(a) शाखाओं का (b) पत्तियों का
(c) पर्णवृन्त का (d) तने का

30 शरीर क्रियात्मक शुष्क मृदा का अभिलाक्षणिक लक्षण कौन-सा है?
(a) मृदा में जल प्रचुर मात्रा में होता है
(b) मृदा पथरीली होती है
(c) मृदा जल में लवणों की सान्द्रता अत्यधिक होती है
(d) पादपों को प्रकाश की उपलब्ध मात्रा पर्याप्त नहीं है

31 लवणीय आवास के पौधों को कहते हैं
(a) जलोद्भिद (b) समोद्भिद
(c) लवणोद्भिद (d) मृतोपजीवी

32 लवणमृदोद्भिद में किस प्रकार की पत्तियाँ होती हैं?
(a) पतली तथा छोटी (b) चमड़े के समतुल्य
(c) कंटकमयी (d) ये सभी हो सकती हैं

33 श्वसन मूल किन पादप समूहों की विशेषता है?
(a) जलोद्भिद (b) लवणोद्भिद
(c) शुष्कोद्भिद (d) समोद्भिद

34 जड़ों में ताराकृति वल्कुट कोशिका का पाया जाना किन पादप समूहों का लक्षण है?
(a) जलोद्भिद का (b) समोद्भिद का
(c) दोनों (a) व (b) (d) लवणोद्भिद का

35 वे पौधे जोकि लवणीय समुद्र के किनारे गीले स्थलों पर मिलते हैं, कहलाते हैं
(a) हैलोफाइट्स (b) हैलियोइट्स
(c) हाइड्रोफाइट्स (d) सेप्रोफाइट्स

36 दलदली (Swampy) स्थलों पर उगने वाले पादपों की मूल जो ऋणात्मक गुरुत्वानुवर्तन (Negatively geotropic) व छिद्र युक्त होती है, को कहते हैं
(a) स्टिल्ट मूल (b) प्रोप मूल
(c) न्यूमैटोफोर (d) बटरस मूल

37 निम्न में से कार्यात्मक व व्यवहारीय अनुकूलन है
(a) प्रवसन (b) शीतनिद्रा
(c) ग्रीष्मनिद्रा (d) ये सभी

38 पौधे, जो ठण्डे क्षेत्रों में उगते हैं, होते हैं
(a) सैमोफाइट्स (b) ऑक्जेलोफाइट्स
(c) साइकोफाइट्स (d) हैलोफाइट्स

39 जन्तुओं में शीत निष्क्रियता तथा ग्रीष्म निष्क्रियता, आदि अजैविक कारकों के प्रति अनुक्रिया किसका उदाहरण है?
(a) संरूपण (b) निलम्बन (c) नियमन (d) ये सभी

40 जलीय प्राणी (मछली) में श्वसन होता है
(a) क्लोमों द्वारा (b) त्वचा द्वारा
(c) फुफ्फुस द्वारा (d) नाक द्वारा

41 निम्न में से अनियततापी जन्तु हैं
(a) मानव (b) चमगादड़
(c) मछली (d) पक्षी

42 शीत दृढ़ीकरण की क्रिया निम्न में से किसमें पाई जाती है?
(a) कीट व मकड़ियाँ (b) ऊँट
(c) मानव (d) पक्षी

43 ध्रुवीय प्राणियों (सील) में त्वचा के नीचे पाई जाने वाली परत कहलाती है
(a) ब्लबर (b) एण्डोमीट्रियम
(c) एपिडर्मिस (d) एण्डोडर्मिस

44 ऊष्मा की हानि को कम करने के लिए किन प्राणियों में शरीर पर घने बाल पाए जाते हैं?
(a) पक्षियों (b) ध्रुवीय भालू
(c) मानव (d) ये सभी

45 निम्न में से किस जन्तु में मूत्र को सान्द्रित करने की क्षमता होती है?
(a) चूहा (b) मछली (c) मानव (d) ऊँट

46 निम्न में से मरुस्थलीय जन्तु है
(a) कंगारू चूहा (b) ऊँट
(c) दोनों (a) व (b) (d) मेंढक

उत्तरमाला

1 (b)	2 (a)	3 (c)	4 (b)	5 (c)	6 (a)	7 (d)	8 (d)	9 (d)	10 (a)
11 (d)	12 (a)	13 (d)	14 (d)	15 (a)	16 (d)	17 (a)	18 (a)	19 (a)	20 (b)
21 (a)	22 (d)	23 (c)	24 (a)	25 (c)	26 (b)	27 (a)	28 (b)	29 (b)	30 (c)
31 (c)	32 (b)	33 (b)	34 (d)	35 (a)	36 (c)	37 (d)	38 (c)	39 (b)	40 (a)
41 (c)	42 (a)	43 (a)	44 (b)	45 (d)	46 (c)				

अध्याय 07 पारिस्थितिकीय सन्तुलन एवं पदार्थों का चक्रण

पर्यावरण एवं पारिस्थितिक तन्त्र

जीव के चारों ओर उपस्थित वह क्षेत्र, जो उन्हें घेरे रहता है तथा उसकी जैविक क्रियाओं पर प्रत्यक्ष या अप्रत्यक्ष रूप से प्रभाव डालता है, **पर्यावरण** (Environment) कहलाता है।

जीवों व उनके पर्यावरण के मध्य होने वाले पारस्परिक सम्बन्धों से बने तन्त्र को **पारितन्त्र** या **पारिस्थितिक तन्त्र** (Ecosystem) कहते हैं, जबकि जीवों व उनके पर्यावरण के मध्य होने वाले पारस्परिक सम्बन्धों के अध्ययन को पारिस्थितिकी (Ecology) कहते हैं अर्थात् पारिस्थितिकी, पारिस्थितिक तन्त्र के अध्ययन का विज्ञान है।

पारिस्थितिक तन्त्र शब्द का प्रयोग सर्वप्रथम **ए.जी. टैन्सले** ने सन् 1935 में किया। खेत, उद्यान एवं एक्वेरियम मानव निर्मित पारिस्थितिक तन्त्र हैं।

पारिस्थितिकीय सन्तुलन

- किसी पारिस्थितिक तन्त्र या आवास में जैव समुदायों के मध्य परस्पर साम्यावस्था को ही पारिस्थितिकीय सन्तुलन (Ecological Balance) कहते हैं। प्रकृति के सभी भाग एक-दूसरे से जुड़े रहते हैं, वे अपनी भोजन की आवश्यकताओं को एक-दूसरे पर निर्भर रहकर ही पूरा कर पाते हैं; जैसे—पेड़-पौधों का विकास अच्छी मृदा में होता है तथा पेड़-पौधे बड़े होकर मिट्टी का कटाव रोकते हैं।
- पेड़-पौधे प्रकाश-संश्लेषण द्वारा भोजन का संश्लेषण करते हैं और शाकाहारी जीव पेड़-पौधों द्वारा भोजन प्राप्त करते हैं। समुद्र में 90% प्रकाश-संश्लेषण होता है।
- इसी प्रकार माँसाहारी व सर्वभक्षी भी शाकाहारी जीवों से भोजन प्राप्त करते हैं, अत: यह परस्पर निर्भरता की श्रृंखला/प्रकिया चलती रहती है और प्राकृतिक या पारिस्थितिकीय सन्तुलन बना रहता है। यदि मानवीय या प्राकृतिक शक्तियों द्वारा एकाएक असन्तुलन पैदा कर दिए जाएँ, तो पारिस्थितिक तन्त्र की स्व-साम्यावस्था (Homeostatic mechanism) उसकी अतिपूर्ति कर उसे शीघ्र ही सन्तुलन में ला देती है।

किसी पारिस्थितिक तन्त्र में सन्तुलन तभी सम्भव होता है, जब उस पारिस्थितिक तन्त्र में जीवधारियों की विविधता स्थाई हो तथा क्रमश: प्राकृतिक अनुक्रमण (Natural succession) होता रहे। यह सन्तुलन निश्चित प्रजातियों में आपसी सहयोग व प्रतिस्पर्द्धा द्वारा बनता है।

कुछ प्रजातियाँ अपने भोजन व जीवन के लिए दूसरी प्रजातियों पर निर्भर रहती हैं, जिससे प्रजातियों की संख्या निश्चित रहती है और सन्तुलन बना रहता है।

पारिस्थितिकीय असन्तुलन के प्रमुख कारण इसके प्रमुख कारण नवीन प्रजातियों का प्रवेश, प्राकृतिक आपदाएँ और मानवीय हस्तक्षेप एवं प्राकृतिक संसाधनों पर जनसंख्या का बढ़ता दबाव हैं।

पारिस्थितिक तन्त्र के घटक

पारितन्त्र निम्न दो घटकों से मिलकर बना होता है

1. **जैविक घटक** (Biotic Component) पारिस्थितिक तन्त्र के जैविक घटकों में सजीवों को सम्मिलित किया जाता है। *पोषण के आधार पर जैविक घटकों को तीन वर्गों में बाँटा गया है*
   (i) **स्वपोषी घटक या उत्पादक** (Producers) ऐसे जीव, जो अपने पोषण के लिए सरल अकार्बनिक पदार्थों से जटिल कार्बनिक पदार्थों का निर्माण कर सकते हैं, स्वपोषी जीव (Autotrophic organism) या उत्पादक कहलाते हैं; जैसे— हरे पादप, प्रकाश-संश्लेषी जीवाणु, सायनोबैक्टीरिया, आदि। यदि सभी हरे पादप समाप्त हो जाएँ, तो सभी जन्तु मर जाएँगे।
   (ii) **विषमपोषी घटक या उपभोक्ता** (Consumers) ऐसे जीव, जो स्वपोषी घटकों द्वारा निर्मित भोजन से अपने पोषण की प्राप्ति करते हैं, विषमपोषी जीव (Heterotrophic organism) या उपभोक्ता कहलाते हैं। कुछ जन्तु, जैसे-कीड़े-मकोड़े, खरगोश, गाय, आदि जो पत्तियों व कोमल तनों को खाते हैं, इन्हें शाकाहारी (Herbivores) या **प्राथमिक उपभोक्ता** (Primary consumers) कहते हैं। कुछ अन्य जन्तु; जैसे-मेंढक, शेर, चीता, आदि शाकाहारी जन्तुओं को खा लेते हैं, इन्हें **द्वितीयक उपभोक्ता** (Secondary consumers) कहते हैं। वे जन्तु, जो माँसाहारी जन्तुओं को खा लेते हैं, **तृतीयक उपभोक्ता** (Tertiary consumers) कहलाते हैं।

(iii) **अपघटक** (Decomposers) जीवाणु तथा कवक मृत शरीर के कार्बनिक पदार्थों को साधारण भौतिक तत्वों में अपघटित कर देते हैं, इन्हें अपघटक कहते हैं।

2. **अजैविक घटक** (Abiotic Component) इसमें सभी निर्जीव पदार्थ; भौतिक, कार्बनिक व अकार्बनिक पदार्थ सम्मिलित हैं। ये पारितन्त्र में जीवों की विविधता एवं संख्या को प्रभावित करते हैं। *ये निम्नलिखित होते हैं*

   (i) **भौतिक घटक**; जैसे-ताप, जल, वायु, आदि।

   (ii) **अकार्बनिक पदार्थ**; जैसे- नाइट्रोजन, कार्बन, कैल्शियम, सल्फर, फॉस्फोरस, आदि।

   (iii) **कार्बनिक पदार्थ**; जैसे-प्रोटीन, कार्बोहाइड्रेट, लिपिड्स, आदि।

पारिस्थितिक तन्त्र से कोई भी घटक; जैसे-सूक्ष्मजीव, वन, उत्पादक, उपभोक्ता विलुप्त हो जाए, तो पारितन्त्र असन्तुलित हो जाएगा एवं साथ ही साथ पारिस्थितिकीय सन्तुलन भी बिगड़ जाएगा। मानव ही इस सन्तुलन को बिगाड़ रहा है। अत: पारिस्थितिकीय सन्तुलन को समझने के लिए पारितन्त्रों के निम्न प्रक्रमों का विस्तृत अध्ययन आवश्यक है।

आहार श्रृंखला

पारिस्थितिक तन्त्र में सभी जीव भोजन ग्रहण करने के लिए एक-दूसरे से परस्पर जुड़े रहते हैं और एक श्रृंखला बनाते हैं। यही श्रृंखला **आहार श्रृंखला** या **खाद्य श्रृंखला** (Food chain) कहलाती है। इसमें भोजन के रूप में ऊर्जा का प्रवाह विभिन्न पोषी स्तरों के द्वारा होता है। पादपों से यह आहार श्रृंखला आरम्भ होती है।

किसी भी पारितन्त्र के सभी जैवीय घटक आपस में पूर्णतया सम्बन्धित होते हैं। सभी जीव अपने भोजन के लिए अपने समुदाय (Community) में एक निश्चित स्थान ग्रहण करते हैं तथा इस स्थान को ही पोषी स्तर (Trophic level) कहा जाता है।

किसी भी आहार श्रृंखला में ऊर्जा का प्रवाह सदैव उत्पादकों से उपभोक्ताओं की ओर होता है; जैसे—

घास → खरगोश → भेड़िया → शेर
(उत्पादक) (प्राथमिक उपभोक्ता) (द्वितीयक उपभोक्ता) (तृतीयक उपभोक्ता)

आहार जाल

आहार श्रृंखला में उत्पादक से उपभोक्ता एवं अपघटक तक ऊर्जा का स्थानान्तरण सीधी कड़ी के रूप में होता है, परन्तु प्रकृति में विभिन्न आहार श्रृंखलाएँ आपस में जुड़कर एक जटिल तन्त्र बनाती हैं, जिसे **आहार जाल** या **खाद्य जाल** (Food web) कहते हैं। इस प्रकार प्रकृति में आहार के अनेक वैकल्पिक स्रोत होते हैं, जो पारिस्थितिक तन्त्र में साम्यावस्था के लिए महत्त्वपूर्ण हैं।

पारिस्थितिक तन्त्र में ऊर्जा का प्रवाह

एक पोषण स्तर से दूसरे पोषण स्तर में ऊर्जा के प्रवाह के दौरान ऊर्जा का ह्रास (Depreciation of energy) होता है।

लिण्डमान के अनुसार, "एक पोषण स्तर से दूसरे पोषण स्तर में ऊर्जा का केवल 10% भाग ही स्थानान्तरित होता है, शेष 90% ऊर्जा व्यर्थ हो जाती है।"

पदार्थों का चक्रण

- कुछ विशिष्ट सूक्ष्मजीवों की अभिक्रियाओं द्वारा मृत कार्बनिक पदार्थों के भौतिक व रासायनिक विघटन को **अपघटन** (Decomposition) कहते हैं।
- अपघटन के फलस्वरूप ऊर्जा व खनिज का प्रवाह जैविक से अजैविक घटकों के मध्य निरन्तर रूप से चलता रहता है अर्थात् इनका चक्रण होता रहता है। इस प्रक्रिया को ही पोषक तत्वों का पुन:चक्रण (recycle) कहते हैं।
- जैव-भू-रासायनिक चक्र द्वारा यह चक्रण निरन्तर चलता रहता है तथा पारिस्थितिक सन्तुलन बना रहता है।

जैव-भू-रासायनिक चक्र

वातावरण के निर्जीव एवं सजीव घटकों के मध्य होने वाले विभिन्न रासायनिक पदार्थों के तत्वों के चक्रण को जैव-भू-रासायनिक चक्र कहते हैं।

जैव-भू-रासायनिक चक्र दो प्रकार के होते हैं

1. **अवसादी चक्र** (Sedimentary cycle) यह मन्द गति व निम्न उपयोगी चक्र है। उदाहरण-फॉस्फोरस, सल्फर, पोटैशियम व कैल्शियम चक्र।
2. **गैसीय जैव रासायनिक चक्र** (Gaseous biochemical cycle) यह वायुमण्डल व जलमण्डल से सम्बन्धित रासायनिक चक्र है। उदाहरण-नाइट्रोजन चक्र, कार्बन चक्र, ऑक्सीजन चक्र व जल चक्र।

   (i) **नाइट्रोजन चक्र** (Nitrogen cycle) वायुमण्डल में लगभग 78-79% नाइट्रोजन (N_2) मुक्त अवस्था में होती है, लेकिन पादप इसका उपयोग इस रूप में नहीं कर पाते हैं।

   वायुमण्डलीय नाइट्रोजन विभिन्न प्रकार के नाइट्रोजनी यौगिकों (NO_3 ,NO_2) के रूप में मृदा में स्थिर रहती है। पादप नाइट्रोजन को नाइट्रोजनी यौगिकों के रूप में मृदा से घुलित अवस्था में अवशोषित कर लेते हैं, क्योंकि पादपों में मुक्त नाइट्रोजन को उपयोग में लेने के लिए उपापचयी तन्त्र (Anabolic system) नहीं होता है। कुछ पादप, जो नाइट्रोजन न्यून मृदा में उगते हैं, ये अपनी

नाइट्रोजन की पूर्ति हेतु कीटों का भक्षण करते हैं। ऐसे पादपों को **कीटभक्षी पादप** (Insectivorous plant) कहते हैं।

नाइट्रोजन चक्र का रेखाचित्र निम्न प्रकार से है

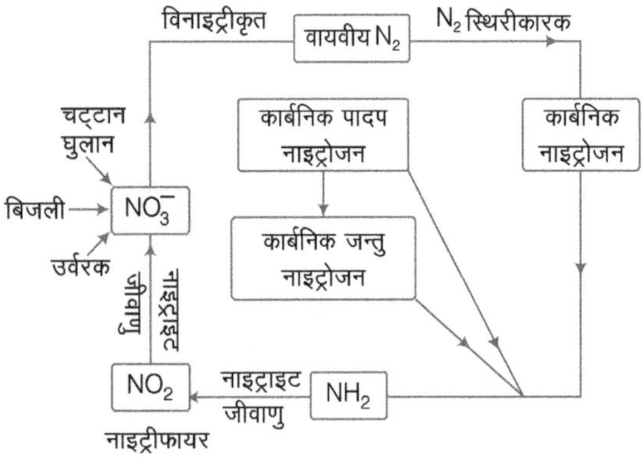

(ii) **कार्बन चक्र** (Carbon cycle) कार्बन का विभिन्न भौतिक एवं जैविक क्रियाओं के द्वारा पुनर्चक्रण होता है। यह पुनर्चक्रण कार्बन चक्र कहलाता है। पृथ्वी पर कार्बन चक्र मुख्यतया CO_2 का चक्रण है तथा वायुमण्डल में CO_2 की सान्द्रता 0.03% है। *कार्बन चक्र का रेखाचित्र निम्न प्रकार से है*

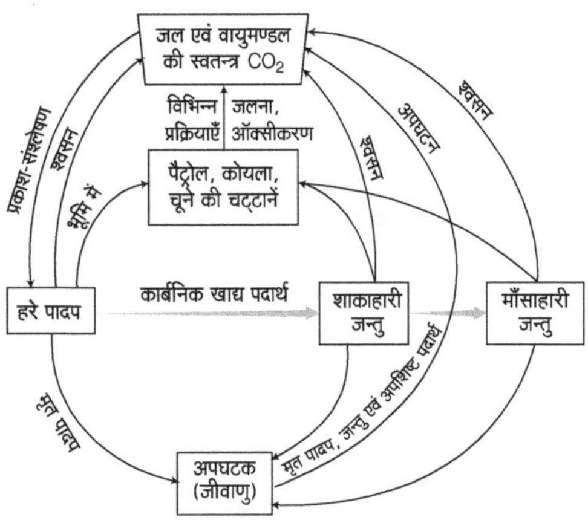

(iii) **ऑक्सीजन चक्र** (Oxygen cycle) वह प्रक्रिया, जिसके द्वारा ऑक्सीजन की मात्रा वायुमण्डल में सन्तुलित रहती है, ऑक्सीजन चक्र कहलाती है। वायुमण्डल में स्वतन्त्र ऑक्सीजन की मात्रा लगभग 21% होती है। वातावरण में O_2 हरे पादपों की प्रकाश-संश्लेषण की क्रिया में हुए जल अपघटन से आती है। *वातावरण में ऑक्सीजन चक्र का रेखाचित्र निम्न प्रकार से है*

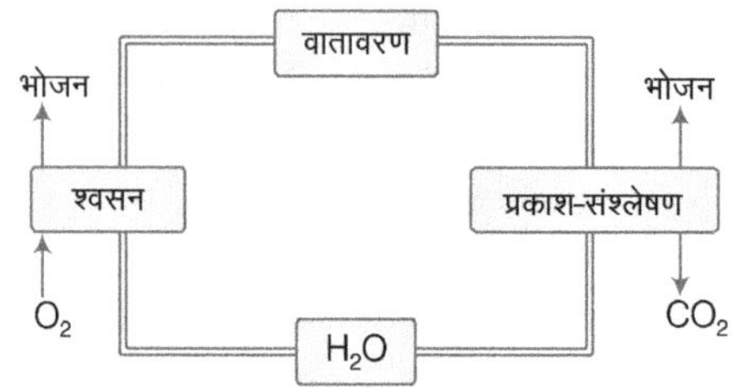

(iv) **जल चक्र** (Water cycle) यह चक्र सभी चक्रों में सबसे अधिक महत्त्वपूर्ण है। पर्यावरण में जल का परिवहन जल चक्र कहलाता है। पृथ्वी के 75% भाग में जल उपस्थित है। जल, हाइड्रोजन और ऑक्सीजन के संयोग से बना एक यौगिक है, जिसमें हाइड्रोजन और ऑक्सीजन का अनुपात 2 : 1 में पाया जाता है। जल चक्र में जल की तीन अवस्थाएँ-गैस, द्रव एवं ठोस पाई जाती हैं। *जल चक्र का रेखाचित्र निम्न प्रकार से है*

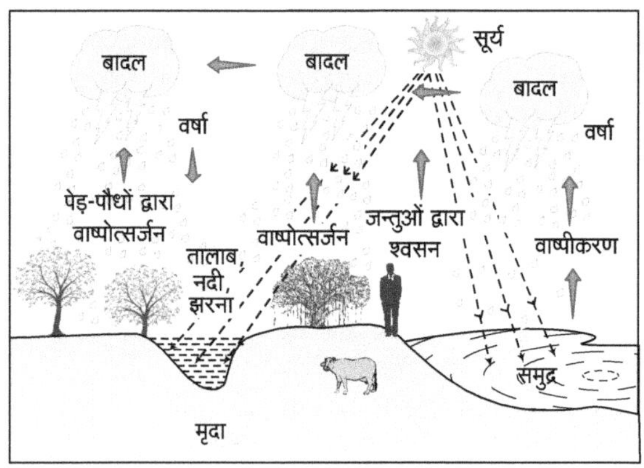

Exam Pattern Questions

1 पारितन्त्र (Ecosystem) शब्द का सर्वप्रथम प्रयोग किया
(a) वीवर एवं क्लीमेण्ट्स ने (b) ए.जी. टैन्सले ने
(c) ई.पी. ओडम ने (d) इन सभी ने

2 पारिस्थितिक तन्त्र बना होता है
(a) उत्पादकों का (b) उपभोक्ताओं का
(c) अपघटकों का (d) ये सभी

3 पारितन्त्र में ऊर्जा का प्राथमिक या मुख्य स्रोत होता है
(a) सूर्य का प्रकाश (सौर ऊर्जा)
(b) पौधों में संचित शर्करा
(c) किण्वन में मुक्त हुई ऊष्मा
(d) श्वसन के अन्तर्गत मुक्त हुई ऊष्मा

4 मानव द्वारा निर्मित सबसे छोटा पारिस्थितिक तन्त्र है
(a) उद्यान (b) एक्वेरियम
(c) खेत (d) ये सभी

5 हरे पौधे (Green plants) प्रकृति में हैं
(a) उपभोक्ता (b) उत्पादक
(c) दोनों (a) व (b) (d) इनमें से कोई नहीं

6 शाकाहारी जीव भोजन प्राप्त करते हैं
(a) पेड़-पौधों से (b) जन्तुओं से
(c) दोनों (a) व (b) (d) इनमें से कोई नहीं

7 निम्नलिखित में से कोन प्राथमिक या मूल उत्पादक है?
(a) चूहे (b) शेर
(c) घास (d) साँप

8 समुद्र में कुल प्रकाश-संश्लेषण में समुद्री पादपों का योगदान लगभग
(a) 10% होता है (b) 25% होता है
(c) 70% होता है (d) 90% होता है

9 यदि पृथ्वी से सभी हरे पादप गायब हो जाएँ, तो
(a) सभी जन्तु मर जाएँगे (b) केवल शाकाहारी मरेंगे
(c) केवल माँसाहारी मरेंगे (d) कुछ प्रभाव नहीं पड़ेगा

10 जीवीय घटकों में होते हैं
(a) उत्पादक (b) अपघटक
(c) उपभोक्ता (d) ये सभी

11 खाद्य स्तर बनते हैं
(a) खाद्य शृंखलाओं से जुड़े जीवों द्वारा
(b) केवल पौधों द्वारा
(c) केवल जन्तुओं द्वारा
(d) केवल माँसाहारियों द्वारा

12 वायुमण्डल में सन्तुलन स्थापित होता है
(a) उत्पादकों द्वारा
(b) अपघटकों द्वारा
(c) उत्पादकों एवं उपभोक्ताओं द्वारा
(d) उत्पादकों, उपभोक्ताओं एवं अपघटकों द्वारा

13 यदि एक पारितन्त्र के अपघटक हटा दिए जाएँ, तो निम्न में से कौन-सा चक्र प्रभावित होगा?
(a) उत्पादक चक्र (b) उपभोक्ता चक्र
(c) अपघटक चक्र (d) जैव-भू-रासायनिक चक्र

14 किसी खाद्य शृंखला में शाकाहारी होते हैं
(a) प्राथमिक उत्पादक (b) प्राथमिक उपभोक्ता
(c) द्वितीयक उपभोक्ता (d) अपघटनकर्ता

15 एक खाद्य-शृंखला प्रारम्भ होती है
(a) नाइट्रोजन-स्थिरीकरण से
(b) विनष्टीकरण से
(c) प्रकाश-संश्लेषण से
(d) श्वसन से

16 पारितन्त्र में होते हैं
(a) खाद्य कड़ी (b) खाद्य जाल
(c) दोनों (a) और (b) (d) इनमें से कोई नहीं

17 खाद्य कड़ी में निम्नलिखित में से कौन-सा क्रम सही है?
(a) घास → शशक → भेड़िया → शेर
(b) घास → कीट → साँप → बाज
(c) घास → साँप → कीट → हिरण
(d) घास → भेड़िया → हिरण → भैंस

18 किसी खाद्य कड़ी में प्रथम कड़ी सदैव एक हरा पादप होता है, क्योंकि
(a) इसमें माँसाहारी जन्तुओं की अपेक्षा शाकाहारी जन्तु अधिक होते हैं
(b) पौधे एक ही स्थान पर स्थिर होते हैं
(c) पौधे प्रत्येक स्थान पर उपस्थित होते हैं
(d) इसमें कार्बनिक भोजन के संश्लेषण की क्षमता होती है

19 एक खाद्य कड़ी के घटकों को इस प्रकार
उत्पादक → शाकाहारी → माँसाहारी → सर्वोच्च माँसाहारी
मानिए, तो किस स्तर में सर्वाधिक ऊर्जा होगी?
(a) शाकाहारियों में (b) माँसाहारियों में
(c) प्राथमिक उत्पादकों में (d) सर्वोच्च माँसाहारियों में

20 खाद्य-शृंखला बनती है
(a) उत्पादकों एवं पौधों से
(b) उत्पादकों, माँसाहारियों एवं अपघटकों से
(c) उत्पादकों एवं प्राथमिक उपभोक्ताओं से
(d) उत्पादकों, शाकाहारियों एवं माँसाहारियों से

21 घास स्थलीय पारिस्थितिक तन्त्र में खाद्य शृंखला का सही क्रम है
(a) घास → टिड्डे → सर्प → मेंढक → बाज
(b) घास → टिड्डे → मेंढक → सर्प → बाज
(c) घास → मेंढक → टिड्डे → सर्प → बाज
(d) बाज → सर्प → मेंढक → टिड्डे → घास

22 एक प्राकृतिक खाद्य-जाल
(a) में अनेक खाद्य स्तर होते हैं
(b) में केवल चरने वालों की खाद्य कड़ियाँ होती हैं
(c) प्राय: अस्थिर होता है
(d) उपरोक्त सभी

23 बाज, चूहे, सर्प तथा घासों से निर्मित एक ऊर्जा तन्त्र का सबसे अच्छा क्रम है
(a) घास-चूहा-सर्प-बाज
(b) घास-सर्प-बाज-सर्प
(c) घास-चूहा-बाज-सर्प
(d) चूहा-सर्प-बाज-घास

24 घास के मैदान की खाद्य कड़ी में सर्वोच्च उपभोक्ता है
(a) शाकाहारी (b) माँसाहारी
(c) शाकाहारी तथा माँसाहारी (d) इनमें से कोई नहीं

25 खाद्य या पोषण स्तर (Trophic level) सम्बन्धित है
(a) केवल पौधों से (b) शाकाहारी जन्तुओं से
(c) माँसाहारी जन्तुओं से (d) इन सभी से

26 पोषी स्तरों का निर्माण होता है
(a) केवल पौधों द्वारा
(b) केवल जन्तुओं द्वारा
(c) केवल माँसाहारी जीवों द्वारा
(d) खाद्य शृंखला से संलग्न जीवों द्वारा

27 किसी पारितन्त्र में ऊर्जा-प्रवाह का सही मार्ग होता है
(a) उत्पादक → माँसाहारी → शाकाहारी → अपघटक
(b) उत्पादक → शाकाहारी → माँसाहारी → अपघटक
(c) शाकाहारी → माँसाहारी → उत्पादक → अपघटक
(d) शाकाहारी → उत्पादक → माँसाहारी → अपघटक

28 पारिस्थितिक तन्त्र में ऊर्जा का प्रवाह है
(a) एकदिशीय (b) द्विदिशीय
(c) बहुदिशीय (d) चक्रीय

29 जैव-भू-रासायनिक चक्रण का अभिप्राय है
(a) किसी पारितन्त्र में ऊर्जा का चक्रण
(b) पादपों तथा वायुमण्डल के बीच गैसों का चक्रण
(c) किसी पारितन्त्र में पोषकों का चक्रण
(d) जल का चक्रण

30 वायुमण्डल में सर्वाधिक मात्रा में पाई जाने वाली गैस है
(a) CO_2 (b) N_2
(c) H_2 (d) O_2

31 वायुमण्डल में नाइट्रोजन की प्रतिशत मात्रा होती है
(a) 75-80% (b) 78-79%
(c) 80-90% (d) इनमें से कोई नहीं

32 नाइट्रोजन के परमाणु किसके द्वारा नाइट्राइट्स और नाइट्रेट्स में बदलते हैं?
(a) पादपों के द्वारा
(b) नाइट्रोजन को स्थिर करने वाले जीवाणु द्वारा
(c) कार्बन को स्थिर करने वाले जीवाणु द्वारा
(d) उद्योगों में निर्मित किसी भी नाइट्रोजनी यौगिक द्वारा

33 नाइट्रीकरण की क्रिया में होता है
(a) जीवों में प्रोटीन का यूरिया व अमोनिया में विघटन
(b) अमोनिया का नाइट्रेट में परिवर्तन
(c) दोनों (a) व (b)
(d) उपरोक्त में से कोई नहीं

34 पादपों को नाइट्रोजन उपलब्ध कराने में सहायक है
(a) जीवाणु (b) कवक
(c) विषाणु (d) पक्षी

35 कीटभक्षी पादप उगते हैं
(a) नाइट्रोजन न्यून मृदा में (b) फॉस्फोरस न्यून मृदा में
(c) सल्फर न्यून मृदा में (d) कैल्शियम न्यून मृदा में

36 पादप नाइट्रोजन का अवशोषण करते हैं
(a) N_2 के रूप में (b) NO_2 के रूप में
(c) NO_3 के रूप में (d) दोनों (b) व (c)

37 वायु में CO_2 सबसे बड़ा स्रोत है
(a) कोयले की खादानों से
(b) जन्तुओं द्वारा श्वसन से
(c) पेड़-पौधों के श्वसन से
(d) जीवाणुओं की क्रियाशीलता से

38 वह पोषक चक्र, जो सूर्य के प्रकाश से सीधे संचालित होता है
(a) कार्बन चक्र (b) नाइट्रोजन चक्र
(c) सल्फर चक्र (d) फॉस्फोरस चक्र

39 कार्बन चक्र में जीवाणु की भूमिका है
(a) रासायनिक-संश्लेषण द्वारा कार्बन डाइऑक्साइड का स्थिरीकरण
(b) प्रकाश-संश्लेषण द्वारा कार्बन डाइऑक्साइड का स्थिरीकरण
(c) सकल मृत कार्बनिक पदार्थों का अपघटन या ह्रास
(d) उपरोक्त सभी में

40 निम्न में से कौन-सा कार्बन चक्र में योगदान देता है?
(a) श्वसन (b) प्रकाश-संश्लेषण
(c) जीवश्म-ईंधन का दहन (d) ये सभी

41 पौधे किस तरह कार्बन चक्र में सहयोग देते हैं?
(a) ये कार्बन चक्र में योगदान नहीं देते हैं
(b) जब ये श्वसन करते हैं, तो ये वायुमण्डल में CO_2 छोड़ते हैं
(c) जब ये प्रकाश-संश्लेषण करते हैं, तो ये वायुमण्डल से CO_2 लेते हैं
(d) दोनों (b) और (c)

42 वायुमण्डल में ऑक्सीजन का प्राथमिक स्रोत है
(a) सागर और नदियाँ
(b) ओजोन
(c) अपघटित पदार्थ
(d) हरे पादप

43 वायुमण्डल में स्वतन्त्र ऑक्सीजन की मात्रा कितनी है?
(a) 0.03% (b) 21% (c) 78% (d) 50%

44 वायुमण्डल में ऑक्सीजन मुख्यतया किसके द्वारा आती है?
(a) जीवाश्मी ईंधनों के जलने से
(b) श्वसन
(c) प्रकाश-संश्लेषण
(d) कवक

45 जल में हाइड्रोजन और ऑक्सीजन किस अनुपात में होते हैं?
(a) 3 : 1 (b) 2 : 1 (c) 1 : 2 (d) 2 : 2

46 जल पृथ्वी के कितने भाग में उपस्थित होता है?
(a) 85% (b) 60%
(c) 75% (d) 50%

47 जल चक्र में जल की अवस्थाएँ होती हैं
(a) दो (b) तीन
(c) चार (d) एक

48 जल चक्र किससे नियन्त्रित रहता है?
(a) घास के मैदान से (b) पादप प्लवक से
(c) वन से (d) उपरिरोही द्वारा

49 निम्नलिखित में से कौन-सा पद जल चक्र में नहीं होता है?
(a) वाष्पीकरण
(b) वाष्पोत्सर्जन
(c) प्रकाश-संश्लेषण
(d) श्वसन

उत्तरमाला

1 (b)	2 (d)	3 (a)	4 (b)	5 (b)	6 (a)	7 (c)	8 (d)	9 (a)	10 (d)
11 (a)	12 (d)	13 (d)	14 (b)	15 (c)	16 (c)	17 (a)	18 (d)	19 (c)	20 (b)
21 (b)	22 (a)	23 (a)	24 (c)	25 (d)	26 (d)	27 (b)	28 (a)	29 (c)	30 (b)
31 (b)	32 (b)	33 (b)	34 (a)	35 (a)	36 (d)	37 (d)	38 (a)	39 (d)	40 (d)
41 (d)	42 (d)	43 (b)	44 (c)	45 (b)	46 (c)	47 (b)	48 (c)	49 (c)	

अध्याय 08 प्राकृतिक एवं अप्राकृतिक संसाधन

संसाधन

वे पदार्थ, जो मानव के लिए उपयोगी हों अथवा जिन्हें उपयोगी उत्पाद के रूप में रूपान्तरित किया जा सके या जिनका उपयोग किसी उपयोगी वस्तु के निर्माण में किया जा सके, **संसाधन** (Resources) कहलाते हैं।

वे संसाधन, जिन्हें प्रकृति से प्राप्त किया जाता है, **प्राकृतिक संसाधन** (Natural resources) कहलाते हैं। प्राकृतिक संसाधन प्रकृति में हवा, जल, मृदा, खनिज, जन्तु तथा पादपों के रूप में संग्रहित होते हैं। प्राकृतिक संसाधनों का नवीनीकरण प्राकृतिक चक्र द्वारा होता है।

वे संसाधन, जिन्हें मानव द्वारा कृत्रिम रूप से तैयार किया जाता है, **कृत्रिम या अप्राकृतिक संसाधन** (Artificial or Non-natural resources) कहलाते हैं।

उदाहरण– प्लास्टिक, गत्ता, कागज, आदि।

संसाधनों को निम्नलिखित दो श्रेणियों में वर्गीकृत किया जाता है

1. जैविक संसाधन

प्राकृतिक संसाधनों के जैविक घटकों (वन, वन्यजीव तथा जीवाश्म, आदि) से प्राप्त होने वाले संसाधन, जैविक संसाधन (Biotic resources) कहलाते हैं। यह क्षयशील होते हैं। जीवाश्म के अन्तर्गत कोयला, पेट्रोल तथा प्राकृतिक गैस का अध्ययन किया जाता है।

जीवाश्मों का निर्माण प्राकृतिक चक्रों द्वारा होता है जिसमें अत्यधिक समय (मिलियन वर्ष) लगता है। इसलिए इनको अनवीकरणीय संसाधन भी कहते हैं।

प्रमुख जैविक संसाधनों का वर्णन निम्न प्रकार से है

(i) **वन**

वृक्षों तथा अन्य पादपों से घिरे बड़े भू-भाग वन कहलाते हैं। पृथ्वी पर वनों से घिरा भूमि का भाग 30% है। वन जैव-विविधता के विशिष्ट स्थल हैं। वनों से हमें अनेक प्रकार के लाभ प्राप्त होते हैं, *जो निम्न हैं*

- **ऑक्सीजन की पूर्ति** वनों से ऑक्सीजन की आपूर्ति होती है, जोकि समस्त जीवधारियों के लिए प्राण-वायु है।
- **घरेलू उपयोग की वस्तुओं की प्राप्ति** वनों से घरेलू उपयोग के लिए वस्तुएँ तथा पशुओं के लिए चारा, ईंधन हेतु लकड़ी तथा वन्य जीवों को आवास प्राप्त होता है।
- **उद्योगों हेतु कच्चा माल** वनों से कागज, रबर, कत्था, माचिस, खेल उपकरण, तारपीन का तेल, आदि उद्योगों हेतु कच्चा माल उपलब्ध होता है।
- **विभिन्न प्रकार के तेल एवं औषधियों की आपूर्ति** चन्दन, नीम, महुआ, आदि तेलों के उत्पादन में भी वनों का काफी महत्त्व है। वनों से मानव स्वास्थ्य के लिए हितकारी अनेक औषधियाँ प्राप्त होती हैं, जिनसे रोगों का उपचार किया जाता है।
- **कुटीर व लघु उद्योगों के विकास में सहायक** वनों से कुटीर एवं लघु उद्योग के लिए भी विभिन्न प्रकार की सामग्री प्राप्त होती हैं; जैसे-शहद, रेशम, मोम, आदि। इसके अतिरिक्त वन बीड़ी, रस्सी, टोकरियों, आदि के निर्माण के लिए भी उपयोगी है।
- **आय के स्रोत** वन संसाधन केन्द्र सरकार एवं राज्य सरकार दोनों के लिए पर्याप्त आय का स्रोत हैं।
- **पर्यटन स्थल** वन प्रकृति द्वारा प्रदान किए गए प्राकृतिक सौन्दर्य का अनुपम उपहार हैं। इनका प्राकृतिक सौन्दर्य भ्रमण के इच्छुक व्यक्तियों को वन-स्थल घूमने के लिए आकर्षित करता है।
- अप्रत्यक्ष रूप से वन पर्यावरणीय सन्तुलन, बाढ़ नियन्त्रण, मृदा अपरदन को रोकने, जलवायु नियन्त्रण में महत्त्वपूर्ण भूमिका निभाते हैं। अत: वनों का संरक्षण आवश्यक है।
- वन संरक्षण का सर्वोच्च उदाहरण सन् 1726 में राजस्थान के जोधपुर गाँव को विश्नोई लोगों ने दिया। अमृता देवी विश्नोई के नेतृत्व में चिपको आन्दोलन करके उन्होंने पेड़ों की रक्षा करते हुए अपने प्राण त्यागे।
- सन् 1973 में उत्तराखण्ड में वनों के संरक्षण हेतु सुन्दर लाल बहुगुणा के नेतृत्व में **चिपको आन्दोलन** फिर से संचालित हुआ था। प्रत्येक वर्ष 21 मार्च को विश्व वानिकी दिवस मनाया जाता है।

(ii) **वन्य जीवन**

- मानवों का वन्य जीवन के बिना जीवन की परिकल्पना करना असम्भव है। ये प्राकृतिक पारितन्त्र का सन्तुलन बनाए रखने के लिए भी आवश्यक हैं।
- वनों की भाँति वन्य जीवन से भी हमें अनेक संसाधन प्राप्त होते हैं; जैसे—औषधियाँ, ऊन, चमड़ा, शहद, मोम, लाख रेशम, आदि।
- वन्य जीवों को उनकी त्वचा (चमड़े), दाँत, फर, पंख, शल्क हाथीदाँत, आदि के लिए मारा जाता है। इनका उपयोग व्यापारिक उत्पादन में कई उत्पाद के निर्माण के लिए किया जाता है।
- वन्य जीवन का अतिदोहन मानव लालच वश करता रहा है। जिससे कई जातियाँ; जैसे—स्टीलर समुद्री गाय, पैसेंजर कबूतर विलुप्त हुए हैं। इसलिए वन्य जीवन संरक्षण करना आवश्यक है। अत: अतिदोहन वन्य जीवन को एक चेतावनी है।
- वन्य जीवन संरक्षण के लिए वन्य जीव अभ्यारण्यों, राष्ट्रीय उद्यानों (जिम कॉर्बेट राष्ट्रीय उद्यान, कान्हा राष्ट्रीय उद्यान) तथा बायोस्फीयर रिजर्वस् आदि की स्थापना की गई।
- कृषि हेतु भूमि उपलब्ध करने के लिए मानव लगातार वन काटता रहा, जिससे मृदा क्षरण (Soil erosion) एवं ग्लोबल वार्मिंग की समस्या वैश्विक स्तर पर होने लगी।
- वनों को फिर से जीवित करने के लिए प्रति वर्ष फरवरी और जुलाई में वन महोत्सव मनाया जाता है, जिसमें विभिन्न वन रहित स्थानों पर वन रोपण किया जाता है।

(iii) **जीवाश्मी ईंधन**

यह मुख्यतया ऊर्जा के लिए उपयोग में लिए जाते हैं। लाखों वर्षों पूर्व पृथ्वी की सतह के अन्दर पेड़-पौधे व पशु-पक्षी जो दब गए, वे पृथ्वी के केन्द्र पर अधिक ताप तथा दाब के कारण, जीवाश्मी ईंधन में परिवर्तित हो गए। जैसे—

- **कोयला** (Coal) यह कार्बन तथा कार्बन के अन्य तत्वों के साथ बनाए गए यौगिकों का मिश्रण है। यह ऊर्जा का वृहद् स्रोत है। इसका उपयोग घरों तथा उद्योगों में ईंधन के रूप में होता है।
- **पेट्रोलियम** (Petrolium) यह प्रकृति में तरल कार्बनिक रसायनों (हाइड्रोकार्बनों) के रूप में पाया जाता है। यह अधिक मात्रा में पृथ्वी के भूगर्भ में पाया जाता है। यह काले रंग का एक विशेष गंध वाला अपरिष्कृत तेल है। इसका उपयोग मुख्य रूप से वाहनों में किया जाता है।

- **प्राकृतिक गैस** (Natural gas) यह जलने पर कम कार्बन और प्रदूषण उत्पन्न करती है। कोयला व पेट्रोलियम उत्पादों की तुलना में यह हानिकारक गैसों और अन्य प्रदूषकों के कम उत्सर्जन के साथ जलती है। यह खाना पकाने और ऑटोमोबाइल के लिए ईंधन के रूप में प्रयोग की जाती है। गाड़ियों में इसका प्रयोग सम्पीड़ित प्राकृतिक गैस (CNG) के रूप में हो रहा है।

2. अजैविक संसाधन

अजैविक तत्वों; जैसे—जल, मृदा, वायु, सूर्य प्रकाश से प्राप्त होने वाले संसाधन अजैविक संसाधन (Abiotic resource) या अक्षय संसाधन कहलाते हैं।

प्रत्येक पारितन्त्र के लिए ऊर्जा का प्रमुख स्रोत सूर्य का प्रकाश होता है, जिसका केवल 1% भाग ही पादपों द्वारा प्रकाश-संश्लेषण के लिए उपयोग होता है। पृथ्वी पर 70% से अधिक भाग समुद्र है, किन्तु समुद्री जल, जल संसाधन का प्रमुख स्रोत नहीं है। यह जल चक्र का महत्त्वपूर्ण घटक है। स्वच्छ जल का मुख्य स्रोत हिमनद (70%) है।

मानव क्रिया-कलापों के कारण प्राकृतिक सन्तुलन बिगड़ने से भूमि-जल के स्तर में कमी होती जा रही है। सभी अजैविक संसाधन असीमित मात्रा में होते हैं, परन्तु मानव को स्वच्छ जल स्रोतों का उचित प्रबन्धन करने की आवश्यकता है। प्रत्येक वर्ष 22 मार्च को विश्व जल दिवस मनाया जाता है।

Exam Pattern Questions

1 निम्न में से कौन अक्षय संसाधन नहीं है?
(a) वायु (b) मृदा
(c) जल (d) कोयला

2 अप्राकृतिक संसाधन है
(a) धातु (b) प्लास्टिक
(c) तेल (d) कोयला

3 क्षयशील संसाधन है
(a) कोयला (b) सौर ऊर्जा
(c) भू-गर्भ का ताप (d) पवन ऊर्जा

4 निम्न में से कौन एक अनवीकरणीय (Non-renewable) संसाधन है?
(a) जल (b) कृषि
(c) जलीय जीव (d) जीवाश्मीय ईंधन

5 जीवाश्मीय ईंधन का निर्माण होता है
(a) पारम्परिक प्रक्रिया द्वारा (b) प्राकृतिक प्रक्रिया द्वारा
(c) यान्त्रिक प्रक्रिया द्वारा (d) ये सभी

6 निम्न में से कौन एक नवीकरणीय (Renewable) संसाधन है?
(a) जीवाश्मीय ईंधन (b) प्राकृतिक गैस
(c) प्राकृतिक वनस्पति (d) पेट्रोलियम

7 किसी प्राकृतिक संसाधन का नवीनीकरण होता है
(a) प्राकृतिक चक्र द्वारा (b) भौतिक चक्र द्वारा
(c) कृत्रिम चक्र द्वारा (d) इनमें से कोई नहीं

8 प्राकृतिक संसाधनों को विवेकपूर्ण प्रयोग करने के उपाय हैं
(a) कम उपयोग करना
(b) पुन:चक्रण
(c) पुन: उपयोग करना
(d) उपरोक्त सभी

9 उद्योगों हेतु कच्चा माल वनों से प्राप्त होता है, निम्न में से कौन-सी वस्तु कच्चा माल नहीं है?
(a) तारपीन का तेल (b) रबर
(c) प्लास्टिक (d) लकड़ी

10 पेट्रोलियम है
(a) स्रोत, जिसका नवीनीकरण नहीं होता है
(b) स्रोत, जिसका नवीनीकरण होता है
(c) सिन्थेटिक उत्पाद
(d) जलीय स्रोत

11 किस गैस का उपयोग खाना पकाने में ईंधन के रूप में होता है?
(a) CO_2 (b) H_2
(c) प्राकृतिक गैस (d) ये सभी

12 अमृता देवी विश्नोई है
(a) वन संरक्षक
(b) जलीय जन्तु संरक्षक
(c) सामाजिक संरक्षक
(d) उपरोक्त में से कोई नहीं

13 चिपको आन्दोलन किसकी सुरक्षा के लिए आरम्भ किया गया?
(a) घास-स्थल (b) पशुधन
(c) वन (d) आर्द्र भूमि

14 कुल भूमि का वनों से घिरा भाग है
(a) 30% (b) 80% (c) 50% (d) 90%

15 वनों को संरक्षित करना आवश्यक है, क्योंकि वो उपलब्ध कराते हैं
(a) भोज्य पदार्थ (b) दवाईयाँ
(c) लकड़ी (d) ये सभी

16 संसाधनों का अतिदोहन (Over exploitation) एक चेतावनी है
(a) वन्य जीवों को
(b) राष्ट्रीय उद्यानों को
(c) वन्य जीव अभ्यारण्यों को
(d) जैवमण्डल संरक्षण को

17 कॉर्बेट राष्ट्रीय उद्यान स्थित है
(a) आन्ध्र प्रदेश में (b) मध्य प्रदेश में
(c) उत्तरांचल में (d) राजस्थान में

18 कान्हा राष्ट्रीय उद्यान स्थित है
(a) आन्ध्र प्रदेश में (b) मध्य प्रदेश में
(c) उत्तर प्रदेश में (d) केरल में

19 डीफोरेस्टेशन प्रदर्शित करता है
(a) मृदा क्षरण (b) ग्लोबल वार्मिंग
(c) मृदा संरक्षण (d) दोनों (a) व (b)

20 विश्व वानिकी दिवस मनाया जाता है
(a) 2 अक्टूबर को (b) 16 अक्टूबर को
(c) 21 मार्च को (d) 22 मार्च को

21 निम्न में से कौन-सा वनोन्मूलन का कारण नहीं है?
(a) झूम खेती
(b) बाँधों का निर्माण
(c) सड़कों का निर्माण
(d) वन रोपण

22 वन महोत्सव मनाया जाता है
(a) जनवरी और फरवरी में
(b) फरवरी और जुलाई में
(c) मार्च और अप्रैल में
(d) दिसम्बर और अगस्त में

23 निम्न में से क्या वन संरक्षण का उपाय नहीं है?
(a) वन विभाग द्वारा वन की निगरानी
(b) संकटापन्न जातियों का संरक्षण
(c) राष्ट्रीय उद्यान बढ़ाना
(d) कृषि के लिए वन काटना

24 निम्न में से कौन क्षयशील संसाधन नहीं है?
(a) पेट्रोल (b) जीवाश्म ईंधन
(c) वन (d) सौर ऊर्जा

25 निम्न में से क्या जल संसाधन का प्रर्वधन नहीं है?
(a) बाँध (b) जल संग्रहण
(c) कुण्ड (d) समुद्र

26 ऊर्जा का मुख्य स्रोत है
(a) सूर्य (b) पेट्रोल
(c) डीजल (d) बायो-गैस

27 विश्व का 70% से अधिक स्वच्छ जल पाया जाता है
(a) ध्रुवीय बर्फ (b) हिमनद तथा पर्वतों में
(c) अंटार्कटिका (d) ग्रीनलैण्ड

28 पृथ्वी का समुद्र से घिरा भाग है
(a) 45% (b) 50%
(c) 71% (d) 25%

29 विश्व जल दिवस मनाया जाता है
(a) 22 मार्च को (b) 4 अक्टूबर को
(c) 21 मार्च को (d) 20 मार्च को

30 जल संरक्षण की सबसे बड़ी परेशानी किसकी मात्रा में कमी होना है?
(a) भूमि जल (b) अवक्षेपण
(c) बहता जल (d) वाष्पोत्सर्जन

उत्तरमाला

1	(d)	2	(b)	3	(a)	4	(d)	5	(b)	6	(c)	7	(a)	8	(d)	9	(c)	10	(a)
11	(c)	12	(a)	13	(c)	14	(a)	15	(d)	16	(a)	17	(c)	18	(a)	19	(d)	20	(c)
21	(d)	22	(b)	23	(d)	24	(d)	25	(d)	26	(a)	27	(b)	28	(c)	29	(a)	30	(a)

अध्याय 09

खाद्य उपज एवं खाद्य अपशिष्ट निस्तारण पद्धतियाँ

खाद्य उपज

- प्रत्येक जीव को जीवित रहने के लिए भोजन की आवश्यकता होती है।
- यह भोजन हमें फसलों व जन्तुओं से प्राप्त होता है।
- मानव फसल उत्पादन व पशुपालन भोजन की आवश्यकता की पूर्ति करता है।
- खाद्य उत्पादन से प्राप्त होने वाली कुल उपज को खाद्य उपज कहते हैं।

फसल उत्पादन

गेहूँ, बाजरा, गन्ना, सरसों, आदि फसलों का खाद्य आपूर्ति के लिए उत्पादन, फसल उत्पादन कहलाता है।

फसलों का वर्गीकरण

फसलों को दो प्रकार से वर्गीकृत किया जा सकता है

(i) **उत्पादन के आधार पर**

मानव द्वारा फसलों को अपने लाभ के लिए उगाया जाता है।

फसलों के प्रमुख प्रकार निम्नवत् हैं

(a) **अनाज** (Cereal Crops) इन पौधों की कृषि, ऊर्जा की दैनिक आवश्यकताओं की पूर्ति हेतु की जाती है।
उदाहरण—गेहूँ, मक्का, बाजरा तथा ज्वार ऊर्जा की आपूर्ति हेतु कार्बोहाइड्रेट प्रदान करते हैं।

(b) **दालें** (Pulses) इनकी कृषि प्रोटीन की आवश्यकताओं की पूर्ति हेतु की जाती है।
उदाहरण—चना, मटर, उड़द, मूँग, अरहर, मसूर, आदि।

(c) **तेलयुक्त बीजों वाली फसलें** (Oil Seed Crops) इन पौधों से हमें आवश्यक वसा एवं तेल प्राप्त होते हैं।
उदाहरण—सोयाबीन, मूँगफली, तिल, अरण्डी, सरसों, अलसी, सूरजमुखी, आदि।

(d) **सब्जियाँ तथा फल** (Vegetables and Fruits) इनसे हमें कुछ मात्रा में प्रोटीनयुक्त विटामिन तथा खनिज लवण, वसा व कार्बोहाइड्रेट प्राप्त होते हैं।
उदाहरण—पत्तागोभी, प्याज, लहसुन, आम, अमरूद, आदि।

(e) **चारा फसलें** (Fodder Crops) इन फसलों का प्रयोग पशुधन के चारे के रूप में किया जाता है।
उदाहरण—बर्सीम, जई तथा सूडान घास आदि।

(f) **शक्कर फसलें** (Sugar Crops) गन्ना एवं चुकन्दर मुख्य शक्कर फसलें हैं। इनसे चीनी (Sucrose) का औद्योगिक स्तर पर उत्पादन किया जाता है।

(g) **जड़ एवं कन्द फसलें** (Root and Tuber Crops) आलू एवं शक्करकन्दी (Potato and sweet potato) मुख्य जड़ वाली सब्जियाँ हैं। इनके अतिरिक्त कसावा भी जड़ वाली फसलों के रूप में उगाया जाता है।

(h) **मसाले एवं चटनी वाले पादप** (Spice and Souce Plants) इस समूह में मिर्ची, हल्दी, लोंग, काली-मिर्च, इलायची, जीरा, केसर, आदि के पादपों को मसाला प्राप्त करने के लिए उगाया जाता है।

(ii) **ऋतु के आधार पर**

ऋतु के आधार पर फसलों को निम्न वर्गों में रखा गया है

(a) **खरीफ की फसलें** (Kharif Crops) इन फसलों को गर्मी व वर्षा ऋतु में जून से आरम्भ होकर अक्टूबर तक के महीने में उगाया जाता है। उदाहरण—धान, सोयाबीन, अरहर, मक्का, कपास, चना, मूँगफली, आदि।

(b) **रबी की फसलें** (Rabi Crops) इन फसलों को शुष्क तथा शीत ऋतु में नवम्बर से अप्रैल तक के महीने में उगाया जाता है। उदाहरण—गेहूँ, चना, मटर, सरसों, अलसी, आदि।

(c) **जायद फसलें** (Zaid Crops) ये फसलें ग्रीष्मकाल में उगायी जाती हैं। इनकी बुआई मार्च में तथा कटाई जून में होती है। ये अधिक सूर्यताप को सहन कर सकती हैं। उदाहरण—खीरा, ककड़ी, तरबूज, आदि।

पशुपालन

पशुधन का वैज्ञानिक प्रबन्धन पशुपालन कहलाता है। इसके अन्तर्गत पशुओं को पालना, भोजन देना, प्रजनन कराना, रोग नियन्त्रण, आदि क्रियाएँ होती हैं। कृषि आधारित पशुधन में मवेशी, बकरी, भेड़, मुर्गी पालन, मत्स्य पालन, आदि आते हैं, जिनसे मनुष्य को अत्यधिक लाभ प्राप्त होता है।

पशुपालन के प्रकार निम्नवत् हैं

(i) **पशु कृषि** (Cattle Farming) पशु कृषि से दूध, दही, पनीर, आदि प्राप्त होते हैं। भारतीय पालतू पशु-गाय, भैंस, बकरी, आदि हैं।

(ii) **कुक्कुट पालन** (Poultry) इससे अण्डा प्राप्त होता है। उदाहरण—लेगहॉर्न, एसिल, आदि।

(iii) **मत्स्य पालन** (Pisciculture) यह माँस प्राप्त करने के लिए किया जाता है। भोजन में मछली को प्रोटीन का एक अच्छा स्रोत माना जाता है। उदाहरण—झींगा, रोहू, पर्लस्पॉट, आदि।

(iv) **मधुमक्खी पालन** (Apiculture) मधुमक्खी पालन शहद, मोम, आदि प्राप्त के लिए किया जाता है। उदाहरण—*एपिस इन्डिका।*

खाद्य अपशिष्ट

खाद्य उत्पादन व परिष्करण के समय अनेक प्रकार के अपशिष्ट उत्पन्न होते हैं, जिन्हें खाद्य अपशिष्ट कहा जाता है। इनका जैव-निम्नीकरणीय हो जाता है। जैसे-फसल कटने के बाद शेष बचा चारा या भूसी, भोजन निर्माण में उत्पन्न हुआ अपशिष्ट (फलों व सब्जियों के छिलके, आदि)।

खाद्य अपशिष्ट निस्तारण पद्धतियाँ

खाद्य पदार्थों से उत्पन्न हुआ अपशिष्ट पर्यावरण के लिए हानिकारक होता है। जल में मिलने पर यह जल प्रदूषण, मृदा में मिलने पर मृदा प्रदूषण तथा जलाने पर वायु प्रदूषण उत्पन्न करता है। अत: खाद्य अपशिष्ट का समुचित निस्तारण आवश्यक है।

खाद्य अपशिष्ट निस्तारण की विभिन्न पद्धतियाँ निम्नवत् हैं

(i) **खाद उत्पादन** (Manure Production) खाद एक प्राकृतिक उर्वरक है, जो कार्बनिक पदार्थ, जन्तुओं के अपशिष्ट तथा पौधों के कचरे के अपघटन से तैयार किया जाता है।

खाद मिट्टी को पोषकों तथा कार्बनिक पदार्थों से परिपूर्ण करती है और मिट्टी की उर्वरता को बढ़ाती है। इस खाद का उपयोग रासायनिक उर्वरकों के स्थान पर किया जाता है, जोकि आर्थिक व पर्यावरणीय रूप से अधिक लाभदायक है।

- वह प्रक्रिया, जिसमें कृषि अपशिष्ट पदार्थों; जैसे—पशुधन का मलमूत्र (गोबर, आदि), सब्जी के छिलके एवं कचरा, जानवरों द्वारा परित्यक्त चारे, घरेलू कचरे, सीवेज कचरे, फेंके हुए खरपतवार, आदि को गड्ढों में विगलित (अपघटित) कर देते हैं, **कम्पोस्टीकरण** कहलाती है।
- कम्पोस्ट में कार्बनिक पदार्थ तथा पोषक बहुत अधिक मात्रा में होते हैं। जब कम्पोस्ट को केंचुओं द्वारा पौधे तथा जानवरों के अपशिष्ट पदार्थों के शीघ्र निरस्तीकरण की प्रक्रिया द्वारा बनाया जाता है, तो इसे **वर्मी-कम्पोस्ट** कहते हैं।

(ii) **बायोगैस उत्पादन** (Biogas Production) कृषि अपशिष्टों, खाद, पादप अवशेष व खाद्य अपशिष्ट का निस्तारण बायोगैस उत्पादन में भी किया जाता है।

- बायोगैस ऑक्सीजन की अनुपस्थिति में कार्बनिक पदार्थों को अपघटित कर प्राप्त की जाती है।
- बायोगैस, मीथेनोजन जीवाणु या अनॉक्सी सूक्ष्मजीवों द्वारा उत्पादित की जाती है।
- बायोगैस में मीथेन, कार्बन डाइऑक्साइड व कुछ मात्रा हाइड्रोजन सल्फाइड की होती है।
- बायोगैस का उपयोग भोजन पकाने, गैस इन्जनों, आदि में ईंधन के रूप में किया जाता है।
- खाद निर्माण व बायोगैस उत्पादन के पश्चात् शेष बचे अपशिष्ट का निस्तारण दहन, लैण्डफिलिंग व डम्पिंग के द्वारा किया जाता है।

Exam Pattern Questions

1 भोजन प्राप्त होता है
(a) फसलों द्वारा (b) पशुओं द्वारा
(c) दोनों (a) व (b) (d) इनमें से कोई नहीं

2 उत्पादन के आधार पर फसलें हैं
(a) अनाज (b) दालें
(c) तैलीय फसलें (d) ये सभी

3 चारा फसलें हैं
(a) बर्सीम (b) जई
(c) सूडान घास (d) ये सभी

4 ऋतु के आधार पर फसले हैं
(a) खरीफ की फसल (b) रबी की फसल
(c) दोनों (a) व (b) (d) इनमें से कोई नहीं

5 खरीफ की फसले हैं
(a) सोयाबीन (b) मक्का (c) कपास (d) ये सभी

6 निम्न में से कौन-सी खरीफ की फसल नहीं है?
(a) धान (b) अरहर
(c) मूँगफली (d) इनमें से कोई नहीं

7 निम्न में से रबी की फसल है
(a) गेहूँ (b) सरसों (c) मटर (d) ये सभी

8 खरीफ की फसल बोई जाती है
(a) जून से अक्टूबर में (b) नवम्बर से अप्रैल में
(c) जुलाई-सितम्बर में (d) फरवरी-मार्च में

9 रबी की फसल बोई जाती है
(a) जून से अक्टूबर में (b) नवम्बर से अप्रैल में
(c) दिसम्बर से फरवरी में (d) ये सभी

10 पशुपालन से प्राप्त होता है
(a) अण्डा (b) दूध
(c) माँस (d) ये सभी

11 पशुपालन के उदाहरण हैं
(a) मत्स्य पालन (b) कुक्कुट पालन
(c) मधुमक्खी पालन (d) ये सभी

12 खाद्य अपशिष्ट है
(a) फलों के छिलके (b) लकड़ी
(c) कागज (d) इनमें से कोई नहीं

13 खाद्य अपशिष्ट है
(a) जैव-निम्नीकृत (b) अजैव-निम्नीकृत
(c) दोनों (a) व (b) (d) इनमें से कोई नहीं

14 खाद्य अपशिष्ट निस्तारण की विधियाँ कौन-सी है/हैं?
(a) कम्पोस्टीकरण (b) वर्मीकम्पोस्टीकरण
(c) दहन (d) ये सभी

15 केंचुए का उपयोग किया जाता है
(a) कम्पोस्ट निर्माण में (b) वर्मीकम्पोस्ट निर्माण में
(c) बायोगैस उत्पादन में (d) ये सभी

16 खाद लाभदायक है, क्योंकि
(a) प्राकृतिक उर्वरक है
(b) मृदा की उर्वरता बढ़ाती है
(c) पर्यावरण मैत्री है
(d) उपरोक्त सभी

17 खाद्य अपशिष्ट निस्तारण से प्राप्त होता है
(a) खाद (b) बायोगैस
(c) दोनों (a) व (b) (d) इनमें से कोई नहीं

18 खाद का उपयोग होता है
(a) प्राकृतिक उर्वरक के रूप में
(b) भोजन के रूप में
(c) ईंधन के रूप में
(d) चारे के रूप में

19 बायोगैस का उपयोग होता है
(a) भोजन पकाने में (b) गैस इन्जनों में
(c) बिजली उत्पादन में (d) ये सभी

20 बायोगैस उत्पादन किसकी अनुपस्थिति में किया जाता है?
(a) ऑक्सीजन (b) मीथेन
(c) कार्बन डाइऑक्साइड (d) नाइट्रोजन

उत्तरमाला

1 *(c)*	2 *(d)*	3 *(d)*	4 *(c)*	5 *(d)*	6 *(d)*	7 *(d)*	8 *(a)*	9 *(b)*	10 *(d)*
11 *(d)*	12 *(a)*	13 *(a)*	14 *(d)*	15 *(b)*	16 *(d)*	17 *(c)*	18 *(a)*	19 *(d)*	20 *(a)*

रसायन विज्ञान

अध्याय 01 द्रव्य एवं इसकी अवस्थाएँ

द्रव्य

द्रव्य ब्रह्माण्ड का वह अवयव है, जिसमें द्रव्यमान एवं आयतन होता है। जैसे—जल, वायु, लकड़ी, हीरा, स्टील (इस्पात), काँच।

द्रव्य की अवस्थाएँ

द्रव्य की मुख्यत: तीन अवस्थाएँ ठोस, द्रव तथा गैस होती हैं।

- **ठोस अवस्था** में, द्रव्य का आकार तथा आयतन दोनों निश्चित होते हैं। जैसे—बर्फ, लकड़ी, लोहा आदि।
- **द्रव अवस्था** में, द्रव्य का आयतन निश्चित, परन्तु आकार अनिश्चित होता है। जैसे—जल, तेल, आदि।
- **गैसीय अवस्था** में, आयतन व आकार दोनों ही अनिश्चित होते हैं। जैसे—जल-वाष्प, हवा, आदि।

ठोस, द्रव और गैस के अतिरिक्त पदार्थ की दो अन्य अवस्थाएँ भी होती हैं।

- **प्लाज्मा** द्रव्य की वह अवस्था, जिसमें उच्च ताप पर द्रव्य के परमाणु आयनित अवस्था में होते हैं, प्लाज्मा कहलाती है। यह अवस्था विद्युत की सुचालक होती है।
  प्रतिदीप्त नलिकाएँ एवं निऑन बल्ब में प्लाज्मा होता है।
  सूर्य एवं तारे प्लाज्मा अवस्था में पाए जाते हैं।
- **बोस-आइन्स्टीन कण्डैनसेट** द्रव्य की वह अवस्था, जो अत्यधिक निम्न ताप पर प्राप्त होती है, बोस-आइन्स्टीन कण्डैनसेट कहलाती है।

द्रव्य की अवस्थाओं में अन्त:परिवर्तन

द्रव्य की अवस्थाएँ अर्न्तपरिवर्तित होती हैं। ये ताप या दाब में परिवर्तन द्वारा अर्न्तपरित की जा सकती है।

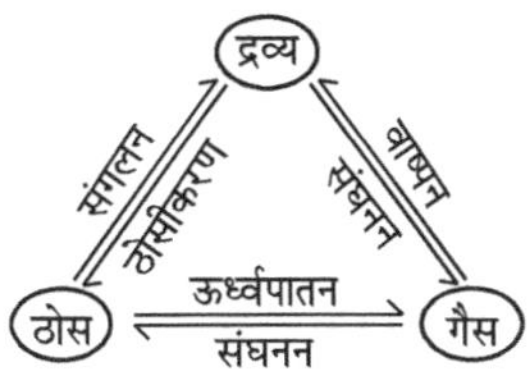

द्रव्य की तीनों अवस्थाओं का अर्न्तपरिवर्तन

द्रव्य की अवस्थाओं के अन्त: परिवर्तन से सम्बन्धित विभिन्न परिभाषिक शब्दावली निम्न प्रकार हैं—

- **संगलन** (Fusion) गलने की प्रक्रिया अर्थात् ठोस से द्रव अवस्था में परिवर्तन को संगलन कहते हैं।
- **गलनांक** (Melting Point) साधारण वायुमण्डलीय दाब पर वह तापमान जिस पर ठोस पिघलकर द्रव बन जाता है, इसका गलनांक कहलाता है।
  किसी ठोस का गलनांक उसके कणों के बीच के आकर्षण बल के सामर्थ्य को दर्शाता है अर्थात् ठोस का गलनांक अधिक होने पर ठोस के कणों के मध्य आकर्षण बल भी अधिक होते हैं।
  साधारण वायुमण्डलीय दाब पर बर्फ का गलनांक 0°C होता है।
- **ऊर्ध्वपातन** (Sublimation) यह शब्द एवं प्रक्रिया उन ठोसों के लिए प्रयुक्त की जाती है, जो गर्म करने पर द्रव अवस्था में परिवर्तित हुए बिना ठोस अवस्था से सीधे गैस तथा ठण्डा करने पर सीधे गैस से वापस ठोस में बदल जाते हैं। इस प्रकार के ठोस ऊर्ध्वपातज कहलाते हैं।
- **वाष्पीकरण** (Vapourisation) इस प्रक्रिया में गर्म करने पर द्रव तीव्रता से गैस में परिवर्तित होता है।
  क्वथनांक से कम तापमान पर द्रव के वाष्प में परिवर्तित होने की इस प्रक्रिया को वाष्पीकरण कहते हैं।
- **क्वथनांक** (Boiling Point) साधारण वायुमण्डलीय दाब पर वह तापमान जिस पर कोई द्रव उबलना शुरु होता है, इसका क्वथनांक कहलाता है।
  क्वथनांक एक समष्टि परिघटना (Bulk Phenomenon) है।
  सामान्य ताप पर जल का क्वथनांक 100°C होता है।
- **संघनन** (Condensation) इस प्रक्रिया में गैस द्रव अवस्था में परिवर्तित हो जाती है।

पदार्थ की अवस्था परिवर्तन से सम्बन्धित कुछ महत्वपूर्ण तथ्य

- अत्यधिक ऊँचाई पर वायुमण्डलीय दाब कम होता है, अतः द्रव का वाष्पदाब (निम्न ताप पर) वायुमण्डलीय दाब के बराबर हो जाता है। इसलिए जल 100°C से कम ताप पर उबल जाता है एवं खाना पकने में अधिक समय लगता है।
- प्रेशर कुकर के अन्दर, दाब उच्च होता है अतः जल 100°C से उच्च ताप पर उबलता है। इस कारण खाना पकने में कम समय लगता है।
- अशुद्धि की उपस्थिति में क्वथनांक बढ़ जाता है तथा हिमांक बिन्दु घट जाता है।
- ठोस कार्बन डाइऑक्साइड उच्च दाब पर संग्रहित की जाती है। यह 1 atm दाब कम करने पर बिना द्रव अवस्था में परिवर्तित हुए सीधे ही गैस अवस्था में परिवर्तित हो जाती है। अतः इसे 'शुष्क बर्फ' कहा जाता है।

द्रव्य का वर्गीकरण

रासायनिक संघटन के आधार पर, द्रव्य को निम्न प्रकार से वर्गीकृत किया जा सकता है

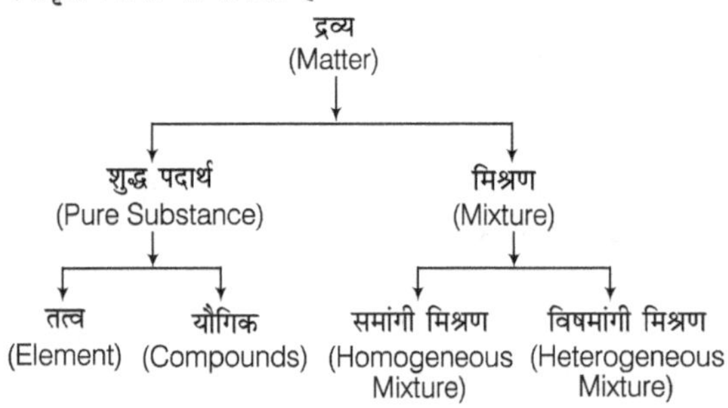

शुद्ध पदार्थ

- वह पदार्थ, जिसमें उपस्थित सभी कण समान रासायनिक प्रकृति के होते हैं शुद्ध पदार्थ कहलाते हैं।
- सभी पदार्थ दो या दो से अधिक शुद्ध अवयवों के संयोग से बनते हैं। जैसे—समुद्र का जल, खनिज इत्यादि मिश्रण है। *शुद्ध पदार्थ निम्नलिखित दो प्रकार के होते हैं*

  (i) **तत्व** वह शुद्ध द्रव्य, जिसे भौतिक या रासायनिक विधियों द्वारा दो या दो से अधिक अन्य सरल पदार्थों में विभाजित नहीं किया जा सकता और ना ही उनसे बनाया जा सकता, तत्व कहलाता है।
  जैसे—लोहा, क्लोरीन, गन्धक, सोना, ब्रोमीन आदि।

  (ii) **यौगिक** वे पदार्थ, जो दो या दो से अधिक तत्वों के निश्चित अनुपात में रासायनिक संयोग से बनते हैं, यौगिक कहलाते हैं।
  जैसे—जल (H_2O), कार्बनडाइऑक्साइड (CO_2) आदि।

मिश्रण

- वे अशुद्ध द्रव्य, जो दो या दो से अधिक भिन्न प्रकार के द्रव्यों को किसी भी अनुपात में मिला देने पर बनते हैं तथा जिनके अवयवों को साधारण भौतिक विधियों द्वारा पृथक् किया जा सकता है, मिश्रण कहलाते हैं। जैसे—चीनी तथा जल का मिश्रण, नमक तथा जल का मिश्रण, शरबत, मिश्रधातु, इस्पात, बारूद आदि।
- मिश्रण के गुणधर्म उसके अवयवों के गुणों के मिश्रित गुण होते हैं। *मिश्रण निम्नलिखित दो प्रकार के होते हैं*

  (i) **समांगी मिश्रण** वह मिश्रण जिसके प्रत्येक भाग का संघटन तथा गुणधर्म समान हो, समांगी मिश्रण कहलाता है। जैसे—नमक या चीनी तथा जल का मिश्रण।

  (ii) **विषमांगी मिश्रण** वह मिश्रण जिसका प्रत्येक भाग एकसमान नहीं होता, विषमांगी मिश्रण कहलाता है। जैसे—जल में चॉक या रेत का निलम्बन।

मिश्रण के अवयवों का पृथक्करण

मिश्रण के अवयवों के पृथक्करण की विभिन्न विधियाँ निम्न प्रकार हैं

- **वाष्पीकरण** इस विधि द्वारा अवाष्पशील घटक (विलेय) को वाष्पशील घटक (विलायक) के मिश्रण से अलग करने के लिए प्रयुक्त किया जा सकता है।
- **अपकेन्द्रीकरण** (Centrifugation) इस विधि द्वारा दो भिन्न घनत्व वाले अवयवों (घटकों) को पृथक किया जा सकता है।
- **पृथक्कारी कीप के प्रयोग द्वारा** इस विधि का प्रयोग दो अमिश्रणीय द्रवों को पृथक करने के लिए प्रयुक्त किया जाता है।
- **ऊर्ध्वपातन** इस प्रक्रिया द्वारा उन दो ठोसों के मिश्रण का पृथक्करण किया जाता है। जिसमें एक ठोस ऊर्ध्वपातन हो।
  उदाहरण कपूर, अमोनियम क्लोराइड, नेफ्थेलीन, एन्थ्रासीन आदि।
- **आसवन** यह किये गये द्रवों के मिश्रण में उनके क्वथनांकों के अन्तर पर आधारित है।
  इसे पुनः दो प्रकार से बाँटा जाता है
- **प्रभावी आसवन** दो या दो से अधिक घुलनशील द्रवों, जिनके क्वथनांक का अन्तर 2.5 K से कम होता है, के मिश्रण को पृथक करने के लिए प्रभाजी आसवन विधि का प्रयोग किया जाता है।
  उदाहरण वायु से विभिन्न गैसों का पृथक्करण।

- **भाप आसवन** यह तकनीक उन पदार्थों के पृथक्करण के लिए प्रयुक्त की जाती है जो भाप वाष्पशील तथा जल में अविलेय होते हैं।
- **क्रिस्टलीकरण** इस प्रक्रिया द्वारा विलयन से शुद्ध ठोस को क्रिस्टलों के रूप में पृथक किया जाता है।
- **क्रोमेटोग्राफी** इस तकनीक का प्रयोग उन विलेयों को पृथक करने के लिए किया जाता है जो समान विलायक में विलेय होते हैं।

द्रव्य के कण

- **परमाणु** तत्व का वह छोटे से छोटा कण, जो रासायनिक अभिक्रिया में भाग लेता है, परमाणु कहलाता है।
- **अणु** किसी पदार्थ (तत्व या यौगिक) का वह सूक्ष्मतम कण, जो स्वतन्त्र अवस्था में रह सकता है तथा जिसमें पदार्थ के सभी गुणधर्म निहित होते हैं, अणु कहलाता है।

पदार्थ के द्रव्यमान से सम्बन्धित पारिभाषिक शब्द

पदार्थ के द्रव्यमान से सम्बन्धित महत्त्वपूर्ण शब्दावली निम्न प्रकार हैं

द्रव्यमान (M)

- किसी वस्तु में उपस्थित पदार्थ (द्रव्य) की मात्रा द्रव्यमान कहलाती है।
- यह स्थान परिवर्तन पर स्थिर रहता है।
- इसकी SI इकाई किलोग्राम (kg) परन्तु प्रयोगशाला में सामान्यतया (1 kg = 1000 g) प्रयोग किया जाता है।
- विश्लेषिक तुला या विद्युतीय तुला का प्रयोग पदार्थ के द्रव्यमान के मापन में किया जाता है।

भार (W)

- किसी वस्तु पर गुरुत्व द्वारा लगाया गया बल भार कहलाता है।
- यह स्थान परिवर्तन के साथ गुरुत्व में परिवर्तन से परिवर्तित होता है। इसकी इकाई न्यूटन (N) है।

परमाणु द्रव्यमान (भार)

किसी तत्व का परमाणु भार (Atomic mass) वह संख्या है, जो यह प्रदर्शित करती है, कि उस तत्व का एक परमाणु, कार्बन परमाणु के 1/12 की तुलना में कितना गुना भारी है।

अतः परमाणु द्रव्यमान

$$= \frac{\text{परमाणु का द्रव्यमान}}{(1/12) \times \text{कार्बन } (^{12}\text{C}) \text{ के एक परमाणु का द्रव्यमान}}$$

आण्विक द्रव्यमान (भार)

अणु में उपस्थित तत्वों के परमाणु द्रव्यमानों का योग आण्विक द्रव्यमान कहलाता है। अतः इसे, प्रत्येक तत्व के परमाणु द्रव्यमान और उपस्थित परमाणुओं की संख्या से गुणनफल के योग द्वारा ज्ञात किया जाता है।

उदाहरण मेथेन का आण्विक द्रव्यमान निम्न प्रकार ज्ञात किया जा सकता है

$$CH_4 = 1 \times \text{C का परमाणु द्रव्यमान} + 4 \times \text{H का परमाणु द्रव्यमान}$$

$$= (12.011u) + 4\,(1.008u) = 16.043u$$

तुल्यांकी भार (भार)

किसी तत्व का तुल्यांकी भार (Equivalent weight) उसके द्रव्यमान भागों की वह संख्या है जो हाइड्रोजन के 1.008 द्रव्यमान भाग, ऑक्सीजन के 8 द्रव्यमान भाग तथा क्लोरीन के 35.5 द्रव्यमान भाग से संयुक्त या विस्थापित होता है।

$$\text{तुल्यांकी भार} = \frac{\text{आण्विक द्रव्यमान}}{n}$$

भौतिक एवं रासायनिक परिवर्तन

भौतिक परिवर्तन

- भौतिक परिवर्तन में पदार्थ के भौतिक गुणों जैसे—आकार, आकृति, रंग तथा अवस्था में परिवर्तन हो जाता है।
- यह सामान्यतया उत्क्रमणीय होता है, अर्थात् अवस्था परिवर्तन द्वारा उस पदार्थ को पुनः प्राप्त किया जा सकता है।
- पदार्थ के एक अवस्था से दूसरी अवस्था में रूपान्तरण जैसे—जल का वाष्पीकरण, बर्फ का पिघलना, जल का जमना, जल का उबलना, बादलों का बनना, स्प्रिंग का तनन (Stretching) रबड़ इत्यादि भौतिक परिवर्तन के उदाहरण हैं।

रासायनिक परिवर्तन

- वह परिवर्तन जिसमें एक या अधिक नये पदार्थ बनते हैं रासायनिक परिवर्तन कहलाता है।
- इस परिवर्तन में मूल पदार्थ का आन्तरिक आण्विक संघटन विकृत (deformed) या परिवर्तित हो जाता है।
- अधिकांश रासायनिक परिवर्तन अनुत्क्रमणीय होते हैं।
- मैग्नीशियम रिबन कोयले, लकड़ी या पत्तियों का जलना, फलों का पकना, लोहे का जंग लगना, दूध का दही में परिवर्तन रासायनिक परिवर्तन के उदाहरण हैं।
- मोमबत्ती के जलने के दौरान भौतिक एवं रासायनिक दोनों परिवर्तन होते हैं।

Exam Pattern Questions

1 द्रव्य वह होता है, जिसमें
(a) द्रव्यमान होता है, परन्तु आयतन नहीं होता है
(b) द्रव्यमान नहीं होता, परन्तु आयतन होता है
(c) द्रव्यमान और आयतन दोनों होते हैं
(d) द्रव्यमान और आयतन दोनों ही नहीं होते

2 जल की गैसीय अवस्था को क्या कहते हैं?
(a) कोहरा (b) जैल (c) वाष्प (d) बर्फ

3 गैसीय अवस्था में कण
(a) एक निश्चित दिशा में गति करते हैं
(b) एक निश्चित क्रम में रहते हैं
(c) किसी भी दिशा में गति करते रहते हैं
(d) उपरोक्त में से कोई नहीं

4 इनमें से कौन-सा गुण द्रवों में नहीं होता?
(a) इनमें बहाव होता है
(b) इनका आकार निश्चित होता है
(c) इनका कुछ द्रव्यमान होता है
(d) उपरोक्त में से कोई नहीं

5 निम्न में किसकी आकृति और आयतन दोनों निश्चित होते हैं?
(a) जल (b) वायु (c) लोहा (d) पारा

6 अनिश्चित आकार वाले पदार्थ कहलाते हैं
(a) ठोस (b) द्रव
(c) गैस (d) गैस तथा द्रव

7 पदार्थ की नवीनतम खोजी गई अवस्था कौन-सी है?
(a) ठोस
(b) बोस-आइन्स्टीन कन्डैनसेट (संघनन)
(c) प्लाज्मा
(d) द्रव

8 शुद्ध पदार्थ
(a) केवल एक प्रकार के परमाणुओं द्वारा निर्मित होते हैं
(b) यौगिक या मिश्रण हो सकते हैं
(c) समान संघटन रखते हैं
(d) का अपवाद निकिल है

9 किसी पदार्थ का वह सूक्ष्मतम कण जो स्वतन्त्र अवस्था में रह सकता है।
(a) परमाणु (b) अणु (c) द्रव्य (d) ये सभी

10 भिन्न-भिन्न तत्वों के परमाणु, एक निश्चित अनुपात में परस्पर संयुक्त होकर .... अणु बनाते है
(a) तत्वों के (b) यौगिको के
(c) आयन के (d) इनमें से कोई नहीं

11 निम्नलिखित में से कौन-सा एक तत्व है?
(a) ऐलुमिना (b) पीतल (c) ग्रेफाइट (d) सिलिका

12 निम्नलिखित में से कौन एक यौगिक है?
(a) मिट्टी (b) रक्त
(c) चीनी का घोल (d) मेथेन

13 निम्नलिखित में से कौन-सा एक मिश्रण नहीं है?
(a) टूथपेस्ट (b) हाथ धोने का साबुन
(c) खाने का सोडा (d) मिट्टी

14 विषमांगी मिश्रण में
(a) असमान संघटन होता है
(b) अवयव समान रूप से घुले रहते हैं
(c) अवयवों को पृथक् नहीं किया जा सकता
(d) उपरोक्त सभी

15 मिश्रण का निर्माण किस प्रकार के तत्वों के संयोग से होता है?
(a) केवल ठोस (b) केवल द्रव
(c) ठोस व द्रव दोनों (d) ठोस, द्रव व गैस

16 निम्नलिखित में से कौन-सा एक मिश्रण नहीं है?
(a) ग्रेफाइट (b) काँच (c) पीतल (d) इस्पात

17 वर्तमान समय में .... के परमाणु को मानक माना गया है
(a) C-16 (b) C-8 (c) C-12 (d) C

18 वायुमण्डलीय दाब पर बर्फ का गलनांक होता है
(a) 0°C (b) 273°C (c) 200°C (d) 173°C

19 किस प्रक्रिया में गैस द्रव अवस्था में परिवर्तित हो जाती है?
(a) संगलन (b) वाष्पीकरण (c) संघनन (d) जमना

20 अवस्थाओं का अन्त: रूपान्तरण करना है
(a) रासायनिक परिवर्तन (b) संयोजकता
(c) भौतिक परिवर्तन (d) 'a' एवं 'b' दोनों

21 रासायनिक परिवर्तन में, एक पदार्थ की दूसरे पदार्थ से क्रिया द्वारा रासायनिक .... परिवर्तित हो जाता है।
(a) संघटन (b) समीकरण (c) द्रव्यमान (d) ये सभी

22 मैग्नीशियम धातु का वायु में जलना एक उदाहरण है।
(a) भौतिक परिवर्तन का (b) रासायनिक परिवर्तन का
(c) उत्क्रमणीय अभिक्रिया (d) इनमें से कोई नहीं

23 निम्नलिखित में से भौतिक परिवर्तन नहीं है?
(a) लोहे पर जंग लगना
(b) लोहे का पिघलना
(c) लोहे की छड़ का मुड़ना
(d) लोहे की छड़ को खींचकर तार बनाना

24 एक गैस का वाष्प घनत्व 32 है, इसके अणुभार की गणना कीजिए।
(a) 55 (b) 60 (c) 58 (d) 64

25 एक धातु के 65 ग्राम को तनु सल्फ्यूरिक अम्ल के आधिक्य में विलेय करने पर 2 ग्राम हाइड्रोजन गैस प्राप्त हुई। धातु के तुल्यांकी भार की गणना कीजिए।
(a) 40.5 (b) 36.6 (c) 32.5 (d) 30.5

26 निम्न में से किसमें आयनिक गैस उपस्थित होती है?
(a) प्लाज्मा (b) BEC
(c) कार्बन-डाइऑक्साइड (d) ऑक्सीजन

27 द्रव्य की अवस्था, जिसकी हाल में ही खोज हुई है
(a) ठोस (b) गैस (c) प्लाज्मा (d) BEC

28 एक गैस जिसका घनत्व, सामान्य वायु जो निम्न (न्यून) तापमान पर ठंडी की गई है, के घनत्व का एक सौ हजार वें भाग के बराबर हो, तब कौन-सी अवस्था प्राप्त होगी?
(a) ठोस अवस्था (b) द्रव अवस्था
(c) प्लाज्मा अवस्था (d) BEC

29 'जब पात्र का आयतन बढ़ता है, तब पात्र में रखी गैस का दाब घटता है' यह कथन किस नियम से है?
(a) बॉयल का नियम (b) चार्ल्स का नियम
(c) आवोगाद्रो का नियम (d) गै-लुसैक का नियम

30 निम्नलिखित में से कौन-सा सम्बन्ध चार्ल्स के नियम के अनुसार सही है?
(a) $V \propto T$ (b) $V \propto \frac{1}{T}$ (c) $V \propto p$ (d) $V \propto \frac{1}{p}$

31 दाब और ताप के बीच एक सम्बन्ध किस नियम की सहायता से निकाला जा सकता है?
(a) आवोगाद्रो का नियम
(b) बॉयल का नियम
(c) चार्ल्स का नियम
(d) गे-लोस्साक का नियम (गै-लुसैक)

32 जब समान ताप व दाब पर तीन गैसें A, B और C जोकि क्रमशः 1, 2 और 3 मोल गैस हैं, तो कौन-सी गैस सबसे ज्यादा आयतन ग्रहण करेगी?
(a) A (b) B (c) C (d) ये सभी

33 गतिज सिद्धान्त के अनुसार, परम शून्य तापमान पर गैस के अणु
(a) गतिमान होते है (b) द्रव्यमान रहित होते है
(c) प्रकाश प्रदीप्त करते हैं (d) गति रहित होते है

34 यदि शरीर के द्रव्यमान और वेग को उसके परिमाण का दुगुना बढ़ा दिया जाए, तो गतिज ऊर्जा बढ़ेगी
(a) 2 गुना (b) 4 गुना (c) 8 गुना (d) 16 गुना

उत्तरमाला

1 (c)	2 (c)	3 (c)	4 (b)	5 (c)	6 (d)	7 (b)	8 (c)	9 (b)	10 (b)
11 (c)	12 (d)	13 (c)	14 (a)	15 (d)	16 (c)	17 (a)	18 (c)	19 (a)	20 (c)
21 (a)	22 (b)	23 (a)	24 (d)	25 (c)	26 (a)	27 (d)	28 (d)	29 (a)	30 (a)
31 (d)	32 (c)	33 (d)	34 (c)						

अध्याय 02 परमाणु संरचना

परमाणु सिद्धान्त

डाल्टन (Dalton) के परमाणु सिद्धान्त (1890) (Atomic Theory) के अनुसार, परमाणु अविभाज्य और अविनाशी था।

लेकिन परमाणु के भीतर दो मूल कणों, इलेक्ट्रॉन और प्रोटॉन की खोज ने डॉल्टन के परमाणु सिद्धान्त की अवधारणा को गलत सिद्ध कर दिया।

परमाणु संरचना

30 से अधिक अवपरमाणुक कण ज्ञात हैं जिनमें से इलेक्ट्रॉन प्रोटोन व न्यूट्रॉन को मूलभूत कण माना जाता है।

कण	प्रतीक	द्रव्यमान (ग्राम में)	द्रव्यमान (amu में)	आवेश	खोजकर्त्ता
इलेक्ट्रॉन	$e, {}_{-1}e^0$	9.1095×10^{-28}	0.000548	-1.6×10^{-19}	जे जे थॉमसन (1897)
प्रोटॉन	$(p), {}_1H^1$	1.6726×10^{-24}	1.00758	$+1.6 \times 10^{-19}$	रदरफोर्ड (1911)
न्यूट्रॉन	$(n), {}_0n^1$	1.6750×10^{-24}	1.00898	विद्युत उदासीन	चैडविक (1912)

परमाणु मॉडल

विभिन्न अवपरमाणुक कणों (इलेक्ट्रॉन, प्रोटॉन, न्यूट्रॉन) के वितरण को समझाने के लिए वैज्ञानिकों ने विभिन्न मॉडल प्रस्तुत किए, जिनमें से कुछ महत्त्वपूर्ण निम्न प्रकार है

थॉमसन का परमाणु मॉडल

- **जे जे थॉमसन** (J J Thomson) ने सन् 1904 में प्रथम परमाणु मॉडल प्रस्तुत किया।
  उनके अनुसार, परमाणु एक अतिसूक्ष्म, गोलाकार, विद्युत उदासीन कण है, जिसमें धनावेशित कण प्रोटॉन समान रूप से फैले होते हैं तथा ऋणावेशित इलेक्ट्रॉन उसमें इस प्रकार धँसे होते हैं, जैसे तरबूज में बीज।
- ऋणावेश व धनावेश परिमाण में समान होते हैं। अत: परमाणु विद्युत रूप से उदासीन होते हैं।
- इस मॉडल को परमाणु का **तरबूज मॉडल** या **प्लम-पुडिंग मॉडल** भी कहा जाता है।
- इस मॉडल ने परमाणु की वैद्युत उदासीनता को तो समझाया परन्तु यह अन्य वैज्ञानिकों द्वारा किए गए प्रयोगों जैसे रदरफोर्ड के स्वर्ण पन्नी प्रयोग को नहीं समझा पाया अत: इसे अमान्य कर दिया गया।

रदरफोर्ड का परमाणु मॉडल

अर्नेस्ट रदरफोर्ड (Ernest Rutherford) ने सन् 1911 में, परमाणु के दो मूलभूत कणों अर्थात् इलेक्ट्रॉन तथा प्रोटॉन की स्थिति ज्ञात करने के लिए स्वर्ण पन्नी प्रयोग किया।

रदरफोर्ड ने नाभिकीय मॉडल में निम्न अवधारणाएँ प्रस्तुत की

- परमाणु अति सूक्ष्म, गोलाकार, विद्युत उदासीन कण है।
- परमाणु का केन्द्र धनावेशित होता है, जिसे **नाभिक** (Nucleus) कहा जाता है।
- इलेक्ट्रॉनों का द्रव्यमान उपेक्षणीय होने के कारण परमाणु का लगभग सम्पूर्ण द्रव्यमान (अर्थात् प्रोटॉन और न्यूट्रॉन) नाभिक में स्थित होता है।
- इलेक्ट्रॉन नाभिक के चारों ओर वृत्ताकार पथों में चक्कर लगाते हैं। इस प्रकार परमाणु का अधिकांश भाग रिक्त होता है।
- चूँकि परमाणु विद्युत उदासीन होता है, अत: इलेक्ट्रॉनों की संख्या प्रोटॉनों की संख्या के बराबर होती है।
- नाभिक का आकार परमाणु के आकार की तुलना में काफी कम होता है।
- नाभिक की त्रिज्या 10^{-12} सेमी और परमाणु की त्रिज्या 10^{-8} सेमी होती है।

नाभिक का संघटन

- विभिन्न परमाण्वीय सिद्धान्तों के पश्चात् यह स्वीकार किया गया कि प्रोट्रॉन तथा न्यूट्रॉन नाभिक में उपस्थित होते हैं।
- जबकि इलेक्ट्रॉन नाभिक के बाहर उपस्थित होते हैं।

बोर का परमाणु मॉडल

- रदरफोर्ड के मॉडल पर उठी आपत्तियों को दूर करने के लिए **नील्स बोर** (1913) ने **मैक्स प्लांक** के **क्वाण्टम सिद्धान्त** का उपयोग किया और प्लांक क्वाण्टम सिद्धान्त के आधार पर परमाणु मॉडल के विषय में निम्न अवधारणाएँ प्रस्तुत की।
  (i) इलेक्ट्रॉन लगातार बिना ऊर्जा नष्ट किए अपनी अनुमत कक्षाओं (Respective Orbits) में घूमते रहते हैं। इस प्रकार प्रत्येक कक्षा की ऊर्जा की मात्रा निश्चित होती है। अत: इन्हें **ऊर्जा स्तर** (Energy Level) भी कहते हैं।
- इन कक्षाओं या (कोशों) को K, L, M, N ... अक्षरों या संख्याओं 1, 2, 3, 4 ... से प्रदर्शित किया जाता है। इन संख्याओं को मुख्य क्वांटम संख्या कहते हैं।
  (ii) परमाणु में इलेक्ट्रॉन की ऊर्जा (E), उसकी कक्षा की त्रिज्या (r) पर निर्भर करती है। त्रिज्या जितनी अधिक होगी, ऊर्जा भी उतनी ही अधिक होगी।
  पहली, दूसरी, तीसरी ......कक्षाओं की नाभिक से दूरी (अर्थात् त्रिज्या) तथा उनके इलेक्ट्रॉनों की ऊर्जा क्रमश: बढ़ती जाती है।
  (iii) साधारणत: इलेक्ट्रॉन, परमाणु में निम्नतम ऊर्जाओं की कक्षाओं में रहते हैं यह अवस्था उनकी **मूल अवस्था** (Ground State) कहलाती है।
  जब इलेक्ट्रॉन अपनी कक्षा से उच्च ऊर्जा वाली कक्षा में स्थानान्तरित होता है, तो ऊर्जा का अवशोषण होता है व इलेक्ट्रॉन अपनी कक्षा से निम्न ऊर्जा की कक्षा में जाता है, तो ऊर्जा का उत्सर्जन होता है

परमाणु के अभिलक्षण

परमाणु संख्या तथा द्रव्यमान संख्या किसी परमाणु के अभिलाक्षणिक गुण होते हैं।

परमाणु क्रमांक

- किसी तत्व के नाभिक में उपस्थित कुल प्रोटॉनों की संख्या उस तत्व का परमाणु क्रमांक (Atomic Number) कहलाती है।
- इसे Z द्वारा निरूपित करते हैं। किसी भी तत्व का परमाणु विद्युत उदासीन होता है, अत: उदासीन परमाणु में प्रोटॉनों और इलेक्ट्रॉनों की संख्या समान होती है।

अत: परमाणु क्रमांक (Z) = प्रोटॉनों की संख्या = इलेक्ट्रॉनों की संख्या

जैसे $^{4}_{2}He$, $^{7}_{3}Li$ की परमाणु संख्या क्रमश: He तथा Li के लिए 2 तथा 3 होती हैं।

द्रव्यमान संख्या

- किसी परमाणु के नाभिक में उपस्थित प्रोटॉनों और न्यूट्रॉनों (न्यूक्लिऑनों) की संख्या के योग को उस परमाणु की द्रव्यमान संख्या (Mass Number) (A) कहते हैं।
- द्रव्यमान संख्या = प्रोटॉनों की संख्या + न्यूट्रॉनों की संख्या

  $A = p + n = Z + n$

  जहाँ, A = द्रव्यमान संख्या, p = प्रोटॉनों की संख्या, n = न्यूट्रॉनों की संख्या

  जैसे– $^{14}_{7}N$ की द्रव्यमान संख्या 14 है।

विभिन्न परमाण्विक स्पीशीज

(i) **समस्थानिक** एक ही तत्व के विभिन्न परमाणु जिनकी परमाणु संख्या समान हो, परन्तु द्रव्यमान संख्या भिन्न हों, समस्थानिक (Isotopes) कहलाते हैं। जैसे– $_1H^1, _1H^2, _1H^3$।

(ii) **समभारिक** ऐसे परमाणु जिनकी द्रव्यमान संख्या समान, किन्तु परमाणु क्रमांक भिन्न-भिन्न होते हैं, समभारिक (Isobars) कहलाते हैं।
जैसे– $_1H^3$ और $_2He^3, _{18}Ar^{40}, _{19}K^{40}$ और $_{20}Ca^{40}, _{52}Te^{130}, _{56}Ba^{130}$ और $_{54}Xe^{130}$ आदि।

(iii) **समन्यूट्रॉनिक** ऐसे परमाणु जिनमें न्यूट्रॉनों की संख्या समान, किन्तु द्रव्यमान संख्या भिन्न-भिन्न होती हैं, समन्यूट्रॉनिक (Isotones) कहलाते हैं।
जैसे– $_1H^3$ और $_2He^4, _{15}P^{31}$ और $_{16}S^{32}, _{19}K^{39}$ और $_{20}Ca^{40}$ आदि।

परमाणु के संरचनात्मक लक्षण

वर्तमान परिप्रेक्ष्य में परमाणु के संरचनात्मक लक्षण इस प्रकार हैं

कोश तथा उपकोश

- विभिन्न तथा निश्चित ऊर्जाओं वाले वृत्ताकार पथ जिनमें इलेक्ट्रॉन घूमते हैं, कोश कहलाते हैं।
- प्रत्येक कोश या कक्षा एक या अधिक उपकोशों से बनी होती है।
- प्रत्येक उपकोश में एक या अधिक कक्षक होते हैं।
- प्रत्येक कक्षक में अधिकतम 2-इलेक्ट्रॉन होते हैं।

कक्षकों का आकार

- s-कक्षक गोलीय आकृति के तथा सममित विन्यास के होते हैं।
- p-कक्षक संख्या में तीन होते हैं और डम्बल की आकृति के होते हैं। डम्बल की दोनों पालियाँ (Lobes) नाभिक से गुजरने वाले तत्व के दोनों ओर स्थित होते हैं।
- d-कक्षक संख्या में पाँच होते हैं। इनमें से चार डबल डम्बल की आकृति के होते हैं, जबकि पाँचवाँ उच्च इलेक्ट्रॉन घनत्व के कॉलर (Collar) के साथ डम्बल की आकृति का होता है।
- f-कक्षकों की संख्या 7 होती है तथा इनका आकार जटिल होता है।
- किसी परमाणु में इलेक्ट्रॉन की स्थिति को क्वाण्टम संख्याओं द्वारा ज्ञात किया जा सकता है।

Exam Pattern Questions

1 डाल्टन के परमाणुवाद के अनुसार, वह सूक्ष्मतम कण जो स्वतन्त्र अवस्था में रह सकता है, कहलाता है
(a) तत्व (b) परमाणु (c) अणु (d) आयन

2 इलेक्ट्रॉन का आपेक्षिक द्रव्यमान है
(a) 1/1837 (b) 1/183
(c) 1/18 (d) 1/18367

3 ऐनोड किरणें हैं
(a) ऋणायनों की धारा
(b) धनावेशित कणों की धारा
(c) विद्युत चुम्बकीय तरंगें
(d) इलेक्ट्रॉनों की धारा

4 न्यूट्रॉन किसे छोड़कर सभी परमाणुओं में उपस्थित होते हैं?
(a) He (b) C (c) H (d) N

5 आवेश/द्रव्यमान का मान बढ़ते हुए क्रम में है
(a) e, p, n, α (b) n, p, e, α
(c) n, p, α, e (d) n, α, p, e

6 निम्नलिखित में से कौन-सा एक, किसी तत्व के परमाणु क्रमांक को सबसे सही निर्धारित करता है?
(a) प्रोटॉनों की संख्या
(b) प्रोटॉनों और इलेक्ट्रॉनों की संख्या
(c) आयनों की संख्या
(d) न्यूक्लिऑनों की संख्या

7 ऋणावेशित परमाणु (ऋणायन) में प्रोटॉनों की संख्या क्या है?
(a) तत्व के परमाणु क्रमांक से अधिक
(b) तत्व के परमाणु क्रमांक से कम
(c) परमाणु में इलेक्ट्रॉनों की संख्या से अधिक
(d) आयन में इलेक्ट्रॉनों की संख्या से कम

8 किसी परमाणु का सर्वाधिक द्रव्यमान किसमें होता है?
(a) इलेक्ट्रॉन (b) आवेश
(c) नाभिक (d) इलेक्ट्रॉन अभ्र

9 किसी प्रोटॉन तथा α-कण के विशिष्ट आवेश का अनुपात है
(a) 2 : 1 (b) 1 : 2
(c) 1 : 4 (d) 1 : 1

10 एक उदासीन परमाणु बना होता है
(a) केवल प्रोटॉन
(b) न्यूट्रॉन + प्रोटॉन
(c) न्यूट्रॉन + इलेक्ट्रॉन
(d) न्यूट्रॉन + प्रोटॉन + इलेक्ट्रॉन

11 न्यूट्रॉन के द्रव्यमान की कोटि है
(a) 10^{-23} किग्रा (b) 10^{-24} किग्रा
(c) 10^{-26} किग्रा (d) 10^{-27} किग्रा

12 परमाणु नाभिक की त्रिज्या की कोटि है
(a) 10^{-12} सेमी (b) 10^{-8} सेमी
(c) 10^{-10} सेमी (d) 10^{-9} सेमी

13 रदरफोर्ड ने α-कण प्रकीर्णन प्रयोग के लिए किस तत्व की पन्नी का उपयोग किया?
(a) सोने की (b) चाँदी की
(c) ऐलुमिनियम की (d) मैग्नीशियम की

14 किस कक्षा या शैल में इलेक्ट्रॉन की सबसे कम संख्या होती है?
(a) *K*-कक्षा (b) *L*-कक्षा
(c) *M*-कक्षा (d) *N*-कक्षा

15 परमाणु के नाभिक के निकट कौन-सी कक्षा होती है?
(a) *K* (b) *L*
(c) *M* (d) *N*

16 नाभिक के चारों ओर निश्चित ऊर्जा वाली कक्षा को कहते हैं
(a) न्यूक्लिऑन्स (b) मेसॉन
(c) ऊर्जा-स्तर (d) कक्ष

17 एक तत्व के समस्थानिक में होते हैं।
(a) भिन्न रासायनिक गुण (b) समान भौतिक गुण
(c) भिन्न परमाणु संख्या (d) न्यूट्रॉनों की भिन्न संख्या

18 कार्बन के 1 परमाणु में 6 प्रोटॉन होते हैं। इसकी द्रव्यमान संख्या 12 होती है। कार्बन के 1 परमाणु में कितने न्यूट्रॉन होते हैं?
(a) 12 (b) 6
(c) 10 (d) 14

19 $_1H^1$ का नाम है
(a) प्रोटियम (b) ड्यूटीरियम
(c) ट्राइटियम (d) प्रोटॉन

20 हाइड्रोजन परमाणु के नाभिक में न्यूट्रॉनों की संख्या है
(a) 1 (b) 2
(c) 3 (d) 0

21 निम्न में से समस्थानिक युग्म का उदाहरण है
(a) $_8O^{16}$ तथा $_7N^{14}$ (b) $_{17}Cl^{35}$ तथा $_{17}Cl^{37}$
(c) $_1H^1, _1H^2$ तथा $_1H^3$ (d) (b) एवं (c) दोनों

22 समभारिक में होते है—
(a) परमाणु संख्या समान परन्तु द्रव्यमान संख्या भिन्न
(b) द्रव्यमान संख्या समान परन्तु परमाणु क्रमांक भिन्न
(c) न्यूट्रॉनों की संख्या समान
(d) इलेक्ट्रॉनों तथा न्यूट्रॉनों की संख्या समान

23 4th कोश में कितने उपकोश होते हैं।
(a) 1 (b) 2
(c) 3 (d) 4

24 एक कक्षक में अधिकतम कितने इलेक्ट्रॉन हो सकते हैं।
(a) 1 (b) 2
(c) 3 (d) 4

25 इस कक्षक की संख्या 7 होती है तथा आकार जटिल होता है। यह कक्षक है—
(a) *s* (b) *p* (c) *d* (d) *f*

उत्तरमाला

1 (c)	2 (a)	3 (b)	4 (c)	5 (d)	6 (a)	7 (d)	8 (c)	9 (b)	10 (d)
11 (d)	12 (a)	13 (a)	14 (a)	15 (a)	16 (c)	17 (d)	18 (b)	19 (a)	20 (d)
21 (d)	22 (b)	23 (d)	24 (b)	25 (d)					

अध्याय 03

तत्वों का वर्गीकरण

- वर्तमान में 118 तत्व ज्ञात हैं, जिनमें से 98 तत्व प्रकृति में पाए जाते हैं, जबकि शेष तत्व मानव निर्मित हैं।
- तत्वों के वर्गीकरण का मुख्य उद्देश्य 118 तत्वों के अध्ययन को सुविधाजनक, क्रमबद्ध और व्यवस्थित बनाना है।

आवर्ती वर्गीकरण

तत्वों को इस प्रकार व्यवस्थित करना, कि समान गुणधर्मों वाले तत्व एक नियमित अन्तराल के पश्चात् पुनः प्रकट हों, तत्वों का आवर्ती वर्गीकरण या **आवर्ती व्यवस्था** (Periodic Arrangement) कहलाती है।

- **डोबेराइनर** (Dobereiner) ने तत्वों को **त्रिक्** (Triads) नियम में वर्गीकृत किया और बताया, कि प्रत्येक त्रिक में बीच वाले तत्व का परमाणु भार तथा गुणधर्म शेष दोनों तत्वों के परमाणु भार तथा गुणों के औसत है।
- **न्यूलैण्ड्स** (Newlands) ने **अष्टक सिद्धान्त** (Law of Octaves) दिया और बताया, कि जब तत्वों को उनके बढ़ते हुए परमाणु भार के क्रम में व्यवस्थित किया जाता है, तो प्रत्येक आठवाँ तत्व गुणों में प्रथम तत्व के समान है, जैसे संगीत में आठवें स्वर की ध्वनि प्रथम स्वर के समान होती है।
- लेकिन सभी ज्ञात तत्वों को व्यवस्थित करने में ये असफल रहे। इस दिशा में प्रथम प्रभावी प्रयास **मेण्डेलीफ** ने किया।

मेण्डेलीफ की आवर्त सारणी

- सन् 1869 में रुसी वैज्ञानिक **डिमिट्री इवानोविच मेण्डेलीफ** ने उस समय तक 63 तत्वों के गुणों का अध्ययन किया और बताया कि परमाणु भार तत्वों का मूल लक्षण है।
- इस आधार पर उन्होंने एक नियम दिया, जिसे **मेण्डेलीफ का आवर्त नियम** (Mendeleev 's Periodic Law) कहा जाता है।
- इसके अनुसार, ''तत्वों के गुणधर्म उनके परमाणु भारों के आवर्ती फलन (Periodic Function) होते हैं।''
- मेण्डेलीफ की आवर्त सारणी, मेण्डेलीफ के आवर्त नियम का सारणी रूप में निरूपण है।
- इसमें ऊर्ध्व स्तम्भों को **समूह** (Groups) तथा क्षैतिज पंक्तियों को **आवर्त** (Periods) कहा गया है।
- मेण्डेलीफ की आवर्त सारणी में 8 समूह और 7 आवर्त थे।
- मेण्डेलीफ ने कुछ अधिक परमाणु भार के तत्वों को, कम परमाणु भार वाले तत्वों के पहले स्थान दिया, जिससे समान गुणों के तत्वों को समान समूह में रखा जा सके।

आधुनिक आवर्त सारणी

- इसे मोसले ने सन् 1913 में प्रस्तुत किया। यह मोसले की खोज 'परमाणु क्रमांक तत्वों का मौलिक गुण है', पर आधारित है।
- यह **आधुनिक आवर्त नियम** (Modern Periodic Law) है, जो तत्वों का सारणी रूप है। इस नियम के अनुसार, ''तत्वों के भौतिक और रासायनिक गुणधर्म उनके परमाणु क्रमांकों के आवर्ती फलन होते हैं।''
- यह सारणी मेण्डेलीफ की मूल आवर्त सारणी के सभी दोषों को दूर करती है।
- समय-समय पर आवर्त सारणी के विभिन्न स्वरूप प्रस्तुत किए गए हैं, परन्तु इसका आधुनिक स्वरूप जिसे आवर्त सारणी का **दीर्घ स्वरूप** कहते हैं, अत्यन्त सरल और उपयोगी है।

आवर्त सारणी के दीर्घ स्वरूप के लक्षण

- इस आवर्त सारणी में क्षैतिज पंक्तियों को आवर्त (Periods) तथा ऊर्ध्वाधर स्तम्भों को वर्ग (Groups) कहते हैं।
- आवर्त सारणी में कुल 18 समूह और 7 आवर्त हैं।
- समान बाह्य इलेक्ट्रॉन विन्यास वाले तत्वों को ऊर्ध्वाधर स्तम्भों (समूहों या परिवारों) में रखा गया है। यही कारण है, कि एक समूह के तत्वों के समान रासायनिक गुणधर्म होते हैं।
- आवर्त-संख्या, आवर्त में तत्व की अधिकतम मुख्य क्वाण्टम संख्या (n) को दर्शाती है। प्रत्येक आवर्त यह दर्शाता है, कि एक नया कोश इलेक्ट्रॉनों से भरा गया है।
- प्रथम आवर्त में 2 तत्व उपस्थित हैं। इसके बाद के आवर्तों में क्रमशः 8, 8, 18, 18 और 32 तत्व हैं। सातवाँ आवर्त अपूर्ण है।

- इस आवर्त सारणी में छठवें एवं सातवें आवर्त में क्रमश: लैन्थेनॉइड और ऐक्टिनॉइड तत्वों के 14-14 तत्व नीचे अलग से रखे गए हैं।

आवर्तों के लक्षण

- किसी आवर्त (Periods) में बायीं से दायीं ओर जाने पर संयोजकता, इलेक्ट्रॉनों की संख्या 1 से 8 तक बढ़ती है।
- विभिन्न तत्वों के समान कोश वाले परमाणु एक ही आवर्त में रखे जाते हैं।
- बाह्यतम कोश में इलेक्ट्रॉन की संख्या बदलने पर तत्वों के रासायनिक गुणधर्म भी बदल जाते हैं।

वर्गों के लक्षण

- आवर्त सारणी में किसी समूह (Group) के सभी तत्वों में संयोजी इलेक्ट्रॉनों की संख्या समान होती है।
- किसी समूह में ऊपर से नीचे जाने पर कोशों की संख्या में वृद्धि होती है।
- तत्वों के भौतिक गुण (जैसे गलनांक, क्वथनांक व घनत्व) समूह में क्रम से बदलते हैं।

किसी तत्व की समूह संख्या और आवर्त संख्या को ज्ञात करना

- किसी परमाणु में शैलों की संख्या आवर्त सारणी में उस तत्व की आवर्त संख्या बताती है।
- संयोजी इलेक्ट्रॉनों की संख्या आवर्त सारणी में उस तत्व की समूह संख्या को निश्चित करती हैं।
- s-ब्लॉक तत्वों के लिए, समूह संख्या = संयोजी कोश में इलेक्ट्रॉनों की संख्या।
- p-ब्लॉक तत्वों के लिए, समूह संख्या = 10 + संयोजी कोश में इलेक्ट्रॉनों की संख्या।
- d-ब्लॉक तत्वों के लिए, समूह संख्या = ns कोश में इलेक्ट्रॉन + $(n-1)d$ कोश में इलेक्ट्रॉन।

आवर्ती गुण

वे गुण जो नियमित अन्तराल पर आवर्तित (बार-बार होते हैं) होते हैं, **आवर्ती गुण** (Periodic Properties) कहलाते हैं। ये गुण समूह या आवर्त में एक नियमित क्रम दर्शाते हैं।

- **संयोजकता** (Valency) किसी आवर्त में ऑक्सीजन के साथ तत्वों की संयोजकता सामान्यत: 1 से 7 तक बढ़ती है, परन्तु हाइड्रोजन के साथ यह पहले 1 से 4 तक बढ़ती है, फिर 4 से 1 तक क्रमश: घटती है।
  क्षार धातुओं (जैसे–सोडियम, पोटैशियम) के लिए यह एक है, क्षारीय मृदा धातुओं (जैसे–मैग्नीशियम, कैल्सियम, आदि) के लिए यह दो है, ऐलुमिनियम के लिए यह तीन और कार्बन के लिए यह चार है।
- **परमाणु आकार** (Atomic Size) यह परमाणु की त्रिज्या से सम्बन्धित है। समूह में ऊपर से नीचे जाने पर यह सामान्यतया बढ़ता है, क्योंकि नीचे जाने पर नया कोश जुड़ता जाता है। आवर्त में बायीं से दायीं ओर जाने पर यह घटता है।
- **आयनन ऊर्जा (Ionisation Energy)** तलस्थ अवस्था में, विलगित गैसीय परमाणु से बाह्यतम इलेक्ट्रॉन को बाहर निकालने में जो ऊर्जा लगती है, उसे तत्व की आयनन ऊर्जा कहते हैं। सामान्यतया यह आवर्त में बायीं से दायीं ओर जाने पर बढ़ती है ऐसा प्रभावी नाभिकीय आवेश बढ़ने के कारण होता है।
  लेकिन समूह 2 के तत्वों (Be, Mg, Ca, Sr) की आयनन ऊर्जा समूह 13 के तत्वों (B, Al, Ga, In) की अपेक्षा अधिक होती है।समूह में नीचे जाने पर सामान्यतया यह घटती है।
- **इलेक्ट्रॉन लब्धि एन्थैल्पी** $\Delta_{eg}H$ (Electron Gain Enthalpy) जब कोई उदासीन एकल गैसीय परमाणु इलेक्ट्रॉन ग्रहण कर ऋणायन में परिवर्तित होता है, तो इस प्रक्रिया में हुए एन्थैल्पी परिवर्तन को 'इलेक्ट्रॉन लब्धि एन्थैल्पी' कहते हैं।
  इस प्रक्रम के दौरान मुक्त ऊर्जा, इलेक्ट्रॉन बन्धुता (Electron Affinity) कहलाती है।
  सामान्यतया आवर्त में बायीं से दायीं ओर जाने पर यह बढ़ती है, लेकिन समूह 2, समूह 15 और समूह 18 (अर्थात् समूह-शून्य) के तत्वों के लिए इलेक्ट्रॉन बन्धुता (EA) का मान शून्य या धनात्मक होता है।
  वर्ग में नीचे जाने पर यह घटती है। क्लोरीन के लिए इसका मान सर्वाधिक होता है।
- **विद्युत-ऋणात्मकता** (Electronegativity) परमाणु के रासायनिक यौगिक में सहसंयोजक आबन्ध के इलेक्ट्रॉन युग्म को अपनी ओर आकर्षित करने की योग्यता का गुणात्मक माप विद्युत-ऋणात्मकता है।
  आवर्त में बायीं से दायीं ओर जाने पर विद्युत-ऋणात्मकता बढ़ती है।
  वर्ग में ऊपर से नीचे की ओर जाने पर यह घटती है। यह फ्लुओरीन के लिए सर्वाधिक है।

- **धात्विक गुण** (Metallic Character) किसी तत्व द्वारा इलेक्ट्रॉन त्यागकर धनायन बनाने की प्रवृत्ति उसका धात्विक गुण है।
  यह आवर्त में बायीं से दायीं ओर जाने पर घटता है, परन्तु वर्ग में नीचे की ओर जाने पर बढ़ता है, अत: धातुएँ आवर्त सारणी में बायीं ओर के समूहों में स्थित हैं।
- **अधात्विक गुण** (Non-Metallic Character) किसी तत्व द्वारा इलेक्ट्रॉन ग्रहण कर ऋणायन बनाने की प्रवृत्ति उसका अधात्विक गुण है।
  यह आवर्त में बायीं से दायीं ओर जाने पर बढ़ता है, परन्तु वर्ग में नीचे की ओर जाने पर घटता है।
- **घनत्व** (Density) द्रव्यमान प्रति इकाई आयतन को घनत्व कहते हैं।
  यह आवर्त सारणी में समूह में नीचे जाने पर तथा आवर्त में बायीं से दायीं ओर जाने पर बढ़ता है, लेकिन गोल्ड का घनत्व मर्करी की अपेक्षा अधिक होता है।
  स्टील, मर्करी तथा गोल्ड के घनत्वों का क्रम इस प्रकार हैं
  स्टील < मर्करी < गोल्ड।

आवर्त सारणी में कुछ तत्वों के उच्चतम और निम्नतम गुण

उच्चतम/निम्नतम गुण	तत्व	उच्चतम/निम्नतम गुण	तत्व
सबसे हल्का तत्व (अधातु) सबसे भारी तत्व	हाइड्रोजन ऑसमियम	उच्चतम आयनन विभव वाला तत्व निम्नतम आयनन विभव वाला तत्व	हीलियम सीजियम
सबसे हल्की धातु द्रव धातु	लीथियम मर्करी	उच्चतम इलेक्ट्रॉन बन्धुता वाला तत्व (इलेक्ट्रॉन ग्रहण करने की प्रवृत्ति)	क्लोरीन
द्रव अधातु	ब्रोमीन	सर्वाधिक विद्युत ऋणात्मक तत्व	फ्लुओरीन
सबसे अच्छा सुचालक (धातु)	सिल्वर	सबसे प्रबल ऑक्सीकारक	फ्लुओरीन
दूसरा सबसे अच्छा सुचालक	कॉपर	सबसे प्रबल अपचायक	लीथियम
सबसे अच्छा अधात्विक चालक	ग्रेफाइट (कार्बन का अपररूप)	एकपरमाणुक गैसें या गैसीय तत्वों का समूह	अक्रिय गैस या उत्कृष्ट गैस या शून्य समूह
सबसे अधिक तन्य और आघातवर्ध्यनीय धातु	गोल्ड	मिट्टी के तेल में रखा जाने वाला तत्व	सोडियम
सबसे अधिक क्रियाशील धातु सबसे अधिक क्रियाशील अधातु	सीजियम फ्लुओरीन	हड्डियों और दाँतों में पाया जाने वाला तत्व	कैल्सियम
उच्चतम गलनांक वाली धातु	टंगस्टन	सर्वाधिक विषैली धातु	प्लूटोनियम

Exam Pattern Questions

1 प्राकृतिक रूप से कितने तत्व पाए गए हैं?
(a) 18 (b) 98 (c) 108 (d) 118

2 परमाणु भार के आधार पर तत्वों को त्रिक में किसने प्रतिपादित किया?
(a) मेण्डेलीफ (b) न्यूलैण्ड
(c) मोज़ले (d) डोबेराइनर

3 किसके द्वारा दिया गया तत्वों का वर्गीकरण, संगीत स्वर जैसे लगता है?
(a) मेण्डेलीफ (b) न्यूलैण्ड
(c) डोबेराइनर (d) मोजले

4 मेण्डेलीफ की आवर्त सारणी में अज्ञात तत्व इका-ऐलुमिनियम के लिए छोड़ा गया रिक्त स्थान बाद में भरा गया था
(a) सिलिकॉन (b) स्कैण्डियम
(c) गैलियम (d) जर्मेनियम

5 मेण्डेलीफ के समय में कितने तत्व खोजे गए थे?
(a) 43 (b) 54 (c) 63 (d) 76

6 इनमें (निम्न में) से कौन-सा लक्षण, आधुनिक आवर्त सारणी आधारभूत लक्षण है?
(a) परमाणु भार (b) घनत्व
(c) परमाणु भार (d) परमाणु क्रमांक

7 लैन्थेनाइड्स और ऐक्टिनाइड्स क्रमश: सम्बन्धित है
(a) 5 वें और 6 वें आवर्त से (b) 6 वें और 7 वें आवर्त से
(c) 5 वें और 7 वें आवर्त से (d) 7 वें और 6 वें आवर्त से

8 इनमें (निम्न में) से तीसरे आवर्त का कौन-सा तत्व है, जो अधिकतम मात्रा में संयोजी इलेक्ट्रॉन रखता है?
(a) सोडियम (b) ऐलुमिनियम
(c) सल्फर (d) क्लोरीन

9 निम्न में से कौन-सी धातु अधिक क्रियाशील होगी?
(a) लीथियम (b) सोडियम
(c) पोटैशियम (d) कैल्सियम

10 क्षारीय मृदा धातुओं के लिए सामान्य संयोजकता क्या है?
(a) 1 (b) 2 (c) 3 (d) 4

11 निम्न में से अधिकतम परमाणवीय आकार किसका है?
(a) सोडियम (b) मैग्नीशियम
(c) सल्फर (d) क्लोरीन

12 विलगित गैसीय परमाणु के प्रारम्भिक अवस्था (Ground state) से एक इलेक्ट्रॉन निकालने के लिए आवश्यक ऊर्जा कहलाती है
(a) आयनीकरण ऊर्जा
(b) इलेक्ट्रॉन लाभ तापीय धारिता
(c) इलेक्ट्रॉन बन्धुता
(d) विद्युत-ऋणात्मकता

13 निम्न में से, आवर्त सारणी का कौन-सा तत्व अधिकतम इलेक्ट्रॉन बन्धुता रखता है?
(a) ऑक्सीज़न (b) फ्लुओरीन (c) क्लोरीन (d) कैल्सियम

14 निम्न में से किस तत्व की विद्युत धनात्मकता सबसे अधिक होगी?
(a) कॉपर (b) क्रोमियम
(c) बेरियम (d) सीजियम

15 आवर्त सारणी में किसी समूह में तत्वों का अधात्विक गुण घटता है
(a) दाएँ से बाएँ (b) नीचे से ऊपर
(c) बाएँ से दाएँ (d) ऊपर से नीचे

16 निम्नलिखित में से अधिकतम विद्युतऋणी तत्व है
(a) सोडियम (b) क्लोरीन
(c) ऑक्सीजन (d) फ्लुओरीन

17 Li, Na, K
उपरोक्त तत्वों को इनके धात्विक गुण के बढ़ते हुए क्रम में व्यवस्थित कीजिए
(a) Na, Li, K (b) K, Na, Li
(c) Li, Na, K (d) इनमें से कोई नहीं

18 निम्न में सबसे हल्की धातु कौन-सी है
(a) H (b) Li
(c) Cs (d) Na

19 सामान्य ताप पर द्रवीय धातु है
(a) सोना (b) चाँदी
(c) लिथियम (d) पारा

20 निम्न में से किस तत्व को अतिसक्रियता के कारण मिट्टी के तेल में रखा जाता है।
(a) B (b) Na (c) Li (d) पारा

उत्तरमाला

1 (b)	2 (d)	3 (b)	4 (c)	5 (c)	6 (d)	7 (b)	8 (d)	9 (c)	10 (b)
11 (a)	12 (a)	13 (c)	14 (d)	15 (d)	16 (d)	17 (c)	18 (b)	19 (d)	20 (b)

अध्याय 04 तत्वों के प्रतीक, सूत्र, रासायनिक अभिक्रियाएँ एवं समीकरण

- डाल्टन द्वारा सर्वप्रथम तत्वों को प्रदर्शित करने के लिए प्रतीक प्रस्तावित किये गये, परन्तु तत्वों के लिए आधुनिक प्रतीक जे जे बर्जीलियस द्वारा 1814 में प्रस्तावित किये गये।
- इसे तत्व के नाम का लघुरूप प्रदर्शन कहा जाता है।

कुछ तत्वों के प्रतीक

तत्व का नाम	प्रतीक	तत्व का नाम	प्रतीक
हाइड्रोजन	H	हीलियम	He
बोरोन	B	कार्बन	C
नाइट्रोजन	N	ऑक्सीजन	O
फ्लुओरीन	F	निऑन	Ne
सोडियम	Na	मैग्नीशियम	Mg
ऐलुमिनियम	Al	फॉस्फोरस	P
सल्फर	S	क्लोरीन	Cl
पोटैशीयम	K	कैल्सियम	Ca
क्रोमियम	Cr	आयरन	Fe
कोबाल्ट	Co	निकिल	Ni
कॉपर	Cu	जिंक	Zn
ब्रोमीन	Br	सिल्वर	Ag
टिन	Sn	ऐन्टिमनी	Sb
बेरियम	Ba	टंगस्टन	W
प्लेटिनम	Pt	गोल्ड	Au
मर्करी	Hg	लैड	Pb
रेडियम	Ra	यूरेनियम	U
हैफनियम	Hf		

रासायनिक सूत्र

- रासायनिक सूत्र, अणु में उपस्थित तत्वों के प्रतीकों के सम्बन्ध में पदार्थ के अणु के संघटन को प्रदर्शित करता है। जैसे–NaCl, CaO, CO_2

रासायनिक सूत्र लिखने का नियम

- आयनों पर उपस्थित संयोजकता (आवेश) सन्तुलित होने चाहिए।

उदाहरण हाइड्रोजन क्लोराइड मैग्नीशियम क्लोराइड

प्रतीक H Cl Mg Cl

संयोजकता/आवेश 1 1 +2 –1

- धनात्मक भाग का प्रतीक (अर्थात् धातु या हाइड्रोजन) पहले लिखा जाता है।
- ऋणात्मक भाग का प्रतीक (अर्थात् अधातु या ऑक्सीजन) बाद में लिखा जाता है।

उदाहरण HCl (हाइड्रोजन क्लोराइड)

$MgCl_2$ (मैग्नीशियम क्लोराइड)

- बहुपरमाणुक आयनों द्वारा निर्मित यौगिकों में आयन को पहले कोष्ठक में रखते हैं तत्पश्चात् अनुपातों को दर्शाने वाली संख्या को लिखते हैं।

उदाहरण $Al_2(SO_3)_2$ (ऐलुमिनियम सल्फेट)

- ठोसो में, क्रिस्टलीकरण जल को nH_2O के रूप में जोड़ा जाता है। **उदाहरण** $CaSO_4 \cdot H_2O$ (कैल्सियम सल्फेट)

कुछ महत्त्वपूर्ण यौगिकों के व्यावसायिक नाम

व्यावसायिक नाम	रासायनिक नाम तथा सूत्र
एलम	पोटैशियम ऐलुमिनियम सल्फेट ($K_2SO_4 \cdot Al_2(SO_4)_3 \cdot 24H_2O$)
ऐल्कोहॉल	एथिल ऐल्कोहॉल (C_2H_5OH)
बेंकिग चूर्ण	सोडियम बाइकार्बोनेट ($NaHCO_3$)
ब्लू विट्रॉल	कॉपर सल्फेट ($CuSO_4 \cdot 4H_2O$)
ब्लींचिग पाउडर	कैल्सियम हाइपोक्लोराइट ($CaOCl_2$)
बोरेक्स	सोडियम टेट्राबोरेट ($Na_2B_4O_7 \cdot 10H_2O$)
ब्राइन या लवण	सोडियम क्लोराइड (NaCl)
कैलोमल	मर्क्यूरस क्लोराइड (Hg_2Cl_2 or HgCl)
कास्टिक पोटॉश	पोटैशियम हाइड्रॉक्साइड (KOH)
कास्टिक सोडा	सोडियम हाइड्रॉक्साइड (NaOH)

व्यावसायिक नाम	रासायनिक नाम तथा सूत्र
क्लोरोफॉर्म	ट्राइक्लोरो मेथेन ($CHCl_3$)
शुष्क बर्फ	ठोस कार्बन डाइऑक्साइड (CO_2)
एप्सम	मैग्नीशियम सल्फेट ($MgSO_4 \cdot 7H_2O$)
जिप्सम	कैल्सियम सल्फेट ($CaSO_4 \cdot 2H_2O$)
लाफिंग गैस	नाइट्रस ऑक्साइड (N_2O)
लूनर कास्टिक	सिल्वर नाइट्रेट ($AgNO_3$)
मैग्नीशिया	मैग्नीशियम ऑक्साइड (MgO)
मार्बलय चॉक या पर्ल	कैल्सियम कार्बोनेट ($CaCO_3$)
मार्श गैस	मेथेन (CH_4)
पर्ल ऐश	पोटैशियम कार्बोनेट (K_2CO_3)
प्लास्टर ऑफ पेरिस	कैल्सियम सल्फेट हेमीहाइड्रेट $\left(CaSO_4 \cdot \frac{1}{2}H_2O\right)$
क्विक लाइम	कैल्सियम ऑक्साइड (CaO)
रेड लेड	लैड परॉक्साइड (Pb_3O_4)
रॉक साल्ट	सोडियम क्लोराइड ($NaCl$)
रूबी	ऐलुमिनियम ऑक्साइड (Al_2O_3)
स्प्रिट	मेथिल ऐल्कोहॉल (CH_3OH)
सोडा ऐश	सोडियम कार्बोनेट (Na_2CO_3)
विनेगर	ऐसीटिक ऐसिड (CH_3COOH)
वॉशिग सोडा	सोडियम कार्बोनेट डेकाहाइड्रेट ($Na_2CO_3 \cdot 10H_2O$)
व्हाइट विट्रॉल	जिंक सल्फेट ($ZnSO_4 \cdot 7H_2O$)

रासायनिक समीकरण का प्रदर्शन

किसी रासायनिक अभिक्रिया का तत्वों के प्रतीकों या यौगिकों के सूत्रों की सहायता से लघु निरूपण, रासायनिक समीकरण कहलाती है।

- पदार्थ या यौगिक, जो अभिक्रिया में भाग लेते हैं, **अभिकारक** (Reactants) कहलाते हैं। इनके अभिकारकों के बीच योग (+) का चिन्ह लगाकर बायीं ओर (LHS) लिखा जाता है।
- पदार्थ या यौगिक, जो अभिक्रिया के दौरान बनते हैं **उत्पाद** (Products) कहलाते हैं। इनके (उत्पाद) बीच तीर का चिन्ह लगाकर दायीं ओर (RHS) लिखा जाता है।
- तीर का सिरा (→) उत्पाद की ओर होता है, जो अभिक्रिया की दिशा दर्शाता है।
  जैसे—जिंक, सल्फ्यूरिक अम्ल से अभिक्रिया करके जिंक सल्फेट और हाइड्रोजन गैस बनाता है।

$$\underset{\text{जिंक}}{Zn} + \underset{\substack{\text{सल्फ्यूरिक अम्ल} \\ \text{(अभिकारक)}}}{H_2SO_4} \longrightarrow \underset{\substack{\text{जिंक सल्फेट} \\ \text{(उत्पाद)}}}{ZnSO_4} + \underset{\text{हाइड्रोजन}}{H_2(g)}$$

सन्तुलित रासायनिक समीकरण लिखने के नियम

किसी रासायनिक समीकरण को लिखने के निम्नलिखित नियम हैं

- अभिकारकों के परमाणुओं की संख्या, उत्पादों के परमाणुओं की संख्या के समान होनी चाहिए। (द्रव्यमान संरक्षण के नियम से)
  जैसे—$Fe + H_2O \longrightarrow Fe_3O_4 + H_2$
  उपरोक्त नियम के अनुसार, समीकरण सही नहीं है, इसे निम्न प्रकार सही लिखा जा सकता है।
  $$3Fe + 4H_2O \longrightarrow Fe_3O_4 + 4H_2$$
- अभिकारकों और उत्पादों की भौतिक अवस्थाओं को इनके रासायनिक सूत्रों के साथ कोष्ठक में दर्शाया जाना चाहिए। उपरोक्त समीकरण को इस नियम के अनुसार इस प्रकार लिखा जा सकता है।
  $$3Fe(s) + 4H_2O(g) \longrightarrow Fe_3O_4(s) + 3H_2(g)$$
  यहाँ (s) = ठोस, (g) = गैस

रासायनिक अभिक्रियाएँ

- रासायनिक अभिक्रिया एक परिवर्तन है जिसमें एक या एक से अधिक पदार्थ (s) या क्रियाकारक (s) क्रिया करके पूर्णत: भिन्न गुणों वाला नया पदार्थ (s) बनाते हैं।
- किसी रासायनिक अभिक्रिया के लिए पुराने बन्धों का टूटना तथा नये बन्धों का निर्माण उत्तरदायी है।
- **उदाहरण**

$$\underbrace{\underset{\text{सोडियम}}{Na(s)} + \underset{\text{जल}}{H_2O(l)}}_{\text{क्रियाकारक}} \longrightarrow \underbrace{\underset{\text{सोडियम हाइड्रॉक्साइड}}{NaOH\,(aq)} + \underset{\text{हाइड्रोजन}}{H_2(g)\uparrow}}_{\text{उत्पाद}}$$

- उपरोक्त रासायनिक अभिक्रिया में, सोडियम हाइड्रॉक्साइड तथा हाइड्रोजन उत्पाद है, तथा सोडियम एवं जल क्रियाकारक है।

रासायनिक अभिक्रियाओं के प्रकार

विभिन्न प्रकार की रासायनिक अभिक्रियाएँ निम्न प्रकार है—

(i) **संयोजन अभिक्रियाएँ** संयोजन अभिक्रिया (Combination reactions) में एक से अधिक अभिकर्मक परस्पर संयुक्त होकर एकल उत्पाद निर्मित करते हैं। उदाहरण $\underset{\text{कार्बन}}{C(s)} + \underset{\text{ऑक्सीजन}}{O_2(s)} \longrightarrow \underset{\text{कार्बन डाइऑक्साइड}}{CO_2(s)}$

(ii) **वियोजन या अपघटन अभिक्रियाएँ** (Decomposition reaction) वह अभिक्रिया, जिसमें एकल अभिकारक टूटकर एक से अधिक उत्पाद बनाता है, वियोजन अभिक्रिया कहलाती है। **उदाहरण**

$$\underset{\text{कैल्सियम कार्बोनेट}}{CaCO_3(s)} + \underset{\text{कैल्सियम ऑक्साइड}}{CaO(s)} + \underset{\text{कार्बन डाइऑक्साइड}}{CO_2(s)}$$

(iii) **विस्थापन अभिक्रियाएँ** वे रासायनिक अभिक्रियाएँ, जिसमें अधिक क्रियाशील तत्व कम क्रियाशील तत्व के यौगिक से उस तत्व के परमाणु को विस्थापित कर स्वयं उसका स्थान ग्रहण कर लेता है, विस्थापन अभिक्रिया (Displacement reactions) कहलाती हैं।

उदाहरण

$$\underset{\text{जिंक}}{Zn(s)} + \underset{\text{कॉपर सल्फेट}}{CuSO_4} \longrightarrow \underset{\text{जिंक सल्फेट}}{2ZnSO_4} + \underset{\text{कॉपर}}{Cu(s)}$$

(iv) **उदासीनीकरण अभिक्रिया** अम्ल तथा क्षार एक-दूसरे को उदासीन करके संगत लवण तथा जल बनाते हैं। यह अभिक्रिया उदासीनीकरण अभिक्रिया कहलाती है।

उदाहरण

$$\underset{\text{सोडियम हाइड्रॉक्साइड}}{2NaOH} + \underset{\text{सल्फ्यूरिक अम्ल}}{H_2SO_4} \longrightarrow \underset{\text{सोडियम सल्फेट}}{Na_2SO_4} + \underset{\text{जल}}{H_2O}$$

(v) **उत्क्रमणीय व अनुत्क्रमणीय अभिक्रियाएँ** वे अभिक्रियाएँ, जो समान परिस्थितियों में अग्र तथा पश्च दोनों दिशाओं में चल सकती हैं, उत्क्रमणीय अभिक्रियाएँ (Reversible reactions) कहलाती हैं।

उदाहरण हैबर विधि द्वारा अमोनिया का निर्माण

$$N_2 + 3H_2 \xrightleftharpoons{Fe, Mo} 2NH_3$$

वे अभिक्रियाएँ, जो केवल एक ही दिशा (अग्र दिशा) में होती हैं अनुत्क्रमणीय अभिक्रियाएँ (Irreversible reactions) कहलाती हैं।

उदाहरण $2NaOH + H_2SO_4 \longrightarrow Na_2SO_4 + 2H_2O$

(vi) **ऊष्माक्षेपी तथा ऊष्माशोषी अभिक्रियाएँ** वे रासायनिक अभिक्रियाएँ जिनमें ऊष्मा निर्मुक्त होती है, ऊष्माक्षेपी अभिक्रियाएँ (Endothermic reactions) कहलाती हैं।

उदाहरण श्वसन, विघटन, प्राकृतिक गैस का दहन आदि।

वे रासायनिक अभिक्रियाएँ, जिनमें ऊष्मा का अवशोषण होता है, ऊष्माशोषी अभिक्रियाएँ (Exothermic reactions) कहलाती हैं।

उदाहरण भोजन का पाचन, प्रकाश संश्लेषण प्रक्रिया

$$A + B \rightarrow C + \Delta E \text{ (ऊष्माक्षेपी)}$$
$$A + B \rightarrow C - \Delta E \text{ (ऊष्माशोषी)}$$

संक्षारण

- यह एक धातु सतह का ऑक्सीकारी क्षय (Oxidative deterioration) है, जिसमें पर्यावरण में उपस्थित पदार्थों की क्रिया द्वारा अनचाहें संक्षरित उत्पादों का निर्माण होता है।
- दूसरे शब्दों में, इस प्रक्रिया में वायुमण्डल में धातु को खुला छोड़ने पर इसकी सतह पर ऑक्साइड या अन्य लवणों का निर्माण होता है।

उदाहरण लोहे का जंग $[Fe_2O_3 \cdot xH_2O]$ में परिवर्तन

$$2Fe(s) + \underbrace{\frac{3}{2}O_2(g) + xH_2O(l)}_{\text{नम वायु से}} \longrightarrow \underset{\text{जलयोजित फैरिक ऑक्साइड (जंग)}}{Fe_2O_3 \cdot xH_2O(s)}$$

लोहे का संक्षारण जंग लगना (rusting) कहलाता है।

Exam Pattern Questions

1 किस वैज्ञानिक ने प्रतीकों की आधुनिक प्रणाली को प्रतिपादित किया?
(a) रदरफोर्ड (b) जे जे बर्जीलियस
(c) जे. जे. थॉमसन (d) विल्हैम वीन

2 सोडियम का प्रतीक क्या है?
(a) Sd (b) Na (c) So (d) S

3 टिन का प्रतीक क्या है?
(a) Sn (b) Tn
(c) Tb (d) Pb

4 Sb किसका प्रतीक है?
(a) गन्धक (b) टिन
(c) सीसा (d) ऐण्टिमनी

5 जिप्सम का रासायनिक सूत्र है
(a) $CaCO_3$ (b) $CaSO_4 \cdot 2H_2O$
(c) $CuSO_4$ (d) $CaSO_3$

6 सल्फ्यूरिक ऐसिड का रासायनिक सूत्र है
(a) H_2SO_4 (b) H_2O_2 (c) Na_2SO_3 (d) H_2SO_3

7 $[Fe_2(SO_4)_3]$ किसका रासायनिक सूत्र है?
(a) फेरस सल्फाइड (b) जिंक सल्फेट
(c) बोरेक्स (d) फेरस सल्फेट

8 निम्न समीकरण में
$Na_2CO_3 + xHCl \rightarrow 2NaCl + CO_2 + H_2O$ में x का मान है
(a) 1 (b) 2 (c) 3 (d) 4

9 रासायनिक अभिक्रिया को किन परीक्षणों के आधार पर पहचाना जा सकता है?
(a) गैस का निष्कासन (b) ताप में परिवर्तन
(c) अवस्था में परिवर्तन (d) ये सभी

10 लोहे पर जंग लगना है
(a) संक्षारण
(b) उत्क्रमणीय अभिक्रिया
(c) ऑक्सीकरण
(d) उपरोक्त में से कोई नहीं

11 कार्बन मोनॉक्साइड की क्लोरीन की साथ अभिक्रिया द्वारा कार्बोनिल क्लोराइड का बनना उदाहरण है
(a) वियोजन अभिक्रिया का (b) संयोजन अभिक्रिया का
(c) विस्थापन अभिक्रिया का (d) अपघटन अभिक्रिया का

12 मार्श गैस है
(a) CH_4 (b) C_2H_2
(c) HCHO (d) CH_3COOH

13 हम AgCl (सिल्वर क्लोराइड) को गहरे रंग की बोतल में क्यों रखते हैं?
(a) यह एक सफेद ठोस है
(b) रेडॉक्स अभिक्रिया देता है
(c) सूर्य की रोशनी से क्रिया करने से रोकने के लिए
(d) उपरोक्त में से कोई नहीं

14 जब कॉपर सल्फेट विलयन में लोहे का टुकड़ा डालते हैं, तो कॉपर व फेरस सल्फेट बनते हैं। यह अभिक्रिया कहलाती है
(a) प्रतिस्थापन अभिक्रिया (b) योगात्मक अभिक्रिया
(c) ऊष्मीय वियोजन (d) ऊष्मीय अपघटन

15 वह अभिक्रियाएँ, जो समान परिस्थितियों में अग्र तथा पश्च दोनों दिशाओं में चल सकती है
(a) अनुत्क्रमणीय अभिक्रिया (b) उत्क्रमणीय अभिक्रिया
(c) विस्थापन अभिक्रिया (d) वियोजन अभिक्रिया

16 निम्न अभिक्रिया है

$$\underset{\text{कार्बन}}{C} + \underset{\text{सल्फर}}{2S} \longrightarrow \underset{\text{कार्बन डाइसल्फॉइड}}{CS_2} - \underset{\text{कैलोरी}}{20,000}$$

(a) ऊष्माशोषी अभिक्रिया (b) ऊष्माक्षेपी अभिक्रिया
(c) उपरोक्त दोनों (d) इनमें से कोई नहीं

17 ऊष्माशोषी अभिक्रिया है
(a) $N_2 + O_2 \longrightarrow 2NO$ (b) $H_2 + I_2 \longrightarrow 2HI$
(c) $C + O_2 \longrightarrow CO_2$ (d) $S + O_2 \longrightarrow SO_2$

18 निम्नलिखित में से कौन-सी अभिक्रिया रासायनिक अभिक्रिया नहीं है?
(a) दूध का फटना
(b) शक्कर का जल में विलेय होना
(c) जंग लगना
(d) शरीर में पाचन

19 निम्नलिखित में से कौन-सी अभिक्रिया द्वारा लाल-भूरा अवक्षेप प्राप्त होगा?
(a) $AgNO_3\,(aq) + NH_4OH(aq)$
(b) $Pb(NO_3)_2(aq) + KI(aq)$
(c) $FeCl_3(aq) + NH_4OH(aq)$
(d) $CuSO_4(aq) + H_2S(g)$

20 प्रकृति में होने वाली रासायनिक अभिक्रिया सामान्यतः है
(a) उत्क्रमणीय (b) अनुत्क्रमणीय
(c) ऑक्सीकारी (d) इनमें से कोई नहीं

21 निम्न में से कौनसी वियोजन अभिक्रिया है
(a) $CaO + H_2O \rightarrow Ca(OH)_2$ + ऊष्मा
(b) $2FeSO_4(s) \xrightarrow{\Delta} Fe_2O_3(s) + SO_2(g)$
(c) $Na_2SO_4 + BaCl_2 \rightarrow BaSO_4 + 2NaCl$
(d) $CuO + H_2 \rightarrow Cu + H_2O$

22 हाइड्रोजन तथा ऑक्सीजन की अभिक्रिया को कहते हैं
(a) दहन अभिक्रिया (b) ऊष्माशोषी अभिक्रिया
(c) ऊष्माक्षेपी अभिक्रिया (d) विस्थापन अभिक्रिया

23 स्प्रिट है
(a) प्रोपिल ऐल्कोहॉल (b) एथिल ऐल्कोहॉल
(c) मेथिल ऐल्कोहॉल (d) इनमें से कोई नहीं

24 समीकरण को पूर्ण करें।
$I_2 + 2Na_2S_2O_3 \longrightarrow \ldots\ldots\ldots + Na_2S_4O_6$
(a) Na_2I (b) NaI (c) 2NaI (d) NaI_2

25 $MgSO_4 \cdot 7H_2O$ का व्यावसायिक नाम है
(a) एप्सम (b) जिप्सम (c) मैग्नीशिया (d) पर्ल ऐश

26 संक्षारण है
(a) मन्द ऑक्सीकरण (b) तीव्र ऑक्सीकरण
(c) अपचयन (d) इनमें से कोई नहीं

27 रासायनिक जंग है
(a) हाइड्रेड फेरस ऑक्साइड
(b) हाइड्रेड फेरिक ऑक्साइड
(c) केवल फेरिक ऑक्साइड
(d) फेरस सल्फेट

उत्तरमाला

1 (b)	2 (b)	3 (a)	4 (d)	5 (b)	6 (a)	7 (d)	8 (b)	9 (d)	10 (a)
11 (b)	12 (a)	13 (c)	14 (a)	15 (b)	16 (a)	17 (a)	18 (b)	19 (c)	20 (b)
21 (b)	22 (a)	23 (c)	24 (c)	25 (a)	26 (a)	27 (b)			

अध्याय 05

रासायनिक संयोग के नियम

तत्वों के संयोग द्वारा अणुओं का निर्माण सामान्यतया निम्न नियमों के अनुसार होता है, इन्हें रासायनिक संयोग के नियम कहते है।

1. द्रव्यमान संरक्षण या द्रव्य की अविनाशिता का नियम
2. स्थिर या निश्चित अनुपात का नियम
3. गुणित अनुपात का नियम
4. तुल्य या व्युत्क्रम अनुपात का नियम
5. गै-लुसैक का गैसीय आयतन का नियम।

द्रव्यमान संरक्षण या द्रव्य की अविनाशिता का नियम

- इस नियम को आन्तोएन लेवाइजिए ने सन् 1789 में दिया था।
  इस नियम के अनुसार, ''द्रव्य अविनाशी है अर्थात् रासायनिक अभिक्रिया में कोई द्रव्य न तो उत्पन्न होता है और न ही नष्ट''।
- रासायनिक अभिक्रियाओं में पदार्थों का कुल द्रव्यमान अपरिवर्तित रहता है।
- अभिक्रिया में प्रयुक्त पदार्थों (अभिकारकों) का कुल द्रव्यमान = अभिक्रिया के पश्चात् निर्मित पदार्थों (उत्पादों) का कुल द्रव्यमान।

स्थिर अनुपात का नियम

- सन् 1799 में फ्रांसिसी वैज्ञानिक **जे.एल. प्राउस्ट** (J L Proust) ने स्थिर अनुपात के नियम का प्रतिपादन किया।
- इस नियम के अनुसार, ''प्रत्येक शुद्ध रासायनिक यौगिक में स्थित तत्व एक निश्चित भारानुपात में पाए जाते हैं, चाहे उसे किसी भी विधि से बनाया या प्राप्त किया जाए।''
- इसे कभी-कभी निश्चित संघटन का नियम भी कहा जाता है।

जैसे जल (H_2O), हाइड्रोजन एवं ऑक्सीजन का यौगिक है। इसे नदी, कुएँ, समुद्र, वर्षा आदि प्राकृतिक स्रोतों से प्राप्त किया जा सकता है, परन्तु जल से प्राप्त प्रत्येक प्रतिदर्श (नमूनें) में हाइड्रोजन तथा ऑक्सीजन का अनुपात सदैव 1:8 होता है।

गुणित अनुपात का नियम

इस नियम का प्रतिपादन **डॉल्टन** ने सन् 1803 में किया था। इस नियम के अनुसार, ''जब दो तत्व परस्पर मिलकर दो अथवा दो से अधिक रासायनिक यौगिक बनाते हैं, तब एक तत्व की निश्चित मात्रा से संयोग करने वाली दूसरे तत्व की भिन्न-भिन्न मात्राओं में एक सरल गुणित अनुपात होता है।''

जैसे कार्बन तथा ऑक्सीजन परस्पर रासायनिक संयोग करके एक से अधिक यौगिकों का निर्माण करते हैं, इनके एक ग्राम अणु में कार्बन और ऑक्सीजन के द्रव्यमान निम्नलिखित हैं

यौगिक का नाम	अणु सूत्र	कार्बन का द्रव्यमान	ऑक्सीजन का द्रव्यमान
कार्बन मोनॉक्साइड	CO	12 ग्राम	16 ग्राम
कार्बन डाइऑक्साइड	CO_2	12 ग्राम	32 ग्राम

अत: 12 ग्राम कार्बन से संयोग करने वाली ऑक्सीजन की मात्राओं का अनुपात 16 : 32 या 1 : 2 है, जोकि एक सरल गुणित अनुपात है।

तुल्य या व्युत्क्रम अनुपात का नियम

- इस नियम का प्रतिपादन **रिक्टर** (Richter) ने सन् 1792 में किया था।
  इस नियम के अनुसार, ''जब दो भिन्न-भिन्न तत्व किसी तीसरे तत्व के निश्चित द्रव्यमान से संयोग करके दो भिन्न-भिन्न यौगिक बनाते हैं।
- यदि ये दोनों तत्व परस्पर संयोग करके भी यौगिक बनाते हैं, तो वे उसी अनुपात में अथवा इसके एक सरल गुणित अनुपात में संयोग करेंगे, जिसमें वे तीसरे तत्व के एक निश्चित द्रव्यमान से संयोग करते हैं।''

गै-लुसैक का गैसीय आयतन का नियम

यह नियम **गै-लुसैक** ने सन् 1808 में दिया गया।

इस नियम के अनुसार, "जब गैसें परस्पर अभिक्रिया करती हैं, तो समान ताप और दाब पर उनके आयतनों में एक सरल अनुपात होता है तथा यदि उत्पाद भी गैसीय अवस्था में हो, तो सभी गैसीय पदार्थों के आयतनों में पूर्ण संख्या का सरल अनुपात होता है।

जैसे—एक आयतन हाइड्रोजन तथा एक आयतन क्लोरीन संयोग करके सदैव 2 मोल हाइड्रोजन क्लोराइड बनाते हैं।

$$\underset{\text{1 आयतन}}{H_2} + \underset{\text{1 आयतन}}{Cl_2} \rightarrow \underset{\text{2 आयतन}}{2HCl}$$

इस अभिक्रिया में क्रियाकारकों तथा उत्पादों के आयतनों के बीच अनुपात 1 : 1 : 2 अर्थात् सरल अनुपात होता है। अत: यह आयतनों के संयोग नियम की व्याख्या करता है

आवोगाद्रो का नियम आवोगाद्रो ने गैसों के सम्बन्ध में एक महत्त्वपूर्ण नियम दिया, जिसे आवोगाद्रो का नियम कहते हैं।

इस नियम के अनुसार, समान ताप व दाब पर सभी गैसों के समान आयतन में अणुओं की संख्या समान होती है।

Exam Pattern Questions

1 एम. वी. लोमोनोसोव ने किस नियम को प्रतिपादित किया?
(a) द्रव्यमान संरक्षण का नियम
(b) स्थिर अनुपात का नियम
(c) व्युत्क्रम अनुपात का नियम
(d) उपरोक्त सभी

2 "द्रव्य न तो उत्पन्न होता है, न ही नष्ट होता है"। यह कथन किस नियम की पुष्टि करता है?
(a) द्रव्य की अविनाशिता का नियम
(b) स्थिर अनुपात का नियम
(c) गुणित अनुपात का नियम
(d) व्युत्क्रम अनुपात का निमय

3 140 ग्राम सिल्वर नाइट्रेट, सोडियम क्लोराइड के साथ अभिक्रिया करके 143.5 ग्राम सिल्वर क्लोराइड तथा 55 ग्राम सोडियम नाइट्रेट देता है। सोडियम क्लोराइड का प्रयुक्त द्रव्यमान ज्ञात कीजिए।
(a) 55.5 (b) 58.8 (c) 58.5 (d) 57

4 प्राउस्ट ने किस नियम को प्रतिपादित किया?
(a) गै-लुसैक का नियम
(b) स्थिर अनुपात का नियम
(c) गुणित अनुपात का नियम
(d) व्युत्क्रम अनुपात का नियम

5 एक बड़े पात्र में रखे दो बीकरों में से एक में सिल्वर नाइट्रेट का तथा दूसरे में NaCl का विलयन रखा है। पात्र को तौलकर, बीकरों के विलयनों को भली प्रकार मिला देते हैं तथा पात्र को पुन: तौल लेते हैं। प्राप्त अन्तिम द्रव्यमान
(a) पहले द्रव्यमान के समान होता है
(b) पहले प्राप्त द्रव्यमान से अधिक होता है
(c) पहले प्राप्त द्रव्यमान से कम होता है
(d) पहले प्राप्त द्रव्यमान से कम भी हो सकता है और अधिक भी

6 निम्न पदार्थों के युग्मों (Pairs) में कौन-सा युग्म गुणित अनुपात के नियम की पुष्टि करता है?
(a) NaCl और NaBr
(b) CS_2 और CO_2
(c) SO_2 और SO_3
(d) CaO और $Ca(OH)_2$

7 कार्बन मोनॉक्साइड में कार्बन तथा ऑक्सीजन का द्रव्यमान क्रमश: है
(a) 12 ग्राम, 16 ग्राम
(b) 12 ग्राम, 32 ग्राम
(c) 32 ग्राम, 12 ग्राम
(d) 30 ग्राम, 20 ग्राम

8 रासायनिक समीकरण को निम्न में से किस नियम को सन्तुष्ट करने के लिए सन्तुलित करते हैं?
(a) व्युत्क्रम अनुपात का नियम
(b) स्थिर अनुपात का नियम
(c) द्रव्यमान संरक्षण का नियम
(d) गुणित अनुपात का नियम

9 नाइट्रोजन के विभिन्न ऑक्साइडों में ऑक्सीजन का भिन्न अनुपात दर्शाता है
(a) आवोगाद्रो का नियम
(b) गुणित अनुपात का नियम
(c) स्थिर अनुपात का नियम
(d) द्रव्य के संरक्षण का नियम

10 जल तथा हाइड्रोजन परॉक्साइड निम्नलिखित में से कौन-सा नियम दर्शाते हैं?
(a) स्थिर अनुपात का नियम
(b) व्युत्क्रम अनुपात का नियम
(c) रासायनिक तुल्यता का नियम
(d) गुणित अनुपात का नियम

11 क्लोरीन, हाइड्रोजन और सोडियम के साथ संयोग करके क्रमशः HCl तथा NaCl बनाती है। सोडियम तथा हाइड्रोजन के परस्पर संयुक्त होने वाले द्रव्यमानों का अनुपात होगा

(a) 2 : 35.5 (b) 23 : 35.5
(c) 23 : 1 (d) 23 : 2

12 एक तत्व A का एक भाग, तत्व B के दो भाग से क्रिया करता है। तत्व C के 6 भाग, तत्व B के 4 भाग से क्रिया करते हैं। यदि A तथा C दोनों क्रिया करें, तो दोनों के भारों का अनुपात सम्बन्धित है

(a) स्थिर अनुपात का नियम
(b) गुणित अनुपात का नियम
(c) व्युत्क्रम अनुपात का नियम
(d) द्रव्यमान संरक्षण का नियम

13 व्युत्क्रम अनुपात का नियम किसने प्रतिपादित किया था

(a) एम. वी. लोमोनोसोव (b) रिऐक्टर
(c) लेवोशिए (d) डॉल्टन

14 निम्नलिखित में से कौन-सा नियम डॉल्टन के परमाणु सिद्धान्त द्वारा समझाया नहीं जा सकता?

(a) द्रव्यमान संरक्षण का नियम
(b) गुणित अनुपात का नियम
(c) स्थिर अनुपात का नियम
(d) गै-लुसैक का गैसीय आयतन का नियम

15 सोडियम Cl^{35} तथा Cl^{37} से संयोग करके सोडियम क्लोराइड के दो नमूनें बनाता है। इनका बनना किस नियम की पुष्टि करता है?

(a) द्रव्यमान संरक्षण का नियम
(b) गुणित अनुपात का नियम
(c) स्थिर अनुपात का नियम
(d) उपरोक्त में से कोई नहीं

16 एक आयतन हाइड्रोजन, एक आयतन क्लोरीन से संयोग करके दो आयतन हाइड्रोजन क्लोराइड गैस बनाती है। हाइड्रोजन, क्लोरीन तथा हाइड्रोजन क्लोराइड के आयतनों में 1 : 1 : 2 का सरल अनुपात है। यह किस नियम की पुष्टि करता है?

(a) गुणित अनुपात का नियम
(b) गै-लुसैक का गैसीय आयतन का नियम
(c) स्थिर अनुपात का नियम
(d) द्रव्य की अविनाशिता का नियम

17 अमोनिया गैस निम्नलिखित समीकरण के अनुसार निर्मित होती है।

$$N_2 + 3H_2 \longrightarrow 2NH_3$$

10 लीटर अमोनिया प्राप्त करने के लिए आवश्यक नाइट्रोजन होगी

(a) 5 लीटर
(b) 10 लीटर
(c) 20 लीटर
(d) 30 लीटर

18 H_2O तथा H_2O_2 निम्नलिखित में से कौन-से नियम को दर्शाते हैं?

(a) स्थिर अनुपात का नियम
(b) व्युत्क्रम अनुपात का नियम
(c) तुल्यता का नियम
(d) गुणित अनुपात का नियम

19 निम्न विकल्पों में से किस विकल्प के तीनों यौगिकों का बनना व्युत्क्रम अनुपात नियम की पुष्टि करता है?

(a) P_2O_3, PH_3, H_2O
(b) PCl, PH_3, H_2O
(c) NO_2, NO_3, NH_3
(d) NH_3, H_2O, HCl

उत्तरमाला

1 (a)	2 (a)	3 (c)	4 (b)	5 (a)	6 (c)	7 (a)	8 (c)	9 (b)	10 (d)
11 (c)	12 (c)	13 (b)	14 (d)	15 (d)	16 (b)	17 (a)	18 (d)	19 (a)	

अध्याय 06

ऑक्सीकरण-अपचयन अभिक्रियाएँ

ऑक्सीकरण

वह प्रक्रिया जिसमें इलेक्ट्रॉनों का ह्रास (कमी) होता है, ऑक्सीकरण कहलाती है।

चिरसम्वत् (classical) अवधारणा के अनुसार, ऑक्सीकरण को निम्न प्रकार परिभाषित किया जाता है

(i) **ऑक्सीजन का योग**

उदाहरण $2Mg(s) + O_2(s) \rightarrow 2MgO(s)$

सभी दहन प्रक्रिया ऑक्सीकरण का उदाहरण है।

उदाहरण मीथेन के दहन से CO_2 तथा जल उत्पन्न होते है।

$$CH_4(g) + 2O_2(s) \rightarrow CO_2(s) + 2H_2O(l)$$

(ii) **विद्युतऋणी तत्वों का योग**

$$Mg(s) + \underset{\text{विद्युतऋणी तत्व}}{Cl_2(g)} \rightarrow MgCl_2(s)$$

(iii) **हाइड्रोजन का निष्कासन**

$$2H_2S(g) + O_2(g) \rightarrow 2S(s) + 2H_2O(l)$$

(iv) **धनविद्युती तत्वों का निष्कासन**

$$2K_4[Fe(CN)_6](aq) + H_2O_2(aq) \rightarrow 2K_3[Fe(CN)_6](aq) + 2KOH(aq)$$

अपचयन

इस प्रक्रिया में पदार्थ द्वारा इलेक्ट्रॉन ग्रहण किये जाते हैं।

चिरसम्वत् अवधारणा के अनुसार, अपचयन को निम्न प्रकार परिभाषित किया जाता है

(i) **हाइड्रोजन का योग**

उदाहरण $\underset{\text{एथीन}}{CH_2 = CH_2(g)} + H_2(g) \rightarrow \underset{\text{एथेन}}{CH_3—CH_3(g)}$

(ii) **विद्युतधनी तत्व का योग**

उदाहरण $HgCl_2 + Hg \rightarrow Hg_2Cl_2$

(iii) **ऑक्सीजन का निष्कासन**

उदाहरण $2HgO(s) \rightarrow 2Hg(l) + O_2(s)$

(iv) **विद्युतऋणी तत्व का निष्कासन**

उदाहरण

$2FeCl_3(aq) + H_2(g) \rightarrow 2FeCl_2(aq) + 2HCl(aq)$

अपचयोपचय (रेडॉक्स अभिक्रिया)

- वे अभिक्रियाएँ, जिनमें ऑक्सीकरण तथा अपचयन, इसकी दो अर्द्ध अभिक्रियाओं के रूप में होती है, रेडॉक्स अभिक्रियाएँ कहलाती हैं।

या

- वे रासायनिक अभिक्रियाएँ, जिनमें ऑक्सीकरण तथा अपचयन की क्रियाएँ एक साथ, एक ही समय पर होती हैं, ऑक्सीकरण-अपचयन या रेडॉक्स अभिक्रियाएँ कहलाती हैं।
- निम्न अभिक्रिया में ऑक्सीकरण तथा अपचयन अभिक्रिया एक ही समय पर होती है। अत: यह एक रेडॉक्स अभिक्रिया का उदाहरण है।

क्लोरीन का योग
(विद्युतऋणी तत्व)

$$2HgCl_2(aq) + SnCl_2(aq) \quad Hg_2Cl_2(s) + SnCl_4(aq)$$

Hg का योग
(विद्युतधनी तत्व)
अपचयन

ऑक्सीकारक तथा अपचायक

- वह पदार्थ जो किसी रासायनिक अभिक्रिया में किसी दूसरे क्रियाकारी (अभिकारक) पदार्थ को ऑक्सीकृत कर देता है एवं स्वयं अपचयित हो जाता है, **ऑक्सीकारक** पदार्थ कहलाता है।
- इसके विपरीत वह पदार्थ जो किसी रासायनिक अभिक्रिया में अन्य क्रियाकारी पदार्थ को अपचयित कर देता है एवं स्वयं ऑक्सीकृत हो जाता है, **अपचायक पदार्थ** कहलाता है।

Exam Pattern Questions

1 ऑक्सीकरण अभिक्रिया में इलेक्ट्रॉनों का
(a) त्याग होता है
(b) योग होता है
(c) त्याग या योग नहीं होता है
(d) कभी त्याग एवं कभी योग होता है

2 निम्न अभिक्रिया में, किसका ऑक्सीकरण हो रहा है?
$MnO_2 + 4HCl \longrightarrow MnCl_2 + Cl_2 + 2H_2O$
(a) Cl_2 (b) Mn
(c) HCl (d) H_2O

3 प्रबलतम् अपचायक है
(a) F^- (b) Cl^- (c) Br^- (d) I^-

4 वह रासायनिक अभिक्रिया, जिसमें किसी पदार्थ द्वारा इलेक्ट्रॉन ग्रहण करने की क्रिया होती है, कहलाती है
(a) ऑक्सीकरण (b) अपचयन
(c) रेडॉक्स (d) ऑक्सीकारक

5 अपचयन क्रिया में धनविद्युती अवयव
(a) बढ़ता है (b) घटता है
(c) स्थिर रहता है (d) शून्य होता है

6 $FeCl_3$ का निर्माण Fe^{3+} तथा $3Cl^-$ से हुआ है। इसमें Fe परमाणु द्वारा कितने इलेक्ट्रॉनों का त्याग करने से Fe^{3+} बनता है?
(a) दो (b) चार
(c) तीन (d) एक

7 ओजोन है
(a) अपचायक (b) ऑक्सीकारक
(c) अपचयन (d) उपसहसंयोजक यौगिक

8 निम्न अभिक्रिया में अपचायक पहचान कर लिखिए
$Fe_2O_3 + 3CO \longrightarrow 2Fe + 3CO_2$
(a) Fe_2O_3 (b) CO (c) Fe (d) CO_2

9 जब Cu, $AgNO_3$ विलयन के साथ क्रिया करता है, तब अभिक्रिया में होता है
(a) Cu का ऑक्सीकरण
(b) Cu का अपचयन
(c) Ag का ऑक्सीकरण
(d) NO_3^- का अपचयन

10 निम्न अभिक्रिया में ऑक्सीकारक पहचान कर लिखिए
$MnO_2(s) + 4HCl \rightarrow MnCl_2(aq) + Cl_2(g) + 2H_2O$
(a) $MnO_2(s)$ (b) HCl
(c) $MnCl_2(aq)$ (d) $Cl_2(g)$

11 अर्द्ध-अभिक्रिया, $Fe^{3+} + e^- \longrightarrow Fe^{2+}$ में होता है
(a) Fe^{3+} का अपचयन (b) Fe^{2+} का ऑक्सीकरण
(c) Fe का अपचयन (d) Fe का ऑक्सीकरण

12 निम्न अभिक्रिया में किसका अपचयन हो रहा है?
$CuO + H_2 \longrightarrow Cu + H_2O$
(a) Cu (b) H_2O
(c) CuO (d) O_2

13 इन पदार्थों में से कौन सबसे अच्छा अपचायक है?
(a) NaOCl (b) HI
(c) $FeCl_3$ (d) KBr

14 निम्न अभिक्रिया है
$2CuI \longrightarrow Cu + CuI_2$
(a) रेडॉक्स (b) उदासीनीकरण
(c) ऑक्सीकरण (d) अपचयन

15 निम्न अभिक्रिया में अपचायक की पहचान कीजिए
$2HgCl_2 + SnCl_2 \longrightarrow Hg_2Cl_2 + SnCl_4$
(a) $HgCl_2$ (b) $SnCl_2$
(c) Hg_2Cl_2 (d) $SnCl_4$

16 विकृतगंधिता (Rancidity) का कारण है
(a) ऑक्सीकरण (b) अपचयन
(c) रेडॉक्स (d) उदासीनीकरण

17 जब सल्फर, परमाणु सल्फाइड आयन बनाता है, तो
(a) सल्फर का ऑक्सीकरण होता है
(b) यह दो इलेक्ट्रॉन लेता है
(c) यह दो इलेक्ट्रॉन त्यागता है
(d) उपरोक्त में से कोई नहीं

18 निम्नलिखित अभिक्रियाओं में से ऑक्सीकरण अभिक्रिया है
(a) $Na \longrightarrow Na^+ + e^-$
(b) $Zn^{2+} + 2e^- \longrightarrow Zn$
(c) (a) व (b) दोनों
(d) उपरोक्त में से कोई नहीं

उत्तरमाला

1 *(a)*	2 *(c)*	3 *(d)*	4 *(b)*	5 *(b)*	6 *(c)*	7 *(b)*	8 *(b)*	9 *(a)*	10 *(a)*
11 *(a)*	12 *(c)*	13 *(b)*	14 *(a)*	15 *(b)*	16 *(a)*	17 *(b)*	18 *(a)*		

अध्याय 07

जल एवं वायु के गुण

जल (H_2O)

- यह **हाइड्रोजन** या **प्रोटियम** का ऑक्साइड है। इसका सूत्र H_2O है। इसमें आयतनात्मक तथा भारात्मक रूप से H तथा O क्रमशः 2 : 1 व 1 : 8 के अनुपात में होते हैं। इसकी पुष्टि जल के विद्युत-अपघटन द्वारा होती है।
- जल सर्वाधिक सामान्यतया, प्रचुर मात्रा में अन्य ज्ञात यौगिकों की तुलना में आसानी से प्राप्त यौगिक है।
- यह ठोस (बर्फ, हिम आदि) द्रव (झील, नदी, समुद्र आदि) या गैसीय (जलवाष्प के रूप में) अवस्था में पाया जाता है।
- विश्व में उपस्थित सभी जीवों का वृहद् भाग जल द्वारा निर्मित होता है। मानव शरीर में लगभग 65% और पौधों में लगभग 95% भाग जल होता है।
- इसका वितरण पृथ्वी के भिन्न-भिन्न स्थानों पर भिन्न-भिन्न है। पृथ्वी का लगभग 75% भाग जल द्वारा घिरा हुआ है। यह एक उत्तम विलायक है।
- पृथ्वी पर उपस्थित सम्पूर्ण जल का 0.003% मानव द्वारा प्रयोग किया जा सकता है।

जल के भौतिक गुण

जल के महत्त्वपूर्ण भौतिक गुणधर्म निम्नलिखित हैं।

- शुद्ध जल पारदर्शी, रंगहीन, स्वादहीन तथा गंधहीन पदार्थ है।
- यह पदार्थ की गन्ध को ग्रहण कर लेता है, जोकि इसमें घुल जाती है। जल की मोटी परत हरी नीली दिखाई देती है।
- इसका हिमांक बिन्दु, क्वथनांक बिन्दु, वाष्पीकरण की ऊष्मा तथा संगलन की ऊष्मा वर्ग 16 के अन्य तत्वों के हाइड्राइडों की तुलना उच्च होते हैं।
- ऐसा जल के अणुओं के बीच उपस्थित अर्न्तआणविक हाइड्रोजन बन्ध के कारण होता है।
- जल की विशिष्ट ऊष्मा, तापीय चालकता, पृष्टतनाव, द्विध्रुवआघूर्ण तथा डाइइलेक्ट्रिक स्थिरांक अन्य अनेक द्रवों की तुलना उच्च होते हैं।
  अतः यह जैवमण्डल में महत्त्वपूर्ण भूमिका निभाता है।

जल के रासायनिक गुण

जल अनेक यौगिकों से क्रिया करता है। उनमें से कुछ महत्त्वपूर्ण रासायनिक अभिक्रियाएँ निम्न प्रकार है

(i) **उभयधर्मी प्रकृति** जल की प्रकृति उभयधर्मी होती है अर्थात् यह ब्रान्सटेड अम्ल के साथ ब्रान्सटेड क्षार की भाँति व्यवहार करता है।

$$\underset{\text{अम्ल 1}}{H_2O(l)} + \underset{\text{क्षार 2}}{NH_3(aq)} \rightarrow \underset{\text{अम्ल 2}}{NH_4^+(aq)} + \underset{\text{क्षार 1}}{OH^-(aq)}$$

$$\underset{\text{क्षार 1}}{H_2O(l)} + \underset{\text{अम्ल 2}}{H_2S(aq)} \rightarrow \underset{\text{अम्ल 1}}{H_3O^+(aq)} + \underset{\text{क्षार 2}}{HS^-(aq)}$$

(ii) **स्वतःप्रोटॉन अपघटन या स्वतःआयनन**

जब एक जल अणु अम्ल की भाँति तथा अन्य क्षार का भाँति व्यवहार करता है, तो जल का स्वतः आयनन होता है तथा अभिक्रिया स्वतःप्रोटॉन अपघटन कहलाती है।

जल की उभयधर्मी प्रकृति स्वतः प्रोटॉन अपघटन के लिए उत्तरदायी है।

$$\underset{\substack{\text{अम्ल 1}\\\text{(अम्ल)}}}{H_2O(l)} + \underset{\substack{\text{क्षार 2}\\\text{(क्षार)}}}{NH_3(aq)} \rightarrow \underset{\substack{\text{अम्ल 2}\\\text{(संयुग्मित अम्ल)}}}{NH_4^+(aq)} + \underset{\substack{\text{क्षार 1}\\\text{(संयुग्मित क्षार)}}}{OH^-(aq)}$$

(iii) **जल अपघटन अभिक्रिया**

जब जल के H^+ तथा HO^- आयन लवण के क्रमशः ऋणायन तथा धनायन से क्रिया करते हैं, तो मूल अम्ल तथा मूल क्षार देते हैं तथा अभिक्रिया जल अपघटन कहलाती है।

उदाहरण

$$SiCl_4(l) + 2H_2O(l) \rightarrow SiO_2(s) + 4HCl(aq)$$

$$\underset{\text{एल्यूमिनियम नाइट्राइड}}{AlN} + 3H_2O \rightarrow Al(OH)_3 + \underset{\text{अमोनिया}}{NH_3}$$

या $N^{3-}(s) + 3H_2O(l) \rightarrow NH_3(g) + 3OH^-(aq)$

मृदु तथा कठोर जल

- वह जल जो साबुन के साथ आसानी से झाग देता है, **मृदु जल** कहलाता है, परन्तु जो जल साबुन के साथ कठिनाई से झाग देता है, **कठोर जल** कहलाता है।
- कठोर जल में मैग्नीशियम एवं कैल्सियम के बाइकार्बोनेट, क्लोराइड व सल्फेट घुले रहते हैं।

वायु

- वायु रंगहीन, गंधहीन, स्वादहीन तथा विभिन्न घटकों, जैसे—ऑक्सीजन (O_2) 20.95%, कार्बन डाइऑक्साइड (CO_2) 0.03%, आर्गन (Ar) (0.93%), नाइट्रोजन (N_2) 78.09% तथा जलवाष्प (H_2O) 0.1-0.97% से बनी होती है।
- किसी भी जीव के चारों ओर वायु का एक आवरण उपस्थित होता है, जिसे वायुमण्डल कहते हैं।
- हमारा वायुमण्डल पाँच परतों में विभाजित है, जो पृथ्वी की सतह से आरम्भ होती हैं। ये हैं—क्षोभमण्डल, समतापमण्डल, मध्यमण्डल, तापमण्डल एवं बर्हिमडल।

(i) **क्षोभमण्डल** (Troposphere) यह परत वायुमण्डल की सबसे महत्त्वपूर्ण परत है। इसकी औसत ऊँचाई 13 किलोमीटर है।
हम इसी मण्डल में मौजूद वायु में साँस लेते हैं।
मौसम की लगभग सभी घटनाएँ जैसे-वर्षा, कोहरा एवं ओलावर्षण आदि इसी परत के अन्दर होती हैं।

(ii) **समतापमण्डल** (Stratosphere) क्षोभमण्डल के ऊपर का भाग समताप मण्डल कहलाता है। यह लगभग 50 किलोमीटर की ऊँचाई तक फैला है।
यह परत बादलों एवं मौसम सम्बन्धी घटनाओं से लगभग मुक्त होती है। इसके फलस्वरूप यहाँ की परिस्थितियाँ हवाई जहाज उड़ाने के लिए आदर्श होती हैं।
समताप मण्डल की एक महत्त्वपूर्ण विशेषता यह है कि इसमें ओजोन गैस की परत होती है। यह परत सूर्य से आने वाली हानिकारक गैसों से हमारी रक्षा करती है।

(iii) **मध्यमण्डल** (Mesosphere) यह वायुमण्डल की तीसरी परत है।
यह समताप मण्डल के ठीक ऊपर होती है।
यह लगभग 80 किलोमीटर की ऊँचाई तक फैली है। अन्तरिक्ष से प्रवेश करने वाले उल्का पिण्ड इस परत में आने पर जल जाते हैं।

(iv) **तापमण्डल** (Thermosphere) तापमण्डल में बढ़ती ऊँचाई के साथ तापमान अत्यधिक तीव्रता से बढ़ता है। यह 640 km तक विस्तृत है तथा रेडियो संचार के लिए इस परत का उपयोग होता है।
मध्यमण्डल एवं तापमण्डल को संयुक्त रूप से आयनमण्डल कहते हैं।

(v) **बर्हिमण्डल** (Exosphere) वायुमण्डल की सबसे ऊपरी परत को बर्हिमण्डल (500-1600 km) के नाम से जाना जाता है। यह वायु की पतली परत होती है। हल्की गैसें, जैसे—हीलियम एवं हाइड्रोजन यहीं से अन्तरिक्ष में तैरती रहती हैं।

Exam Pattern Questions

1 द्रव अवस्था में जल के अणु परस्पर बँधे होते हैं
(a) द्विध्रुव-द्विध्रुव आकर्षण द्वारा
(b) हाइड्रोजन आबन्धन द्वारा
(c) वाण्डरवांल्स बलों द्वारा
(d) उपरोक्त में से कोई नहीं

2 जल का एक अणु अधिकतम हाइड्रोजन बन्ध बना सकता है
(a) 2 (b) 4 (c) 3 (d) 1

3 निम्न में से कौन–सा कथन जल के इस गुण को परिभाषित नहीं करता है? 'जल एक सार्वत्रिक विलायक है'
(a) यह सबसे अधिक यौगिकों को घोल लेता है
(b) इसका परावैद्युतांक स्थिरांक बहुत कम है
(c) यह ध्रुवीय अणुओं के साथ H-आबन्ध बनाता है
(d) उपरोक्त में से कोई नहीं

4 जल के अणु का द्विध्रुव आघूर्ण होता है
(a) 1.85 डेबाई
(b) 2.4 डेबाई
(c) 1.68 डेबाई
(d) 1.48 डेबाई

5 जल की कठोरता का कारण है
(a) कैल्सियम व मैग्नीशियम के विलेय लवण
(b) कैल्सियम व मैग्नीशियम के हाइड्रॉक्साइड
(c) 'a' व 'b' दोनों
(d) उपरोक्त में से कोई नहीं

6 जल का घनत्व किस ताप पर अधिकतम होता है?
(a) 277 K (b) 273 K
(c) 270 K (d) 275 K

7 जल की विशिष्ट ऊष्मा कितनी होती है?
(a) 4 कैलोरी/ग्राम°C (b) 2 कैलोरी/ग्राम°C
(c) 1 कैलोरी/ग्राम°C (d) 3 कैलोरी/ग्राम°C

8 प्रकाश संश्लेषण क्रिया में जल ऑक्सीकृत होता है
(a) O_2 से (b) N_2 से
(c) H_2 से (d) CO_2 से

9 वायुमण्डल में ऑक्सीजन कितने प्रतिशत होती है?
(a) 20.95% (b) 78.09%
(c) 0.93% (d) 97%

10 हमारा वायुमण्डल कितनी परतों में विभाजित है
(a) दो (b) तीन
(c) पाँच (d) सात

11 क्षोभमण्डल की ऊँचाई कितनी है?
(a) 15 किमी (b) 12 किमी
(c) 13 किमी (d) 10 किमी

12 अन्तरिक्ष से प्रवेश करने वाले उल्का पिण्ड किस परत में आने पर जल जाते हैं?
(a) वायुमण्डल (b) क्षोभमण्डल
(c) बर्हिमडल (d) मध्यमण्डल

13 वायुमण्डल की सबसे ऊपरी परत को किस नाम से जाना जाता है।
(a) मध्यमण्डल (b) बर्हिमण्डल
(c) समतापमण्डल (d) तापमण्डल

14 CO_2 की वायुमण्डलीय वायु में मात्रा होती है
(a) 6.5% (b) 3.34%
(c) 0.093% (d) 0.039%

15 वायुमण्डल का पृथ्वी के सबसे निकटतम भाग है
(a) क्षोभमण्डल (b) समतापमण्डल
(c) मध्यमण्डल (d) बर्हिमण्डल

16 वायुमण्डल में नाइट्रोजन कितने प्रतिशत होती है?
(a) 97% (b) 0.93%
(c) 78.09% (d) 0.039%

17 जल की प्रकृति होती है
(a) अम्लीय (b) क्षारीय
(c) उदासीन (d) उभयधर्मी

18 मृदु साबुन बनाने के लिए आवश्यक पदार्थ है
(a) कास्टिक पोटाश (b) धावन सोडा
(c) खाने का सोडा (d) विरंजक चूर्ण

उत्तरमाला

1 *(b)*	2 *(b)*	3 *(b)*	4 *(a)*	5 *(a)*	6 *(a)*	7 *(c)*	8 *(a)*	9 *(a)*	10 *(c)*
11 *(c)*	12 *(d)*	13 *(b)*	14 *(d)*	15 *(a)*	16 *(c)*	17 *(c)*	18 *(a)*		

अध्याय 08 हाइड्रोजन, ऑक्सीजन तथा नाइट्रोजन का निर्माण एवं गुणधर्म

हाइड्रोजन (H_2)

ब्रह्माण्ड में अत्यधिक मात्रा में पाया जाने वाला अणु है। सौर वातावरण (solar atmosphere) का यह मुख्य तत्व है।

हाइड्रोजन बनाने की विधियाँ

हाइड्रोजन बनाने के लिए निम्न विधियाँ प्रयोग की जाती हैं

- प्रयोगशाला में यह दानेदार जिंक की तनु हाइड्रोक्लोरिक अम्ल से अभिक्रिया द्वारा बनाई जाती है।
- व्यापारिक स्तर पर इसे प्लेटिनम इलेक्ट्रोड का उपयोग कर अम्लीय जल के विद्युत-अपघटन से बनाया जाता है तथा इसे हाइड्रोकार्बन या कोक की उच्च ताप पर एवं उत्प्रेरक की उपस्थिति में भाप से अभिक्रिया कराने पर प्राप्त किया जाता है।
- इसे लाल तप्त लोहे पर भाप प्रवाहित कराके भी बनाया जाता है अथवा सोडियम या हाइड्रोलिथ की जल के साथ अभिक्रिया द्वारा भी इसे बनाया जाता है।

हाइड्रोजन के गुणधर्म

हाइड्रोजन के गुणधर्म निम्न है

- यह रंगहीन, गंधहीन और स्वादहीन दहनशील गैस है।
- यह वायु से हल्की तथा जल में अघुलनशील है। इसका गलनांक 13.96 K तथा क्वथनांक 20.39 K होता है।
- इसका घनत्व $0.09 \, gL^{-1}$ होता है।
- यह उच्च ताप पर ऑक्सीजन (या वायु) के साथ अभिक्रिया करके जल बनाती है। यह अभिक्रिया प्रबल ऊष्माक्षेपी है।

$$2H_2(g) + O_2(g) \xrightarrow[\text{ताप}]{\text{उत्प्रेरक अथवा}} 2H_2O(l) + \text{ऊष्मा}$$

- यह नाइट्रोजन से क्रिया करके हैबर विधि द्वारा अमोनिया बनाती है।

$$3H_2(g) + N_2(g) \xrightarrow[\text{Fe, Mo}]{\text{673 K, 200atm}} 2NH_3 + \text{ऊष्मा}$$

- यह उत्प्रेरकों की उपस्थिति में अनेकों कार्बनिक यौगिकों से अभिक्रिया करके लाभदायक हाइड्रोजनीकृत उत्पाद बनाती है।

हाइड्रोजन के उपयोग

हाइड्रोजन का प्रयोग निम्न कार्यों में किया जाता है

- वृहद स्तर पर डाइहाइड्रोजन का प्रयोग हैबर विधि द्वारा अमोनिया के संश्लेषण में किया जाता है, जिसका प्रयोग नाइट्रिक अम्ल तथा नाइट्रोजनी ऊर्वरकों के निर्माण में किया जाता है।
- इसे अपचायक के रूप में प्रयुक्त किया जाता है।
- वनस्पति तेलों (जैसे—सोयाबीन कपास आदि के बीज) के हाइड्रोजनीकरण द्वारा वनस्पति घी का निर्माण किया जाता है।
- अनेक कार्बनिक रसायनों के निर्माण में मुख्यतया मैथेनॉल के निर्माण में प्रयोग किया जाता है।
- इसका विस्तृत रूप से उपयोग धातु हाइड्राइड, हाइड्रोजन क्लोराइड आदि के निर्माण में होता है।

ऑक्सीजन (O_2)

- इसे सर्वप्रथम स्वीडीश वैज्ञानिक शीले ने (1772) में खोजा तथा ए.एल लेवोजियर द्वारा 1977 में ऑक्सीजन नाम दिया गया।
- इसका परमाणु क्रमांक 8 तथा द्रव्यमान संख्या 16 है।
- यह वर्ग-16 या VI A से सम्बन्धित है। इसका इलेक्ट्रॉनिक विन्यास $1s^2, 2s^2 \, 2p^4$ होता है।
- यह ${}^{16}_{8}O$, ${}^{17}_{8}O$ तथा ${}^{18}_{8}O$ अपरूपों के रूप में पायी जाती है।

ऑक्सीजन बनाने की विधियाँ

- वायुमण्डलीय ऑक्सीजन का मुख्य स्त्रोत प्रकाश संश्लेषण है।
- प्रयोगशाला मे इसे पोटैशियम क्लोरेट ($KClO_3$) को मैगनीज डाइआक्साइड (MnO_2) उत्प्रेरक की उपस्थिति में 375°C ताप पर गर्म करके बनाया जाता है।

$$2KClO_3 \xrightarrow[MnO_2]{\text{ताप}} 2KCl + 3O_2$$

- विद्युत रासायनिक श्रेणी में नीचे की और उपस्थित धातुओं के ऑक्साइड तथा कुछ धातुओं के उच्च ऑक्साइड के तापीय विघटन से बनाया जाता है।

$$2Ag_2O(s) \longrightarrow 4Ag(s) + O_2(g)$$

- औद्योगिक रूप से इसे वायु के प्रभाजी आसवन द्वारा प्राप्त किया जाता है।

ऑक्सीजन के गुणधर्म

ऑक्सीजन के गुणधर्म निम्न है

- ऑक्सीजन एक (रंगहीन) गन्धहीन व स्वादहीन गैस हैं, जो जल में अल्प विलेय है।
- यह वायु से कुछ भारी है तथा यह स्वयं नहीं जलती है, परन्तु जलने में सहायक है।
- जल में इसकी विलेयता, समुंद्री तथा जलीय जीवन के लिए सहायक है।
- यह अनुचुम्बकीय प्रकृति की होती है।
- यह लगभग सभी धातुओं (Au, Pt के अतिरिक्त) तथा अधातुओं तथा उत्कृष्ट धातुओं से क्रिया करता है।

ऑक्सीजन के उपयोग

ऑक्सीजन के कुछ मुख्य उपयोग निम्नलिखित हैं

- ऑक्सीऐसीटिलीन ज्वाला तथा ऑक्सीहाइड्रोजन ज्वाला का प्रयोग धातुओं को जोड़ने (वैल्डिंग) में किया जाता है।
- शल्य चिकित्सा, हृदय रोगों में कृत्रिम श्वसन के लिए तथा इसके अतिरिक्त पर्वतारोहियों, समुद्री गोताखोरों आदि के द्वारा भी इसका श्वसन के लिए प्रयोग किया जाता है।
- द्रव ऑक्सीजन का प्रयोग रॉकेट ईंधन में ऑक्सीकारक के रूप में किया जाता है।

नाइट्रोजन (N_2)

- इसे सर्वप्रथम रदरफोर्ड द्वारा (1772) में खोजा गया। इसका परमाणु क्रमांक 7 तथा द्रव्यमान संख्या 14 है।
- यह वर्ग-15 या V A, द्वितीय आवर्त व आवर्त सारणी के p-ब्लॉक से सम्बन्धित है। इसका इलेक्ट्रॉनिक विन्यास $1s^2, 2s^2 2p^3$ है।

नाइट्रोजन बनाने की विधियाँ

- व्यावसायिक स्तर पर इसे वायु के द्रवीकरण तथा प्रभाजी आसवन द्वारा बनाया जाता है।
- प्रयोगशाला में N_2 का निर्माण NH_4Cl व $NaNO_2$ के मिश्रण को गर्म करके किया जाता है।

$$NH_4Cl + NaNO_2 \longrightarrow \underset{\text{अस्थायी}}{[NH_4NO_2]} + NaCl$$

$$[NH_4NO_2] \xrightarrow{\Delta} N_2 + 2H_2O$$

- अतिशुद्ध नाइट्रोजन को सोडियम या बेरियम एजाइड के तापीय वियोजन द्वारा प्राप्त किया जाता है।

$$Ba(N_3)_2 \longrightarrow Ba + 3N_2$$

नाइट्रोजन के गुणधर्म

नाइट्रोजन के गुणधर्म निम्न है—

- नाइट्रोजन एक रंगहीन, गन्धहीन व स्वादहीन (द्विपरमाणुक, अध्रुवीय तथा अविषैली) गैस है।
- यह कमरे के ताप पर अक्रिय है। उच्च ताप पर यह ऑक्सीजन तथा हाइड्रोजन से क्रिया करके क्रमश: ऑक्साइड तथा हाइड्राइड बनाती है।
- यह धातुओं (जैसे— Mg, Li आदि) से क्रिया करके नाइट्राइड (Mg_3N_2, Li_3N) बनाती हैं।

नाइट्रोजन के उपयोग

नाइट्रोजन के कुछ प्रमुख उपयोग निम्नलिखित हैं

- नाइट्रोजन का प्रयोग विभिन्न औद्योगिक रसायनों जैसे—अमोनिया, कैल्सियम सायनेमाइड, नाइट्रिक अम्ल तथा नाइट्रोजन युक्त उर्वरकों, आदि के निर्माण में किया जाता है।
- आयरन तथा स्टील उद्योगों में अक्रिय वातावरण उत्पन्न करने के के लिए उपयोग किया जाता है।
- द्रव N_2 का प्रयोग जैवीय पदार्थों खाद्य पदार्थों तथा बैल के स्पर्म को संरक्षित करने के लिए प्रशीतक (refrigerant) के रूप में तथा क्रायोसर्जरी में प्रयोग किया जाता है।
- विद्युत बल्ब तथा थर्मामीटर में ताप के मापन के लिए प्रयोग किया जाता है।

Exam Pattern Questions

1 हाइड्रोजन में उपस्थित होता है
(a) एक प्रोटॉन व एक न्यूट्रॉन
(b) दो प्रोटॉन
(c) एक प्रोटॉन व एक इलेक्ट्रॉन
(d) दो इलेक्ट्रॉन

2 दिए गए विकल्पों में से सही विकल्प का चयन कीजिए
(a) हाइड्रोजन रंगहीन, गंधहीन गैस है
(b) वायु से हल्की है
(c) हाइड्रोजन प्रकृति में सबसे हल्का तत्व है
(d) उपरोक्त सभी

3 हाइड्रोजन का रंग है
(a) काला (b) पीला (c) नारंगी (d) रंगहीन

4 निम्न में कौन-सी गैस परमाणवीय हाइड्रोजन के साथ क्रिया करके फॉर्मेल्डिहाइड बनाती है
(a) CO_2 (b) CO
(c) O_2 (d) C_2H_2

5 डाइहाइड्रोजन का निर्माण नहीं होता है, जब जिंक निम्न के साथ अभिक्रिया करता है?
(a) ठण्डा जल (b) गर्म NaOH विलयन
(c) तनु H_2SO_4 (d) तनु HCl

6 रॉकेट ईंधन का मुख्य घटक कौन-सा है, जो अन्तरिक्ष अनुसंधान में उपयोग में लिया जाता है?
(a) डाइहाइड्रोजन (b) डाइऑक्सीजन
(c) डाइनाइट्रोजन (d) इनमें से कोई नहीं

7 वह गैस कौन-सी है, जो ईंधन सेल के उपयोग में ली जाती है व विद्युत ऊर्जा का उत्पादन करती है, जिसके परम्परागत जीवाश्म ईंधन व विद्युत शक्ति में अनेक लाभ हैं?
(a) Cl_2 (b) He
(c) N_2 (d) H_2

8 ट्राइटियम का क्षय प्रतिफल है
(a) $_1H^2$ (b) $_1H^1$
(c) $_2H^3$ (d) $_2He^4$

9 भारी जल को भारी कहते हैं, क्योंकि
(a) इसमें हाड्रोजन का भारी समस्थानिक होता है
(b) यह ड्यूटीरियम का ऑक्साइड है
(c) इसका घनत्व साधारण जल से अधिक होता है
(d) इसमें से भारी दुर्गन्ध आती है

10 ऑक्सीजन का उपयोग है
(a) ऑक्सीऐसीटिलीन वैल्डिंग में
(b) स्टील के उत्पादन में
(c) अस्पतालों, अत्यधिक ऊँचाई पर उड़ानों तथा पर्वतारोहण में ऑक्सीजन के सिलेण्डरों में
(d) उपरोक्त सभी

11 ओजोन (O_3) है
(a) ऑक्सीजन का एक अपररूप है
(b) इतनी क्रियाशील होती है कि समुद्र तल की ऊँचाई पर लम्बे समय तक वातावरण में रहती है
(c) लगभग 20 किमी ऊँचाई पर सूर्य के प्रकाश की उपस्थिति में वायुमण्डलीय ऑक्सीजन से बनती है
(d) उपरोक्त सभी कथन सत्य हैं

12 शुद्ध ओजोन एक हल्की-नीली, गहरी-नीली तथा बैंगनी-काली होती हैं। ये प्रावस्थाएँ हैं
(a) ठोस, द्रव और गैस
(b) गैस, द्रव और द्रव
(c) गैस, ठोस और द्रव
(d) गैस, द्रव और ठोस

13 KI के विलयन से नम स्टार्च पेपर, ओजोन की उपस्थिति में नीला हो जाता है, क्योंकि
(a) क्षारक का निर्माण होता है
(b) आयोडीन मुक्त होती है
(c) ओजोन लिटमस पत्र से क्रिया करती है
(d) ऑक्सीजन मुक्त होती है

14 वायुमण्डल में ऑक्सीजन आयतन के अनुसार, कितने प्रतिशत पाई जाती है?
(a) 18% (b) 20%
(c) 21% (d) 17%

15 अधातुएँ ऑक्सीजन में जलकर किस प्रकार के ऑक्साइड बनाते हैं?
(a) क्षारीय (b) अम्लीय
(c) 'a' व 'b' दोनों (d) इनमें से कोई नहीं

16 धातुओं को जोड़ने (वैल्डिंग) में प्रयोग किया जाता है
(a) ऑक्सीऐसीटिलीन व ऑक्सीहाइड्रोजन
(b) ऑक्सीहाइड्रोजन व ऐसीटिलीन
(c) ऐसीटिलीन व ऑक्सीऐसीटिलीन
(d) 'b' व 'c' दोनों

17 शुद्ध नाइट्रोजन बनाई जा सकती है
(a) NH_4OH से (b) Ca_3N_2 से
(c) NH_4NO_2 से (d) $Ba(NO_3)_2$ से

18 द्रव अमोनिया की बोतलें ठण्डी करके ही खोली जाती हैं। इसका कारण है
(a) यह एक तीव्र विस्फोटक है
(b) यह एक संक्षारणीय द्रव है
(c) यह एक आँसूकारक है
(d) यह उच्च वाष्पदाब उत्पन्न करती है

19 नाइट्रोजन के संयोजी कोश में d-कक्षक की कमी होने के कारण सम्भव नहीं है
(a) कक्षीय संकरण का होना
(b) + 5 ऑक्सीकरण अवस्था का होना
(c) + 3 ऑक्सीकरण अवस्था से अधिक ऑक्सीकरण अवस्था के ऑक्साइडों का निर्माण
(d) तीन से अधिक सहसंयोजकता का होना

20 3500°C ताप पर विद्युत ऑर्क की उपस्थिति में नाइट्रोजन ऑक्सीजन से संयोग करके क्या बनाती है?
(a) नाइट्रस ऑक्साइड
(b) नाइट्रेट ऑक्साइड
(c) नाइट्रिक ऑक्साइड
(d) इनमें से कोई नहीं

21 निम्न में से कौन-सी हँसाने वाली गैस है
(a) NO (b) N_2O
(c) NO_2 (d) N_2O_3

22 ऑक्सीजन अणु प्रदर्शित करता है
(a) अनुचुम्बकत्व
(b) प्रतिचुम्बकत्व
(c) लौहचुम्बकत्व
(d) फेरीचुम्बकत्व

23 ऑक्सीजन तत्व की त्रिपरमाणुक प्रजाति कहलाती है?
(a) एजोन (b) पॉलीजोन
(c) ट्राइजोन (d) ओजोन

24 नाइट्रस ऑक्साइड (N_2O) है
(a) अम्लीय (b) क्षारीय
(c) उदासीन (d) उभयधर्मी

25 कौन-सा ऑक्साइड अपचायक की तरह कार्य नहीं करता?
(a) N_2O_5 (b) N_2O
(c) NO (d) NO_2

उत्तरमाला

1 *(c)*	2 *(d)*	3 *(d)*	4 *(b)*	5 *(a)*	6 *(a)*	7 *(d)*	8 *(c)*	9 *(a)*	10 *(d)*
11 *(d)*	12 *(c)*	13 *(b)*	14 *(c)*	15 *(b)*	16 *(a)*	17 *(c)*	18 *(d)*	19 *(d)*	20 *(c)*
21 *(b)*	22 *(a)*	23 *(d)*	24 *(c)*	25 *(a)*					

अध्याय 09 कार्बन तथा उसके रूप

कार्बन

- कार्बन भू-पर्पटी में पाया जाने वाला सत्रहवाँ अति बाहुल्य तत्व है।
- इसका परमाणु क्रमांक 6 तथा द्रव्यमान संख्या 12 है।
- यह आवर्त सारणी के 14 या IVA समूह, आवर्त 2 तथा p-ब्लॉक का तत्व है। इसका इलेक्ट्रॉनिक विन्यास $1s^2, 2s^2, 2p^2$ है।

कार्बन के अपररूप

- कार्बन अनेक अपररूपों (क्रिस्टलीय व अक्रिस्टलीय दोनों) में पाया जाता है।
- हीरा, ग्रेफाइट तथा फुलेरीन कार्बन के क्रिस्टलीय रूप हैं, जबकि कार्बन ब्लैक, कोक, लकड़ी, चारकोल, कोयला आदि अक्रिस्टलीय रूप हैं।

हीरा

- यह एक मूल्यवान जैमस्टोन है जोकि प्रकृति में किम्बरलाइट पत्थर के रूप में पाया जाता है।
- इसकी शुद्धता को कैरेट में मापा जाता है। (1 कैरेट = 200 mg) हीरे के विभिन्न रूप कुलिनान (3107 कैरेट), होप (45.52 कैरेट), कोहिनूर (141 कैरेट) आदि।
- हीरे में प्रत्येक कार्बन परमाणु अन्य चार कार्बन परमाणुओं से चतुष्फलकीय रूप से जुड़कर दृढ़ त्रिविमीय जालक का निर्माण करते हैं।
- इस प्रकार विस्तृत सहसंयोजक आबन्धन को तोड़ना कठिन होता है। अत: हीरा पृथ्वी पर पाया जाने वाला सर्वाधिक कठोर पदार्थ है।

ग्रेफाइट

- ग्रेफाइट में प्रत्येक कार्बन परमाणु समान तल में निकटवर्ती तीन कार्बन परमाणुओं से जुड़कर षट्कोणीय वलय के रूप में व्यवस्थित होते हैं।
- प्रत्येक कार्बन परमाणु पर चौथा इलेक्ट्रॉन मुक्त होता है और पूरे क्रिस्टल जालक में गमन करता है तथा ग्रेफाइट को विद्युत का उत्तम चालक बनाता है परन्तु ग्रेफाइट ऊष्मा का कुचालक होता है।

फुलेरीन

- इसका निर्माण ग्रेफाइट को विद्युत आर्क में हीलियम, आर्गन आदि अक्रिय गैसों की उपस्थिति में गर्म करके किया जाता है।
- यह पिंजरे के समान अणु है। C_{60} अणु का आकार सॉसर बॉल के समान होता है तथा इसे बकमिंस्टर फुलेरीन कहा जाता है।

चारकोल

- चारकोल अपनी रन्ध्रीय रचना और अधिक पृष्ठ क्षेत्रफल के कारण यह कार्बन का अशुद्ध रूप है।
- इसकी गैस को अवशोषित करने की क्षमता बहुत अधिक होती है।

कोक

- कोयले को वायु की अनुपस्थिति में उच्च ताप पर गर्म करके बनाया जाता है। गर्म करने पर इसके वाष्पशील घटक कोक से पृथक् हो जाते हैं। इसमें 80-85% कार्बन होता है।
- इसका प्रयोग ईंधन के रूप में होता है तथा धातुकर्म में यह अपचायक के रूप में प्रयुक्त होता है।

कोयला

- लगभग 90% कोयला उत्तरी गोलार्द्ध में पाया जाता है। इसका निर्माण वनस्पति पदार्थों के कार्बोनिकरण की प्रक्रिया द्वारा होता है तथा यह ऊर्जा का उत्तम स्त्रोत है।
- इसका प्रयोग कोयला गैस तथा संश्लेषित (कृत्रिम) पेट्रोल के उत्पादन में, ईंधन के रूप में होता है।

कार्बन के यौगिक

कार्बन के विभिन्न प्रकार के यौगिक निम्न प्रकार है–

कार्बन डाइऑक्साइड CO_2

- हमारे वायुमण्डल में केवल 0.03%-0.05% (आयतनानुसार) CO_2 उपस्थित है।
- यह वायुमण्डल में जन्तु श्वसन, वनस्पति पदार्थों के क्षय, कार्बन के दहन तथा कार्बन युक्त पदार्थों के क्षय आदि से उत्पन्न है।
- हरे पादपों के प्रकाश संश्लेषण प्रक्रिया द्वारा वायुमण्डल से नष्ट की जाती है।
- प्रकाश संश्लेषण, वह प्रक्रिया है जिसमें हरे पौधे अपना भोजन बनाते हैं अर्थात् CO_2, क्लोरोफिल तथा सूर्य के प्रकाश की उपस्थिति में कार्बोहाइड्रेट का निर्माण करते है।

$$6CO_2 + 12H_2O \xrightarrow[\text{क्लोरोफिल}]{h\nu} C_6H_{12}O_6 + 6O_2 + 6H_2O$$

- CO, CO_2 अविषैली है, परन्तु वायुमण्डल में यदि CO_2 की सान्द्रता बढ़ती है (जीवाश्म ईधन के दहन तथा चूने के पत्थर के वियोजन सीमेन्ट के निर्माण द्वारा), हरित ग्रह प्रभाव में वृद्धि होती है, जिससे वायुमण्डल का ताप बढ़ जाता है जोकि भूमण्डलीय तापवृद्धि (Global warming) के लिए उत्तरदायी है जिसके परिणाम बहुत हानिकारक होगें।

CO_2 बनाने की विधियाँ

CO_2 का निर्माण निम्नलिखित विधियों द्वारा किया जाता है

- **सामान्य विधि** जब कार्बन या कार्बन युक्त ईंधन को वायु आधिक्य में गर्म किया जाता है, तो CO_2 प्राप्त होती है।

$$C(s) + O_2(g) \longrightarrow CO_2(g)$$

$$\underset{\text{मेथेन}}{CH_4} + 2O_2 \longrightarrow CO_2 + 2H_2O$$

- **प्रयोगशाला विधि** प्रयोगशाला में CO_2, संगमरमर के टुकड़ों पर तनु HCl की अभिक्रिया द्वारा प्राप्त की जाती है।

$$CaCO_3(s) + 2HCl(aq) \longrightarrow CaCl_2(aq) + CO_2(g) + H_2O(l)$$

- **व्यावसायिक विधि** चूने के पत्थर को गर्म करके, चूने के उत्पादन में CO_2 सहउत्पाद के रूप में प्राप्त होती है।

$$CaCO_3 \xrightarrow{\Delta} CaO + CO_2$$

भौतिक गुणधर्म

CO_2 के भौतिक गुणधर्म निम्नलिखित हैं

- यह रंगहीन तथा गन्धहीन गैस है, यह वायु से भारी (273 K ताप पर घनत्व $1977 gL^{-1}$) होती है।
- यह जल में अल्प विलेय है तथा यह इस गुण के कारण जैव-रासायनिक (Bio-chemically) तथा भू-रासायनिक (geochemically) रूप से महत्त्वपूर्ण अणु है।
- यह एक अम्लीय गैस है, अत: यह क्षार से क्रिया करके धातु कार्बोनेट बनाती है।
  उदाहरण $2NaOH + CO_2 \longrightarrow Na_2CO_3 + H_2O$

रासायनिक गुणधर्म

इसके रासायनिक गुणधर्म निम्नलिखित हैं

- यह चूने के पानी को दूधिया कर देती है, यदि लम्बे समय तक CO_2 को प्रवाहित किया जाये, तो यह दूधियापन विलेय में कैल्सियम कार्बोनेट बनने के कारण विलुप्त हो जाता है।
- 473 K ताप तथा 220 वायुमण्डलीय दाब पर, यह द्रव अमोनिया से क्रिया करके अमोनिया कार्बोनेट देती है जो विघटित होकर यूरिया देता है।
- जब द्रवित CO_2 को तीव्रता से प्रसारित किया जाता है, तो यह ठोस CO_2 में परिवर्तित हो जाती है जिसे शुष्क बर्फ कहा जाता है।
- यह नरम सफेद हिम जैसा यौगिक है जिसकी विशिष्ट गुरुत्वता 1.53 तथा 5.2 वायुमण्डल दाब पर गलनांक –56.6°C होता है।

उपयोग

इसके उपयोग निम्नलिखित हैं

- आग बुझाने में, अर्थात् अग्निशामक के रूप में।
- सोडियम कार्बोनेट, सोडा वाटर के निर्माण में।
- शुष्क बर्फ (CO_2) का उपयोग प्रशीतक के रूप में।
- यूरिया व धातु कार्बोनेटों एवं बाइकार्बोनेटों के निर्माण में।
- उर्वरकों के निर्माण में।
- अक्रिय होने के कारण वायु मुक्त अक्रिय वातावरण उत्पन्न करने में।
- कार्बोजेन (95% O_2 तथा 5% CO_2 का मिश्रण) का उपयोग कृत्रिम श्वसन के लिए किया जाता है।

हाइड्रोकार्बन

वे यौगिक, जो केवल कार्बन तथा हाइड्रोजन से मिलकर बने होते हैं, हाइड्रोकार्बन कहलाते हैं।

हाइड्रोकार्बन तीन प्रकार के होते हैं, जो निम्न प्रकार है–

(i) संतृप्त हाइड्रोकार्बन

इनमें केवल एकल बन्ध होता है। इन्हें ऐल्केन या पैराफिन कहा जाता है तथा इनका सामान्य सूत्र C_nH_{2n+2}, (यहाँ $n = 1, 2, 3$) है। मेथेन इस समूह का प्रथम सदस्य है।

(ii) **असंतृप्त हाइड्रोकार्बन**

ऐल्कीन का सामान्य सूत्र C_nH_{2n} तथा ऐल्काइन का C_nH_{2n-2} होता है। इनमें कम से कम एक द्विआबन्ध (=) या त्रिआबन्ध (≡) होता है इन्हें क्रमशः ऐल्कीन तथा एल्काइन कहा जाता है। **उदाहरण** ऐथिलीन

(iii) **ऐरोमैटिक हाइड्रोकर्बन**

वे हाइड्रोकार्बन, जिनमें कार्बन परमाणु आपस में सिग्मा एवं पाई बंध के द्वारा बंद संवृत शृंखला में विन्यासित होते हैं, ऐरोमैटिक हाइड्रोकार्बन (Aromatic Hydrocarbon) कहलाते हैं। इनका सामान्य सूत्र C_nH_{2n-6} होता है। इन्हें ऐरीन भी कहते हैं। *उदाहरण* बेन्जीन, टॉलूईन आदि।

Exam Pattern Questions

1 हीरा और ग्रेफाइट है
(a) अपररूप (b) बहुलक
(c) समस्थानिक (d) समावयवी

2 कोक में कितने प्रतिशत कार्बन होता है?
(a) 70% (b) 80-85%
(c) 75% (d) 50%

3 कार्बन, हाइड्रोजन तथा ऑक्सीजन के यौगिकों का संकीर्ण मिश्रण है
(a) चारकोल (b) हीरा
(c) कोक (d) कोयला

4 C_{60} किसे कहा जाता है?
(a) कोक (b) फुलेरीन
(c) हीरा (d) ग्रेफाइट

5 कार्बनिक यौगिकों का मुख्य स्रोत है
(a) कोलतार (b) पेट्रोलियम
(c) कोलतार तथा पेट्रोलियम
(d) इनमें से कोई नहीं

6 कार्बनिक यौगिक अकार्बनिक यौगिकों की तुलना में
(a) जल में अधिक घुलनशील होते हैं
(b) सामान्यतया अजटिल व इनका अणुभार कम होता है
(c) जल में शीघ्र आयनित होते हैं
(d) अपेक्षाकृत कम क्वथनांक व गलनांक रखते हैं

7 CO_2 का ऐसा कौन-सा गुण है, जो इसके जैव विज्ञान एवं भू-रसायन को अत्यन्त महत्त्वपूर्ण बनाता है?
(a) विषैली प्रकृति का नहीं होना
(b) जल में अल्प विलेयता
(c) यह जल के साथ क्रिया कर कार्बोनिक अम्ल बनाता है
(d) उपरोक्त सभी

8 CO_2, रंगहीन, गन्धहीन और जल में अल्प विलेय है लेकिन यह बनाती है
(a) द्विक्षारीय अम्ल जल के साथ
(b) कार्बोनिक अम्ल जल के साथ
(c) विकल्प (a) तथा (b) दोनों
(d) इनमें से कोई नहीं

9 कार्बोजेन है
(a) 90% O_2 तथा 10% CO_2 का मिश्रण
(b) 98% O_2 तथा 2% CO_2 का मिश्रण
(c) 95% O_2 तथा 5% CO_2 का मिश्रण
(d) 97% O_2 तथा 3% CO_2 का मिश्रण

10 यदि वातावरण में उपस्थित CO_2 को 0.03% कम किया जाता है तब
(a) CO_2 का ग्लूकोस में परिवर्तन होता है
(b) प्रकाश-संश्लेषण होता है
(c) CO_2 का कार्बोहाइड्रेड में रासायनिक परिवर्तन होता है
(d) उपरोक्त में से कोई नहीं

11 CO_2 को ठोस अवस्था में प्राप्त किया जा सकता है
(a) शुष्क बर्फ के रूप में
(b) गीली बर्फ के रूप में
(c) विकल्प (a) तथा (b) दोनों
(d) उपरोक्त में से कोई नहीं

12 शुष्क बर्फ का वृहत् मात्रा में उपयोग होता है
(a) प्रशीतक में (b) ताप में वृद्धि के रूप में
(c) अग्निशामक में
(d) उपरोक्त में से कोई नहीं

13 निम्न में से कौन-सा तथ्य असत्य है?
(a) ठोस CO_2 को शुष्क बर्फ कहते हैं
(b) शुष्क बर्फ, प्रशीतक की तरह प्रयोग की जाती है
(c) शुष्क बर्फ गर्म करने पर ऊर्ध्वपातित हो जाती है
(d) शुष्क बर्फ एक सहसंयोजी ठोस है

14 असंतृप्त हाइड्रोकार्बन में
(a) द्वि-बन्ध पाए जाते हैं
(b) केवल एकल बन्ध पाए जाते हैं
(c) चतुष्फलक होते हैं
(d) C—C के मध्य बन्ध कोण 109°28' होता है

15 संतृप्त हाइड्रोकार्बन में कार्बन-कार्बन परमाणुओं के मध्य बन्ध होते हैं
(a) एकल बन्ध (b) द्विबन्ध
(c) त्रिबन्ध (d) हाइड्रोजन बन्ध

16 ऐल्केनों का सामान्य सूत्र है
(a) C_nH_{2n+2} (b) C_nH_{2n}
(c) C_nH_{2n-2} (d) इनमें से कोई नहीं

17 निम्नलिखित में असंतृप्त यौगिक है
(a) CH_4 (b) C_2H_6
(c) CH_3COOH (d) C_2H_4

18 निम्नलिखित कार्बनिक यौगिकों में से विवृत श्रृंखला वाला यौगिक है
(a) प्रोपेन (b) बेन्जीन
(c) साइक्लोप्रोपेन (d) पिरीडीन

19 वे यौगिक जिनमें कार्बन परमाणु बन्द श्रृंखला बनाते हैं, कहलाते हैं
(a) ऐलिफैटिक हाइड्रोकार्बन (b) साइक्लोऐल्केन
(c) ऐल्केन (d) ऐल्कीन

20 ऐरोमैटिक यौगिक होते हैं
(a) चक्रीय यौगिक (b) ऐलिफैटिक यौगिक
(c) संतृप्त यौगिक (d) उपरोक्त सभी

21 वे हाइड्रोकार्बन जिनमें कार्बन तथा हाइड्रोजन के अतिरिक्त N, O या S भी उपस्थित होते हैं, उन्हें कहते हैं
(a) हाइड्रोकार्बन (b) हाइड्रोकार्बन व्युत्पन्न
(c) प्रोपेन (d) पेन्टेन

22 यदि किसी यौगिक में भिन्न-भिन्न कार्बन परमाणु आपस में जुड़कर एकल बन्ध युक्त खुली श्रृंखला का निर्माण करते हैं, इस प्रकार के यौगिक कहलाते हैं
(a) ऐल्केन (b) ऐल्काइन
(c) बेन्जीन (d) ऐल्कीन

23 ग्रेफाइट की संरचना होती है
(a) एकविमीय संरचना (b) द्विविमीय संरचना
(c) त्रिविमीय संरचना (d) इनमें से कोई नहीं

24 कौन-से अपररूप का उपयोग कैंसर के चिकित्सा में किया जाता है?
(a) ग्रेफाइट (b) हीरा
(c) C_{60} के व्युत्पन्न (d) इनमें से कोई नहीं

25 बन्द श्रृंखला या चक्रीय यौगिकों की संरचना के लिए अणु में कम-से-कम कार्बन परमाणु होने चाहिए
(a) 2 (b) 3 (c) 4 (d) 5

26 सामान्यतया कार्बन की संयोजकता होती है
(a) 5 (b) 4
(c) 2 (d) 3

27 ऐरोमैटिक यौगिक है
(a) C_2H_6 (b) CH_3OH
(c) C_6H_6 (d) C_2H_4

उत्तरमाला

1 (a)	2 (b)	3 (d)	4 (b)	5 (c)	6 (d)	7 (d)	8 (c)	9 (c)	10 (d)
11 (a)	12 (a)	13 (d)	14 (a)	15 (a)	16 (a)	17 (d)	18 (a)	19 (b)	20 (a)
21 (b)	22 (a)	23 (b)	24 (c)	25 (b)	26 (b)	27 (c)			

अध्याय 10 अम्ल, क्षारक तथा लवण

अम्लों तथा क्षारकों की प्रारम्भिक अवधारणाएँ

प्रारम्भ में पदार्थों को उनके स्वाद तथा लिटमस पत्र प्रभाव के आधार पर अम्लों व क्षारकों में वर्गीकृत किया गया। इस सिद्धान्त के आधार पर वे पदार्थ जिनका स्वाद खट्टा होता है तथा जो नीले लिटमस पेपर को लाल कर देते हैं, **अम्ल** (Acid) कहलाते हैं। अम्ल शब्द की उत्पत्ति लैटिन शब्द 'एसीड्स' से हुई है जिसका अर्थ होता है 'खट्टा' (Sour)। अत: वे पदार्थ जिनमें अम्ल उपस्थित होते हैं, खट्टे होते हैं। उदाहरण—सिरका, सिट्रस फल, (नींबू, सन्तरा, आदि) तथा इमली में क्रमश: ऐसीटिक, सिट्रिक तथा टार्टरिक अम्ल उपस्थित होते हैं जिसके कारण ये स्वाद में खट्टे होते हैं।

वे पदार्थ जिनका स्वाद तीक्ष्ण (या कड़वा) होता है तथा जो लाल लिटमस पेपर को नीला कर देते हैं, **क्षारक** (Base) कहलाते हैं। उदाहरण—साबुन।

अम्लों व क्षारकों की विद्युत-अपघटनी प्रकृति

अम्लों व क्षारकों का आधुनिक सिद्धान्त अम्लों तथा क्षारकों की विद्युत-अपघटनी प्रकृति पर आधारित है। अम्लों व क्षारकों की विद्युत-अपघटनी प्रकृति को स्पष्ट करने से पूर्व यह ज्ञात होना आवश्यक है, कि विद्युत-अपघट्य क्या होते हैं तथा ये जलीय विलयन में किस प्रकार का व्यवहार करते हैं?

विद्युत-अपघट्य

वे यौगिक जिनकी गलित अवस्था या जलीय विलयन में विद्युत धारा प्रवाहित करने पर इनका अपघटन हो जाता है, विद्युत अपघटनी चालक या विद्युत-अपघट्य कहलाते हैं। उदाहरण—NaCl, $CuSO_4$, H_2SO_4, आदि।

विद्युत-अपघट्य दो प्रकार के होते हैं

1. **प्रबल विद्युत-अपघट्य** वे विद्युत-अपघट्य जिनका जलीय विलयन में पूर्ण आयनन हो जाता है, प्रबल विद्युत-अपघट्य कहलाते हैं।
   उदाहरण—NaCl, KCl, Na_2SO_3, आदि।
2. **दुर्बल विद्युत-अपघट्य** वे विद्युत-अपघट्य जो पूर्ण आयनित नहीं होते हैं, दुर्बल विद्युत-अपघट्य कहलाते हैं।
   उदाहरण—H_2CO_3, HCN, CH_3COOH, आदि।

आर्हेनियस का आयनिक सिद्धान्त या विद्युत अपघटनी वियोजन का सिद्धान्त

विद्युत-अपघटन की क्रियाविधि को समझाने के लिए आर्हेनियस ने आयनिक सिद्धान्त प्रतिपादित किया जिसके अनुसार,

(i) किसी दुर्बल विद्युत-अपघट्य पदार्थ को जल अथवा किसी अन्य ध्रुवीय विलायक (Solvent) में विलेय करने पर वह धनावेशित तथा ऋणावेशित कणों में विभाजित हो जाता है, इस घटना को **आयनन** (Ionisation) या विद्युत अपघटनी वियोजन कहते हैं।

$$\underset{\text{विद्युत-अपघटय}}{AB} \rightleftharpoons \underset{\text{धनायन}}{A(aq)} + \underset{\text{ऋणायन।}}{B^-(aq)}$$

उदाहरण— $CH_3COOH \rightleftharpoons CH_3COO^- + H^+$

(ii) विद्युत-अपघट्य के आयनन की प्रक्रिया एक उत्क्रमणीय अभिक्रिया है, जो अग्र (Forward) तथा पश्च (Backward) दोनों दिशाओं में सम्पन्न होती है। अग्र तथा पश्च अभिक्रियाओं का वेग समान होने पर साम्य की स्थिति उत्पन्न हो जाती है।

(iii) विद्युत-अपघट्य में विद्युत धारा प्रवाहित करने पर आयन विपरीत आवेशित इलेक्ट्रोडों की ओर गमन करते हैं।

(iv) किसी विद्युत-अपघट्य पदार्थ (जैसे—अम्ल, क्षार, आदि) को जल में विलेय करने पर उसके अणुओं का वह भाग जो आयनों के रूप में वियोजित हो जाता है, आयनन अथवा वियोजन की मात्रा कहलाता है।

वियोजन या आयनन की मात्रा (α)

$$= \frac{\text{आयनों में वियोजित अणुओं की संख्या}}{\text{कुल अणुओं की संख्या}}$$

(v) किसी विद्युत-अपघट्य के भौतिक गुण (जैसे—विद्युत चालकता) एवं रासायनिक गुण उसके आयनों के स्वभाव तथा उनकी मात्रा पर निर्भर करते हैं।

वियोजन या आयनन की मात्रा को प्रभावित करने वाले कारक

1. **विद्युत-अपघट्य की प्रकृति** प्रबल विद्युत-अपघट्य के आयनन की मात्रा अधिक तथा दुर्बल विद्युत-अपघट्य के आयनन की मात्रा कम होती है।
2. **विलायक की प्रकृति** भिन्न-भिन्न विलायकों में आयनन की मात्रा भी भिन्न-भिन्न होती है। जल में आयनन अधिकतम होता है, अत: जल सर्वोत्तम आयनिक विलायक है।
3. **विलयन का सान्द्रण** दुर्बल विद्युत-अपघट्य का आयनन, विलयन के सान्द्रण के व्युत्क्रमानुपाती होता है। अत: तनु विलयन में आयनन की मात्रा अधिक होती है।
4. **ताप** आयनन की मात्रा ताप के समानुपाती होती है अर्थात् ताप बढ़ाने पर आयनन की दर बढ़ जाती है।
5. **विलयन में विद्युत-अपघट्यों की उपस्थिति** किसी दुर्बल विद्युत-अपघट्य के विलयन में किसी दूसरे ऐसे पदार्थ को मिलाने पर, जिसका एक आयन दुर्बल विद्युत-अपघट्य के किसी एक आयन के समान हो, दुर्बल विद्युत-अपघट्य का आयनन घट जाता है। इसे **समआयन प्रभाव** (Common ion effect) कहते हैं।

   उदाहरण—अमोनियम हाइड्रॉक्साइड (NH_4OH) के विलयन में अमोनियम क्लोराइड (NH_4Cl) मिलाने पर अमोनियम हाइड्रॉक्साइड का आयनन समआयन प्रभाव के कारण कम हो जाता है। यहाँ NH_4^+ समआयन है।

विद्युत-अपघट्य के रूप में अम्ल तथा क्षार

प्रबल अम्ल तथा क्षारक, प्रबल विद्युत-अपघट्य भी होते हैं। इसी प्रकार, दुर्बल अम्ल तथा क्षारक, दुर्बल विद्युत-अपघट्य भी होते हैं। यहाँ पर 'प्रबल' और 'दुर्बल' शब्द का अर्थ अम्ल व क्षारक के विलयनों में अम्ल व क्षारक के आयनन की मात्रा से है।

अम्लों तथा क्षारकों का आर्हेनियस सिद्धान्त

यह अवधारणा आयनन के सिद्धान्त पर आधारित है।

इसके अनुसार अम्ल तथा क्षार को निम्न प्रकार परिभाषित कर सकते हैं

अम्ल

वे पदार्थ जो जलीय विलयन में वियोजित होकर केवल हाइड्रोजन आयन (H^+) देते हैं तथा हाइड्रोजन आयन (H^+) के अतिरिक्त कोई अन्य धनायन नहीं देते, अम्ल कहलाते हैं। अत: स्पष्ट है कि सभी अम्लों में हाइड्रोजन तत्व उपस्थित होता है।

अम्लों के प्रकार

आयनन के आधार पर अम्लों को दो भागों में वर्गीकृत किया जा सकता है

1. **प्रबल अम्ल** वे अम्ल, जो जल में पूर्णतया आयनित या वियोजित होते हैं, प्रबल अम्ल कहलाते हैं। सामान्यत: खनिज अम्ल (खनिजों से प्राप्त होने वाले अम्ल) प्रबल अम्ल होते हैं।

   उदाहरण—H_2SO_4, HCl, HNO_3, आदि।

   $$\underset{\text{सल्फ्यूरिक अम्ल}}{H_2SO_4(aq)} \rightleftharpoons \underset{\text{हाइड्रोजन आयन}}{2H^+(aq)} + \underset{\text{सल्फेट आयन}}{SO_4^{2-}(aq)}$$

2. **दुर्बल अम्ल** वे अम्ल, जो जल में पूर्णतया वियोजित या आयनित नहीं होते हैं, दुर्बल अम्ल कहलाते हैं। सामान्यत: कार्बनिक अम्लों (पादपों व जीव-जन्तुओं) से प्राप्त होने वाले अम्ल दुर्बल अम्ल होते हैं।

   उदाहरण—HCN, CH_3COOH, $HCOOH$, आदि।

   $$\underset{\text{हाइड्रोजन सायनाइड}}{HCN(aq)} \rightleftharpoons \underset{\text{हाइड्रोजन आयन}}{H^+(aq)} + \underset{\text{सायनाइड आयन}}{CN^-(aq)}$$

   विभिन्न अम्लों की जलीय विलयन में आपेक्षिक प्रबलता का क्रम है

   $$HCl > HNO_3 > H_2SO_4 > CH_3COOH > H_2CO_3 > HCN$$

हाइड्रोजन आयन (H^+) आकृति में बहुत छोटा होता है। छोटे आकार तथा उच्च आवेश घनत्व के कारण यह जल के अणु के साथ जुड़कर जलयोजित आयन का निर्माण करता है। इस जलयोजित आयन को **हाइड्रोनियम आयन** कहते हैं।

$$H^+ + H_2O \longrightarrow H_3O^+ \text{ (हाइड्रोनियम आयन)}$$

क्षारक या भस्म

वे रासायनिक पदार्थ, जो आयनन के पश्चात् जल में वियोजित होकर ऋणावेशित आयनों के रूप में केवल हाइड्रॉक्साइड आयन (OH^-) देते हैं, क्षारक या भस्म कहलाते हैं।

नोट वे क्षारक जो जल में घुलनशील होते हैं, क्षार (alkali) कहलाते हैं। अतः सभी क्षार, क्षारक होते हैं किन्तु सभी क्षारक, क्षार नहीं होते।

क्षारकों के प्रकार

आयनन के आधार पर क्षारकों को दो भागों में वर्गीकृत किया जा सकता है

1. **प्रबल क्षारक** वे क्षारक, जो जल में पूर्णतया वियोजित या आयनित होकर हाइड्रॉक्साइड आयन (OH^-) देते हैं, प्रबल क्षारक कहलाते हैं।

   उदाहरण—KOH, NaOH, आदि।

   $$\underset{\text{पोटैशियम हाइड्रॉक्साइड}}{KOH(aq)} \rightarrow \underset{\text{पोटैशियम आयन}}{K^+(aq)} + \underset{\text{हाइड्रॉक्साइड आयन}}{OH^-(aq)}$$

2. **दुर्बल क्षारक** वे क्षारक, जो जल में पूर्णतया वियोजित या आयनित नहीं होते हैं, दुर्बल क्षारक कहलाते हैं।

   उदाहरण—$Al(OH)_3$, NH_4OH, आदि

   $$\underset{\text{ऐलुमिनियम हाइड्रॉक्साइड}}{Al(OH)_3(aq)} \rightleftharpoons \underset{\text{ऐलुमिनियम आयन}}{Al^{3+}(aq)} + \underset{\text{हाइड्रॉक्साइड आयन}}{3OH^-(aq)}$$

   विभिन्न क्षारों की जलीय विलयन में प्रबलता का क्रम है

   $$KOH > NaOH > NH_4OH > Ba(OH)_2$$

आर्हेनियस सिद्धान्त की सीमाएँ

आर्हेनियस सिद्धान्त को सभी अम्ल तथा क्षारकों पर पूर्णतया लागू नहीं किया जा सकता, क्योंकि कुछ अम्ल तथा क्षारक हाइड्रोजन परमाणु की अनुपस्थिति होने पर भी अम्लीयता तथा क्षारीयता प्रदर्शित करते हैं।

उदाहरण— SO_2 तथा CO_2 अम्ल हैं तथा जलीय विलयन में H^+ देते हैं, जबकि इनमें H परमाणु अनुपस्थित है।

$$SO_2 + H_2O \rightleftharpoons 2H^+(aq) + SO_3^{2-}(aq)$$

$$CO_2 + H_2O \rightleftharpoons 2H^+(aq) + CO_3^{2-}(aq)$$

इसी प्रकार, CaO, NH_3, आदि क्षार हैं जबकि इनमें हाइड्रॉक्साइड आयन (OH^-) अनुपस्थित होता है तथा ये जलीय विलयन में वियोजित होकर हाइड्रॉक्साइड आयन (OH^-) प्रदान करते हैं।

$$CaO + H_2O \rightleftharpoons Ca^{2+}(aq) + 2OH^-(aq)$$

$$NH_3 + H_2O \rightleftharpoons NH_4^+(aq) + OH^-(aq)$$

अम्लों तथा क्षारकों की अन्य अवधारणाएँ

आर्हेनियस सिद्धान्त के द्वारा अजलीय (Anhydrous) विलयनों में पदार्थों की अम्लीयता तथा क्षारीयता को नहीं समझाया जा सकता, यह इस सिद्धान्त की एक मुख्य कमी है। आर्हेनियस सिद्धान्त के पश्चात् अम्ल-क्षार को स्पष्ट करने के लिए दो अन्य सिद्धान्त दिए गए जो निम्नलिखित हैं

ब्रॉन्स्टेड-लॉरी अवधारणा

इस अवधारणा के अनुसार, अम्ल वे पदार्थ हैं, जो जलीय विलयन में प्रोटॉन (H^+) प्रदान करते हैं तथा क्षार वे पदार्थ हैं, जो विलयन में प्रोटॉन ग्रहण कर सकते हैं। अत: अम्ल **प्रोटॉन दाता** (Proton donor) व क्षार **प्रोटॉन ग्राही** (Proton acceptor) होते हैं। यह सिद्धान्त **प्रोटॉन विनिमय सिद्धान्त** (Proton exchange concept) कहलाता है।

उदाहरण—

(i) हॉइड्रोक्लोरिक अम्ल (HCl) को जल (H_2O) में विलेय करने पर यह जल (H_2O) को हाइड्रोजन आयन (H^+) प्रदान करता है, अत: HCl एक अम्ल है।

प्रोटॉन लेता है

$$\underset{\text{अम्ल}}{HCl} + \underset{\text{क्षार}}{H_2O} \rightleftharpoons \underset{\text{संयुग्मी अम्ल}}{H_3O^+} + \underset{\text{संयुग्मी क्षारक}}{Cl^-}$$

प्रोटॉन मुक्त करता है

(ii) अमोनिया (NH_3) को जल (H_2O) में विलेय करने पर यह जल (H_2O) से हाइड्रोजन आयन (H^+) को ग्रहण कर लेती है, अत: NH_3 एक क्षार है।

प्रोटॉन लेता है

$$\underset{\text{क्षार}}{NH_3} + \underset{\text{अम्ल}}{H_2O} \rightleftharpoons NH_4^+ + OH^-$$

प्रोटॉन मुक्त करता है

उदाहरण—

$$\underset{\text{फीनॉल (अम्ल)}}{C_6H_5OH(l)} + OH^-(aq) \rightleftharpoons C_6H_5O^-(aq) + H_2O(l)$$

$$\underset{\text{पिरिडीन (क्षार)}}{C_5H_5N(l)} + H^+(aq) \rightleftharpoons C_5H_5NH^+(aq)$$

संयुग्मी अम्ल-क्षारक युग्म

ब्रॉन्स्टेड और लॉरी के अनुसार, किसी अम्ल में से एक प्रोटॉन निष्कासित हो जाने के पश्चात् जो भाग शेष बचता है, उसे **संयुग्मी क्षार** (Conjugate base) कहते हैं तथा किसी क्षार में एक प्रोटॉन के जुड़ जाने के पश्चात् बनने वाला अम्ल **संयुग्मी अम्ल** (Conjugate acid) कहलाता है। वे अम्ल तथा क्षार जिनमें केवल एक प्रोटॉन (H^+) का अन्तर होता है, **संयुग्मी युग्म** (Conjugate pair) कहलाते हैं।

उदाहरण— $$\text{अम्ल} \rightleftharpoons H^+ + \text{क्षार}$$

$$\text{अम्ल}_1 + \text{क्षार}_2 \rightleftharpoons \text{अम्ल}_2 + \text{क्षार}_1$$

$$\underset{\text{अम्ल}}{NH_4^+} + \underset{\text{क्षार}}{H_2O} \rightleftharpoons \underset{\text{क्षार}}{NH_3} + \underset{\text{अम्ल}}{H_3O^+}$$

$$\underset{\text{क्षार}}{Cl^-} + \underset{\text{अम्ल}}{H_3O^+} \rightleftharpoons \underset{\text{अम्ल}}{HCl} + \underset{\text{क्षार}}{H_2O}$$

उपरोक्त उदाहरणों में NH_4^+, अम्ल का संयुग्मी क्षार NH_3 है तथा Cl^- क्षार का संयुग्मी अम्ल HCl है।

उभयधर्मी पदार्थ

वे पदार्थ जो अम्ल तथा क्षार दोनों की भाँति लक्षण प्रदर्शित करते हैं, उभयधर्मी पदार्थ कहलाते हैं। **उदाहरण**–

$$\underset{\text{अम्ल 1}}{HCl} + \underset{\text{क्षार 2}}{H_2O} \xrightarrow{H^+} \rightleftharpoons \underset{\text{अम्ल 2}}{H_3O^+} + \underset{\text{क्षार 1}}{Cl^-}$$

$$\underset{\text{क्षार 1}}{NH_3} + \underset{\text{अम्ल 2}}{H_2O} \xrightarrow{H^+} \rightleftharpoons \underset{\text{अम्ल 1}}{NH_4^+} + \underset{\text{क्षार 2}}{OH^-}$$

उपरोक्त उदाहरण में, जल (H_2O), अमोनिया (NH_3) के प्रति अम्ल की भाँति तथा हाइड्रोक्लोरिक अम्ल (HCl) के प्रति क्षार की भाँति कार्य करता है।

अम्लों और क्षारकों की लुईस अवधारणा

लुईस अवधारणा के अनुसार, **अम्ल** वे पदार्थ होते हैं, जो एकाकी इलेक्ट्रॉन युग्म (Lone pair of electrons) को ग्रहण करते हैं तथा **क्षार** वे पदार्थ होते हैं, जो एकाकी इलेक्ट्रॉन युग्म प्रदान करते हैं। अत: सभी इलेक्ट्रॉन युग्म ग्राही को **लुईस अम्ल** तथा इलेक्ट्रॉन युग्म दाता को **लुईस क्षार** भी कहा जाता है।

उदाहरण– $\underset{\text{लुईस क्षार}}{H_3N:} + \underset{\text{लुईस अम्ल}}{HCl} \rightleftharpoons H_3N \rightarrow HCl$

$$\underset{\text{लुईस क्षार}}{H_3N:} + \underset{\text{लुईस अम्ल}}{BF_3} \rightleftharpoons H_3N \rightarrow BF_3$$

लुईस अम्ल $BF_3, AlCl_3, Cu^{2+}, Ag^+, Fe^{2+}, NO_2^+, Cl^+, Br^+$

लुईस क्षार

$:\ddot{\underset{..}{O}}^{\ominus}H, :\ddot{\underset{..}{O}}^{\ominus}—R, :\ddot{N}^{\ominus}H_2, :\ddot{\underset{..}{Cl}}^{\ominus}, \underset{..}{N}H_3, \ddot{N}H_2—\ddot{N}H_2, \ddot{N}H_2OH$

अम्लों के सामान्य गुण

अम्लों के सामान्य गुण निम्नलिखित हैं

- अम्ल स्वाद में खट्टे तथा जल में विलेय होते हैं।
- अम्ल नीले लिटमस पेपर को लाल कर देते हैं।
- अम्लों की प्रकृति संक्षारक (Corrosive) होती है। इनकी क्रिया से कपड़ा, लकड़ी, कागज, त्वचा, आदि नष्ट हो जाते हैं।
- अम्ल विभिन्न सक्रिय धातुओं; जैसे–जिंक (Zn), सोडियम (Na), मैग्नीशियम (Mg), आदि से क्रिया द्वारा हाइड्रोजन गैस (H_2) मुक्त करते हैं।

$$\underset{\text{जिंक}}{Zn} + \underset{\text{सल्फ्यूरिक अम्ल}}{H_2SO_4} \longrightarrow \underset{\text{जिंक सल्फेट}}{ZnSO_4} + \underset{\text{हाइड्रोजन}}{H_2\uparrow}$$

मुक्त हुई हाइड्रोजन जलाने पर पॉप (Pop) की ध्वनि के साथ जलती है।

- अम्ल क्षारकों या धातु ऑक्साइडों (क्षारीय ऑक्साइड) से क्रिया करके उनके प्रभाव को नष्ट कर देते हैं तथा लवण व जल का निर्माण करते हैं। लवण व जल बनने की यह अभिक्रिया **उदासीनीकरण अभिक्रिया** (Neutralisation reaction) कहलाती है।

$$\underset{\substack{\text{सोडियम}\\\text{हाइड्रॉक्साइड}\\\text{(क्षार)}}}{NaOH} + \underset{\substack{\text{हाइड्रोक्लोरिक}\\\text{अम्ल}}}{HCl} \longrightarrow \underset{\substack{\text{सोडियम}\\\text{क्लोराइड}\\\text{(लवण)}}}{NaCl} + \underset{\text{जल}}{H_2O}$$

- धातु ऑक्साइड एवं अम्ल के बीच होने वाली सामान्य अभिक्रिया को इस प्रकार लिख सकते हैं।
  धातु ऑक्साइड + अम्ल ⟶ लवण + जल
  धात्विक ऑक्साइड क्षारीय प्रकृति के होते हैं।
- जब किसी अम्ल को जल में विलेय किया जाता है, तो ऊष्मा उत्पन्न होती है तथा विलयन के ताप में वृद्धि हो जाती है। जल में विलेय करने पर उत्पन्न ऊष्मा का मान अम्ल की प्रकृति पर निर्भर करता है अर्थात् प्रबल अम्ल को जल में विलेय करने पर अधिक ऊष्मा उत्सर्जित होती है।

अम्लों के उपयोग

अम्लों के उपयोग निम्नलिखित हैं

1. **सल्फ्यूरिक अम्ल** (H_2SO_4) को लेड बैट्रियों में, पेट्रोलियम उद्योग में, प्लास्टिक, कृत्रिम रेशे बनाने में, उर्वरक निर्माण, आदि में प्रयुक्त किया जाता है।
2. **नाइट्रिक अम्ल** (HNO_3) को सोने तथा चाँदी के शोधन में प्रयुक्त किया जाता है। उर्वरक, औषधि, विस्फोटक बनाने में भी इसी अम्ल का उपयोग किया जाता है।

नोट नाइट्रिक अम्ल को शोरे का अम्ल भी कहते हैं क्योंकि उसे शोरे (KNO_3) से बनाया जाता है।

3. **हाइड्रोक्लोरिक अम्ल** (HCl) को वस्त्र-उद्योगों में कपड़ा रंगने के लिए तथा कलई से पूर्व लोहे की चादरों को साफ करने के लिए प्रयुक्त किया जाता है।

क्षारकों के सामान्य गुण

क्षारकों के सामान्य गुण निम्नलिखित हैं

- क्षारक जल में विलेय तथा स्वाद में तीखे और कड़वे होते हैं।
- क्षारक लाल लिटमस पेपर को नीला कर देते हैं।
- क्षारक स्पर्श करने पर साबुन के समान चिकने होते हैं।
- वसा तथा तेलों के साथ क्षारक अभिक्रिया करके साबुन व ग्लिसरॉल का निर्माण करते हैं।
- अम्लों के समान क्षारकों की भी प्रवृत्ति संक्षारक होती है। यह प्रवृत्ति प्रबल अम्लों की तुलना में कम होती है।
- क्षारक, अम्लों से अभिक्रिया करके उनके प्रभाव को नष्ट कर देते हैं तथा लवण व जल (H_2O) का निर्माण करते हैं।

उदाहरण—

$$\underset{\text{ऐलुमिनियम हाइड्रॉक्साइड}}{2Al(OH)_3} + \underset{\text{सल्फ्यूरिक अम्ल}}{3H_2SO_4} \longrightarrow \underset{\text{ऐलुमिनियम सल्फेट}}{Al_2(SO_4)_3} + \underset{\text{जल}}{6H_2O}$$

- प्रबल क्षारकों को जल में विलेय करने पर ये पूर्णतया आयनित होकर जलीय विलयन में हाइड्रॉक्साइड आयन (OH^-) प्रदान करते हैं। इसके विपरीत दुर्बल क्षारक जलीय विलयन में प्रबल क्षारक की अपेक्षा कम आयनित होते हैं।

$$\underset{\text{अमोनियम हाइड्रॉक्साइड}}{NH_4OH} + \underset{\text{जल}}{H_2O} \rightleftharpoons \underset{\text{अमोनियम आयन}}{NH_4^{\oplus}(aq)} + \underset{\text{हाइड्रॉक्साइड आयन}}{OH^-}$$

- कुछ क्षारक गर्म करने पर क्षारीय ऑक्साइड व जल में विघटित हो जाते हैं।

$$\underset{\text{मैग्नीशियम हाइड्रॉक्साइड}}{Mg(OH)_2} \xrightarrow{\Delta} \underset{\text{मैग्नीशियम ऑक्साइड}}{MgO} + \underset{\text{जल}}{H_2O}$$

क्षारकों के उपयोग

क्षारकों के उपयोग निम्नलिखित हैं

1. **ऐलुमिनियम हाइड्रॉक्साइड** [$Al(OH)_3$] का प्रयोग वस्त्र तथा प्रतिअम्ल (Antacid) बनाने में किया जाता है।
2. **अमोनियम हाइड्रॉक्साइड** (NH_4OH) का प्रयोग क्लीनिंग एजेन्ट (निर्मलीकारक) तथा अमोनिया लवण बनाने में होता है।
3. **सोडियम हाइड्रॉक्साइड** (NaOH) का प्रयोग साबुन तथा धावन पाउडर के निर्माण में, रेयॉन के निर्माण में तथा कागज व लुगदी के निर्माण उद्योगों में होता है।
4. **कैल्शियम हाइड्रॉक्साइड** [$Ca(OH)_2$] का प्रयोग चमड़ा उद्योगों, खारे जल को मृदु बनाने, ब्लीचिंग पाउडर बनाने, आदि में किया जाता है।

हाइड्रोजन आयन सान्द्रण

किसी जलीय विलयन में उपस्थित हाइड्रोजन आयनों की ग्राम अणु प्रति लीटर में मात्रा उस विलयन का हाइड्रोजन आयन सान्द्रण कहलाती है। इसे [H^+] द्वारा प्रदर्शित करते हैं। जब किसी जलीय विलयन में हाइड्रोजन आयन (H^+) का सान्द्रण 1×10^{-7} या 10^{-7} ग्राम आयन प्रति लीटर होता है और OH^- आयन का सान्द्रण भी H^+ के समान ही होता है, तो उसे उदासीन विलयन (Neutral solution) कहा जाता है।

यदि किसी विलयन में H^+ आयन का सान्द्रण 1×10^{-7} से अधिक होता है, तो विलयन अम्लीय होता है तथा इसके विपरीत यदि H^+ आयन का सान्द्रण 1×10^{-7} से कम हो, तो विलयन क्षारीय होता है।

अत: किसी भी विलयन की अम्लीयता व क्षारीयता को उसके हाइड्रोजन आयन (H^+) सान्द्रण तथा हाइड्रॉक्सिल आयन (OH^-) सान्द्रण द्वारा दर्शाया जाता है।

(i) $[H^+] > [OH^-]$ हो, तो विलयन अम्लीय होता है।

(ii) $[H^+] < [OH^-]$ हो, तो विलयन क्षारीय होता है।

(iii) $[H^+] = [OH^-]$ हो, तो विलयन उदासीन होता है।

सूचक

वे पदार्थ जिनका उपयोग किसी अनुमापन (Titration) में उदासीन बिन्दु या अन्तिम बिन्दु (End point) को निर्धारित करने के लिए किया जाता है, सूचक कहलाते हैं। अम्ल-क्षार सूचक वे पदार्थ हैं, जिनका अम्लीय तथा क्षारीय विलयन में रंग भिन्न-भिन्न होता है। दूसरे शब्दों में, अम्ल-क्षार सूचक दुर्बल अम्ल अथवा दुर्बल क्षार होते हैं। ये विलयन में हाइड्रोजन आयन [H^+] सान्द्रण अथवा हाइड्रॉक्साइड आयन [OH^-] सान्द्रण अर्थात् pH मान के परिवर्तित होने की सूचना अपने रंग को परिवर्तित करके देते हैं। अम्ल-क्षार अनुमापनों में सामान्यत: निम्नलिखित तीन सूचकों का प्रयोग होता है- लिटमस, मेथिल ऑरेन्ज तथा फीनॉल्फ्थैलिन।

नोट हल्दी, लाल पत्ता गोभी, हाइड्रेंजिया, पेटूनिया तथा जेरानियम जैसे फूलों की पत्तियाँ, आदि भी सूचक के रूप में प्रयुक्त किए जा सकते हैं। हल्दी का रंग क्षारकीय माध्यम में लाल-भूरा हो जाता है।

जल का आयनिक गुणनफल एवं pH मान

जल का आयनिक गुणनफल, स्थिर ताप पर, जल में उपस्थित हाइड्रोजन आयनों के सान्द्रण $[H^+]$ तथा हाइड्रॉक्साइड आयनों के सान्द्रण $[OH^-]$ के गुणनफल के बराबर होता है। इसे K_w से प्रदर्शित करते हैं।

अर्थात् $$K_w = [H^+][OH^-]$$

K_w का मान स्थिर ताप पर स्थिर होता है। प्रयोगों द्वारा पाया गया कि $25°C$ पर जल के आयनिक गुणनफल का मान लगभग 1×10^{-14} होता है।

हम जानते हैं उदासीन विलयन, जैसे—जल के लिए

$[H^+] = [OH^-] \Rightarrow [H^+]^2 = 1 \times 10^{-14} \Rightarrow [H^+] = 1 \times 10^{-7} = [OH^-]$ इसी कारण 1909 में डेनिश रसायनज्ञ **सोरेन्सन** (Sorenson) ने हाइड्रोजन आयन के सान्द्रण को प्रकट करने के लिए एक नई पद्धति प्रस्तुत की, जिसे **pH स्केल** कहा जाता है। इस pH में p एक जर्मन शब्द 'पोटेन्ज' (Potenz) को दर्शाता है', जिसका अर्थ शक्ति (Power) होता है, जबकि हाइड्रोजन (H), हाइड्रोजन आयन (H^+) सान्द्रता को प्रकट करता है। pH पैमाने पर 0 से 14 तक मान होते हैं। pH एक शुद्ध संख्या होती है, जिसका कोई मात्रक नहीं होता है।

pH पैमाने को निम्न प्रकार से प्रदर्शित किया जा सकता है

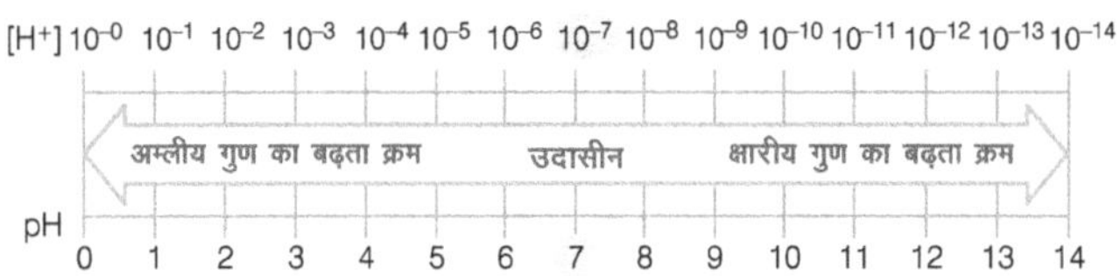

पैमाना

pH मान

सोरेन्सन ने बताया कि किसी विलयन में उपस्थित हाइड्रोजन आयन सान्द्रता के ऋणात्मक लघुगणक (Logarithm) को उस विलयन का pH मान कहते हैं।

$$pH = -\log_{10}[H^+] = \log_{10}\frac{1}{[H^+]}$$

अर्थात् किसी विलयन का pH मान उसमें उपस्थित हाइड्रोजन आयनों के ग्राम आयन (या मोल) प्रति लीटर में सान्द्रण के ऋणात्मक लघुगणक के बराबर होता है या अन्य शब्दों में, pH मान हाइड्रोजन आयन सान्द्रण के व्युत्क्रम का लघुगणक होता है।

नोट *अम्ल के लिए $pH < 7$, क्षार के लिए $pH > 7$ तथा उदासीन विलयन के लिए $pH = 7$ होती है।*

कुछ साधारण पदार्थों के pH मान निम्नलिखित हैं

सारणी 1. साधारण पदार्थों के pH मान

विलयन	pH मान	विलयन	pH मान
सान्द्र HCl	0	आमाशय रस	1.4
नींबू का रस	2.5	सिरका	4.0
मृदु पेय	6.0	दूध	6.5
शुद्ध जल	7.0	रक्त	7.4
टूथपेस्ट	8.0	बेकिंग सोडा विलयन	8.5
वाशिंग सोडा विलयन	9.0	मिल्क ऑफ मैग्नीशिया	10.5
तनु NaOH	13.0	सान्द्र NaOH	14.0

pH एवं pOH में सम्बन्ध

जिस प्रकार pH, हाइड्रोजन आयन सान्द्रण $[H^+]$ को प्रकट करता है, ठीक उसी प्रकार pOH हाइड्रॉक्सिल आयन सान्द्रण $[OH^-]$ को प्रकट करता है।

अर्थात् $$pOH = -\log_{10}[OH^-]$$

उपरोक्त सम्बन्ध पर विचार करने पर,

$$[H^+][OH^-] = K_w = 1 \times 10^{-14}$$

pH परिसर

किसी अम्ल-क्षार सूचक के रंग में परिवर्तन किसी निश्चित pH पर न होकर एक निश्चित सीमा में होता है, जिसे pH परिसर कहते हैं।

विभिन्न सूचकों के pH परिसर तथा उनके अम्लीय एवं क्षारीय विलयन में रंग नीचे सारणीबद्ध किए गए हैं

सारणी 2. pH के साथ सूचकों के रंग में परिवर्तन

सूचक	pH परास	रंग	
		अम्ल विलयन	क्षार विलयन
मेथिल ऑरेन्ज	3.1-4.4	लाल	पीला
लिटमस	5.0-8.0	लाल	नीला
फीनॉल्फ्थेलिन	8.3-10.0	रंगहीन	गुलाबी
फीनॉल रेड	6.8-8.4	पीला	लाल
मेथिल रेड	4.2-6.3	लाल	पीला

नोट *प्रबल क्षार एवं प्रबल अम्ल (NaOH/HCl) या प्रबल क्षार एवं दुर्बल अम्ल ($NaOH/CH_3COOH$) के अनुमापन के लिए फीनॉलफ्थेलिन सूचक का प्रयोग किया जाता है जबकि प्रबल अम्ल दुर्बल क्षार (HCl/NH_4OH या HCl/Na_2CO_3) के अनुमापन के लिए मेथिल ऑरेन्ज सूचक का प्रयोग किया जाता है।*

लवण

अम्लों तथा क्षारों के उदासीनीकरण से बने यौगिक, लवण कहलाते हैं।

जैसे— $\underset{\text{अम्ल}}{HCl} + \underset{\text{क्षार}}{NaOH} \longrightarrow \underset{\text{लवण}}{NaCl} + \underset{\text{जल}}{H_2O}$

लवणों का वर्गीकरण

1. **साधारण लवण** ये लवण अम्लों तथा क्षारों की उदासीनीकरण अभिक्रिया के फलस्वरूप बनते हैं तथा धनायनों व ऋणायनों में आयनित हो जाते हैं।
   जैसे—NaCl, KCl, $BaCl_2$, $CaCl_2$ आदि।
2. **अम्लीय लवण** लवण, जिनमें विस्थापनशील H-परमाणु होते हैं, अम्लीय लवण कहलाते हैं। ये अपूर्ण उदासीनीकरण अभिक्रिया द्वारा भी प्राप्त किए जा सकते हैं।
   जैसे—$NaHSO_4$, NaH_2PO_4 आदि।
3. **क्षारीय लवण** लवण, जिनमें विस्थापनशील OH परमाणु होते हैं, क्षारीय लवण कहलाते हैं। ये अपूर्ण उदासीनीकरण अभिक्रिया द्वारा भी प्राप्त किए जा सकते हैं। जैसे—$Ca(OH)NO_3$ आदि।
4. **द्विक्लवण** ऐसे लवण जिनके केवल एक अणु में दो साधारण लवण क्रिस्टल अवस्था में होते हैं, द्विक्लवण कहलाते हैं।
   जैसे—मोहर लवण
   $(FeSO_4 \cdot (NH_4)_2SO_4 \cdot 6H_2O)$
   पोटाश फिटकरी $(K_2SO_4 \cdot Al_2(SO_4)_3 \cdot 24H_2O)$
   कार्नेलाइट $(KCl \cdot MgCl_2 \cdot 6H_2O)$
5. **मिश्रित लवण** ऐसे लवण जिनमें एक से अधिक प्रकार के धनायन या ऋणायन उपस्थित होतें हैं, मिश्रित लवण कहलाते हैं।
   जैसे— $NaKSO_4$, Ca(OCl) Cl, $MgNH_4PO_4$ आदि।
6. **संकर लवण** संकर लवण जल में घोलने पर अपनी पहचान बनाए रखते हैं। जैसे—जब फेरस सल्फेट विलयन पौटेशियम सायनाइड में मिलाया जाता है, तो $K_4Fe(CN)_6$ बनता है।
   $FeSO_4 + 6KCN \longrightarrow K_4[Fe(CN)_6] + K_2SO_4$

लवणों की विलेयता

- सभी नाइट्रेट तथा नाइट्राइट लवण जल में विलेय होते हैं।
- $PbSO_4$, $BaSO_4$ तथा $SrSO_4$ के अतिरिक्त सभी सल्फेट जल में विलेय होते हैं, जबकि $CaSO_4$ जल में आंशिक रूप में विलेय है।
- Ag, Pb, Hg (अस) के हैलाइड जल में अविलेय होते हैं। इनकी विलेयता का क्रम है $F^- > Cl^- > Br^- > I^-$
- CaF_2 जल में अविलेय होता है, जबकि अन्य हैलाइड जल में विलेय होते हैं।

लवणों का जलअपघटन एवं इनके विलयन का pH

- अम्लों की क्षारकों के निश्चित अनुपात में अभिक्रिया द्वारा बनाए गए लवणों का जल में आयनन होता है।
- जल की धनायन अथवा ऋणायन या दोनों से होने वाली अन्योन्यक्रिया को जल-अपघटन कहते हैं। इस अन्योन्यक्रिया से pH प्रभावित होता है।
- प्रबल क्षारकों द्वारा दिए गए धनायन
  उदाहरण – Na^+, K^+, Ca^{2+}, Ba^{2+} आदि की प्रबल अम्लों तथा प्रबल क्षारों से बने लवण के घोल उदासीन होते हैं, अर्थात् उनका pH7 होता है।
  दुर्बल अम्ल तथा प्रबल क्षारक के लवण : CH_3COONa
  प्रबल अम्ल तथा दुर्बल क्षारक के लवण : NH_4Cl
  दुर्बल अम्ल तथा दुर्बल क्षारक के लवण : CH_3COONH_4

Exam Pattern Questions

1. ऐसीटिक अम्ल के जलीय विलयन में होते हैं
(a) CH_3COOH, CH_3COO^-
(b) CH_3COO^-, H^+, CH_3COOH
(c) CH_3COOH, CH_3COO^-, H_3O^+
(d) CH_3COOH, CH_3COO^-, H^+

2. ऐसीटिक अम्ल दुर्बल अम्ल है, क्योंकि
(a) यह अस्थायी होता है
(b) यह एक कार्बनिक ऐलिफैटिक अम्ल है
(c) यह बहुत कम आयनित होता है
(d) उपरोक्त में से कोई नहीं

3. विलयन में हाइड्रोजन आयन होते हैं
(a) H^+ के रूप में
(b) H^+ या H^- के रूप में
(c) H_3O^+ के रूप में
(d) H^+ चारों ओर से पानी के अणुओं से घिरे हुए

4. निम्न में से कौन-सा लुईस अम्ल है?
(a) PCl_3 (b) $AlCl_3$
(c) NCl_3 (d) $AsCl_3$

5. निम्न में से कौन-सा ब्रॉन्स्टेड-लॉरी अम्ल नहीं है?
(a) HCl (b) HNO_3
(c) CH_3COOH (d) BF_3

6. अभिक्रिया, $HF + CH_3COOH \longrightarrow CH_3COO^- + H_2 + F^-$, में ऐसीटिक अम्ल है
(a) क्षार (b) प्रबल अम्ल
(c) दुर्बल अम्ल (d) इनमें से कोई नहीं

7. निम्न में से कौन-सा तथ्य दुर्बल अम्ल के लिए असत्य है?
(a) ये आंशिक रूप से आयनित होते हैं
(b) इनके आयनिक स्थिरांक निम्न होते हैं
(c) इनका pK_a निम्न होता है
(d) जल में सोडियम लवण का विलयन क्षारीय होता है

8. निम्न में से कौन-सा कथन सत्य नहीं है?
(a) Ag^+ लुईस अम्ल है
(b) Br^- लुईस तथा ब्रॉन्स्टेड क्षार दोनों की भाँति कार्य करता है
(c) $[H_3O]^+$ एक ब्रॉन्स्टेड अम्ल है
(d) HF की अम्ल प्रबलता HI से अधिक होती है।

9. किसी विद्यार्थी ने स्पेचुला में कुछ गन्धक तप्त करके X गैस प्राप्त की। X के बारे में निम्नलिखित में से कौन-सा एक सही है?
(a) X, SO_2 है, और यह गीले लिटमस को नीला कर देती है
(b) X, SO_3 है, और यह गीले लिटमस को लाल कर देती है
(c) X, SO_2 है, और यह गीले लिटमस को लाल कर देती है
(d) X, SO_3 है, और यह शुष्क लिटमस को नीला कर देती है

10. मधुमक्खी के दंश से एक अम्ल मुक्त होता है, जिसके कारण दर्द और जलन होती है। वह अन्त: क्षेपित अम्ल कौन-सा है?
(a) ऐसीटिक अम्ल (b) सल्फ्यूरिक अम्ल
(c) सिट्रिक अम्ल (d) मेथेनोइक अम्ल

11. जब सान्द्र H_2SO_4 सतह पर छलक जाए, तो उसे तत्काल साफ कर देना चाहिए
(a) कपड़े के टुकड़े से
(b) उसमें ठण्डा जल डालकर
(c) उसमें ठोस Na_2CO_3 डालकर
(d) उसमें ठोस $BaCl_2$ डालकर

12. मानव के आमाशय में X अम्ल उत्पन्न होता है, जो भोजन के पाचन में सहायता करता है। वह X अम्ल कौन-सा है?
(a) ऐसीटिक अम्ल (b) मेथेनोइक अम्ल
(c) हाइड्रोक्लोरिक अम्ल (d) सिट्रिक अम्ल

13. सिरका किससे बनाया जाता है?
(a) एथेनोइक अम्ल (b) वैलेरिक अम्ल
(c) मेथेनोइक अम्ल (d) ब्यूटेनोइक अम्ल

14. निम्नलिखित तत्वों में से कौन-सा एक, अम्लों से हाइड्रोजन प्रतिस्थापित कर लवण बनाएगा?
(a) गन्धक (S) (b) सिलिकॉन (Si)
(c) जस्ता (Zn) (d) फॉस्फोरस (P)

15. नाइट्रोजन के ट्राइहैलाइडों में से कौन-सा सबसे कम क्षारीय होता है?
(a) NF_3 (b) NCl_3 (c) NBr_3 (d) NI_3

16. Cl^- है
(a) प्रबल क्षार (b) दुर्बल क्षार
(c) प्रबल अम्ल (d) दुर्बल अम्ल

17. क्षारक लाल लिटमस को नीले में परिवर्तित कर देते हैं और अम्ल नीले लिटमस को लाल में। एक छात्र ने एक तरल का लाल लिटमस पेपर से परीक्षण किया और यह लाल ही रहा, बिना किसी परिवर्तन के यह दर्शाता है कि तरल
(a) अवश्य शुद्ध जल होगा
(b) अवश्य एक अम्ल होगा
(c) एक क्षारक नहीं है
(d) न तो क्षारक है और न ही अम्ल

18. NH_2^- का संयुग्मी अम्ल है
(a) NH_3 (b) NH_2OH
(c) NH_4^+ (d) N_3H

19. सभी अम्ल जल में घुलकर प्रदान करते हैं
(a) OH^- आयन (b) H^+ आयन
(c) इलेक्ट्रॉन (d) न्यूट्रॉन

20. निम्न में से कौन-सा लुईस क्षारक है?
(a) NH_3 (b) HCl
(c) HF (d) NHO_3

21. अम्ल वह पदार्थ है, जो
(a) इलेक्ट्रॉन ग्रहण करता है
(b) जल में H^+ प्रदान करता है
(c) प्रोटॉन देता है
(d) उपरोक्त सभी

22. नौसादार का जलीय विलयन होता है
(a) क्षारीय (b) उदासीन
(c) अम्लीय (d) उभयधर्मी

23. स्वच्छ जल में विद्युत धारा प्रवाहित करने के लिए निम्नलिखित में से कौन-सा एक, जल में डाला जाएगा?
(a) कैरोसिन (b) सरसों का तेल
(c) नींबू का रस (d) चीनी

24. जल न ही तो अम्लीय है और न ही क्षारीय क्योंकि
(a) यह उच्च तापमान पर उबलता है
(b) यह न ही तो इलेक्ट्रॉन ग्रहण कर सकता है और न ही उन्हें दान कर सकता है
(c) यह वियोजित होकर समान संख्या में हाइड्रोजन व हाइड्रॉक्सिल आयन देता है
(d) यह प्रोटॉन को न ही तो दान कर सकता है और न ही ग्रहण कर सकता है

25. फॉर्मिक अम्ल को प्राप्त किया जाता है
(a) लाल चींटी से (b) वसा से
(c) सिरके से (d) सन्तरे से

26. निम्न में से लुईस क्षारक नहीं है
(a) H_2O (b) NH_3
(c) CO_2 (d) BF_3

27. हल्दी से भीगे कागज का रंग बोरिक अम्ल द्वारा हो जाता है
(a) भूरा (b) काला (c) नीला (d) लाल

28. हाइड्रोजन आयन जलीय विलयन में उपस्थित होते हैं
(a) H_2 के रूप में
(b) OH^- के रूप में
(c) H^+ के रूप में
(d) H_3O^+ के रूप में

29. एक महिला अपने स्वर्ण आभूषणों की सतह को रासायनिक उपगमन द्वारा साफ करने की इच्छा करती है। इसके लिए उसे किसके उपयोग की आवश्यकता है?
(a) ऐक्वारेजिया (b) सान्द्रित H_2SO_4
(c) सान्द्रित NaOH (d) सोडियम थायोसल्फेट विलयन

30. कीमियागरों द्वारा चाँदी एवं स्वर्ण को अलग करने के लिए प्रयुक्त ऐक्वारेजिया, निम्नलिखित में से किसका मिश्रण है?
(a) हाइड्रोक्लोरिक अम्ल (सान्द्र) तथा नाइट्रिक अम्ल (सान्द्र)
(b) हाइड्रोक्लोरिक अम्ल (सान्द्र) तथा सल्फ्यूरिक अम्ल (सान्द्र)
(c) नाइट्रिक अम्ल (सान्द्र) तथा सल्फ्यूरिक अम्ल (सान्द्र)
(d) हाइड्रोक्लोरिक अम्ल (तनु) तथा सल्फ्यूरिक अम्ल (तनु)

31. आँखों को धोने के लिए प्रयुक्त अम्ल है
(a) ऑक्सेलिक अम्ल (b) नाइट्रिक अम्ल
(c) बोरिक अम्ल (d) इनमें से कोई नहीं

32. जंग के दाग को हटाने के लिए प्रयुक्त किया जाता है
(a) बोरिक अम्ल (b) फॉर्मिक अम्ल
(c) ऑक्सेलिक अम्ल (d) इनमें से कोई नहीं

33. मेलेइक अम्ल पाया जाता है
(a) सेब में (b) सिरके में
(c) दूध में (d) नींबू में

34. सूची I को सूची II के साथ सुमेलित कीजिए।

सूची I (अम्ल)	सूची II (स्त्रोत)
A. लैक्टिक अम्ल	1. इमली
B. टार्टरिक अम्ल	2. नारंगी
C. ऑक्सेलिक अम्ल	3. टमाटर
D. सिट्रिक अम्ल	4. खट्टा दही

कूट
A B C D A B C D
(a) 2 3 1 4 (b) 2 1 3 4
(c) 4 3 1 2 (d) 4 1 3 2

35. सूची I व सूची II का मिलान करें।

सूची I	सूची II
A. लैक्टिक अम्ल	1. नींबू
B. ऐसीटिक अम्ल	2. रैनसिड बटर
C. सिट्रिक अम्ल	3. दूध
D. ब्यूटैरिक अम्ल	4. सिरका

कूट
A B C D A B C D
(a) 3 4 1 2 (b) 2 4 3 1
(c) 2 1 4 3 (d) 1 2 3 4

36. निम्नलिखित कथनों पर विचार करें।
I. अपच के दौरान होने वाले पेट दर्द के निवारण के लिए 'मिल्क ऑफ मैग्नीशिया' का सेवन किया जाता है।
II. मिल्क ऑफ मैग्नीशिया एक क्षारक (बेस) है और यह पेट में अम्ल की अधिकता को निष्प्रभावी कर देता है।

नीचे दिए गए कूट का प्रयोग कर सही उत्तर चुनिए
(a) केवल I (b) केवल II
(c) I और II (d) इनमें से कोई नहीं

37. क्या मिलाने पर हल्दी तत्काल वर्णहीन हो जाती है?
(a) खाने का सोडा (b) सिरका
(c) नींबू रस (d) ऐल्कोहॉल

38. निम्नलिखित अम्लों में से कौन-सा खनिज अम्ल है?
(a) सिट्रिक अम्ल (b) हाइड्रोक्लोरिक अम्ल
(c) ऐस्कॉर्बिक अम्ल (d) टार्टरिक अम्ल

39. निम्नलिखित में से कौन-सा उभयधर्मी है/हैं?
(a) $Al(OH)_3$ (s) और $Fe(OH)_3$(s)
(b) $Al(OH)_3$(s) और HCO_3^-(aq)
(c) $Ba(OH)_2$ (s) और NaOH (aq)
(d) केवल $Al(OH)_3$(s)

40. निम्न में से कौन प्राकृतिक रूप से अम्लीय है?
(a) नींबू का रस (b) मानव रक्त
(c) चूने का पानी (d) प्रतिअम्ल

41. कभी-कभी पेट में बहुत अधिक मात्रा में हाइड्रोक्लोरिक अम्ल के स्त्राव से अपाचन हो जाता है। इससे उत्पन्न दर्द से आराम पाने के लिए एक टिकिया ली जा सकती है, जो उपस्थित अम्ल से अभिक्रिया कर उसकी मात्रा को कम करती है। टिकिया निर्माता के लिए टिकिया में मुख्य अभिकारक के रूप में शामिल करने के लिए निम्नलिखित में से कौन-सा एक उपयुक्त होगा?
(a) $CaCO_3$ (b) $MgCO_3$
(c) NaOH (d) $Mg(OH)_2$

42. ताजे दूध का pH 6 है। जब यह खट्टा हो जाता है, तो
(a) pH < 6 हो जाता है
(b) वही रहता है अर्थात् 6
(c) > 6 हो जाता है
(d) उदासीन हो जाता है अर्थात् 7

43. सिरके में कौन-सा अम्ल होता है?
(a) ऐसीटिक अम्ल (b) ऐस्कॉर्बिक अम्ल
(c) सिट्रिक अम्ल (d) टार्टरिक अम्ल

44. निम्नलिखित में से कौन-सा एक, अम्लों की प्रबलता का सही क्रम है?
(a) $H_2SO_4 > H_3PO_3 > CH_3COOH$
(b) $H_2PO_3 > H_2SO_4 > CH_3COOH$
(c) $CH_2COOH_4 > H_3PO_3 > H_2SO_4$
(d) $CH_3COOH > H_2SO_4 > H_3PO_3$

45. आमाशय रस में कौन-सा अम्ल होता है?
(a) ऐसीटिक अम्ल (b) नाइट्रिक अम्ल
(c) हाइड्रोक्लोरिक अम्ल (d) सल्फ्यूरिक अम्ल

46. बोरिक ऐसिड अम्ल है, क्योंकि
(a) इसका अणु जल निर्मुक्त करने वाले प्रोटॉन से OH^- लेता है
(b) इसका अणु जल अणु के प्रोटॉन के साथ संयुक्त हो जाता है
(c) इसके अणु में प्रतिस्थापनीय H^+ आयन होता है
(d) इसका अणु एक प्रोटॉन छोड़ देता है

47. सूची I तथा सूची II का मिलान कीजिए तथा दिए गए कूट की सहायता से सही उत्तर का चयन कीजिए।

सूची I	सूची II
A. उभयधर्मी ऑक्साइड	1. SO_2
B. क्षारीय ऑक्साइड	2. PbO_2
C. अम्लीय ऑक्साइड	3. N_2O
D. उदासीन ऑक्साइड	4. MgO

कूट

	A	B	C	D		A	B	C	D
(a)	4	2	3	1	(b)	4	2	1	3
(c)	2	4	1	3	(d)	2	4	3	1

48. सूची I व II का मिलान कीजिए तथा नीचे दिए गए कूट की सहायता से सही उत्तर का चयन कीजिए।

सूची I	सूची II
A. $AlCl_3$	1. लुईस क्षार
B. आयनीकरण का सिद्धान्त	2. ब्रॉन्स्टेड व लॉरी
C. संयुग्मी अम्ल-क्षार युग्म	3. लुईस अम्ल
D. ऐल्कोहॉल	4. आरहेनियस

कूट

	A	B	C	D		A	B	C	D
(a)	3	2	4	1	(b)	2	3	1	4
(c)	4	1	2	3	(d)	3	4	2	1

49. सूची I व सूची II का मिलान कीजिए तथा नीचे दिए गए कूट की सहायता से सही उत्तर का चयन कीजिए।

सूची I	सूची II
A. H_3PO_3	1. त्रिक्षारकी
B. H_3PO_4	2. एकक्षारकी
C. H_3PO_2	3. चतुक्षारकी
D. $H_4P_2O_7$	4. द्विक्षारकी

कूट

	A	B	C	D
(a)	1	3	4	2
(b)	4	1	2	3
(c)	1	4	3	2
(d)	3	1	2	4

50. सूची I व सूची II का मिलान करो तथा नीचे दिए गए कूट की सहायता से सही उत्तर का चयन कीजिए।

सूची I	सूची II
A. सोडियम बाइकार्बोनेट का जलीय विलयन	1. नीले लिटमस को लाल कर देता है।
B. सोडियम क्लोराइड का जलीय विलयन	2. pH = 7
C. गैसीय हाइड्रोजन क्लोराइड	3. शुष्क लिटमस पेपर पर कोई प्रभाव नहीं पड़ता।
D. ऐलुमिनियम क्लोराइड का जलीय विलयन	4. लाल लिटमस को नीला कर देता है।

कूट

	A	B	C	D		A	B	C	D
(a)	4	2	3	1	(b)	1	3	2	4
(c)	4	3	2	1	(d)	1	2	3	4

51. जब आँधी और गड़गड़ाहट के साथ वर्षा होती है, तो इससे एकत्रित बरसात के पानी की pH का मान होगा
(a) बिना आँधी वाली बरसात के पानी की pH से कुछ कम
(b) जब आँधी न हो उस समय पानी की pH से कुछ अधिक
(c) आँधी-गड़गड़ाहट से पानी की pH पर कोई प्रभाव नहीं होता
(d) pH हवा में उपस्थित धूल की मात्रा पर निर्भर करता है

52. एक घोल के हाइड्रोक्लोरिक अम्ल की सान्द्रता 10^{-5} M है। इस घोल का pH मान क्या है?
(a) 7 (b) >7 लेकिन 14 नहीं
(c) <7 (d) 14

53. HPO_4^{2-} का संयुग्मी क्षार है
(a) $H_2PO_4^-$ (b) PO_4^{3-} (c) H_3PO_4 (d) $H_2PO_4^{2-}$

54. निम्न में से कौन-सा आयन प्रकृति में उभयधर्मी होता है?
(a) F^- (b) HPO_4^{2-} (c) PO_4^{3-} (d) Cl^-

55. अभिक्रिया $\ddot{N}H_3 + BF_3 \longrightarrow NH_3 \rightarrow BF_3$ में NH_3 और BF_3 हैं
(a) लुईस क्षार और लुईस अम्ल
(b) लुईस क्षार और लुईस क्षार
(c) लुईस अम्ल और लुईस क्षार
(d) आर्हेनियस अम्ल और क्षार

56. चींटी द्वारा काटने या भ्रमर दंश में प्रभावित क्षेत्र में लगाने पर निम्नलिखित में से कौन-सा एक दर्द निवारक के रूप में कार्य करेगा?
(a) नींबू का रस (b) सिरका
(c) बेकिंग सोडा (d) कॉस्टिक सोडा

57. प्रबल अम्ल का संयुग्मी होता है
(a) प्रबल क्षार (b) दुर्बल क्षार
(c) प्रबल अम्ल (d) दुर्बल अम्ल

58. परखनलियों में रखे गए H_2O और जलीय NaOH विलयनों में किसकी सहायता से अन्तर बताया जा सकता है?
(a) लाल लिटमस (b) नीला लिटमस
(c) Na_2CO_3 (d) HCl (जलीय)

59. अम्ल *A, B, C, D* का pH मान क्रमशः 1, 2.0, 4 और 2.5 हैं, निम्न में से कौन-सा प्रबल अम्ल है?
(a) *A* (b) *B* (c) *C* (d) *D*

60. जब CH_3COONa को जलीय CH_3COOH विलयन में मिलाया जाता है, तब इससे
(a) pH घटेगी
(b) pH बढ़ेगी
(c) pH अपरिवर्तित रहेगी
(d) pH शून्य हो जाएगी

61. रक्त का pH कार्बोनिक अम्ल तथा बाइकार्बोनेट बफर द्वारा नियन्त्रित होता है। इस बफर का pH है
(a) 8.0 (b) 5.0 (c) 6.0 (d) 7.4

62. विलयन का pH, जो pH = 5 के जलीय विलयन को pH = 3 के एक जलीय विलयन के समान आयतन में मिलाने पर प्राप्त किया जाता है, होगा-
(a) 3.3 (b) 3.5 (c) 4.5 (d) 4.0

63. बोतलों के लेबल पर कुछ सॉफ्ट ड्रिंक दावा करते हैं कि वे अम्लीयता नियामक हैं। वे अम्लीयता के नियमन के लिए किसका प्रयोग करते हैं?
(a) कार्बन डाइऑक्साइड
(b) बाइकार्बोनेट लवण
(c) (a) व (b) दोनों
(d) कार्बन डाइऑक्साइड तथा चूना

64. अम्लों का आमतौर पर इस्तेमाल पेट की अम्लीयता से छुटकारा पाने के लिए होता है। यह प्रयुक्त पदार्थ कौन-सा है?
(a) सोडियम हाइड्रोजन थैलेट
(b) मैग्नीशियम हाइड्रॉक्साइड
(c) कैल्शियम हाइड्रॉक्साइड
(d) मैंगनीज ऐसीटेट

65. बेकिंग सोडा के सम्बन्ध में निम्नलिखित में से कौन-सा सही नहीं है?
(a) इसका प्रयोग सोडा-अम्ल अग्निशामक में होता है
(b) यह भोजन पकाने की क्रिया को तीव्रतर करने के लिए मिलाया जाता है
(c) यह एक संक्षारी क्षारक है
(d) यह आमाशय में अम्ल के आधिक्य को निष्प्रभावी करता है

66. नीले लिटमस पत्र को लाल कर देता है
(a) अम्ल (b) भस्म
(c) क्षार (d) लवण

67. निम्नलिखित में से कौन-सा एक कथन सही है?
(a) सभी क्षारक, क्षार हैं
(b) कोई भी क्षारक, क्षार है
(c) क्षारों के अलावा कोई और क्षारक नहीं है
(d) सभी क्षार क्षारक हैं, परन्तु सभी क्षारक क्षार नहीं हैं

68. निम्नलिखित ऑक्साइडों में से कौन-सा एक पानी में घुलनशील है?
(a) CuO (b) Al_2O_3 (c) Fe_2O_3 (d) Na_2O

69. माना लीजिए, आपके पास A, B, C और D से चिन्हित चार परखनलियाँ हैं। A में सादा जल है, B में किसी क्षार का विलयन है, C में किसी अम्ल का विलयन है और D में सोडियम क्लोराइड का विलयन है। इन विलयनों में से कौन-सा एक फीनॉल्फ्थैलीन विलयन को गुलाबी कर देगा?
(a) विलयन A (b) विलयन B
(c) विलयन C (d) विलयन D

70. निम्नलिखित में से कौन-सा एक बेकिंग सोडा का रासायनिक नाम है?
(a) सोडियम बाइकार्बोनेट (सोडियम हाइड्रोजन कार्बोनेट)
(b) सोडियम कार्बोनेट
(c) पोटैशियम बाइकार्बोनेट (पोटैशियम हाइड्रोजन कार्बोनेट)
(d) पोटैशियम कार्बोनेट

71. निम्नलिखित घोलों में से कौन-सा/से नीले लिटमस पत्र को लाल में परिवर्तित नहीं करता है/करते हैं?
1. अम्ल घोल 2. क्षारक घोल
3. साधारण लवण घोल

नीचे दिए गए कूट का प्रयोग कर सही उत्तर चुनिए।
(a) 1 और 3 (b) 2 और 3
(c) केवल 1 (d) केवल 2

72. ताजे भौम जल का pH, वायु प्रवाहित होने पर थोड़ा घट जाता है, क्योंकि
(a) वायु से कार्बन डाइऑक्साइड जल में घुल जाती है
(b) वायु से ऑक्सीजन जल में घुल जाती है
(c) भौम जल से घुलित कार्बन डाइऑक्साइड वायु में निकल जाती है
(d) भौम जल में घुलित ऑक्सीजन वायु में निकल जाती है।

73. भ्रमर के दंश से होने वाली जलन, प्रभावित क्षेत्र को साबुन से रगड़ने से रोकी जा सकती है। इसका क्या कारण है?
(a) भ्रमर का दंश अम्लीय होता है और साबुन, एक क्षार, उसे निष्क्रिय कर देता है
(b) भ्रमर का दंश क्षारीय होता है और साबुन एक अम्ल, उसे निष्क्रिय कर देता है
(c) साबुन प्रभावित क्षेत्र को साफ कर देता है और दंश को निकाल देता है
(d) साबुन एक संवेदनाहारी का काम करता है और संवेदन को मन्द कर देता है

74. द्विक्लवण वह है, जो देता है
(a) दो कैटायन (धनायन) और H^+ आयन
(b) एक ऐनायन (ऋणायन) से अधिक
(c) एक कैटायन (धनायन) और H^+
(d) उपरोक्त में से कोई नहीं

75. अम्ल सामान्यत: क्षारों से क्रिया करके लवण तथा जल बनाते हैं। निम्नलिखित क्षारों में से कौन-सा अम्ल के साथ अभिक्रिया पर लवण के साथ जल उत्पन्न नहीं करता?
(a) अमोनिया
(b) सोडियम बाइकार्बोनेट
(c) सोडियम हाइड्रॉक्साइड
(d) कैल्सियम हाइड्रॉक्साइड

76. निम्नलिखित में से कौन-सा एक लवण, जल में विलीन होने पर घोल को क्षारकीय बना देता है?
(a) सोडियम क्लोराइड (b) कॉपर सल्फेट
(c) फेरिक क्लोराइड (d) सोडियम ऐसीटेट

77. NH_4Cl लवण है
(a) दुर्बल अम्ल तथा दुर्बल क्षार का
(b) दुर्बल अम्ल तथा प्रबल क्षार का
(c) प्रबल अम्ल तथा प्रबल क्षार का
(d) प्रबल अम्ल तथा दुर्बल क्षार का

78. एक लवण का जलीय विलयन क्षारीय है, यह क्या प्रदर्शित करता है?
(a) यह प्रबल अम्ल तथा प्रबल क्षार से बना है
(b) यह प्रबल अम्ल तथा दुर्बल क्षार से बना है
(c) यह दुर्बल अम्ल तथा दुर्बल क्षार से बना है
(d) यह दुर्बल अम्ल तथा प्रबल क्षार से बना है

79. $CuSO_4$ का जलीय विलयन नीले लिटमस को लाल कर देता है, क्योंकि
(a) Cu^{2+} उपस्थित होते हैं
(b) SO_4^{2-} उपस्थित होते हैं
(c) जल विच्छेदन हो जाता है
(d) अपचयन हो जाता है

80. निम्नलिखित पर विचार कीजिए।
किसी जलीय विलयन में हाइड्रोजन आयन की सान्द्रता अभिव्यक्त होती है उसके
I. pH द्वारा II. pOH द्वारा
III. pKa द्वारा IV. pKw द्वारा

उपरोक्त में से कौन-सा/से सही है/हैं?
(a) I और II (b) I और III
(c) I, II और III (d) II, III और IV

81. निम्न में से कौन-सा लवण जल में घोलने पर अम्लीय विलयन बनाता है?
(a) सोडियम सल्फेट (b) पोटैशियम नाइट्रेट
(c) सोडियम एसीटेट (d) फेरिक सल्फेट

82. $(NH_4)_2SO_4$ का जलीय विलयन प्रदर्शित करता है
(a) अम्लीय अभिक्रिया
(b) उदासीन अभिक्रिया
(c) क्षारीय अभिक्रिया
(d) अम्लीय तथा क्षारीय दोनों अभिक्रियाएँ

83. निम्न में से कौन-सा कथन असत्य है?
I. एक अम्ल तथा इसका संयुग्मी क्षार अभिक्रिया करके लवण तथा जल बनाते हैं।
II. अम्ल तथा इसके संयुग्मी क्षार में अन्तर एक प्रोटॉन द्वारा होता है।
III. सभी ब्रॉन्स्टेड अम्लों में इलेक्ट्रॉन के एकल युग्म के साथ एक परमाणु होना चाहिए।

कूट
(a) I तथा II
(b) III तथा IV
(c) केवल III
(d) I तथा IV

84. निम्न तथ्यों पर ध्यान दें
I. NH_4Cl जल में अम्लीय विलयन बनाता है
II. CH_3COONa जल में अम्लीय विलयन बनाता है
III. CH_3COOH दुर्बल अम्ल है
IV. NH_4OH दुर्बल क्षार है
सही उत्तर का चयन करो
(a) I, II और III
(b) I, III और IV
(c) II, III और IV
(d) I और III

उत्तरमाला

1 (c)	2 (c)	3 (c)	4 (b)	5 (b)	6 (b)	7 (c)	8 (d)	9 (c)	10 (d)
11 (d)	12 (c)	13 (a)	14 (c)	15 (a)	16 (b)	17 (c)	18 (a)	19 (b)	20 (a)
21 (d)	22 (c)	23 (c)	24 (c)	25 (a)	26 (d)	27 (a)	28 (d)	29 (a)	30 (a)
31 (c)	32 (c)	33 (a)	34 (d)	35 (a)	36 (c)	37 (c)	38 (b)	39 (b)	40 (a)
41 (d)	42 (a)	43 (a)	44 (a)	45 (c)	46 (a)	47 (c)	48 (d)	49 (b)	50 (a)
51 (a)	52 (c)	53 (b)	54 (b)	55 (a)	56 (c)	57 (b)	58 (a)	59 (a)	60 (b)
61 (b)	62 (a)	63 (b)	64 (b)	65 (c)	66 (a)	67 (d)	68 (d)	69 (b)	70 (a)
71 (b)	72 (a)	73 (a)	74 (a)	75 (a)	76 (d)	77 (d)	78 (d)	79 (c)	80 (b)
81 (d)	82 (a)	83 (c)	84 (b)						

अध्याय 11 प्राकृतिक एवं कृत्रिम उर्वरक

प्राकृतिक खाद

- प्राकृतिक खाद या कार्बनिक खाद जन्तु पदार्थ, जन्तु उत्सर्ग, मानव उत्सर्ग तथा वनस्पति पदार्थ से उत्पन्न होती है।
- प्राकृतिक रूप से पाये जाने वाले उर्वरकों में जन्तु व्यर्थ, माँस अपशिष्ट, नरम कोयला, समुंद्री पक्षियों का अपशिष्ट (Guano) आदि आते हैं।

खाद

- कार्बनिक पदार्थों (पौधों एवं जन्तुओं से उत्पन्न) के सड़ने-गलने से बने पदार्थ खाद कहलाते हैं। इनमें जैव पदार्थों की अधिकता होती है व पोषक तत्वों की मात्रा अपेक्षाकृत कम होती है।
- खाद में सभी पोषक तत्व लगभग समान मात्रा में उपस्थित होते हैं। इसमें प्राणियों व पादपों के अपशिष्ट पदार्थ उपस्थित होते हैं इसलिए इसे जैविक खाद या जीवांश खाद भी कहते हैं। जैसे—कम्पोस्ट खाद, गोबर की खाद, हरी खाद, आदि। ये निम्न प्रकार की होती हैं।

  हरी खाद (Green Manure)
  - कार्बनिक यौगिकों का मुख्य स्त्रोत है, जिनमें पोषक सूक्ष्म मात्रा में उपस्थिति होते हैं।
  - इसके लिए किसी जल्दी तैयार होने वाली फसल को बोया जाता है, और मृदा को जोतकर फसल को भूमि के नीचे दबा दिया जाता है।
- **कम्पोस्ट** (Compost) एक प्रकार की खाद है, जो जैविक पदार्थों के अपघटन एवं पुन: चक्रण से प्राप्त की जाती है। यह जैवकृषि का मुख्य घटक है।
- **वर्मीकम्पोस्ट** (Vermicompost) वर्मीकम्पोस्ट खेत में एक गड्ढे में बनायी जा सकती है।
- केंचुआ खाद या वर्मीकम्पोस्ट पोषण पदार्थों से भरपूर एक उत्तम जैविक खाद है। यह केंचुआ आदि कीड़ों के द्वारा वनस्पतियों एवं भोजन के कचरे आदि को विघटित करके बनायी जाती है। इसमें 2.5 में 3% नाइट्रोजन 1.5 से 2% सल्फर तथा 1.5 से 2% पोटाश पाया जाता है।

कृत्रिम उर्वरक या रासायनिक खाद

- उर्वरक अकार्बनिक पदार्थ होते हैं जिनमें एक या अधिक पादप खाद्य के घटक बड़ी मात्रा में होते हैं।
- वे उर्वरक जिनमें केवल एक पादप पोषक होते हैं, सरल उर्वरक कहलाते है। इस प्रकार के उर्वरक नाइट्रोजनी या फास्फेट युक्त या पोटैशियम युक्त उर्वरक कहलाते हैं।
  उदाहरण यूरिया
- वे उर्वरक, जिनमें दो या अधिक पोषक तत्व एक यौगिक में पाये जाते हैं जटिल या यौगिक उर्वरक कहलाते है।

जटिल उर्वरक दानेदार होते हैं तथा आसानी से प्रयोग किये जा सकते हैं।

उदाहरण DAP, अमोनियम फॉस्फेट सल्फेट

नाइट्रोजनी उर्वरक

अमोनियम सल्फेट, यूरिया तथा कैल्सियम मुख्य रूप से उपयोग होने वाले नाइट्रोजनी उर्वरक हैं।

नाइट्रोजनी उर्वरकों को प्रमुख रूप से चार वर्गों में बाँटा गया हैं।

- **नाइट्रेट उर्वरक** नाइट्रेड समूह के उर्वरक जल में विलेय तथा आर्द्रताग्राही प्रकृति के होते हैं।
  - इनकी प्रकृति क्षारीय होती है तथा अन्य की तुलना में नाइट्रोजन की प्रतिशत मात्रा कम होती हैं।
  - नाइट्रेड मिट्टी के द्वारा अवशोषित नहीं होता हैं। इनकी बहुत कम मात्रा प्रयुक्त होती हैं।
  - सोडियम नाइट्रेड (16% N), कैल्सियम नाइट्रेट (15.0% N), पौटेशियम नाइट्रेट (13% N) नाइट्रेट उर्वरक के उदाहरण हैं।
- **अमोनियम उर्वरक** इस वर्ग के उर्वरकों का वृहद रूप से प्रयोग किया जाता हैं। मुख्य रूप से अमोनियम सल्फेट।

- यह जल में विलेय परन्तु आर्द्रताग्राही प्रकृति का होता हैं।
- इनकी प्रकृति अम्लीय होती हैं।
- चावल एक ऐसी फसल हैं जो अमोनियामय नाइट्रोजन को प्रयोग करती हैं।

- **नाइट्रेट एवं अमोनियम उर्वरक** इस वर्ग के उर्वरक जल में विलेय होते हैं। परन्तु मध्यम आर्द्रताग्राही (Hydroscopic) होते हैं। जैसे— अमोनियम नाइट्रेट, अमोनियम सल्फेट इत्यादि।
  - इस वर्ग के उर्वरकों में अमोनियम तथा नाइट्रेट दोनों उपस्थित होते हैं। यह अम्लीय प्रकृति के होते हैं।
- **एमाइड उर्वरक** यह जल में विलेय तथा आर्द्रताग्राही प्रकृति के होते हैं।
  - ये उर्वरक सूक्ष्मजीवों द्वारा अमोनियम कार्बोनेट तथा बाद में नाइट्रेट में परिवर्तित हो जाते हैं।
  - एमाइड का अमोनियामय तथा नाइट्रेट में परिवर्तन 6 से 7 दिन में होता हैं।
  - एमाइड उर्वरक जैसे— यूरिया, कैल्सियम सायनेमाइड आदि।

फॉस्फेट युक्त उर्वरक

- वे उर्वरक, जिसमें केवल फास्फोरस उपस्थित होता हैं। फॉस्फेट युक्त उर्वरक कहलाते हैं।

  इन्हें ऑक्सीकृत रूप P_2O_5 के रूप में व्यक्त किया जाता हैं। जबकि, इसके मिट्टी तथा पौधों में स्थित तत्व को तात्विक रूप '*P*' द्वारा व्यक्त किया जाता हैं।
- फॉस्फोरस उर्वरकों को तीन समूहों में वर्गीकृत किया जाता हैं।

  (i) **जल विलेय** SSP DSP, TSP, आदि।

  (ii) **सिट्रेट विलेय** क्षारीय धातुमल डाइकैल्सियम फास्फेट

  (iii) **अविलेय** रॉक फास्फेट, हड्डियों का चूर्ण आदि।

कुछ महत्त्वपूर्ण उदाहरण निम्न प्रकार है—

- **सिंगल सुपर फास्फेट** [$Ca(H_2PO_4)_2$] में 16-20% P_2O_5 होता हैं।
- **ट्रिपल सुपर फास्फेट** [$3Ca(H_2PO_4)_2$] में 40-48% P_2O_5 होता हैं।
- **सुपर फॉस्फेट** चट्टानों में फॉस्फेट, सल्फयूरिक अम्ल से किया द्वारा विलेय रूप में परिवर्तित हो जाता हैं। तथा इस प्रकार प्राप्त उत्पाद को सुपर फॉस्फेट (साधारण) कहते हैं।
- **डाइअमोनियम फास्फेट** $(NH_4)_2HPO_4$ में 54% P_2O_5 तथा 21% नाइट्रोजन होता हैं। यह अम्लीय प्रकृति के होते हैं।
- **रॉक फास्फेट** [$Ca_3(PO_4)_2$] में 20-30% P_2O_5 होता हैं। यह अविलेय उर्वरक हैं।
- **क्षारीय धातुमल** यह अत्यधिक वर्षा वाले क्षेत्रों में अत्यधिक प्रभावी हैं। जोकि मिट्टी में उदासीन से अम्लीय होता हैं। इसमें 3-5% P_2O_5 होता है। यह क्षारीय प्रकृति का होता है।

पोटैशियम युक्त उर्वरक

(i) **पोटैशियम उर्वरक** ये जल में विलेय होते हैं। परन्तु आर्द्रताग्राही प्रकृति के नहीं होते हैं।

(ii) **पोटैशियम क्लोराइड** यह भारी तथा अम्लीय मिट्टी में उपयोगी हैं।

(iii) **रासायनिक रूप** यह KCl होता हैं।

(iv) **पोटैशियम क्लोराइड** इसमें 60% K_2O होता हैं।

NPK उर्वरक

इन उर्वरकों से N, P तथा K की मिट्टी में पूर्ति होती हैं इन्हें मिश्रित उर्वरक कहा जाता हैं।

Exam Pattern Questions

1 मृदा को जैविक उर्वरक पदार्थ प्राप्त होते हैं
(a) पाइराइट डालने से (b) जिप्सम डालने से
(c) गोबर डालने से (d) ये सभी

2 निम्नलिखित में से जैव पदार्थ का स्रोत कौन-सा है?
(a) उर्वरक (b) हरी खाद (c) चूना (d) जिप्सम

3 जीवांश खाद का उदाहरण है
(a) गोबर की खाद (b) कम्पोस्ट खाद
(c) 'a' और 'b' दोनों (d) इनमें से कोई नहीं

4 निम्नलिखित में से कौन उर्वरक नहीं है?
(a) सुपर फॉस्फेट (b) अमोनियम सल्फेट
(c) कम्पोस्ट (d) सोडियम नाइट्रेट

5 निम्नलिखित में से कौन-सा अजैव खाद है?
(a) कम्पोस्ट खाद (b) गोबर की खाद
(c) हरी खाद (d) सोडियम नाइट्रेट

6 निम्नलिखित में कौन-सा उदासीन उर्वरक है?
(a) अमोनियम सल्फेट
(b) कैल्सियम अमोनियम नाइट्रेट
(c) यूरिया
(d) पोटैशियम क्लोराइड

7 निम्न में से कौन-सी अजैव खाद भूमि में नाइट्रोजन प्रदान करती है?
(a) यूरिया (b) अमोनियम सल्फेट
(c) 'a' और 'b' दोनों (d) कम्पोस्ट

8 अमोनियम सल्फेट में पाया जाने वाला पोषक तत्व है
(a) पोटाश (b) फॉस्फोरस (c) जिंक (d) नाइट्रोजन

9 यूरिया से मिलने वाला पोषक तत्व है
(a) पोटाश (b) फॉस्फोरस
(c) जिंक (d) नाइट्रोजन

10 यूरिया में नाइट्रोजन का प्रतिशत होता है
(a) 20.6 (b) 46 (c) 25 (d) 18

11 छिड़काव द्वारा पादपों को यूरिया प्राप्त कराने हेतु यूरिया का घोल होना चाहिए
(a) 1-2 प्रतिशत
(b) 3-5 प्रतिशत
(c) 8-10 प्रतिशत
(d) 20-25 प्रतिशत

12 नाइट्रोजन की कमी से पादप की कौन-सी पत्तियाँ पीला रंग दर्शाती हैं?
(a) सबसे नीचे की (b) सबसे ऊपर की
(c) बीच की (d) इनमें से कोई नहीं

13 मृदा में नाइट्रोजन की कमी से पादप में कमी के लक्षण हैं
(a) पादप की वृद्धि में कमी (b) पादप की पत्ती पीली होना
(c) बालियाँ एवं दाने छोटे होना
(d) उपरोक्त सभी

14 डाइअमोनियम फॉस्फेट में नाइट्रोजन का प्रतिशत होता है
(a) 18 प्रतिशत (b) 20 प्रतिशत
(c) 14 प्रतिशत (d) 32 प्रतिशत

15 भूमि में किस तत्व की कमी होने से फसल देर से पकती है?
(a) N (b) P
(c) Ca (d) इनमें से कोई नहीं

16 पोटैशियम सल्फेट से पादप को प्राप्त होता है
(a) सल्फर (b) पोटैशियम
(c) 'a' और 'b' दोनों (d) नाइट्रोजन

17 पोटैशियम सल्फेट में पोटाश की प्रतिशत मात्रा होती है
(a) 40 (b) 50 (c) 60 (d) 70

18 पोटैशियम क्लोराइड में पाया जाता है
(a) कैल्सियम (b) नाइट्रोजन
(c) फॉस्फोरस (d) पोटाश

19 म्यूरेट ऑफ पोटाश से पौधों को प्राप्त होता है
(a) नाइट्रोजन (b) पोटाश
(c) फॉस्फोरस (d) 'b' और 'c' दोनों

20 निम्नलिखित में से कौन-सा एक यौगिक उर्वरक है?
(a) NPK (b) डाइ-अमोनियम फॉस्फेट
(c) अमोनियम नाइट्रेट (d) ये सभी

21 डाइअमोनियम फॉस्फेट एक ········ उर्वरक है।
(a) यौगिक (b) मिश्रित
(c) पोटाशिक (d) इनमें से कोई नहीं

22 यूरिया का व्युत्पन्न, जो शाकनाशी के रूप में प्रयोग किया जाता है, वह है
(a) पायरीथॉइड्स (b) ट्राएजिन्स
(c) कार्बेमेट्स (d) इनमें से कोई नहीं

उत्तरमाला

1 (c)	2 (b)	3 (c)	4 (c)	5 (d)	6 (b)	7 (c)	8 (d)	9 (d)	10 (b)
11 (b)	12 (a)	13 (d)	14 (a)	15 (a)	16 (b)	17 (b)	18 (d)	19 (b)	20 (d)
21 (a)	22 (b)								

समसामयिक घटनाक्रम

राष्ट्रीय

भारत को मिला पहला राफेल विमान तथा चिनूक व अपाचे हेलिकॉप्टर

- भारत को 8 अक्टूबर, 2019 को पहला राफेल विमान प्राप्त हो गया। भारत ने सितम्बर, 2016 में फ्रांस से 36 राफेल लड़ाकू विमान खरीदने के लिए €~ 7.87 बिलियन के सौदे पर हस्ताक्षर किए थे।
- इसके अतिरिक्त अमेरिका-निर्मित आठ अपाचे AH-64E अटैक हेलिकॉप्टर और चार CH 47 चिनूक हैवी लिफ्ट हेलिकॉप्टर भी भारतीय वायुसेना में शामिल किए गए हैं।

सार्वजनिक बैंकों का महाविलय

- वित्तमन्त्री निर्मला सीतारमण ने सार्वजनिक क्षेत्र के 10 बैंकों का समामेलन कर 4 बड़े बैंक बनाने की घोषणा की है, जिससे सार्वजनिक बैंकों की संख्या 18 से घटकर 12 रह जाएगी।
- ऑरिएण्टल बैंक ऑफ कॉमर्स और यूनाइटेड बैंक ऑफ इण्डिया को पंजाब नेशनल बैंक में समामेलित किया जाएगा; सिण्डिकेट बैंक का विलय केनरा बैंक में किया जाएगा; यूनियन बैंक ऑफ इण्डिया में आन्ध्रा बैंक एवं कॉर्पोरेशन बैंक का विलय होगा तथा इलाहाबाद बैंक का इण्डियन बैंक में विलय किया जाएगा।

अनुच्छेद-370 निरस्त

- केन्द्र सरकार ने 5 अगस्त, 2019 को जम्मू-कश्मीर राज्य को विशेष दर्जा देने वाली संविधान की अनुच्छेद-370 को निरस्त करके राज्य को दो केन्द्रशासित प्रदेशों (जम्मू-कश्मीर एवं लद्दाख) में विभाजित कर दिया।
- जम्मू-कश्मीर विधायिका वाला केन्द्रशासित प्रदेश होगा, जबकि लद्दाख बिना विधायिका का केन्द्रशासित प्रदेश होगा।

नेशनल पीपुल्स पार्टी को 'राष्ट्रीय पार्टी' का दर्जा

- मेघालय में सत्तारूढ़ दल नेशनल पीपुल्स पार्टी (NPP) को भारत चुनाव आयोग ने 'राष्ट्रीय पार्टी' का दर्जा प्रदान किया है।
- NPP उत्तर-पूर्व की पहली पार्टी है, जिसे 'राष्ट्रीय पार्टी' का दर्जा मिला है।

चन्द्रयान-2 का प्रक्षेपण

- भारत सरकार द्वारा 22 जुलाई, 2019 को सतीश धवन स्पेस सेण्टर (श्री हरिकोटा) से GSLV MK-III रॉकेट की सहायता से अपना दूसरा चन्द्र अभियान चन्द्रयान-2 सफलतापूर्वक प्रक्षेपित किया।
- इसमें एक ऑर्बिटर, विक्रम नामक एक लैण्डर और चन्द्रमा की सतह का अध्ययन करने के लिए 'प्रज्ञान' नामक एक रोवर शामिल है।

पहले लोकपाल की नियुक्ति

सर्वोच्च न्यायालय के पूर्व जज जस्टिस पिनाकी चन्द्र घोष को 20 मार्च, 2019 को राष्ट्रपति रामनाथ कोविन्द ने भारत का पहला लोकपाल नियुक्त किया।

भारत के 47वें मुख्य न्यायाधीश की नियुक्ति

- राष्ट्रपति रामनाथ कोविन्द ने जस्टिस शरद अरविन्द बोबडे को भारत का 47वाँ मुख्य न्यायाधीश नियुक्त किया है।
- इन्होंने रंजन गोगोई का स्थान लिया है।

प्रधानमन्त्री किसान मान-धन योजना की शुरुआत

प्रधानमन्त्री नरेन्द्र मोदी ने देश के 5 करोड़ छोटे व सीमान्त किसानों के जीवन में सुधार लाने के उद्देश्य से 12 सितम्बर, 2019 को राँची (झारखण्ड) में प्रधानमन्त्री किसान मान-धन योजना को लॉन्च किया।

भारत का सबसे ऊँचा ATC टॉवर

भारत का सबसे ऊँचा एयर ट्रैफिक कण्ट्रोल (ATC) टॉवर दिल्ली के इन्दिरा गाँधी अन्तर्राष्ट्रीय हवाई अड्डे पर निर्मित किया गया है, जिसकी ऊँचाई 102 मी है।

भारत की सबसे लम्बी विद्युतीकृत ट्रेन टनल का उद्घाटन

उप-राष्ट्रपति एम. वेंकैया नायडू ने चेरलोपल्ली एवं रापुरू के बीच भारत की सबसे लम्बी विद्युतीकृत रेल सुरंग और वेंकटाचलम व ओबुलावारीपल्ली के बीच विद्युतीकृत रेलवे लाइन का उद्घाटन किया है।

'महासागरीय ऊर्जा' को मिला 'नवीकरणीय ऊर्जा' का दर्जा

- नवीन और अक्षय ऊर्जा मन्त्रालय ने 'महासागरीय ऊर्जा' को 'नवीकरणीय ऊर्जा' के रूप में घोषित किया है।

- महासागर ऊर्जा के विभिन्न रूपों जैसे ज्वारीय, लहरीय, महासागरीय थर्मल ऊर्जा रूपान्तरण का उपयोग करके उत्पादित ऊर्जा को 'नवीकरणीय ऊर्जा' माना जाएगा।

प्रधानमन्त्री मोदी द्वारा CDS की नियुक्ति की घोषणा

- प्रधानमन्त्री नरेन्द्र मोदी ने अपने स्वतन्त्रता दिवस भाषण में चीफ ऑफ डिफेन्स स्टाफ (CDS) की नियुक्ति की घोषणा की थी, जो तीनों सशस्त्र बलों के प्रमुखों से ऊपर होगा।
- CDS सेना, नौसेना या वायुसेना का एक उच्च सदस्य अधिकारी है और सशस्त्र बलों एवं प्रधानमन्त्री के बीच सम्पर्क का एकल बिन्दु है।

स्टैण्डिंग व्हीलचेयर की लॉन्चिंग

IIT-मद्रास ने भारत की पहली स्वदेशी रूप से डिजाइन की गई स्टैण्डिंग व्हीलचेयर 'एराइज' लॉन्च की है, जो दिन-प्रतिदिन की गतिविधियों में विशेष रूप से विकलांग व्यक्तियों की सहायता के लिए है।

हिन्दुस्तान पेट्रोलियम और पॉवर ग्रिड को महारत्न का दर्जा

सरकार ने सार्वजनिक क्षेत्र की कम्पनियों हिन्दुस्तान पेट्रोलियम और पॉवर ग्रिड को 'महारत्न' कम्पनी का दर्जा प्रदान किया है।

अन्तर्राष्ट्रीय

पहला ऑल-वुमेन स्पेसवॉक

नासा की दो अन्तरिक्ष यात्रियों क्रिस्टीना कोच और जेसिका मीर ने 18 अक्टूबर, 2019 को इतिहास रच दिया जब उनकी एक ऑल-वुमेन टीम ने पहला स्पेसवॉक पूरा किया।

किलोग्राम की नई परिभाषा

किलोग्राम की प्लांक नियतांक द्वारा अब तक की सबसे सटीक माप के आधार पर एक नई परिभाषा दी गई है, जिसे SI मात्रकों किलोग्राम, मीटर और सेकण्ड के सन्दर्भ में व्यक्त किया जा सकता है।

नासा ने खोजी पहली सुपर अर्थ

नासा के ट्रान्जिटिंग एक्सोप्लैनेट सर्वे सैटेलाइट (TESS) मिशन ने जुलाई, 2019 में GJ 357d नामक एक सुपर अर्थ की खोज की थी, जो हमारे सौरमण्डल से 31 प्रकाश वर्ष की दूरी पर है।

ग्लोबल हंगर इण्डेक्स, 2019

- ग्लोबल हंगर इण्डेक्स, 2019 में बेलारूस ने शीर्ष स्थान प्राप्त किया है, जिसके बाद बोस्निया एण्ड हर्जेगोविना और बुल्गारिया क्रमशः दूसरे और तीसरे स्थान पर हैं।
- 117 देशों के इस सूचकांक में भारत 30.3 के स्कोर के साथ 102वें स्थान पर है।

विश्व का पहला तैरता न्यूक्लियर रिएक्टर

रूस ने 'एकाडेमिक लोमोनोसोव' नामक विश्व का पहला तैरता न्यूक्लियर रिएक्टर लॉन्च किया, जिसमें परमाणु ईंधन लोड किया गया है और यह मरमंस्क के आर्कटिक पोर्ट से उत्तर-पूर्वी साइबेरिया तक की 5000 किमी की यात्रा पर है।

पुरस्कार/सम्मान

राष्ट्रीय

व्यास सम्मान, 2019

प्रख्यात हिन्दी लेखक नासिरा शर्मा को उनके उपन्यास 'कागज की नाव' के लिए वर्ष 2019 का व्यास सम्मान दिया गया है।

दादा साहेब फाल्के पुरस्कार, 2019

महान अभिनेता अमिताभ बच्चन को वर्ष 2018 के लिए 66वें दादासाहेब फाल्के पुरस्कार का विजेता चुना गया है।

राजीव गाँधी खेल रत्न, 2019

राजीव गाँधी खेल रत्न, 2019 पुरस्कार पैरालम्पिक रजत पदक विजेता दीपा मलिक और पहलवान बजरंग पूनिया को दिया गया है।

66वें राष्ट्रीय फिल्म पुरस्कार, 2019

सर्वश्रेष्ठ फीचर फिल्म	हेल्लारो (गुजराती)
सर्वश्रेष्ठ निर्देशक	आदित्य धर (उरी : द सर्जिकल स्ट्राइक)
सर्वश्रेष्ठ हिन्दी फिल्म	अन्धाधुन
सर्वश्रेष्ठ अभिनेता	आयुष्मान खुराना (अन्धाधुन) और विक्की कौशल (उरी : द सर्जिकल स्ट्राइक)
सर्वश्रेष्ठ अभिनेत्रा	कीर्ति सुरेश (महानति-तेलुगू)

भारत रत्न, 2019

पूर्व राष्ट्रपति प्रणब मुखर्जी, दिवंगत असमिया गायक भूपेन हजारिका और दिवंगत सामाजिक कार्यकर्ता एवं RSS के वरिष्ठ सदस्य नानाजी देशमुख को 25 जनवरी, 2019 को भारत रत्न से सम्मानित किया गया।

सरस्वती सम्मान, 2018

प्रख्यात तेलुगू कवि के. शिवा रेड्डी को उनके काव्य संग्रह 'पक्काकि ओट्टिगिलिटे' के लिए 28वाँ सरस्वती सम्मान 2018 प्रदान किया गया।

54वाँ ज्ञानपीठ पुरस्कार

अमिताव घोष को अंग्रेजी में भारतीय साहित्य को समृद्ध करने में उनके योगदान के लिए 54वाँ ज्ञानपीठ पुरस्कार प्रदान किया गया।

गाँधी शान्ति पुरस्कार

यह पुरस्कार वर्ष 2018 के लिए योहेई ससाकावा (जापान); वर्ष 2017 के लिए एकल अभियान ट्रस्ट; वर्ष 2016 के लिए अक्षय पात्र फाउण्डेशन व सुलभ इण्टरनेशनल, तथा वर्ष 2015 के लिए विवेकानन्द केन्द्र को दिया गया।

अन्तर्राष्ट्रीय

नोबेल पुरस्कार, 2019

- जेम्स पीबल्स, मिशेल मेयर और दिदिएर क्वेलोज ने भौतिक ब्रह्माण्ड विज्ञान में सैद्धान्तिक खोजों के लिए भौतिकी का नोबेल पुरस्कार, 2019 जीता है।
- चिकित्सा के क्षेत्र का नोबेल पुरस्कार, 2019 मानव कोशिकाएँ किस प्रकार प्रतिक्रियाएँ करती हैं और ऑक्सीजन उपलब्धता के अनुकूल होती हैं, इससे सम्बन्धित खोजों के लिए संयुक्त रूप से तीन ब्रिटिश अमेरिकियों विलियम जी. केइलिन जूनियर, सर पीटर जे. रैटक्लिफ और ग्रेग एल. सेमेन्जा ने जीता है।
- जॉन बी. गुडएनफ, एम. स्टैनली विटिंघम और अकिरा योशिनो ने लिथियम-आयन बैटरियों के विकास के लिए रसायन विज्ञान का नोबेल पुरस्कार, 2019 जीता है।
- वर्ष 2019 के लिए साहित्य का नोबेल पुरस्कार ऑस्ट्रियाई लेखक पीटर हैण्डके को तथा वर्ष 2018 के लिए पोलैण्ड की लेखिका ओल्गा तोकारचुक को दिया गया।
- इथियोपिया के प्रधानमन्त्री अबिए अहमद को पड़ोसी देश इरीट्रिया के साथ सीमा संघर्ष को हल करने के लिए उनकी निर्णायक पहल के लिए वर्ष 2019 का नोबेल शान्ति पुरस्कार दिया गया।
- अभिजीत बैनर्जी, एस्थर डफ्लो और माइकल क्रेमर को वैश्विक गरीबी को कम करने के लिए उनके प्रयोगात्मक दृष्टिकोण के लिए वर्ष 2019 का अर्थशास्त्र का नोबेल पुरस्कार दिया गया।

रेमन मैग्सेसे पुरस्कार, 2019

- NDTV के एडीटर रवीश कुमार को प्रतिष्ठित रेमन मैग्सेसे पुरस्कार, 2019 से सम्मानित किया गया।
- इनके साथ 5 अन्य व्यक्तियों को भी यह पुरस्कार मिला है।

मान बुकर इण्टरनेशनल प्राइज, 2019

ओमानी लेखिका जोखा अल्हार्थी को उनके उपन्यास 'सेलेस्टियल बॉडीज' के लिए मान बुकर इण्टरनेशनल प्राइज 2019 प्रदान किया गया।

बुकर प्राइज 2019

कनाडा की कवयित्री मारग्रेट एटवुड और ब्रिटिश लेखिका बर्नाण्डीन एवारिस्टो को उनके उपन्यास क्रमश: 'द टेस्टामेण्ट' और 'गर्ल, वुमेन, अदर' के लिए संयुक्त रूप से बुकर प्राइज 2019 दिया गया है।

बेस्ट FIFA मेन्स प्लेयर पुरस्कार

- बार्सिलोना के लियोनेल मेसी ने मिलान (इटली) में बेस्ट FIFA फुटबॉल अवार्ड्स के दौरान रिकॉर्ड छठी बार 'बेस्ट FIFA मेन्स प्लेयर' पुरस्कार जीता।
- मेसी ने लगातार तीसरे वर्ष यूरोपीय लीगों में शीर्ष स्कोरर को दिया जाने वाला गोल्डन शू पुरस्कार भी जीता है। मेसी को कुल 36 गोल करने के लिए छठी बार यह पुरस्कार मिला है।

खेल स्पर्द्धाएँ

विश्व कुश्ती चैम्पियनशिप, 2019 (14-22 सितम्बर)

वर्ग	विजेता
पुरुष 86 किग्रा फ्रीस्टाइल	दीपक पूनिया (रजत)
पुरुष 65 किग्रा फ्रीस्टाइल	बजरंग पूनिया (काँस्य)
पुरुष 61 किग्रा फ्रीस्टाइल	राहुल अवारे (काँस्य)
पुरुष 57 किग्रा फ्रीस्टाइल	रवि कुमार दहिया (काँस्य)
महिला 53 किग्रा फ्रीस्टाइल	विनेश फोगाट (काँस्य)

यूएस ओपन टेनिस, 2019 (26 अगस्त–8 सितम्बर)

वर्ग	विजेता
पुरुष एकल	राफेल नडाल (स्पेन)
महिला एकल	बियांका आन्द्रेस्कू (कनाडा)

ISSF वर्ल्ड कप रायफल/पिस्टल, 2019 (26 अगस्त–3 सितम्बर)

स्पर्द्धा	विजेता
पुरुष 10 मी एयर पिस्टल	अभिषेक वर्मा (स्वर्ण)
महिला 10 मी एयर पिस्टल	यशस्विनी सिंह देशवाल (स्वर्ण)
महिला 10 मी एयर रायफल	एलावेनिल वालारिवन (स्वर्ण)
मिक्स्ड 10 मी एयर पिस्टल	मनु भाकर और सौरभ चौधरी (स्वर्ण)
मिक्स्ड 10 मी एयर रायफल	अपूर्वी चन्देला और दीपक कुमार (स्वर्ण)

BWF वर्ल्ड चैम्पियनशिप, 2019 (19-25 सितम्बर)

वर्ग	विजेता
पुरुष एकल	केन्तो मोमोता (जापान)
महिला एकल	पीवी सिन्धु (भारत)

विम्बलडन टेनिस, 2019 (1-14 जुलाई)

वर्ग	विजेता
पुरुष एकल	नोवाक जोकोविच (सर्बिया)
महिला एकल	सिमोना हालेप (रोमानिया)

फ्रेन्च ओपन टेनिस, 2019 (26 मई–9 जून)

वर्ग	विजेता
पुरुष एकल	राफेल नडाल (स्पेन)
महिला एकल	एश्ले बार्टी (ऑस्ट्रेलिया)

ऑस्ट्रेलियन ओपन टेनिस, 2019 (14-27 जनवरी)

वर्ग	विजेता
पुरुष एकल	नोवाक जोकोविच (सर्बिया)
महिला एकल	नाओमी ओसाका (जापान)

ICC क्रिकेट विश्व कप, 2019 (30 मई–14 जुलाई)

- विजेता—इंग्लैण्ड
- उप-विजेता—न्यूजीलैण्ड
- मैन ऑफ द मैन (फाइनल)—बेन स्टोक्स (इंग्लैण्ड)
- मैन ऑफ द सीरीज—केन विलियमसन (न्यूजीलैण्ड)

इण्डियन प्रीमियर लीग, 2019 (23 मार्च–12 मई)

- विजेता—मुम्बई इण्डियन्स
- उप-विजेता—चेन्नई सुपर किंग्स
- मैन ऑफ द मैच (फाइनल)—जसप्रीत बुमराह (मुम्बई इण्डियन्स)
- ऑरेन्ज कैप (सर्वाधिक रन)—डेविड वार्नर (सनराइजर्स हैदराबाद)
- पर्पल कैप (सर्वाधिक विकेट)—इमरान ताहिर (चेन्नई सुपर किंग्स)

सुल्तान अजलान शाह हॉकी कप 2019 (23–30 मार्च)

दक्षिण कोरिया ने भारत को फाइनल में 4-2 से पेनल्टी शूटआउट में हराकर इस प्रतियोगिता में अपना तीसरा खिताब जीत लिया।

www.ingramcontent.com/pod-product-compliance
Lightning Source LLC
Chambersburg PA
CBHW080209170726
48282CB00030B/1056
9789324193858